TIPS

经颈静脉肝内门体静脉分流术

精准技术与全程规范化管理

主 编 刘福全

副主编 丁惠国 杨 丽 朱 冰 孟明明

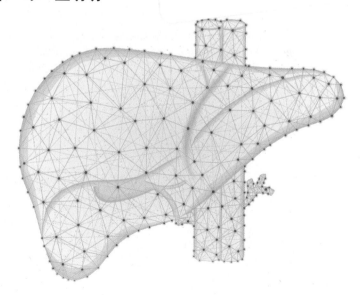

人民卫生出版社

·北京·

图书在版编目（CIP）数据

经颈静脉肝内门体静脉分流术：精准技术与全程规范化管理 / 刘福全主编 . —北京：人民卫生出版社，2024.1

ISBN 978-7-117-34886-7

Ⅰ.①经⋯　Ⅱ.①刘⋯　Ⅲ.①门脉高血压 – 分流术　Ⅳ.①R657.3

中国国家版本馆 CIP 数据核字（2023）第 103028 号

人卫智网	www.ipmph.com	医学教育、学术、考试、健康，购书智慧智能综合服务平台
人卫官网	www.pmph.com	人卫官方资讯发布平台

经颈静脉肝内门体静脉分流术
精准技术与全程规范化管理
Jingjingjingmai Gannei Menti Jingmai Fenliushu
Jingzhun Jishu yu Quancheng Guifanhua Guanli

主　　编：刘福全
出版发行：人民卫生出版社（中继线 010-59780011）
地　　址：北京市朝阳区潘家园南里 19 号
邮　　编：100021
E - mail：pmph @ pmph.com
购书热线：010-59787592　010-59787584　010-65264830
印　　刷：人卫印务（北京）有限公司
经　　销：新华书店
开　　本：787 × 1092　1/16　印张：27.5
字　　数：740 千字
版　　次：2024 年 1 月第 1 版
印　　次：2024 年 3 月第 1 次印刷
标准书号：ISBN 978-7-117-34886-7
定　　价：129.00 元

打击盗版举报电话：010-59787491　E-mail：WQ @ pmph.com
质量问题联系电话：010-59787234　E-mail：zhiliang @ pmph.com
数字融合服务电话：4001118166　E-mail：zengzhi @ pmph.com

编者名单（按姓氏汉语拼音排序）

白文林	中国人民解放军总医院第五医学中心	贾　哲	首都医科大学附属北京地坛医院
陈　艳	中国人民解放军总医院第五医学中心	蒋　力	首都医科大学附属北京地坛医院
陈国凤	中国人民解放军总医院第五医学中心	金　波	中国人民解放军总医院第五医学中心
程丹颖	首都医科大学附属北京地坛医院	靳雪源	中国人民解放军总医院第五医学中心
程永前	中国人民解放军总医院第五医学中心	郎　韧	首都医科大学附属北京朝阳医院
崔　婷	首都医科大学附属北京世纪坛医院	李　雷	中国人民解放军总医院第五医学中心
丁惠国	首都医科大学附属北京佑安医院	李　磊	首都医科大学附属北京佑安医院
董　健	首都医科大学附属北京世纪坛医院	李　坪	首都医科大学附属北京地坛医院
董成宾	首都医科大学附属北京世纪坛医院	李　涛	应急管理部应急总医院
董景辉	中国人民解放军总医院第五医学中心	李丰衣	中国人民解放军总医院第五医学中心
段学章	中国人民解放军总医院第五医学中心	李其美	首都医科大学附属北京世纪坛医院
段永利	首都医科大学附属北京世纪坛医院	李婷婷	首都医科大学附属北京世纪坛医院
范振华	首都医科大学附属北京世纪坛医院	李文刚	中国人民解放军总医院第五医学中心
范振平	中国人民解放军总医院第五医学中心	李志伟	深圳市第三人民医院
福军亮	中国人民解放军总医院第五医学中心	刘　勇	保定市第一中心医院
宫　嫚	中国人民解放军总医院第五医学中心	刘福全	首都医科大学附属北京世纪坛医院
韩　军	中国人民解放军总医院第五医学中心		中国人民解放军总医院第五医学中心
韩　莹	首都医科大学附属北京佑安医院	刘江涛	中国人民解放军总医院第五医学中心
何福亮	首都医科大学附属北京友谊医院	刘长春	中国人民解放军总医院第五医学中心
洪智贤	中国人民解放军总医院第五医学中心	陆荫英	中国人民解放军总医院第五医学中心
胡瑾华	中国人民解放军总医院第五医学中心	路　筝	中国人民解放军总医院第五医学中心
黄　磊	中国人民解放军总医院第五医学中心	闫　军	首都医科大学附属北京佑安医院
纪　冬	中国人民解放军总医院第五医学中心	吕　飒	中国人民解放军总医院第五医学中心

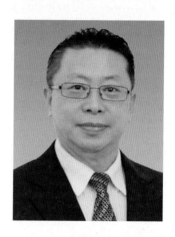

刘福全

- 中国人民解放军总医院第五医学中心肝脏血管疾病诊断与治疗中心主任,首都医科大学附属北京世纪坛医院肝病微创诊疗中心主任,首都医科大学肝硬化及门静脉高压诊疗与研究中心副主任,教授、主任医师(二级),北京大学及首都医科大学硕士、博士导师,博士后导师,领军人才,知名专家。
- 中国研究型医院学会肝病专业委员会副主任委员
- 中国研究型医院学会肝病专业委员会门脉高压学组主任委员(2015年成立,国内最早)
- 中国临床肿瘤学会(CSCO)放射介入专家委员会常委
- 中国医师协会介入医师分会专家委员会常委
- 北京医师协会门静脉高压专科医师分会会长(2016年成立,国内最早)
- 北京医师协会常务理事
- 北京医学会介入医学分会副主任委员
- 北京健康促进会肝胆胰肿瘤专家委员会副主任委员
- 中国抗癌协会肿瘤介入学专业委员会委员
- 中国医师协会介入医师分会肿瘤消融专业委员会委员
- 中国肝炎防治基金会中国优质肝病医疗资源县域扶持项目专家组成员

从事介入医学专业 30 余年,曾经在国外深造多年,是国内最早应用和熟练掌握介入技术及介入医学科学知识诊治肝脏疾病、血管病与肿瘤的专家之一。带领团队完成各系统的介入手术(包括心脏、神经、血管、肿瘤、肝病等)达 50 000 余例次。**形成以肝硬化或非肝硬化门静脉高压症(9 000 余例,TIPS 7 000 多例)、布-加综合征(2 000 余例)及肝癌复杂手术为品牌的学科团队。**多项技术为国际首创,如 TIPS+放射粒子植入术(国际大会专题报告并获奖)、门脉血栓的新分型及规范处理、TIPS 预分流通道原始肝组织的获取及相关性研究、建立肝硬化门静脉高压标本库等。提出并举办 TIPS 手把手培训班,为国内首创,获得广泛的赞誉;并持续打造 TIPS 精品课程,**实现TIPS"千人培训计划"**(10 年再培训 1 000 名掌握 TIPS 的医生)。已成为将 TIPS 精准技术和规范化管理广泛应用于全国各级临床的推动者。

主持国家科技支撑计划项目 1 项、重点研发计划 1 项、国家自然科学基金 3 项、北京市重点项目 1 项、联合攻关项目 2 项、北京市科学技术委员会首都临床特色项目 8 项等;以第一完成人获省部级科学技术进步奖二等奖 1 项及三等奖 1 项。以第一作者或通信作者发表文章 180 余篇,其中 SCI 80 篇,影响因子超过 300 多分,单篇影响因子超 20 分。主编《肝硬化门静脉高压介入治疗经验与技巧》等多部专著,组织撰写并发表《肝硬化门静脉高压症多学科诊治(基于肝静脉压力梯度)专家共识》和《经颈静脉肝活检专家共识》。作为专家参与 4 部指南的制定。获批 36 项专利,其中发明专利 14 项。

培养硕士/博士研究生 31 名,其中博士生 11 名。获"中国研究型医院学会杰出中青年人才奖",所带领的科室被评为"中国研究型医院学会建设示范学科",是中国肝炎防治基金会及中国研究型医院学会肝病专业委员会"肝脏肿瘤与相关疾病微创诊治"培训基地。获中央国家机关优秀青年、省部级建功立业奖章、省部级青年科技拔尖人才和优秀学科带头人、北京市卫生健康委员会党员之星及奥运微笑大使等荣誉。

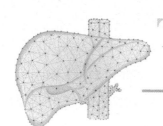

门静脉高压是各种原因所致门静脉血液回流障碍或血流异常增加而引起的一系列表现。根据其病因可分为肝硬化门静脉高压和非肝硬化门静脉高压,前者最常见,后者少见但病因繁多。根据基础原因,起病轻重、缓急及肝功能储备状态等情况,其临床表现差异很大,轻者无症状或轻微症状,重者可有腹胀、食管胃静脉曲张、腹水、脾大及脾功能亢进,甚至出现消化道出血、顽固性腹水或胸腹水、肾功能不全等严重并发症。

门静脉高压的分型及病因诊断,需要根据临床病史和体征、实验室检查(主要包括生化、免疫及基因检测)、影像学检查、门静脉压力检测(有创和无创)、肝组织病理学(经皮肝和经血管肝组织活检)等资料,综合分析才能明确诊断。门静脉高压的治疗,包括针对原发疾病和门静脉高压并发症的治疗,涉及药物、内镜、介入及外科手术治疗等多种手段。

门静脉高压的介入诊断与治疗已经广泛用于临床,并取得了显著效果。在诊断方面,对于部分门静脉高压患者,可行导管检查行血管造影,测量心房、肺动脉、下腔静脉及肝静脉压力,并可进行肝脏组织活检。在治疗方面,以经颈静脉肝内门体静脉分流术(transjugular intrahepatic portosystemic shunt,TIPS)为代表的介入治疗技术得到了长足的发展。近30多年来,随着影像学的发展、观念的更新、器械的迭代,以及操作技术和临床管理的进步,TIPS治疗的适应证不断拓展、疗效不断提高、并发症大幅度减少,已经成为治疗门静脉高压的重要措施。但我们也要清醒地看到,本学科在全国的发展并不平衡,在选择患者、术前评估、术中操作、术后管理及长期随访等重要环节,尚无规范统一的标准,因而影响了本疗法的有效性、安全性及患者的长期临床预后。

刘福全教授带领他的团队在门静脉高压领域开展介入诊疗临床工作及相关研究已30余年,完成门静脉高压患者的介入治疗9 000多例,其中TIPS 7 000多例,积累了丰富的临床和研究经验。更难能可贵的是,长期以来刘教授团队建立了临床资料库和标本库,由专人负责收集、统计、分析及总结临床资料,不断完善操作标准和管理制度,从而优化、改进和创新TIPS技术("精准技术")。这些有效措施显著提高了经TIPS建立合理分流通道的成功率,明显降低了手术风险、术后分流道狭窄率和肝性脑病发生率,从而提高了患者的长期生存率和生活质量。他们还在全国范围内持续开展短期和长期培训("千人培训计划"),为学员提供了近距离、全方位、"手把手"学习的机会,获得了极佳的社会效果,得到了相关专家的肯定和支持。

为进一步规范、普及、提高 TIPS 技术在临床上的应用,刘福全教授团结和凝聚内科、外科、肝移植科、ICU、影像科、介入科等学科的专家及临床一线医生,编写了本书。内容既系统全面,又重点突出;既有对国内外进展的介绍,更有临床实践经验的总结与分析;既强调规范性,又突出创新性。尤其是本书中列举的典型病例,对临床医生很有启发和借鉴意义。

总之,这是一本理论联系实际的好书,希望能够帮助相关专业的医务工作者及时、准确、全面地了解 TIPS 相关信息和实用技术,以便为患者提供更先进、更合理、更适宜的医疗技术服务。也希望刘福全教授带领他的团队,继续努力,不断创新,在 TIPS 规范化临床应用和普及推广方面做出更大的成绩,造福更多的患者。

贾继东

首都医科大学附属北京友谊医院肝病中心主任
首都医科大学肝硬化及门静脉高压诊疗与研究中心主任
中国医师协会消化医师分会肝病专业委员会主任委员
中华医学会肝病学分会前主任委员
亚太肝病学会(APASL)前主席
国际肝病学会(IASL)前主席
2023 年 12 月

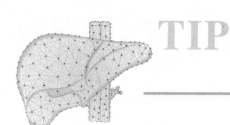

　　肝脏疾病是我国重要的公共卫生问题之一，给国家和个人带来沉重的经济负担。随着乙肝疫苗的广泛接种和慢性丙型肝炎实现临床治愈，疑难肝病已成为日常临床工作的热点。由门静脉压力持久增高引起的症候群——门静脉高压症，为多种原因所致门静脉血液循环障碍的临床综合表现，而不是一种单一疾病，特别是其并发症的多样性使得门静脉高压症成为疑难肝病诊治的难点和焦点。做好门静脉高压的科学管理毋庸置疑是日常临床工作的实质性挑战。鉴于内镜治疗的有限疗效和分流手术的限制，介入治疗成为管控门静脉高压有价值的选择，其中经颈静脉肝内门体静脉分流术（transjugular intrahepatic portosystemic shunt，TIPS）是门静脉高压介入治疗的关键技术，已广泛应用于临床，使大量门静脉高压患者受益。

　　随着多学科融合，对 TIPS 技术管理门静脉高压症的新认识、新概念和新方法日新月异，亟须建立既符合国际标准又适合我国管理门静脉高压症发展需求的 TIPS 技术及规范化标准以指导临床。值此背景下，在刘福全教授的积极推动下，联合全国多家医疗单位共同完成了本书的编写工作。

　　刘福全教授团队一直致力于门静脉高压介入诊治研究近 30 年，不但积累了 7 000 多例 TIPS 治疗门静脉高压患者的临床经验，而且由专人负责跟踪收集统计临床数据，建立了国内首屈一指的门静脉高压患者的临床资料和标本库，用以指导、完善管理流程，不断优化和创新 TIPS 技术。他们先后编撰的《肝硬化门静脉高压介入治疗经验与技巧》《门静脉系统血栓介入治疗经验与技巧》和《布加综合征介入治疗经验与技巧》等均是国内相关疾病实战病例的宝贵总结，成为全国 TIPS "千人培训计划" 培训教材并深受国内临床医师高度好评。

　　本书是一本极具临床指导价值的著作，其主旨是建立 TIPS 精准技术与全程规范化管理，引领 TIPS 精准技术与全程规范化管理推广全国；共享经典病例获益分析，解析技术难点与诊疗体会，评述最新进展、解读 TIPS 管理门静脉高压症指南与专家共识；与临床同道们交流临床经验和对相关知识的认识，使 TIPS 管理门静脉高压并发症精准技术的临床思维更灵活，措施更合理。本书以全面、实用、真实的内容，详述了刘福全教授及团队对于 TIPS 精准技术、全程系统管理、规范标准操作的不懈追求。其编写体现了当今 TIPS 精准技术与全程规范化管理现状及新成果,适合国内从事肝脏疾病相关临床医生及专业人员阅读、参考,特此推荐。

中国人民解放军总医院肝病医学部部长

中国研究型医院学会肝病专业委员会主任委员

2023 年 12 月

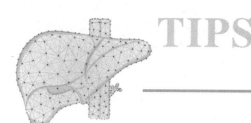

前　言

门静脉高压是一组由门静脉压力持久增高引起的综合征,是急慢性肝病或相关疾病导致的结果。门静脉高压分为肝硬化和非肝硬化门静脉高压,前者约占 80%、后者占 20% 左右。我国肝硬化患者大约 1 000 万,严重肝脏疾病和肝癌患者约 700 万。门静脉高压可以引起一系列临床症状,包括腹胀、食管胃静脉曲张、腹水、消化道出血、脾功能亢进、肝大或缩小、黄疸等。根据临床症状、不同的阶段、原发病变和程度等,采取不同的治疗措施,如药物、内镜、介入、外科手术、肝移植等。介入治疗是重要的组成部分,其中经颈静脉肝内门体静脉分流术(transjugular intrahepatic portosystemic shunt,TIPS)是核心,广泛应用于临床,已使大量的门静脉高压患者受益。

由于 TIPS 技术的复杂性,以及缺乏统一的全程规范化管理标准,导致不良后果的患者时有发生,轻者临床症状无改善或加重、原始分流道无功能或功能不全、失去分流道功能、心功能衰竭、肝功能衰竭、腹腔出血,重者术中或术后甚至短期内死亡。鉴于此,根据我团队几十年(1994年至今)介入治疗门静脉高压 9 000 余例(其中包括 TIPS 7 000 多例)全程管理的经验,同时邀请各专业(肝病、消化、感染、血液、输血、ICU、外科、移植、影像、介入等)专家,并参考本专业专家的经验,共同制定了 TIPS 全程规范化管理的标准,并在全国范围内进行了推广应用。

尽管如此,在我们的诊治过程中依然可以看到,有些患者不远千里来我院寻求诊治,由此深深体会到我们的推广应用还远不能满足患者的实际需求。因此,有必要以更多的形式推广应用门静脉高压的介入诊治,特别是 TIPS 的全程规范化管理,使更多的医生了解其重要性。自 2017年年初至今,我们已开展 TIPS 培训班 28 期,包括高级班和基础班。培训范围包含全国不同省、区、市 340 余家综合医院、专科医院的不同学科和专业共计 360 多名医生。其中,有知名大学的附属医院、专科医院,也有基层县级医院的医生,已取得良好的效果并受到广泛的好评。此外,近年我们推出 TIPS 规范化全程管理的"千人培训计划"也在逐渐落实,目的只有一个:使 TIPS 这门学科(不单纯是技术)和专业,让更多的医生得以"科学"掌握,最终能够使广大患者受益。基于以上经验和目标,我们撰写了本书,希望为不同学科、专业的医务工作者提供权威的依据和有益的参考。

本书内容包含 22 章 TIPS 全程管理以及 20 个经典病例,力求全面地将丰富的经验及全程规范化管理的标准分享给广大读者,以便当相关专业的医生遇到门静脉高压患者时,少走弯路,使患者得到及时、有效、合理的诊治。

本书的编撰得到中国研究型医院学会肝病专业委员会、门静脉高压学组、北京医师协会门静脉高压专科医师分会、中华医学会肝病学分会、北京医学会介入医学分会、解放军总医院第一医学中心肝病医学部、解放军总医院第五医学中心、首都医科大学附属北京地坛医院、首都医科大学附属北京佑安医院、首都医科大学附属北京友谊医院的相关专家、教授、医生的信任、大力支持与帮助,在此一并表示衷心的感谢!

刘福全

2023 年 2 月

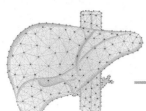 **TIPS**

本书常见英文缩写对照表

英文缩写	英文全称	中文全称
HVPG	hepatic venous pressure gradient	肝静脉压力梯度
PPG	portal venous pressure gradient	门静脉压力梯度
US	ultrasonography	超声
PVT	portal vein thrombosis	门静脉血栓
OPV	obliterative portal venopathy	阻塞性门静脉病
RPH	regional portal hypertension	区域性门静脉高压症
IPH	idiopathic portal hypertension	特发性门静脉高压
BCS	Budd-Chiari syndrome	巴德-吉亚利综合征(布-加综合征)
HSOS	hepatic sinusoidal obstruction syndrome	肝窦阻塞综合征
HVOD	hepatic veno occlusive disease	肝小静脉闭塞病
CTPV	CT portal venography	CT 门静脉成像
MARs	metal artifact reductions	去金属伪影
MPR	multiplanar reconstruction	多平面重建
MIP	maximum intensity projection	最大密度投影
VR	volume rendering	容积再现
SSD	shaded surface display	表面阴影显示
TE	transient elastography	瞬时弹性成像

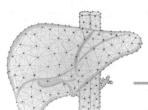

目　录

第一章　总论 ··· 1
　　第一节　概述 ··· 1
　　第二节　门静脉高压的诊治变化 ······························· 2
　　第三节　TIPS 影像、临床及技术特点 ·························· 4
　　第四节　TIPS 热点难点问题 ·································· 5

第二章　肝硬化门静脉高压 ··· 9
　　第一节　肝硬化门静脉高压病因、发病机制及病理生理 ········· 9
　　第二节　门静脉高压临床表现及相关并发症 ················· 14
　　第三节　门静脉高压症实验室检查及影像学检查 ············· 16
　　第四节　门静脉高压的临床诊断和鉴别诊断 ················· 18
　　第五节　肝硬化门静脉高压的治疗 ························· 20

第三章　非肝硬化门静脉高压 ····································· 30
　　第一节　总论 ··· 30
　　第二节　特发性门静脉高压 ································· 33
　　第三节　肝外门静脉血管阻塞 ······························· 38
　　第四节　门静脉血栓 ··· 40
　　第五节　先天性肝纤维化 ····································· 43
　　第六节　骨髓增生性疾病 ····································· 46
　　第七节　肝窦阻塞综合征 ····································· 47
　　第八节　布-加综合征 ······································· 50
　　第九节　戈谢病 ··· 56

第四章　TIPS 基本器械及应用 ··································· 59
　　第一节　基本器械及应用 ····································· 59
　　第二节　TIPS 术中必备器械及应用 ························· 62

第五章　TIPS 相关肝脏及血管实用局部解剖 ·· 70
　　第一节　肝脏分叶及分段 ·· 70
　　第二节　肝脏管道和血管结构 ·· 72

第六章　门静脉 CT 成像技术 ··· 75

第七章　门静脉高压的影像学系统分析 ·· 84
　　第一节　概述 ·· 84
　　第二节　常规影像学在门静脉高压中的应用 ····································· 84
　　第三节　门静脉高压静脉曲张的影像学评价 ····································· 85
　　第四节　门静脉高压性门静脉病变的影像学评价 ······························ 90
　　第五节　其他类型的门静脉高压 ··· 93
　　第六节　TIPS 术后的影像学评价 ·· 96
　　第七节　影像学在肝纤维化中的研究进展 ··· 98
　　第八节　影像组学与人工智能 ·· 100

第八章　门静脉高压的影像学局部分析 ·· 101
　　第一节　肝脏正常影像学 ·· 101
　　第二节　肝硬化门静脉高压影像学 ··· 105
　　第三节　非肝硬化门静脉高压影像学 ·· 112
　　第四节　肝硬化与非肝硬化门静脉高压联合存在或多种非肝硬化门静脉高压同时存在
　　　　　　影像学 ·· 118

第九章　门静脉高压的基本检查与基础分析 ·· 129
　　第一节　实验室检查 ·· 129
　　第二节　影像学检查 ·· 137

第十章　TIPS 术前谈话技巧 ··· 141
　　第一节　概论 ·· 141
　　第二节　谈话技巧 ·· 142

第十一章　术前规范化管理 ·· 146
　　第一节　凝血功能 ·· 146
　　第二节　肝脏储备功能 ·· 149
　　第三节　术前影像学分析 ·· 150
　　第四节　心功能评估 ·· 163
　　第五节　术前其他情况 ·· 163

第十二章　术中技术及规范化管理 ··· 165
　　第一节　术中技术 ·· 165
　　第二节　术中规范化管理 ·· 187

第十三章 经颈静脉肝活检术及压力测定 ·················· 204
　　第一节 经颈静脉肝活检术 ·························· 204
　　第二节 门静脉高压相关压力的测定 ················ 210

第十四章 TIPS 术后规范化管理及随访 ·················· 217
　　第一节 TIPS 术后住院期间常规管理 ·············· 217
　　第二节 出血的管理 ································ 218
　　第三节 肝性脑病的管理 ···························· 224
　　第四节 肝衰竭 ·································· 225
　　第五节 感染 ···································· 227
　　第六节 出院后随访 ······························ 227
　　第七节 患者资料库和标本库的建立 ················ 230

第十五章 TIPS 围手术期护理 ························ 231
　　第一节 概述 ···································· 231
　　第二节 手术前患者的护理 ························ 232
　　第三节 手术中患者的护理 ························ 234
　　第四节 手术后患者的护理 ························ 235
　　第五节 肝性脑病 ································ 239
　　第六节 安全护理、宣教与延续护理 ················ 240

第十六章 TIPS 起步 ································ 243
　　第一节 开展 TIPS 的基本条件和术前准备 ·········· 243
　　第二节 TIPS 关键技术及术中注意事项 ············ 247
　　第三节 TIPS 术后管理和随访 ···················· 250

第十七章 TIPS 相关并发症及处理 ···················· 252
　　第一节 操作相关的并发症 ························ 252
　　第二节 TIPS 术后并发症 ························ 261

第十八章 TIPS 术后抗凝问题 ························ 271
　　第一节 分流道狭窄原因 ·························· 271
　　第二节 狭窄的危险因素 ·························· 271
　　第三节 TIPS 抗凝问题 ·························· 283

第十九章 TIPS 经典病例 ···························· 285
　　第一节 门静脉完全性血栓 ························ 285
　　第二节 临床分析病例——是否合适 TIPS ············ 302
　　第三节 特殊（技术及临床管理）病例 ················ 323

第二十章 异常分流道 ·· 355

　第一节 分流道 ·· 355

　第二节 异常分流道 ·· 357

　第三节 原始分流道异常 ·· 358

　第四节 平行分流道建立 ·· 364

　第五节 支架开窗建立分流道 ·· 367

　第六节 股静脉分流+TIPS ·· 374

　第七节 分流后果异常 ·· 375

第二十一章 门静脉血栓及癌栓 ······································ 380

　第一节 门静脉血栓概况 ·· 380

　第二节 门静脉血栓诊断 ·· 388

　第三节 门静脉血栓治疗 ·· 388

第二十二章 TIPS专家共识的临床实践经验 ·························· 409

附录 肝脏疾病诊断和TIPS治疗思维导图 ··························· 416

推荐阅读文献 ··· 417

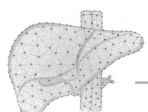

第一章

总 论

第一节 概 述

一、概念

在影像设备引导下,经颈静脉途径,在肝内门静脉和下腔静脉之间建立支架分流道,直接分流部分门静脉血液至下腔静脉,降低门静脉压力的微创介入技术,称之为经颈静脉肝内门体静脉分流术(transjugular intrahepatic portosystemic shunt,TIPS),同时可以行出血的胃冠状静脉及相关静脉的栓塞术。

二、适应证

用于治疗肝硬化或非肝硬化门静脉高压导致的食管胃静脉曲张破裂出血、顽固性腹水或胸腹水、肝肾综合征、肝肺综合征、淤血性黄疸、门静脉血栓、巴德-吉亚利综合征(布-加综合征)、肝小静脉闭塞症、肝窦阻塞综合征等。

三、发展的历程

1. **技术用于临床过程** 受到经颈静脉穿刺胆管造影和引流的启发,1969 年 Rosch 等首先报道了经颈内静脉在肝内将肝静脉和门静脉沟通的门静脉减压术,尽管效果不佳,但开创了 TIPS 技术的先河。1982 年 Colapinto 等用球囊扩张建立分流道。1988 年 Richter 等用金属支架(Palmaz)建立分流,1993 年我国用于临床(文献报道时间),1994 年笔者所在医院用于临床。

2. **技术发展过程** 随着影像成像技术发展和成熟,对肝脏结构、门静脉及相关血管显示清晰度增加,以及术中造影与术前影像的有机结合,同时病例数量的增加与广泛的交流,总体而言,TIPS 技术已经逐渐成形,但水平参差不齐。有的医生仍处于初级阶段,以穿刺肝右静脉与门静脉右支建立分流为主;有的医生处于中级水平,穿刺肝静脉或下腔静脉与门静脉建立分流,以成功建立分流为主;另有部分医生处于成熟阶段,在下腔静脉(或肝静脉)及门静脉可以选择理想的穿刺点,以达到建立合理分流道为目的。

技术的发展不单纯建立分流道,还有由传统的穿透式、固定式穿刺方式,演变为传统与渐进式、"啄木鸟"式、"锥刺"式穿刺方式并重的个体化模式。尽管主要器械变化不大,但应用上适应了不同的穿刺方式,可以进行"单弯"、"双弯"、单孔等,以适应肝脏的整体空间结构。术中风险的控制也有很大的提高,如肝外穿刺的及时处理、联合技术的选择性应用(如经皮脾静脉穿刺,球囊辅助下的 TIPS)等。另外,在特殊情况下,经颈静脉无法进行门体分流时,可以进行经股静脉门体分流术。

3. 临床应用发展过程　20世纪90年代初,TIPS 技术进入中国,对门静脉高压导致的消化道出血和顽固性腹水具有良好的疗效,且得到认可,使该技术得到迅速发展和广泛应用。由于技术的复杂性及材料的局限,存在手术风险较大,相关并发症较高和一定的死亡率。术后肝性脑病和支架狭窄或闭塞的发生率非常高,使该技术曾经一度跌入低谷。近十几年以来,由于临床管理、技术的进步、设备的更新及覆膜支架的应用,TIPS 严重并发症逐渐减少,死亡率、支架分流道狭窄或闭塞的发生率显著下降,加之术后肝性脑病发生率有所降低,在全国多个 TIPS 中心的带动下,病例数大幅度增加,迎来了该技术的所谓"第二个春天"。据不完全统计,2013年至2017年,5年内全国的 TIPS 量增加了一倍,2022年全年超过万例。主要发展变化体现在以下几方面。

(1)适应证的拓展以及禁忌证范围的缩小:如门静脉血栓、淤血性黄疸、严重血小板降低等已由禁忌证变为适应证。

(2)疑难、复杂性病例增加:如肝内门静脉很细、门静脉一级分支暴露在肝外、肝脏结构严重不合理、门静脉系统完全性血栓、肝静脉广泛闭塞、严重凝血功能障碍等。

(3)术前生化指标由不规范到规范化调整:肝功能、心功能等由不系统到系统性评估,以决定是否进行 TIPS,以及评估可能带来的风险。

(4)成像技术的进步使肝脏及相关血管的空间结构更加清晰和准确,为手术成功率、降低风险和建立合理的分流道起到非常重要的作用。

(5)术中的个体化操作及规范化管理。

(6)患者、家属和医生逐渐对这一学科深入了解和科学认识,使患者的依从性大大提高,临床整体规范化处理的连续性加强,如血栓、容易形成血栓的基础疾病、心功能和肝功能较差的患者等需要围手术期和随访期的特殊连续的管理。

(7)支架的变化,TIPS 单独应用裸支架时代已经结束,覆膜支架的时代到来。但无论是全覆膜或部分覆膜支架,目的只有一个,便是建立合理的分流道。

第二节　门静脉高压的诊治变化

一、消化道出血

肝硬化或非肝硬化导致的门静脉高压,常见的并发症是食管胃静脉曲张破裂出血、腹水、脾功能亢进等。消化道出血是最严重的并发症,也是临床治疗的难点和重点,涉及学科广泛,包括外科、内科、介入医学等专业。

1. 外科治疗　20世纪80年代以前,消化道出血内科治疗以药物为主,辅以三腔二囊管压迫止血,内镜以检查为主,治疗不普及,外科手术治疗占据了相当重要的位置,是门静脉高压治疗的主力军。外科常用的术式有切脾、食管胃周围血管离断术,以及多种方式的分流术,但由于肝硬化导致的门静脉高压,肝功能及凝血功能差,外科手术出血、肝衰竭风险高,术后肝性脑病发生率高,外科分流手术逐年减少,现逐渐被 TIPS 分流所代替,目前外科切脾断流只有少数专科医院实施中。腔镜技术也应用到门静脉高压的治疗,但断流手术数量也逐年减少;肝移植术作为终末期肝病和门静脉高压的最终、最有效或根治性的治疗手段,是其他疗法无法代替的,手术例数逐年增加,因费用、肝源和技术等原因,该手术在我国目前并不普及。

2. 内科治疗 内镜止血治疗的有效性、便捷性和可重复性,使急诊出血和二级预防的大多数患者得到治疗。三腔管压迫止血尽管对急性出血有效,但由于缺乏长久疗效应用日渐减少。随着降低门静脉压力药物的研发和应用,内镜技术的不断提高和普及,非选择性β受体阻滞剂+内镜治疗,已经成为门静脉高压消化道出血的标准治疗,显著降低急性食管胃静脉曲张破裂出血的死亡率;同时,为后续治疗,如择期 TIPS 或肝移植等争取了时间、提供了条件。有关内科治疗消化道出血,不同版本的指南或专家共识均有详细的论述。

3. 介入医学 介入技术对门静脉高压的治疗方法主要有:经皮肝穿胃冠状静脉栓塞术(percutaneous transhepatic varices embolization,PTVE)、部分性脾动脉栓塞术(partial splenic embolization,PSE)、球囊导管阻塞下逆行静脉栓塞术(balloon-occluded retrograde transvenous obliteration,BRTO)和 TIPS。各种治疗方法都有其适应证和禁忌证,除了 TIPS 外,其他三种方法的应用相对较少,在门静脉高压的治疗中根据医院整体条件的不同,起到不同的作用。TIPS技术治疗门静脉高压消化道出血,起效快、作用持久,按照出血后手术时间分为早期 TIPS(即 Early-TIPS,出血 72 小时内)、挽救性 TIPS 和择期 TIPS,早期 TIPS 的再出血发生率和患者死亡率明显低于内科标准治疗。早期 TIPS 及经皮肝穿胃冠状静脉栓塞术(PTVE)等介入技术的应用,使急性食管胃静脉曲张破裂导致的消化道大出血死亡率明显降低,治疗更积极有效。

经过近 30 年的不断探索和发展,TIPS 已经成为目前治疗门静脉高压及其并发症最主要的治疗手段。适应证在不断扩大,治疗范围越来越广,禁忌证越来越少,对原来不治或难治的患者,也得到有效的治疗、提高患者的生活质量或明显延长生存期,如门静脉海绵样变、肝癌合并门静脉高压及门静脉癌栓等。TIPS 联合其他介入技术提高患者疗效,如放射粒子植入技术等。

二、顽固性腹水或胸腹水

顽固性腹水或胸腹水是门静脉高压和肝脏储备功能较差的一种体现。内科治疗效果差。外科无有效和特殊的治疗方式。TIPS 治疗已经获得广泛的认可,也是最有效的方法之一,与其他方法相比,已经显著提高患者的生活治疗和生存期,但与消化道出血相比,还有差距。其重要原因是肝功能储备较差,甚至很差,TIPS 术后可能会加重肝功能的损伤,引起新的或原有其他并发症的加重。因此,不能像门静脉高压消化道出血一样进行常规处理,需要更加精细化管理,如分流道可能需要缩小,增加门静脉肝脏血流灌注,这方面笔者已经有一定经验,部分患者应用直径7mm 支架建立分流道,取得良好效果,但必须根据具体情况进行个体化分析。另外,笔者研究结果显示产生腹水和顽固性腹水的时间长短,对患者预后有明显的影响。总之,TIPS 对顽固性腹水或胸腹水的治疗,除肝移植外,是最佳治疗方式,但 TIPS 干预时机可能需要提前,有关最佳时间需要深入研究。

三、其他症状

肝肾综合征Ⅱ型(渐进型)是 TIPS 的明确适应证。有关肝肾综合征Ⅰ型(急进型)临床也有应用的病例,效果良好,肾功能和尿量完全恢复正常,但病例数太少,不足以推广,需要深入研究。肝肺综合征作为适应证,疗效还有一定的争议。胆红素超过一定的数值已作为 TIPS 的相对禁忌证写入专家共识,然而有些疾病,如肝小静脉闭塞症、肝窦阻塞综合征、肝静脉广泛闭塞型巴德-吉亚利综合征、急性门静脉血栓等患者的胆红素有时明显升高,甚至达到中重度黄疸的水平,但 TIPS 术后效果良好,胆红素逐渐下降或恢复至正常水平;因此,在实际临床工作中,淤血性黄疸患者已经成为适应证。

自发性分流性反复发作的肝性脑病进行经皮肝穿刺封堵分流道治疗,已经取得良好效果,但部分患者封堵后门静脉压力明显升高,不能缓解原有门静脉高压症症状或出现新的门静脉高压并发症。因此,有 TIPS 联合自发分流道封堵的个别病例报道。笔者进行了一些病例的手术,结果满意,既解决了肝性脑病的问题,也降低了门静脉压力并缓解了门静脉高压的症状。处理方式为完全封堵自发性分流道,同时应用 7mm 支架建立小的分流道。当自发分流性脑病合并门静脉高压症,直接进行 TIPS 加自发分流道封堵。根据封堵前后压力变化及其他因素,决定分流直径。

四、门静脉高压诊断

门静脉血主要来源于消化道和脾脏,正常供应肝脏血的 76% 左右。根据门静脉高压原因、基础疾病、门静脉血流方向等不同,门静脉供应肝脏的血液量会增加或减少。门静脉的结构特点为没有静脉瓣,中间粗大,两头均为毛细血管,肝硬化等原因发生门静脉高压时血流会缓慢、停滞或逆流,导致腹水和/或消化道出血。门静脉高压并发症的发生与门静脉压力(portal venous pressure,PVP)的绝对值有关,更与门静脉压力梯度(PPG)有关,但门静脉的压力测定有一定困难,目前临床上经常用肝静脉压力梯度(HVPG)代替 PPG,并被认为是诊断门静脉高压的金标准。笔者上千例的研究结果显示,HVPG 与 PPG 相符率(相差 5mmHg 以下)约 30%。TIPS 术中测定 PVP 和 PPG 是常规步骤,这更客观真实地反映门静脉压力及其变化,对 TIPS 的疗效和预后作出判断,并对 HVPG 作出修正和改进。门静脉高压的明确诊断标准为 PVP 大于 14mmHg 或 PPG 大于 5mmHg。

(1)临床:临床诊断必不可少。多数患者有典型临床发生、发展过程。应全面了解患者的病史、症状和体征,以及各种相关检查,最后进行综合分析和判断。

(2)影像学:主要显示肝脏的结构、肝血管、肝内病变等。影像学对门静脉高压的诊断十分重要,是一些疾病或病变的诊断"金标准",如门静脉血栓、癌栓、肝动脉门静脉瘘、巴德-吉亚利综合征等。因此,要善于应用影像学知识和熟练掌握影像学诊断水平,在实践中准确用于门静脉高压的诊断。

(3)病理学:病理学检测是一些门静脉高压原发病变明确诊断的"金标准",如肝小静脉闭塞症、肝窦阻塞综合征、特发性门静脉高压等。另外,非肝硬化门静脉高压症的明确诊断中,需要排除病理学上肝硬化的诊断,但实际操作中,具有一定的难度,很难达到每个患者都获取病理学的证据。获取肝组织的渠道有外科手术、经皮肝穿刺、经颈静脉肝穿刺和经 TIPS 过程中获取。在此后的相关章节有详细论述。

(4)各种压力的测定:肺动脉、右心房、右心室、下腔静脉、肝静脉、门静脉压力的测定,有些压力测定在 TIPS 过程中常规应用,有些是特定的患者应用。部分压力的测定对肝后型门静脉高压的诊断具有十分重要的意义。有关测量方法、临床应用和意义,在此后的相关章节也会有明确论述。

第三节　TIPS 影像、临床及技术特点

一、TIPS 从解剖、影像到临床的地位

1. 局部影像与解剖　作为微创医学一部分的介入医学,最早来源于影像医学,介入治疗的全过程几乎需要影像引导。介入医生除了必需的人体生理、病理和解剖知识外,对于血管造影的正常和异常表现、CT 和 MRI 的基本原理和常见病表现必须有所了解,TIPS 医生必须熟悉肝脏的

解剖知识、影像学特征、生理功能和血流动力学特点等。

2. 影像与临床 TIPS 是迄今为止最复杂的介入技术,集穿刺、造影、测压、活检、成形、栓塞、支架等多种介入技术于一体。要求术者不但要有扎实的介入基本功和多年的临床经验,还要有影像学基本功并熟悉全身特别是肝脏和心脏的血流动力学。随着外科分流手术的急剧减少,TIPS 承担着越来越重的任务,培养一大批介入技术扎实全面、临床经验丰富,科研、教学能力强的骨干刻不容缓,这需要进行踏实的规范化培训。

二、TIPS 基本程序与要求

1. 手术操作过程 TIPS 的手术过程大致包括以下步骤:颈内静脉穿刺、下腔静脉和/或肝静脉造影及压力测定、经肝静脉或下腔静脉穿刺门静脉、门静脉的造影及压力测定、出血或曲张静脉栓塞术、分流道球囊扩张及支架植入术、必要时支架后扩张及再次门静脉造影和测压,其中经下腔静脉或肝静脉向门静脉穿刺是最重要、最困难、最关键的步骤。另外,建立分流道前和/或后对门静脉血栓局部处理或溶栓。特殊情况异常分流道的处理。

2. 常见术中并发症 尽管术前有超声、CT 或 MRI 检查和图像,穿刺前有间接门静脉造影或肝动脉插管,但 TIPS 穿刺还是存在较大的难度和风险。超声引导穿刺及 CT 或 MRI 与数字减影血管造影(digital substraction angiography,DSA)的图像融合技术引导穿刺在国内还未普及,肝外穿刺及肝动脉和胆管的损伤很难完全避免,腹腔出血或胆道出血成为 TIPS 术中最严重的并发症,这要求术者要经过严格的基本功训练,尽量避免严重并发症的发生。如发生出血等严重并发症,能及时判断出血部位、出血量的大小和速度,及时采取措施止血,避免危及生命。

3. 围手术期管理 尽管 TIPS 最重要的步骤是经下腔静脉或肝静脉向门静脉的穿刺,但 TIPS 远远不仅是穿刺这一针,而是一个系统工程。除术前了解患者肝脏及血管的解剖结构及空间关系,做到心中有数,术中掌握 TIPS 的每个操作步骤外,还要严格把握适应证和禁忌证,知道什么患者能做,什么患者不能做。有适应证者尽最大可能达到预期的治疗效果,预判可能出现的并发症,并尽量避免,如果出现不可避免的并发症,必须积极处理,保护患者的主要器官功能,特别是肝、肾、心、肺等功能。凝血功能不但是反映肝功能的重要指标,对于手术的安全性也至关重要,术前按照要求调整患者的身体状态和相关指标,保证术中安全和术后恢复。术后的观察和管理也非常重要,术者必须亲力亲为,因为只有术者了解手术细节。只有做到了全程、系统、严格、规范管理,才能保证手术效果,严重并发症的发生率也会越来越低。笔者所治疗的 TIPS 病例中,与手术直接相关的围手术期死亡率已经降至 0.2% 以下。

第四节 TIPS 热点难点问题

一、术后肝性脑病

1. 术后肝性脑病病因 术后肝性脑病(hepatic encephalopathy,HE)是一个复杂的问题,发生率 10%~20%,绝大部分是轻型,其发生与许多因素有关。其中分流量过大,导致肝脏血供锐减是重要原因之一;除此之外,也与患者的肝功能状态、肝功能储备、有无肝硬化和肝硬化的程度等诸多因素有关。

2. 术后肝性脑病预防和治疗 如何避免肝性脑病的发生及减轻肝性脑病的程度? 国内外的专家学者一直在不懈地研究和探索。从临床角度,尽量避免诱发肝性脑病的因素,如大量腹水、腹水感染及高蛋白饮食等;从技术角度,尽量选择合适门静脉分支分流、个体化选择合适直径的支架、建立合理的分流道,保证肝脏门静脉血液灌注等。TIPS 术后的饮食控制、预防性用药和规范化随访也很重要。特殊情况对分流道进行限流,但应用前,对患者的整体情况、肝功能状态、限流后果等详细评估。总之,对肝性脑病的预防和治疗应该并重,包括术前肝脏储备功能的定量和定性评估、手术的精准操作、个体化分流、术后预防和规范化随访等综合措施的应用,有望明显降低肝性脑病的发生。笔者中心的患者已经降至 10% 左右。

二、肝性脊髓病

对 TIPS 术后肝性脊髓病的认识,以往认为是罕见,但随着 TIPS 的广泛开展和病例数显著增加,对该并发症认识也有所改变,至少现在认为并不罕见。肝性脊髓病的病因及机制不明。部分患者与血氨升高有关。

1. 肝性脊髓病的临床特点　TIPS 术后肝性脊髓病出现症状的时间长短不一,短至 4~6 个月,长至几年。是否伴有肝性脑病或轻重,每个患者也不一致,一般均有肝性脑病发作的过程,但轻重不一,极少部分患者不经过肝性脑病,而直接出现脊髓症状,甚至先有神经系统症状,后有肝性脑病症状。临床主要症状:脊髓病呈缓慢进行性加重。早期双下肢出现沉重感,走路自感费力,双下肢肌肉发抖,活动不灵活。中期双下肢呈伸直性痉挛性变化,此时仍然可以行走,肌张力增加,呈强直状,膝部和踝部直伸,有"折刀现象",行走呈痉挛步态、剪刀步态。晚期呈屈曲性痉挛性截瘫,少数可出现四肢瘫,但仍以下肢为重,此时已不能行走。检查时发现双下肢肌力减退,肌张力增高,腱反射亢进,常有踝阵挛和膑阵挛阳性,腹壁反射和提睾反射消失,锥体束征阳性等病理体征。肢体症状一般是对称的,近端较远端症状明显。个别病例有下肢肌萎缩或双手肌萎缩。少数患者可合并末梢神经病变,出现两侧对称性袜套样浅感觉减退。偶有深感觉减退。括约肌功能无障碍。

2. 肝性脊髓病的诊断　临床上主要为上运动神经元损害症状和体征,进行性对称性加重的双下肢痉挛性截瘫。一般无肌萎缩、感觉障碍,无感觉缺失平面和括约肌功能障碍。MRI 表现为脊髓侧索脱髓鞘,但与临床相符率低。

3. 肝性脊髓病的预防　预防为主。谈到预防,必然与术前肝功能系统评估和异常指标调整、术中安全和个体化合理分流道建立、术后和随访期规范化管理直接相关。通过患者的全过程规范管理,有望降低或避免肝性脊髓病的发生。

4. 肝性脊髓病的治疗　对于 TIPS 术后无特殊原因反复发生肝性脑病,伴有血氨增高的患者,要进行术后肝功能系统评估、肝脏供血评估、分流道评估、临床症状评估和神经功能评估等,综合分析和判断后,决定是否需要介入干预,如分流道限流、闭塞等。对于 TIPS 术后无特殊原因反复发生肝性脑病,不伴有血氨增高或早期发生肝性脊髓病的患者,经保守治疗,密切观察和随访,无好转或逐渐加重的患者,最好在肝性脊髓病中期症状出现前,进行介入干预。经过干预,部分患者稳定或好转。另外,有些患者各方面条件允许,可以进行肝移植。总体而言,该病尚无特殊治疗,预后不良。

三、支架的狭窄或闭塞

1. 支架的狭窄或闭塞的原因　支架狭窄或闭塞是裸支架时代影响 TIPS 长期疗效的主要因素,多年来一直困扰着业内人士,除技术因素外,因裸支架更容易血栓形成和/或组织增生,是狭窄或闭塞的关键因素。自从覆膜支架建立 TIPS 分流道以来,狭窄或闭塞率显著降低,而且,关键因素已经转变为技术因素,是否建立合理的分流道是核心要素。另外,相关血管的条件、门静脉高压原因和是否并存容易形成血栓的基础疾病等也是重要因素。

2. **支架的狭窄或闭塞的预防** 根据支架狭窄或闭塞的不同因素进行预防,主观因素重点在于是否建立合理的分流通道,术前、术中、术后和随访规范化管理等,每个环节都不可缺,只有很好地完成每一步,才能从技术和管理层面预防支架狭窄或闭塞。客观因素主要包括容易形成血栓的基础病,门静脉已经有较多血栓的患者等。针对不同的原因采取不同的措施进行预防。

3. **支架的狭窄或闭塞的治疗** 根据支架狭窄或闭塞的不同情况采取不同的方案,相关章节有详细描述(见第十九章、第二十一章)。

四、争议、已解决和尚待解决的问题

1. **TIPS 术后的抗凝问题** 针对 TIPS 术后的抗凝有不同意见,重要原因是缺乏强有力的循证医学证据,各种指南和专家共识也没有明确推荐。门静脉高压患者多数合并肝硬化,凝血功能异常,血小板数量减少,抗凝治疗有一定出血风险,特别是重要器官的出血。笔者的经验是应用直径 8mm 或以上的支架建立合理的原始分流道,对于不合并门静脉血栓、高凝状态和容易形成血栓的基础疾病,以及门静脉主干直径大于支架分流道直径的患者,不建议常规进行抗凝治疗。抗凝药物的选择:住院期间一般选择低分子量肝素。随访期一般选择华法林抗凝。特殊情况可能选择抗凝和抗血小板同时进行。

2. **TIPS 分流部位** 是否在肝静脉或下腔静脉与门静脉左支或右支或分叉或主干之间建立分流道,见仁见智,有不完全相同的意见。但有一基本原则,便是在保证安全的前提下,建立合理的广义分流道,相关章节有详细论述。

3. **TIPS 术中选择支架和支架直径** 选择覆膜支架(特殊情况联合裸支架)建立 TIPS 分流道已经没有争议,专家共识或指南已经明确。一般选择直径为 8mm 的支架,但根据患者的整体和个体化情况,可能选择直径 10mm 或 7mm,甚至两个分流道或更小直径的支架。在具体实践中,无论使用何种类型的覆膜支架和多大的分流直径,建立合理的分流道和患者受益最大化,是唯一的目的和目标。

4. **TIPS 可控支架** 支架直径的选择是根据常规和术前的个体化分析和术中情况决定,而且,一般情况在术后短时间内,由于支架的持续膨胀力,都会恢复到原始直径。由于支架直径的选择是预估,最终不可能每个患者的最佳疗效都能与支架直径达到理想的匹配,有些患者总是有一定的差距。因此,需要研制术后可控制直径的支架用于临床,由术中小直径开始,随访期根据患者的临床情况,在体外或分流道内,逐渐扩大支架直径到最合适的直径或研制出收放自如的可控制直径大小的支架。

5. **尚待解决的其他问题** 近些年来,对于 TIPS 术后肝性脑病和支架再狭窄或闭塞的研究相对薄弱,特别是基础研究更少。因此,这些问题短期内无法解决,要"打持久战"。需要大量的研究人员进行临床和基础研究,揭示其发生、发展的机制。对于门静脉高压患者消化道出血、顽固性腹水等症状的 TIPS 干预时机还有待研究。根据个体化情况,进行分层次提前干预可能是未来的发展方向;非肝硬化门静脉高压的患者有逐渐上升的趋势,占门静脉高压患者 20% 左右。TIPS 治疗的效果已经获得肯定,但总体而言 TIPS 干预的时机滞后,如果提前干预是否提高生存率、降低病死率,有待深入研究。

另外,是否与肝硬化门静脉高压一样,常规应用直径 8mm 支架建立 TIPS 分流道,笔者的初步研究获得不一样的结果,建立小的分流道(如直径 7mm 支架)可能对缓解临床症状效果更好,但是否适合大多数患者,需要大组病例和多中心的研究及更多循证医学的证据。对于非肝硬化门静脉高压来说,如果处理得当,逆转(恢复正常)的机会可能会更大。

TIPS 已经成为治疗门静脉高压症的重要组成部分,尽管已经广泛开展,但整体管理和技术水平参差不齐,直接严重影响患者的预后,规范化管理和技术标准化培训亟待解决。在中国研究型医院学会肝病专业委员会、中国肝炎防治基金会和北京医师协会门静脉高压专科医师分会的大力支持下,笔者在全国范围内率先进行了不同层次 TIPS 相关的规范化和标准化短期和长期培训,取得非常好的效果并获得一致好评,希望这样的培训在未来更多一些。

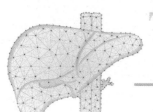

第二章

肝硬化门静脉高压

肝硬化（hepatic cirrhosis）是各种慢性肝病发展的晚期阶段。病理上以肝脏弥漫性纤维化、再生结节和假小叶形成为特征。临床上起病隐匿，病程发展缓慢，晚期以肝功能减退和门静脉高压为主要表现。门静脉高压症（portal hypertension）是一组由门静脉压力持续增高引起的综合征。各种原因导致门静脉血流不能顺利通过肝脏回流至下腔静脉时，就会引起门静脉压力持续增高，临床上称为门静脉高压。门静脉高压多由各种原因的肝硬化引起，部分是由非肝硬化原因导致，如门静脉主干、脾静脉或肝静脉阻塞等，少数由其他不明因素导致。临床表现主要包括门体静脉间交通支开放，导致食管、胃、腹壁和直肠等静脉曲张，脾大，脾功能亢进，胸腹水和肝功能失代偿等。其中，食管胃静脉曲张破裂导致的急性上消化道大出血是门静脉高压患者最危险的并发症。

第一节 肝硬化门静脉高压病因、发病机制及病理生理

一、发病原因

任何引起腹内脏器血液经门静脉、肝窦、肝静脉、下腔静脉汇入心脏的通路上发生静脉回流受阻（机械性或动力性）或血流量异常增加的因素，均可成为门静脉高压发生的病因。目前，普遍根据血流受阻发生的部位对门静脉高压进行分类，可分为肝前型、肝内型和肝后型3类，肝内型在中国最常见，占95%以上。在肝内型里，按病理形态的不同又可分为窦前阻塞、肝窦和窦后阻塞2种。

1. 窦前阻塞 常见病因是血吸虫病性肝硬化及原发性胆汁性肝硬化。血吸虫在门静脉系统内发育成熟、产卵，形成虫卵栓子，顺门静脉血流抵达肝小叶间汇管区的门静脉小分支，引起这些小分支的虫卵栓塞，造成汇管区门静脉小分支栓塞、内膜炎及周围纤维化，门静脉回流受阻，门静脉压力增高。原发性胆汁性肝硬化为自身免疫性肝内小胆管病变，胆管长期梗阻，胆汁淤积，晚期其病理改变与窦性和窦后相似。

2. 肝窦和窦后阻塞 常见病因是各种病毒性肝炎、酒精性肝炎等所致肝硬化门静脉高压。主要病变是肝小叶内纤维组织增生和肝细胞再生，由于增生纤维索和再生肝细胞结节（假小叶）的挤压，使肝小叶内肝窦变窄或闭塞，以致门静脉血不易流入肝小叶的中央静脉或小叶下静脉，血流淤滞，门静脉压力增高。由于很多肝小叶内肝窦的变窄或闭塞，导致部分压力高的肝动脉血流经肝小叶间汇管区的动静脉交通支直接反注入压力低的门静脉小分支，使门静脉压力增高。另外，肝内淋巴管网同样被增生纤维索和再生肝细胞结节压迫扭曲，导致肝内淋巴回流受阻，肝

内淋巴管网的压力显著增高,这对门静脉压力的增高也有影响。

二、发病机制和病理生理

肝脏是双重供血,即肝动脉和门静脉。肝脏的总血流量占心排血量的 1/4 左右,其中大部分来自门静脉(占 75%),另由肝动脉供血(占 25%)。门静脉系统血流的调节主要发生在内脏毛细血管前、肝血窦前两个部位,前者决定门静脉的血流量,后者决定了门静脉血流在肝内受到的阻力。门静脉压力取决于门静脉的血流量和阻力以及下腔静脉的压力。总体来讲,门静脉系统的血流动力学仍然遵守流体动力学的基本规律。

根据欧姆定律,$P=Q \times R$,门静脉压力(P)与门静脉血流量(Q)和门静脉阻力(R)成正比。由于门静脉压力受下腔静脉压力(P_0)影响较大,故 $P=Q \times R+P_0$,$R=8\eta l/\pi r^4$,其中,η 为液体黏度,l 为管道长度,π 为圆周率,r 为门静脉半径。

由此看出,任何引起门静脉系统血流阻力增加或血流量增加的因素,均可引起门静脉压力增高。根据上述病理生理学变化可见门静脉高压的形成有原发因素,即门静脉系统的梗阻是机械性的,使门静脉阻力增加,血流量减少(后向血流学说);也有继发因素,即高血流动力状态是功能性的,使内脏动脉血流增加,阻力减少(前向血流学说)。另外有很多因素如体液、血管活性物质、药物、组织结构及功能变化等均影响门静脉血流及其阻力。现分别简述如下。

1. 门静脉高压形成的结构学基础

(1)门静脉阻力增加——后向血流学说(backward flow theory):1945 年 Whipple 首先提出该学说,认为门静脉高压是门静脉阻力增加和门静脉血流输出道阻塞引起门静脉系统被动充血,是本病形成的基本机制。肝硬化时由于肝组织结构的病理变化是导致肝内循环障碍的基础。肝脏微循环是指以窦状隙为中心,包括流入窦状隙的门静脉、肝动脉末梢支及其流出窦状隙的肝静脉末梢支。引起肝脏微循环障碍的主要原因如下。

1)窦状隙缩小:由于窦状隙血管管腔大而又无耐压结构,当内外压力发生变化时即可引起管腔的被动性扩张或收缩,在各种肝病时,由于肝细胞炎症肿胀、巨噬细胞增生、肥大,一方面压迫窦壁,使窦状隙缩小、变窄,由于血管阻力与其半径的 4 次方成反比,窦状隙的轻度狭窄,即可使其血流阻力明显增加,加重肝内微循环障碍。另一方面,由于窦状隙变窄,其内皮细胞上的微孔缩小,数量减少,使窦周隙(又称迪塞间隙,Disse space)变窄,从而影响肝细胞自身的营养摄取和排泄,进一步加重肝细胞功能损害,形成恶性循环。在酒精性肝病时,不仅肝细胞严重脂肪化,而且使窦周隙淀粉样蛋白沉着,使其胶原化和纤维蛋白淀积,也可使肝动脉受损,血流阻力增加。肝细胞体积增大和窦周隙胶原化是造成肝内血管间隙缩小的主要原因。

2)肝窦毛细血管化:是由于上述肝内微循环独特而复杂的结构所决定的。窦状隙内径仅 7~15μm,窦外无基底膜,窦壁由内皮细胞、肝巨噬细胞、贮脂细胞、陷窝细胞及极少量网状纤维、神经纤维构成。其内皮细胞有许多微孔,直径约 0.1μm,血液内仅溶质和颗粒物质可通过这些微孔进入窦周隙,而血细胞则不能通过。窦内血液直接与肝实质细胞接触。各种原因造成的肝细胞损伤、炎症、免疫反应等引起胶原合成增加、纤维组织增生,内皮细胞下基膜形成和内皮细胞的去微孔化,导致肝窦毛细血管化,阻碍了血液与肝细胞的接触,不仅影响了细胞内外的物质交换,而且妨碍了血细胞的通过,增加血流阻力,参与了门静脉高压的形成。

3)肝内血流再分布:由于肝脏慢性炎症及其他慢性损伤,在细胞因子和其他因素的长期作用下,使肝细胞坏死和增生同时或先后发生,其原有的网状支架塌陷、胶原化,纤维组织弥漫性增生,导致原有肝小叶结构改变,形成假小叶。肝内血管形态广泛畸变,肝动脉和门静脉间的直接交通支开放,形成门静脉-肝静脉、门静脉-门静脉、肝静脉-肝静脉及肝动脉-门静脉等多种吻合,其中主要的是肝动脉-肝静脉和门静脉-肝静脉分流。另外,由于门静脉高压时门静脉回流受阻,加之肝外自发的门体分流,肝脏的总血流量减少,机体为了维持肝总血流量不变,又使肝动脉代偿性增加,肝总血流量中肝动脉与门静脉血所占的比例随病变的发展而变化,门静脉血所占的比例越来越少,肝动脉血所占比例越来越多。这种肝内血流的再分布对门静脉高压产生的影响有:通过动-静脉吻合支,肝动脉压力可直接传送至门静脉、增加门静脉压力,减少窦间隙血流量,从而使肝细胞血液灌注量不足,加重肝细胞损害,增加窦间隙血流阻力,加剧门静脉高压。

4)肝内窦后因素:除肝静脉血栓形成或栓塞、布-加综合征(又称巴德-吉亚利综合征)等窦后型病因引起的肝外静脉阻力增加的因素外,在有些肝硬化患者中肝内窦后因素也参与了本病的发生。这是由于肝窦到肝小静脉段间的静脉血管周围硬化、肝再生结节形成、纤维化、肝细胞炎症、水肿等所致肝小静脉流出道阻力增加或梗阻,在门静脉高压的形成中也可能部分参与其发病。

(2)门静脉血流量增加——前向血流学说(forward flow theory):1983年Witte等提出了"前向血流学说"。该学说认为门静脉高压的始动因子是门静脉血管阻力增加,随着门静脉侧支循环的形成,门静脉压力下降,门静脉高压得以缓解;随之而来的内脏高动力循环又增加了门静脉血流量,后者决定了门静脉高压的持续存在。内脏高动力循环的发生机制主要是肝硬化门静脉高压症时内脏器官广泛的血管床扩张、动静脉短路形成及开放、内脏器官毛细血管改建及新生。引起血管扩张的机制可能与循环血液中舒血管物质增多、缩血管物质相对减少及血管对内源性缩血管物质的反应性降低有关。舒血管物质主要来源于内脏,参与的血管活性物质有:一氧化氮(nitric oxide,NO)、前列环素(prostacyclin,PGI$_2$)、一氧化碳(carbon monoxide,CO)、血管活性肠肽(vasoactive intestinal peptide,VIP)、P物质、肿瘤坏死因子-α(tumor necrosis factor-α,TNF-α)、白介素-6(interleukin-6,IL-6)等,经肝脏代谢,在门静脉高压时可以通过门体侧支循环绕过肝脏,免除肝脏的降解。广泛血管扩张可导致有效循环血容量减少,反射性刺激交感神经、肾素-血管紧张素-醛固酮系统活性增加、血管升压素分泌增多和水钠潴留,引起循环血量增加,门静脉系统血流量增加,门静脉压力增高。

目前认为,这两种机制在门静脉高压的发生过程中同时存在。门静脉阻力增加引起门静脉回流受阻的前向性机制是门静脉压力增高的始动因素,内脏及全身高动力循环是维持门静脉持续高压状态的主要因素。1985年Benoit等研究了实验性门静脉狭窄大鼠门静脉高压模型的"前向性"和"后向性"学说两者对门静脉高压形成的相对作用,证明了在本病形成中,两种机制均发挥作用。认为"后向机制"为始动因素,占60%,在门静脉高压的初期仅有门静脉阻力增加,而后随着门静脉高压的持续,门静脉血流量的增加起重要作用,占40%。

2. 门静脉高压形成的细胞学基础　近年来离体组织培养及对肝脏微循环的活体观察表明肝窦是调节肝脏微循环及门静脉血流的关键结构,即肝窦的收缩和扩张决定了肝血流量的大小及门静脉阻力。肝窦是一个独特的微管结构,无基膜,窦壁主要由4类细胞构成:库普弗细胞(Kupffer cell)、肝星状细胞(hepatic stellate cell,HSC)、内皮细胞(sinusoidal endothelial cells,SECs)、大颗粒淋巴细胞。

(1)Kupffer细胞:肝脏微循环血管对内毒素的反应与Kupffer细胞的数量和激活程度直接相关,Kupffer细胞功能越强,肝微循环障碍越明显。Kupffer细胞还可释放各种血管活性物质调节肝窦血流量。慢性肝病时肝脏Kupffer细胞防御功能减退,导致肠源性内毒素水平增加,同时还发现Kupffer细胞表达诱导型一氧化氮合酶(nitric oxide synthase,NOS)、产生NO,扩张血管。

(2)肝星状细胞(HSC):最近人们发现肝窦周围HSC可以调节肝窦血流,并影响肝血流阻力调节血流,HSC对肝窦血流的影响可由血管扩张剂和血管收缩剂调整。肝脏损伤特别是肝硬化总伴随有 HSC 的活化及收缩,后者与肝硬化的病程呈正相关。作用于 HSC 的物质包括 P 物质、血管紧张素Ⅱ、去甲肾上腺素、血栓素等,但内皮素-1(endothelin-1,ET-1)的作用最明显。

（3）肝窦内皮细胞(liver sinusoidal endothelial cells,LSEC)：内皮细胞是肝窦壁的主要细胞,占肝脏非实质细胞总数的 44%。内皮细胞不仅是肝窦壁管道的构成成分,而且还参与了肝脏乃至全身的血流动力学及代谢过程。在病理情况下,内皮细胞因缺血、缺氧及病毒感染受损或间质细胞外基质沉积压迫时,可出现肿胀,甚至坏死,使肝窦变窄,致肝细胞血流供应减少,从而诱发或加重肝细胞损伤。受损或肿胀的内皮细胞容易被淋巴细胞、血小板或肝巨噬细胞黏附,并释放各种蛋白分子,加重肝脏微循环障碍或激活贮脂细胞合成细胞外基质成分等物质。内皮细胞本身可分泌少量细胞外基质成分,对正常状态下窗孔结构的维持很重要,但在肝纤维化时多是通过激活贮脂细胞和分泌蛋白分子而间接地起作用。也可能是肝窦毛细血管化的基础。

（4）肝内大颗粒淋巴细胞(又称隐窝细胞,pit cell)：是肝脏中具有自然杀伤活性的大颗粒淋巴细胞,可能参与肝细胞损伤后的修复再生调节过程,还能影响巨噬细胞、内皮细胞、T 细胞和 B 细胞的增殖分裂,调节免疫反应。肝内大颗粒淋巴细胞在肝纤维化形成中的作用不甚清楚。在自身免疫性肝炎、病毒性肝炎,或用细菌或酵母菌的细胞壁等致炎性介质反复注射引起大鼠急性或慢性炎症模型中和静脉注射 IL-2 等,均可观察到肝脏大颗粒淋巴细胞显著增多,但在原发性胆汁性肝硬化和硬化性胆管炎中,肝内大颗粒淋巴细胞的数量则减少。可见肝内大颗粒淋巴细胞最多是通过间接作用而影响肝纤维化的形成。

3. 影响门静脉高压的体液及代谢因素 正常肝脏和门静脉系统血流量受一系列体液和代谢因素的共同影响,使肝脏和门静脉系统阻力、压力和血流量保持相对稳定,各种肝病引起的肝硬化,由于这些因素的调节紊乱而促使门静脉高压的形成。

（1）体液因素：肝脏病损必然引起肝细胞功能不全,代谢紊乱,特别是对血管活性物质灭活减少,并可通过异常吻合的血管直接进入全身循环,造成血流动力学紊乱。目前认为,通过增加门静脉血流量,而参与门静脉高压形成的递质,如去甲肾上腺素、一氧化氮、内皮素、高血糖素、前列环素、缓激肽、血管活性肠肽、5-羟色胺、腺苷、胆酸、促胃液素、乙酰胆碱和醛固酮等均可影响肝脏微循环,使门静脉压力不同程度增高。目前认为,通过增加门静脉血流量(quantum of portal vein,Qpv)而参与门静脉高压形成的体液因子主要是胰高血糖素和前列环素,其次是血管活性肠肽。

1）胰高血糖素(glucagon)：许多研究发现肝硬化患者不仅伴有胰高血糖素血症,并与肝硬化程度具有相关性。胰高血糖素的分泌主要受交感神经活性、葡萄糖及氨基酸代谢的影响。肝硬化患者对胰高血糖素的代谢清除率多在正常范围,但却有显著交感神经张力亢进以及葡萄糖和氨基酸代谢失常。加之病变肝脏对胰高血糖素的敏感性下降,负反馈机制失调,导致胰高血糖素分泌增多。这可能是肝硬化患者胰高血糖素血症的主要原因。胰高血糖素对门静脉之外的血管几乎是降低血管阻力,增加血流量。动脉内灌注胰高血糖素可显著增加肝脏和肠道血流量,降低其阻力。胰高血糖素还可抑制肝动脉对肝脏神经刺激的反应,降低全身血管对去甲肾上腺素的敏感性,可以拮抗去甲肾上腺素、血管紧张素、血管升压素和 5-羟色胺对肝动脉的收缩作用,可以选择性松弛其毛细血管前括约肌,降低血管阻力；但门静脉内灌注胰高血糖素可以增加门静脉血流阻力(resistance of portal vein,RPV)和门静脉压力(pressure of portal vein,PPV),说明有收缩门静脉的作用,使门静脉压力升高,能扩张肝脏和胃肠道血管,是肝硬化时全身高动力状态和门静脉高压形成的重要原因之一。

2）前列环素(PGI_2)：PGI_2 是门静脉高压及正常动物内脏血管反应性的调节剂之一。肝硬化门静脉高压时,PGI_2 通过降低内脏血管对去甲肾上腺素的反应,而增加血流量,降低血管阻力。

需要特别指出的是,肝硬化门静脉高压时存在一系列花生四烯酸,尤其是环氧合酶代谢产物的异常,除 PGI_2 外,前列腺素 E_2(prostaglandin E_2,PGE_2)、前列腺素 F_{1a}(PGF_{1a})和血栓烷 A_2(thromboxane,TXA_2)也有明显变化。PGI_2 可显著增加实验动物肝血流量,升高门静脉压力。有人还发现 TXA_2 与门静脉高压患者 HVPG 呈正相关。

3)血管活性肠肽(VIP):VIP 是一种血管扩张剂,对心血管、呼吸、消化和中枢神经系统均有重要作用,能使肝脏和胃肠道血管舒张。在肝细胞膜上有高亲和力的 VIP 受体,肝硬化时血浆 VIP 水平显著升高,肝硬化大鼠胃肠道组织中 VIP 含量显著高于对照组。可能是肝硬化时全身高动力状态和门静脉高压形成的重要原因之一。肝硬化时 VIP 升高的可能机制为:肝功能受损,肝脏对 VIP 灭活能力下降。门体分流、动静脉短路开放使得部分血中 VIP 未经过肝脏降解。

4)一氧化氮(NO):NO 被认为是门静脉高压时的一种内脏高动力循环因子。NO 通过促进鸟苷三磷酸(guanosine triphosphate,GTP)生成环磷酸鸟苷(cyclic guanosine monophosphate,cGMP),cGMP 刺激依赖 cGMP 的蛋白激酶活化,活化的蛋白激酶通过调节磷酸二酯酶和离子通道发挥其血管舒张、抑制血小板聚集和黏附、介导细胞毒性、神经递质作用等生物学效应。肝硬化时,门静脉血流速度增加,血液黏度降低,血流切变力增加,进一步刺激内皮细胞释放 NO 和 PG,也是门静脉高压形成的机制之一。

5)内皮素(endothelin,ET):ET 具有强烈而持久的缩血管作用,此外还能促进肝细胞糖原分解,作用于肝脏血窦贮脂细胞使之收缩并影响肝血窦的血流。一般认为 ET 主要在肝脏降解,肾脏也参与 ET 的清除。门静脉高压时周围血管扩张,可使血管内皮细胞 ET 合成代偿性增加。肾素、血管紧张素、血管升压素增加刺激 ET 合成、释放。肝衰竭减少 ET 清除,用 ET 受体阻滞剂可降低门静脉压力。ET 广泛地分布在肝脏和门静脉系统。ET 既能增加门静脉压力,又能明显地加重肝细胞缺血缺氧。Gandni 等将 ET 灌流肝脏后发现门静脉压力持续升高,肝糖原分解增加,肝脏缺血缺氧,肝细胞和肝巨噬细胞内磷脂酰肌醇的代谢增加,因此,ET 在肝硬化及门静脉高压形成发展中也有重要作用。

6)一氧化碳(CO):CO 是血红蛋白经血红蛋白氧化酶(heme oxygenase,HO)作用后的副产物,抑制 CO 的产生,可以使门静脉血管阻力增加。CO 通过抑制 cGMP 产生从而抵消 NO 的舒张效应,对门静脉高压的形成起促进作用。

7)其他:如肿瘤坏死因子、白介素-6、白介素-8、血浆降钙素基因相关肽等均被证实可调节门静脉血流。

(2)代谢因素:肝脏具有复杂的代谢功能。肝硬化时肝脏对内毒素的清除、胆酸的排泄功能均有障碍,使内毒素和胆酸对全身和门静脉血流动力学造成一系列影响。

1)内毒素(endotoxin):肝硬化时由于肠道细菌过度生长及菌群失调使得肠道产生的内毒素增加。内毒素在肠道由黏膜上皮吸收,经肠系膜静脉进入门静脉循环,产生门静脉性内毒素血症。肝硬化患者门静脉性内毒素血症的发生率明显高于非肝病者,证明内毒素可经肠系膜静脉吸收后进入腹腔内淋巴管而至胸导管引流入血。肝脏清除内毒素减少等原因而伴有内毒素血症。在肝硬化患者由于长期的内毒素血症的存在及其对血流动力学的影响,可使原已增高的门静脉高压更加恶化。门静脉高压时,由于门体侧支循环的广泛形成对 TNF-α 和内毒素的灭活降低,而内毒素又是刺激 TNF-α 作用的最强物质,TNF-α 通过左旋精氨酸/一氧化氮通路及其他途径调节心排血量、降低血管床对缩血管物质的反应性,引起以高动力循环状态为特征的门静脉高压血流动力学紊乱。

2)胆酸(cholic acid):肝硬化时由于肝功能减退和/或门体分流而伴有胆酸血症。阻塞性黄疸时常伴有全身高动力状态。将胆酸置入肠腔,可使其血流量增加 100%。动脉内灌注胆酸可产生剂量依赖的肠血流量增加。胆酸可以抑制去甲肾上腺素引起的血管收缩。因此,门静脉高压时高胆酸血症有可能参与全身和内脏高动力循环。

4. 门静脉高压后病理生理

（1）侧支循环的建立:随着门静脉高压的形成和发展,正常情况下未曾开放的门静脉和体循环间毛细血管连接被迫开放,使门静脉血流通过门体循环间的毛细血管网注入体循环,这些侧支逐渐扩张,最后发生静脉曲张。按解剖部位重要的有4处。

1）食管-胃底静脉丛开放或曲张:在胃食管交界处,门静脉血经胃左(冠状)静脉或胃短静脉,食管静脉至奇静脉或半奇静脉,回流至上腔静脉。此交通支的开放便是门静脉高压时食管-胃底静脉曲张的由来。

2）脐静脉重新开放引起脐周静脉曲张:胎儿出生后已经闭锁的脐静脉重新开放。具体途径:门静脉血流由门静脉左侧支经脐静脉或脐旁静脉,于脐部门静脉通过脐孔至腹壁浅静脉,然后向上经腹壁上静脉、胸壁静脉、腋静脉至上腔静脉,或向下经腹壁下静脉、大隐静脉至下腔静脉。有的门静脉高压患者由于此交通支的开放在脐周围可见一簇放散的海蛇头或水母头样曲张的静脉(caput medusae),局部可触及震颤或闻及静脉杂音,称为克吕韦耶-鲍姆加滕综合征(Cruveilhier-Baumgarten syndrome),简称克-鲍综合征。

3）直肠静脉丛开放:门静脉血经肠系膜下静脉、直肠上静脉至痔静脉丛,然后经直肠中静脉、髂内静脉至下腔静脉,或经直肠下静脉、阴部内静脉、髂内静脉至下腔静脉。

4）腹膜后静脉丛(Retizus)开放:肠系膜上静脉和肠系膜静脉的腹膜后分支与下腔静脉的肋间后静脉、膈下静脉、腰静脉、肾静脉、肾上腺静脉或精索静脉注入下腔静脉。

（2）脾大、脾功能亢进:由于门静脉系无静脉瓣,压力增高的血流返回导致脾脏充血性肿大。长期脾窦充血,继而引起脾内纤维组织增生和脾髓细胞增生,引起脾脏破坏血细胞增加,使白细胞、血小板和红细胞数量减少,尤其以前二者下降明显。

（3）腹水:为肝硬化进一步加重,肝功能减退时的表现。门静脉压力升高时出现腹水的原因有:①门静脉压力升高,使门静脉系毛细血管床的滤过压增高,门静脉系血液漏出增加。②肝硬化时,肝功能受损导致合成白蛋白减少,导致血浆胶体渗透压降低,液体外渗。③肝内淋巴管网的压力增高,促使大量淋巴液漏入腹腔。④肝功能受损,肾上腺皮质的醛固酮和垂体后叶血管升压素在肝内灭活减低,影响肾小管对钠和水的再吸收,引起水钠潴留。

第二节　门静脉高压临床表现及相关并发症

在我国90%以上门静脉高压患者的病因为肝硬化,北方主要为肝炎后肝硬化,南方主要为血吸虫性肝硬化。各种原因所致肝硬化均可引起门静脉高压,病因不同,病理改变有所不同,临床表现多种多样。

一、临床表现

1. 症状

（1）乏力、消瘦:乏力的程度常与肝功能损害程度相平行,与食欲减退、进食少、热量生成不足有关。消瘦与消化功能障碍及营养不良有关,严重时形体憔悴,皮下脂肪减少,呈恶病质状态,多见于疾病晚期。

（2）消化系统症状:常见食欲减退、上腹部不适、腹胀感,对脂肪消化的耐受性差,易腹泻。

（3）出血及贫血:凝血因子减少及血小板降低可导致皮肤瘀点瘀斑、鼻出血、牙龈出血,严重者可发生胃肠黏膜弥漫性出血,也有咯血、颅内出血等报道。2/3 患者有轻、中度贫血,与缺铁、叶酸缺乏、脾功能亢进有关。

（4）内分泌失调:性激素代谢异常,常见雌激素增多,雄激素减少,在男性患者常常有乳房发育、性欲减退、睾丸萎缩,毛发脱落等;女性患者有月经失调,闭经、不孕等症状,另外蜘蛛痣及肝掌的出现,也与雌激素的增多有关。肝硬化的患者还会出现肾上腺皮质功能减退,促黑色生成激素增加,患者面部和其他暴露部位的皮肤色素沉着,掌纹、乳晕区尤为显著。

2. 体征

（1）肝病面容:面色灰暗、黝黑,皮肤无光泽、弹性差,干燥、粗糙,甚至出现"古铜色"面容,常与肝功能不全程度相关。

（2）蜘蛛痣:常分布于上腔静脉引流的区域,如面部、上肢、颈、胸、背部,上腹部罕见,蜘蛛痣的出现常与雌激素在肝内的降解代谢减退有关。

（3）肝掌、杵状指:掌面的大鱼际、小鱼际区皮肤出现片状充血,其色鲜红如朱砂状,故又名朱砂掌。杵状指,又叫槌状指,为手指或足趾末端增生、肥厚、呈杵状膨大,外形像棒槌,肝硬化引起的肝肺综合征导致肺功能下降,长期血氧饱和度不足,组织缺氧出现杵状指;或由于肝硬化所致营养不良导致杵状指。

（4）腮腺肿大:见于 50% 酒精中毒性肝病患者,肝硬化其他体征未出现时,腮腺肿大可首先出现,呈无痛性与可逆性,肝脏失代偿改善时,肿大的腮腺随之缩小。

（5）肝脏大小质地改变及脾大:在疾病早期,肝脏可触及或轻、中度肿大,质地坚实而硬,边缘锐利,表面粗糙不平或有结节感,肝大与肝细胞肿胀、脂肪变性有关。随着疾病发展,肝体积明显缩小,以右叶明显,左叶有时呈代偿性增大。脾内血流因肝脏血管阻力增加而输出减少,因内脏高动力循环而输入增加,大量血液淤积于脾内,致使脾脏淤血肿大。

（6）黄疸:皮肤及巩膜黄染,是由于肝细胞摄取、结合及排泄胆红素的功能发生障碍,故黄疸性质属肝细胞性,结合与非结合胆红素均升高,黄疸的出现提示肝功能的损害。

（7）水肿、腹水:下肢踝部水肿常见,在卧床后消退,常与腹水同时出现,与低蛋白血症及水钠潴留有关。腹水是肝硬化由代偿转化为失代偿的重要标志之一,肝窦静水压升高及低白蛋白血症是其形成的基本因素,内脏高动力循环是其形成的促进、维持及加重因素。

二、并发症

1. 消化道出血 食管-胃底静脉曲张破裂出血是肝硬化门静脉高压最常见且最凶险的并发症,其次为门静脉高压性胃病、急性胃黏膜糜烂、胃和十二指肠溃疡出血,异位静脉曲张出血相对少见。

2. 肝性脑病（HE） 肝性脑病可自发出现,也可有一定诱因引起。常见的诱因有消化道出血,细菌感染,应用利尿剂治疗腹水引起的低钾、低氯、碱中毒、氮质血症、镇静药等。晚期肝硬化门静脉高压因代谢改变可引起肝脑变性,临床表现有记忆减退、思维迟钝、智能障碍、动作呆板及一定程度的精神异常。

3. 肝肾综合征（hepatorenal syndrome,HRS） 肝肾综合征是肝硬化门静脉高压终末期并发症,常伴有难治性腹水;黄疸程度不一。发病前常有一定诱因,如强烈利尿、大量腹腔穿刺放液、消化道出血、严重感染及电解质紊乱。

4. 肝肺综合征 肝硬化时肺部因血流动力学改变,可出现肺功能异常。50% 的失代偿性患者,可见动脉氧分压降低、肺通气/血流比例失衡,临床上出现不同程度的低氧血症,杵状指较常见,明显发绀及呼吸困难者较少见。

5. 门静脉血栓形成及海绵样变　在肝硬化门静脉高压者中，门静脉血栓形成的发生率为5%~10%，但近些年有明显增加趋势。门静脉血管阻力增加，致门静脉血流迟缓、淤积，是门静脉血栓形成的基础，另外如门腔分流术、脾切除术、TIPS、腹腔内感染均可引起门静脉血管床损伤及血管炎症性损伤，导致门静脉血栓形成。血栓形成后，门静脉血栓上游的开放部分与其下游的开放部分连接起来，形成侧支循环，以取代阻塞的门静脉，形成海绵网状结构。

6. 感染与内毒素血症　肝硬化门静脉高压时肝脏廓清、净化血液与免疫防御作用减退，滋生各种感染与内毒素血症，其主要与下列因素有关：肠道菌群紊乱与过度生长及移位；肝内、外分流，病原微生物及内毒素泛溢至体循环，Kupffer 细胞功能减退；巨噬细胞功能受损。

7. 电解质平衡紊乱　以低钠、低钾、低氯血症常见，一方面由于摄入减少或排泄增多（利尿）；另一方面由于细胞能量代谢障碍，细胞膜 Na^+-K^+-ATP 酶活性减弱，不能维持细胞内外钠、钾梯度，钠内流和钾外溢并排泄于体外。

8. 肝细胞肝癌（hepatocellular carcinoma，HCC）　肝硬化门静脉高压患者，男性，年龄 40岁以上，并有乙型肝炎和/或丙型肝炎病毒感染者，属原发性肝癌高危人群。早期缺乏症状，容易被忽视而漏诊，晚期出现典型临床表现时，诊断并不困难。肝炎肝硬化基础上发生的门静脉高压患者，尤其是大结节性肝硬化患者，肝癌的发生率较高，预后较差。

第三节　门静脉高压症实验室检查及影像学检查

一、实验室检查

1. 外周血象　肝硬化门静脉高压患者常常伴有不同程度的贫血，多为细胞性贫血。脾功能亢进者，早期外周血象正常或接近正常，随肝脏功能受损及脾脏淤血肿大，外周血三系均减少，尤以白细胞和血小板减少明显，外周血白细胞可低于 $2 \times 10^9/L$，血小板可低于 $50 \times 10^9/L$。

2. 肝脏功能

（1）血清转氨酶［丙氨酸转氨酶（alanine aminotransferase，ALT）、天冬氨酸转氨酶（aspartate aminotransferase，AST）］：反映肝脏实质细胞的损伤，尤其升高至正常的 3 倍以上，即提示有肝实质细胞的变性坏死，高至正常 5 倍者为明显升高，常见于慢性活动性肝炎及酒精性肝炎等，但不反映肝脏的储备功能。

（2）γ-谷氨酰转移酶（γ-glutamyl transferase，GGT）及碱性磷酸酶（alkaline phosphatase，ALP）：轻度升高是非特异性的，如显著升高则提示肝内胆汁淤积、肝外胆管梗阻或肝癌，慢性胆汁淤积性肝硬化预后不良。GGT 在慢性肝病中较 AST、ALT、ALP 敏感，升高时提示病变仍在活动。

（3）血清白蛋白：反映肝脏的合成及储备功能，低蛋白血症提示长期慢性肝病、肝脏储备功能差，预后不良，但半衰期长达 20 天，不能及时反映肝脏的合成功能；前清蛋白半衰期 1.9 天，能较为敏感地反映肝脏的合成功能。在肝病自然病程中血清白蛋白低于 35g/L 者预后不良。

（4）胆红素：肝脏对血清胆红素的代谢有很大的储备功能，正常肝脏能处理高出生理状况下20 倍胆红素的能力，如果血清胆红素升高达正常值 3 倍以上，即提示肝脏功能严重受损，手术的风险及死亡率大大增加。

（5）胆碱酯酶（choline esterase，ChE）及胆固醇：主要由肝脏合成，其检查结果低于正常值，往往反映肝脏合成功能严重受损，提示肝脏代偿功能不良，对手术的耐受性差，预后不良；胆碱酯酶半衰期 10 天，能较敏感地反映肝脏合成功能。

（6）血糖：肝脏功能受损时，糖耐量降低，血糖可升高。肝硬化门静脉高压患者常合并肝源性糖尿病,血糖、尿糖高,糖耐量降低。

3. 肾脏功能　严重肝病可引起功能性肾功能损害。定期检查血清尿素氮、肌酐、电解质、酸碱平衡,防止并发症发生。

4. 凝血功能　凝血酶原时间是反映近期肝脏合成及储备功能较为敏感的指标,如超过正常4~6秒,提示肝脏功能损害明显,预后不良。

5. 电解质　肝硬化门静脉高压患者常见的电解质紊乱为低钠血症、低钾血症及代谢性碱中毒。

6. 病原学及免疫学检查

（1）嗜肝病毒血清标志:对乙、丙、丁、戊等型肝炎病毒标志物进行检测,不仅有助于病因诊断,还可判断肝炎病毒是否处于病毒复制期。

（2）自身抗体:抗核抗体（antinuclear antibody,ANA）、抗平滑肌抗体（anti-smooth muscle antibody,ASMA）、抗线粒体抗体（anti-mitochondrial antibody,AMA）、抗肝肾微粒体抗体（liver kidney microsomal antibody,LKM1、LKM2 型）等,有利于肝硬化病因的鉴别诊断。

（3）血清甲胎蛋白检查（alpha fetoprotein,AFP）:肝病患者甲胎蛋白升高有两种情况,一是慢性活动性肝病肝细胞再生时,二是肝硬化基础上发生肝癌。

（4）铁、铜检测:疑似铜代谢障碍者,应检查血清铜、铜蓝蛋白含量及尿铜排泄量;疑似铁代谢障碍者,应检查血清铁、转铁蛋白含量及其饱和度等。

7. 腹水检查　有腹水者常规腹腔穿刺检查,根据常规检查可鉴别漏出性和渗出性腹水,既有利于鉴别诊断,又有利于早期发现、早期治疗腹腔感染。

二、影像学检查

1. 超声检查　观察肝脏的形态、大小、肝实质有无硬化结节甚至癌变等;腹水量判断;测定门静脉及属支门静脉有无狭窄、增宽、血栓、海绵样变、受压等。正常门静脉主干内径一般为0.6~1.0cm,最大时可达 1.5cm。门静脉高压症时门静脉主干内径常大于 1.3cm,当门静脉主干内径≥1.5cm 时可作为门静脉高压诊断的有力依据;超声还可对患者病情预测或对术后患者进行随访监测,当门静脉直径 <1.5cm 时,出血率仅 22%;当门静脉直径≥1.8cm 时,出血率达 53%,且大部分出现中重度静脉曲张。超声检查方法无创,简单易行,价格低廉,可重复进行。多普勒（Doppler）超声:可测定门静脉血流方向、血流速度、血流量。通过对肝静脉及下腔静脉的观察,部分患者可初步诊断或排除巴德-吉亚利综合征等;正常门静脉血流速度为 20cm/s,血流量为1 100ml/min;晚期肝硬化门静脉向肝血流减少甚至门静脉血液可倒流。

2. CT、MRI 检查　CT 增强扫描可显示:①肝脏形态、大小、有无合并肿瘤、测定肝脏体积。肝硬化时肝叶比例失调、肝裂增宽、肝脏萎缩变小、表面呈结节状。②脾大。正常人脾脏长 12cm,宽 7cm,厚 3~4cm,一般长不超过 15cm,在 CT 层面上不超过 5 个肋单元,脾厚不超过 4cm。③腹水。CT 对有无腹水、腹水的量及变化的检测较为敏感。④螺旋 CT 门静脉系统血管三维成像（computed tomography arterial portography,CTAP）或 MRI 三维成像门静脉造影（magnetic resonance portovenography,MRPV）,可清晰显示门静脉有无血栓、门静脉系统血管及侧支血管情况,如食管胃底曲张静脉、脾肾分流、胃肾分流、腹膜后侧支、附脐静脉开放、异位曲张静脉等,可预测出血的风险和监测手术后效果、曲张静脉复发情况,尤其对术后再出血患者出血原因的鉴别诊断有很大帮助。

3. 瞬时弹性超声检查（FibroScan）　肝脏瞬时弹性成像记录仪通过超声换能器产生低频振动通过肝组织时产生弹性剪切波,同时测定肝脏硬度值（E 值）和受控衰减参数（controlled attenuation parameter,CAP),分别反映肝硬度值和肝脂肪变程度,是一种快速、无创诊断肝脏纤维化程度的诊断方法。诊断肝纤维化程度准确性优于现有的血清学标志物。

4. 钡餐 食管胃底钡餐检查结果,按照静脉曲张的范围和食管蠕动功能分为轻、中、重三度。①轻度:曲张静脉局限于食管下段,表现为黏膜皱襞增宽、迂曲、边缘不平整。②中度:静脉曲张范围超过下段,累及中段。静脉增粗迂曲凸向管腔,正常平行的黏膜皱襞消失,代之以纵行粗大的结节柱条状进一步表现为串珠或蚯蚓状充盈缺损,食管边缘凹凸不平,食管收缩欠佳,排空稍延迟。③重度:静脉曲张扩张到中、上段,甚至食管全长。严重的曲张静脉占据食管壁,并使肌层压迫而退变,食管明显扩张,不易收缩,腔内见形态不一的圆形、环状或条状充盈缺损,缺损相互衔接如虫蚀样影像。管壁松弛,蠕动明显减弱,排空延迟,严重时如部分梗阻状,但管壁仍可见蠕动并可扩张。胃底静脉曲张的表现:胃底表现为串珠样充盈缺损,严重者似分叶状软组织影,但其形态可变,胃壁无浸润。

5. 门静脉压力测定 由于门静脉压力受腹压及中心静脉压力影响较大,故一般所说门静脉压力是指门静脉与下腔静脉压力差。因肝静脉楔压与下腔静脉压力可以通过穿刺颈静脉容易测得,且穿刺风险小、成功率高,现常常以肝静脉楔入压与下腔静脉压力差(即肝静脉压力梯度,hepatic venous pressure gradient,HVPG)来表示。正常人此压力在 5mmHg 左右。一般认为HVPG>10mmHg 才出现食管-胃底静脉曲张和腹水,HVPG>12mmHg 才会发生静脉曲张破裂出血。

6. 内镜检查 内镜下曲张静脉的概念为少量注气使食管松弛,消除正常黏膜皱襞后仍可见明显的静脉。通过内镜能确定食管静脉曲张等存在及其大小、范围与外观,据此可将曲张静脉进行分级,以提示其破裂出血的危险度。静脉曲张通常 3~4 支同时存在,90% 以上的食管静脉曲张发生在食管胃交接处,随门静脉高压的升高,静脉曲张逐渐向食管上部发展,直径逐渐增大,曲张静脉表面可呈红色、糜烂,甚至破裂出血。曲张静脉壁上附着血块或白色纤维素栓子,是出血停止后不久的标志。食管静脉曲张直径粗、范围广、管壁薄、伴有糜烂和红色征者,出血的机会增加。

7. 肝穿刺活检 肝穿刺活检是确诊肝硬化的金标准,可帮助确定肝硬化的病因、肝硬化的组织学分型、炎症分级、纤维化分期,还可鉴别肝脏结节性病变的性质,从而判断疾病的严重程度,有利于确定下一步治疗方案。

第四节 门静脉高压的临床诊断和鉴别诊断

一、临床诊断

1. 诊断条件 结合病史、查体、生物化学检查、影像学检查等进行综合分析判断,必要时进行肝活组织检查。

(1)病因:有乙型肝炎病毒(hepatitis B virus,HBV)、丙型肝炎病毒(hepatitis C virus,HCV)、丁型肝炎病毒(hepatitis D virus,HDV)感染史、长期嗜酒史、药物中毒史、遗传代谢史及引起肝硬化等相关肝外疾病史。

(2)查体:肝病面容、蜘蛛痣、肝掌、毛细血管扩张,肝脏触诊质地坚实或坚硬、边缘锐利不规则,表面不平有结节感,肝左叶增大。

(3)门静脉高压症表现:侧支循环开放(食管-胃底静脉曲张、腹壁静脉曲张)、脾大及腹水形成是门静脉高压症的三大征象。

(4)肝脏储备功能受损:低白蛋白血症伴高 γ-球蛋白血症,凝血酶原时间(prothrombin

time，PT）延长及国际标准化比值（international normalized ratio，INR）升高、凝血酶原活动度（prothrombin time activity，PTA）降低，胆碱酯酶活性减低，伴或不伴血清胆红素及转氨酶水平升高。

（5）影像学检查：腹部超声、CT、MRI 提示肝硬化及门静脉高压等特征性改变。

（6）内镜检查：我国、日本及欧美有关食管胃静脉曲张（gastroesophageal varices，GOV）的分型分级标准不同，《肝硬化门静脉高压食管胃静脉曲张出血的防治指南》中推荐我国的分型方法为 LDRf 分型，LDRf 是具体描述静脉曲张在消化管道内所在位置（location，L）、直径（diameter，D）与危险因素（risk factor，Rf）的分型记录方法，统一表示方法为：LXx D0.3-5 Rf0，1，2。

食管静脉曲张也可按静脉曲张形态、是否有红色征（red color，RC）及出血危险程度简分为轻、中、重 3 度：轻度（G1），食管静脉曲张呈直线形或略有迂曲，无 RC；中度（G2），食管静脉曲张呈直线形或略有迂曲，有 RC 或食管静脉曲张呈蛇形迂曲隆起但无 RC；重度（G3），食管静脉曲张呈蛇形迂曲隆起且有 RC 或食管静脉曲张呈串珠状、结节状或瘤状（不论是否有 RC）。对于首次胃镜未发现静脉曲张的肝硬化患者，建议每 2~3 年进行一次胃镜检查，对有轻度静脉曲张的患者，则周期相应地缩短至 1~2 年。

具备上述 6 条中任何 4 条可确定诊断，具备 3 条者为可能诊断，对疑诊病例或隐源性肝硬化需借助肝穿刺活体组织学检查确诊。

2. 诊断分期

（1）代偿期：缺乏特异性，可有乏力、食欲减退或腹胀症状，伴随恶心、腹痛、腹泻，多在劳累或伴发病而出现，休息后缓解；肝、脾轻度肿大，肝功能生化正常或轻度改变。

（2）失代偿期：肝功能减退的临床表现。①全身症状：精神不振，消瘦，肝病面容，夜盲，水肿；②消化道症状：食欲缺乏，饱胀，腹泻；③出血倾向和贫血；④内分泌紊乱：肝掌，蜘蛛痣，水肿，色素沉着。门静脉高压症的临床表现：阻力增加 + 血流量增多。①脾大：淤血，脾功能亢进。②侧支循环的建立和开放：特征性意义。③腹水：最突出的临床表现。

3. 诊断分级　Child-Pugh 分级标准是一种临床上常用的用以对肝硬化患者的肝脏储备功能进行量化评估的分级标准（表 2-4-1）。

表 2-4-1　Child-Pugh 肝硬化预后的计分与评级

评估项目	1 分	2 分	3 分
肝性脑病/级	无	1~2	3~4
腹水	无	轻度	中、重度
血清胆红素/$(\mu mol \cdot L^{-1})$	<34	34~51	>51
白蛋白/$(g \cdot L^{-1})$	>35	28~35	<28
凝血酶原时间延长/s	<4	4~6	>6

注：根据总评分可进行分级，A 级为 5~6 分，手术危险度小，预后最好，1~2 年存活率 85%~100%；B 级为 7~9 分，手术危险度中等，1~2 年存活率 60%~80%；C 级为 ≥10 分，手术危险度较大，预后最差，1~2 年存活率 35%~45%。

二、鉴别诊断

根据肝炎或血吸虫病史，结合脾大、脾功能亢进、呕血、黑便、腹水、肝掌、蜘蛛痣、腹壁静脉曲张、黄疸、肝脏功能异常等症状和体征，门静脉高压症的诊断不难，但没有明确肝病史的患者首次发生消化道大出血，需与以下常见引起上消化道出血的疾病鉴别。

1. **胃、十二指肠溃疡**　消化性溃疡占上消化道出血的40%~50%,其中3/4由十二指肠溃疡引起。溃疡基底部慢性炎症、纤维组织增生形成瘢痕,小静脉闭塞,小动脉不易闭塞,且瘢痕组织缺乏收缩性,出血速度快、量多、不易自止,常规药物治疗,但有条件的情况下可行内镜急症止血或介入治疗止血。

2. **应激性溃疡或急性糜烂性胃炎**　应激性溃疡的病因和发病机制未完全阐明,往往有一定诱因,可能与某些药物、严重感染、创伤、烧伤、休克等有关,在这些应激状态下,胃黏膜血管痉挛收缩,血流减少,黏膜下动静脉短路开放,黏膜缺血缺氧加重,黏膜上皮损害,发生糜烂、出血。胃镜检查可确诊,一般经药物治疗可止血。

3. **胃癌**　早期无症状,亦可有上腹部不适、反酸、嗳气等非特异性消化不良症状。中晚期可出现乏力、消瘦、呕血、黑便、腹痛,甚至腹水等,有时可摸到腹部肿块、左锁骨上或左腋下淋巴结肿大。胃镜检查并活检可确诊。

4. **胆道出血**　肝脏内局限性感染、肝癌、肝血管瘤、肝外伤、胆管癌等均有可能引起胆道出血。胆道出血常伴有不同程度的上腹部疼痛及黄疸等,可与门静脉高压引起的上消化道出血鉴别。

5. **食管贲门黏膜撕裂综合征**　多由腹内压力或胃内压骤然升高,如酗酒后剧烈呕吐、妊娠呕吐、内镜检查等引起的剧烈呕吐所致,是食管下端和贲门连接处的黏膜纵行撕裂伤,并发上消化道出血,一般出血量少,可自止。

第五节　肝硬化门静脉高压的治疗

一、肝硬化的病因治疗

确定肝硬化病因后,宜尽可能消除或消退病因,病毒性肝炎者有病毒复制,宜采用抗病毒治疗;酒精性肝炎者宜戒酒;药物性肝病者应及时停用肝损伤药物。自身免疫性肝病患者根据情况选用熊去氧胆酸利胆及糖皮质激素免疫调节治疗。血色病宜进行祛铁(沉积)治疗,肝豆状核变性(又称威尔逊病,Wilson disease)则采用祛铜治疗等。

二、门静脉高压的治疗

一般认为,失代偿期肝硬化患者中约有60%会发生静脉曲张,代偿期肝硬化患者中只有30%发生静脉曲张。伴有静脉曲张者30%~50%会发生消化道出血,但经胃镜、钡餐、CT或MRI检查显示有重度静脉曲张者,每年平均有20%~30%会发生出血,尤其曲张静脉直径在5mm以上,并伴有红色征者,出血的风险更大。肝硬化门静脉高压患者首次出血的死亡率可达30%~50%,一旦出血,5天内早期再出血的概率达40%,半年内出血的机会达50%,一年内出血的机会75%,2年内出血的机会几乎达到100%。而且,每次出血都会不同程度地加重肝脏功能的损害,甚至肝衰竭,失去进一步治疗的机会。上消化道出血是肝硬化门静脉高压患者主要死亡原因。因此,对门静脉高压患者的主要治疗目的是预防和控制食管胃底曲张静脉破裂出血。防治肝硬化门静脉高压引起消化道出血的措施主要有药物、三腔二囊管、内镜、介入、外科手术及肝移植等六项措施,临床上根据病情单独或联合应用这些措施,力争提高消化道出血的救治疗效、减少并发症发生并提高患者生活质量。

1. **药物治疗**　根据血流动力学规律,门静脉系统血管管径的微小变化,即可引起门静脉系统阻力的显著变化,进而引起门静脉血流量和门静脉压力的显著变化。通过药物治疗使内脏血管收缩,降低门静脉血流量,或使肝内血管舒张,降低门静脉血液回流阻力,均可以使门静脉压力下降。曲张静脉破裂出血的预防用药:普萘洛尔及硝酸酯类药物。

(1)非选择性β受体阻滞剂(non-selective beta-blockers,NSBBs):作为降低门静脉高压、一级或二级预防静脉曲张破裂出血的一线药物。通过阻滞β肾上腺素受体使心率减慢,心搏出量减少,内脏血供减少;还可使内脏血管反射性收缩,从而降低门静脉压力。临床上,常用药物为普萘洛尔及卡维地洛,卡维地洛为同时具有阻断α$_1$受体作用的非选择性β受体阻滞剂,可降低肝血管张力和阻力。一些研究证实,卡维地洛降低HVPG的幅度可达20%,甚至显著高于普萘洛尔,是目前预防出血及再出血的首选药物。普萘洛尔起始剂量为10mg,每天2次,可逐渐增至最大耐受剂量;卡维地洛起始剂量为6.25mg,每天1次,如耐受可于1周后增至12.5mg,每天1次。应答达标的标准:HVPG≤12mmHg或较基线水平下降≥10%。若不能检测HVPG应答,则应使静息心率下降至基础心率的75%或静息心率达50~60次/min。一旦用药,需长期服药,停药后仍有再出血的危险。另外有部分患者不能耐受及坚持用药,如哮喘或1型糖尿病患者。因此,β受体阻滞剂的应用仅限于有条件由医生密切监测及顺应性较好的患者。

(2)硝酸酯类药物:单硝酸异山梨酯(isosorbide mononitrate,ISMN)可引起部分内脏血管收缩,降低门静脉血流量,使门静脉压力降低;持续低剂量还会使HVPG降低,而不减少肝内血流量,使门静脉血管阻力降低。这类药物的缺点是其扩张血管效应不仅作用于肝脏循环而且影响体循环,可引起血压下降,并激活内源性血管活性系统,导致水钠潴留。硝酸酯类药物一般不单独用于未出血患者的预防用药,与非选择性β受体阻滞剂合用降低门静脉压力的作用优于单独使用,并能减少副作用,可作为预防首次出血及再出血的措施。β受体阻滞剂与扩血管药物单硝酸异山梨酯联合应用预防首次静脉曲张破裂出血。前者引起内脏血管收缩,回心血量减少,心率减慢;后者是一种静脉扩张剂,降低门体交通支阻力,从而降低门静脉的压力,二者在降低门静脉压力方面有协同作用。

(3)垂体后叶激素或特利加压素:半衰期短,主要引起内脏血管强烈收缩,门静脉回流量减少、压力降低。垂体后叶激素(vasopressin,VP)20U加入200ml生理盐水中,20分钟滴完,以后每4小时重复一次;或20~40U在24小时内维持静脉滴注;或0.2~0.4U/(ml·min),24小时维持。垂体后叶激素可引起高血压、心动过缓及冠状动脉和肝动脉收缩,还可诱发肝性脑病。加用硝酸甘油可减少垂体后叶激素对心血管系统的副作用,且对曲张静脉破裂出血的控制更为有效。硝酸甘油100~200μg/min静脉滴注,或舌下含服。三甘氨酰赖氨酸加压素(glypressin,特利加压素)半衰期长,可持久降低门静脉压力,副作用少,疗效优于血管升压素。

(4)生长抑素及类似物:生长抑素有选择性减少内脏血流量的作用,可使门静脉及食管胃底曲张静脉血流量减少,对每搏输出量及血压无明显影响。生长抑素十四肽衍生物如施他宁(stilamin),半衰期短,仅2~4分钟,必须持续给药,首次剂量静脉注射250μg,然后以250μg/h持续静脉滴注连续2~4天,冲击注射较持续给药能更明显地降低门静脉压力。生长抑素类八肽衍生物如奥曲肽(octreotide),半衰期较长,90~120分钟,剂量0.1mg静脉注射,后以25~50μg/h静脉滴注维持给药,出血停止后逐渐减量及停用。

止血药物是发生曲张静脉破裂出血后恢复循环血量的同时首先采取的措施,并可使50%以上的出血得到暂时控制。在病情允许的条件下,积极进行内镜诊治,不但能明确出血的原因和部位,同时还可对出血的部位直接止血。

(5)质子泵抑制剂:当胃液pH>5,可以提高止血成功率。质子泵抑制剂(proton pump inhibitor,PPI)临床应用种类较多,包括奥美拉唑、埃索美拉唑、泮托拉唑等。一般情况下,PPI 40~80mg/d,静脉滴注,对于难控制的静脉曲张出血患者,PPI 8mg/h持续静脉滴注。

2. 气囊压迫　三腔二囊管可直接压迫食管下段胃底曲张静脉破裂出血的部位,即刻止血率可达 85% 以上,但拔管后短期再出血率高达 21%~46%,且有发生消化道黏膜坏死或溃疡、吸入性肺炎、窒息等并发症可能。在胃管内注入凝血酶、加 8% 去甲肾上腺素冰盐水或云南白药等,可起到辅助止血的作用。目前经过改进已有四腔两囊管(Minnesota 管),其中一腔位于食管囊上方,可由此吸出食管囊上方的内容物,减少发生误吸的可能。三腔二囊管及 Minnesota 管的气囊容量较小(200ml),对控制胃底静脉出血效果不理想。Linton-Nachlas 管的单气囊容量为 600ml,控制急性胃底静脉曲张出血的有效率为 50%。应用气囊压迫仅可起到暂时止血的目的,主要是为下一步治疗赢得时间、创造条件。在病情危重、药物治疗效果欠佳、无条件进行内镜及介入、手术等急症处理条件下,气囊压迫是有可能在等待手术或转运患者的过程中能挽救患者生命的唯一有效措施。气囊的放置、监测及拔出等均需要有经验的医生施行,最大限度地减少应用气囊压迫可能出现的严重并发症。

3. 内镜治疗　内镜治疗的目的是控制肝硬化急性食管胃静脉曲张破裂出血及尽可能使静脉曲张消失或减轻,以防止其再出血。内镜下治疗静脉曲张及破裂出血的方法:内镜下曲张静脉套扎术(endoscopic variceal ligation,EVL)、内镜下硬化剂注射治疗(endoscopic injection sclerotheraphy,EIS)及内镜下栓塞/组织黏合剂治疗(endoscopic variceal obturation,EVO)食管胃静脉曲张。

(1) EVL 治疗:在内镜下采用套扎器使橡皮圈扎在食管的静脉上,使结扎处曲张静脉闭塞、脱落(图 2-5-1)。控制及预防再出血的有效率可达 80%~90%。内镜套扎比硬化治疗更加有效、

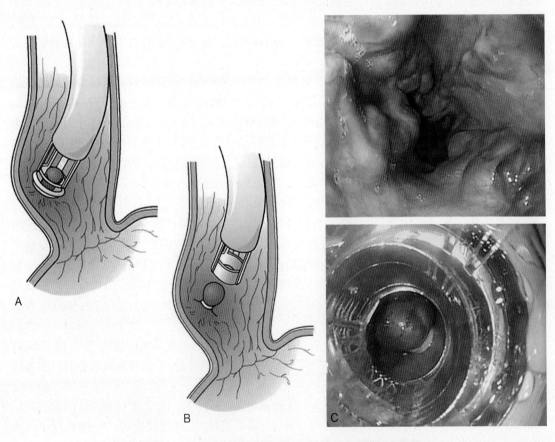

图 2-5-1　内镜下食管曲张静脉套扎术操作示意图及内镜图

安全。细菌感染和肝脏功能差是曲张静脉套扎术后早期出血独立的危险因素,一旦怀疑或有感染的依据,特别是严重肝脏功能受损(Child C)的患者,应当密切监测有关感染的症状、体征及应用抗生素。

（2）EIS 治疗：把硬化剂(乙醇胺油酸酯、无水酒精)注射在曲张静脉内或曲张静脉旁,使曲张静脉栓塞而止血,控制急性出血及预防再出血的有效率可达 85% 以上(图 2-5-2)。有报道在门静脉高压引起急性上消化道出血的患者,急诊内镜下硬化剂治疗即刻止血率可达 96%,但 6 周内再出血率 15%,病死率 11%,死亡原因主要是肝衰竭。硬化剂治疗的严重并发症有胸骨后疼痛、发热、食管溃疡、狭窄和穿孔,其中 15% 的并发症是致死性的。一般每个部位注射 1~2ml,总量20~30ml,需要多次重复注射。常用硬化剂有聚桂醇、5% 鱼肝油酸钠等。

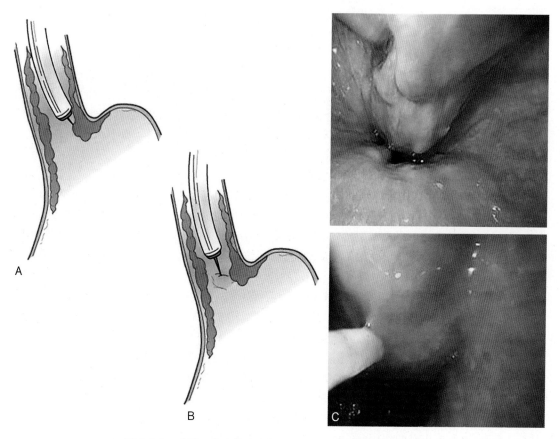

图 2-5-2　内镜下曲张静脉硬化剂注射治疗操作示意图及内镜图

（3）EVO 治疗：通常采用"三明治夹心法",即注射针内预充满碘油,出针后迅速刺入并按碘油加组织黏合剂(N-丁基-2 氰丙烯酸盐)加碘油的顺序将药物注入血管内(图 2-5-3)。组织黏合剂栓塞治疗的严重并发症,主要有腹痛、发热,过量碘油可能通过侧支循环血管(如胃肾分流或脾肾分流)导致异位栓塞(脑、肺、门静脉、脾静脉栓塞)发生。为避免异位栓塞的发生,现已改良为高渗糖、生理盐水或聚桂醇作为媒介,其中以聚桂醇为媒介的三明治疗法应用较为普遍,目前采用改良的"三明治夹心法"(聚硅醇-组织黏合剂-生理盐水)较多,可减少发生异位栓塞。

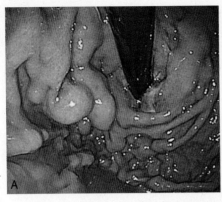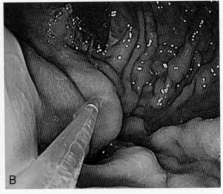

图 2-5-3　内镜下胃曲张静脉组织黏合剂栓塞治疗内镜图

（4）经超声引导下组织胶注射治疗：2011 年美国学者首次将超声内镜引入门静脉高压胃底静脉曲张出血这一领域，随后该团队进行了一项为期 6 年的临床研究，观察该方法治疗胃底静脉曲张的疗效，结果显示内镜超声引导下置入弹簧圈联合组织胶注射的治疗方案对活动性出血的止血以及胃底静脉曲张的一级预防安全有效。具体方法如下：①食管-胃底静脉曲张的识别：使用超声内镜探查食管下段及胃底区域，所见壁内外无回声区经多普勒辅助，如其内部具有丰富血流信号即可确认为曲张静脉。②弹簧圈置入：循脾门处脾静脉探查，选取胃底曲张静脉内径最宽处，测量并记录其内径数值；超声内镜检查（endoscopic ultrasonography，EUS）引导下，以 19G 穿刺针经食管下段穿刺进入胃底内径最宽的曲张静脉内，拔除针芯后接负压管如见血液回流，即提示成功穿刺入血管；经穿刺针置入一枚与曲张静脉内径相当的弹簧圈（COOK 栓塞弹簧圈）；EUS 结合多普勒辅助探查以确认曲张静脉血流信号是否明显减少。③组织黏合剂栓塞：更换胃镜，以三明治法于胃底曲张静脉内注射组织胶直至曲张静脉颜色明显变白、变硬。活动性出血者观察术后即刻止血效果（图 2-5-4）。作为一种将内镜和超声相结合的新兴技术，EUS 越来越多地应用于临床实践中。EUS 除了可以明确静脉曲张的程度，尚可通过超声辅助追踪血流寻找相连通的曲张静脉，实现精准的靶向治疗。EUS 引导下可将弹簧圈精准地置入脾肾分流道近胃壁处，降低异位栓塞的风险，同时并未破坏自然形成的脾肾分流道。

（5）内镜下金属夹联合组织胶注射治疗：目前金属夹已成为多种内镜下止血治疗的重要方法之一。具体方法如下：预先使用金属夹循曲张静脉的血流方向夹闭曲张血管的两端，能有效阻断部分血流，使胃曲张静脉的流出/入道较前变窄，从而减少组织胶的流失，降低异位栓塞的风险。其基本机制主要是利用夹子自身闭合产生的机械力，一起夹闭出血血管及其周围相关组织，从而达到阻断血供、发挥止血的作用（图 2-5-5）。近年我国多个医学中心研究表明，内镜下金属钛夹联合组织胶注射尤其对于伴有分流道的胃底静脉曲张，治疗效果显著。

（6）内镜下尼龙绳联合组织胶注射治疗：2020 年李坪教授团队报告了一例使用尼龙线圈联合组织胶注射治疗孤立性胃静脉曲张伴有巨大脾肾分流的病例，减少了异位栓塞的风险。具体治疗方法：内镜下将金属夹及尼龙线圈置入胃内，金属夹夹持尼龙线圈将其固定在胃底静脉曲张边缘黏膜组织上，尼龙线圈扩张至最大，完全将瘤状曲张静脉收入圈内，缓慢收紧尼龙线圈，曲张静脉团颜色慢慢变色，将尼龙线圈释放。在尼龙线圈固定好后，使用改良"三明治夹心法"（聚桂醇-组织胶-聚桂醇）将组织胶注射到曲张静脉中，随后逐一将残留的曲张静脉分支内注射组织胶。该病例首次应用尼龙绳机械性阻断血流，后注射组织胶栓塞曲张静脉，成功地防止了再发出血和减少了组织胶的用量，降低了出现致命性异位栓塞的风险（图 2-5-6）。

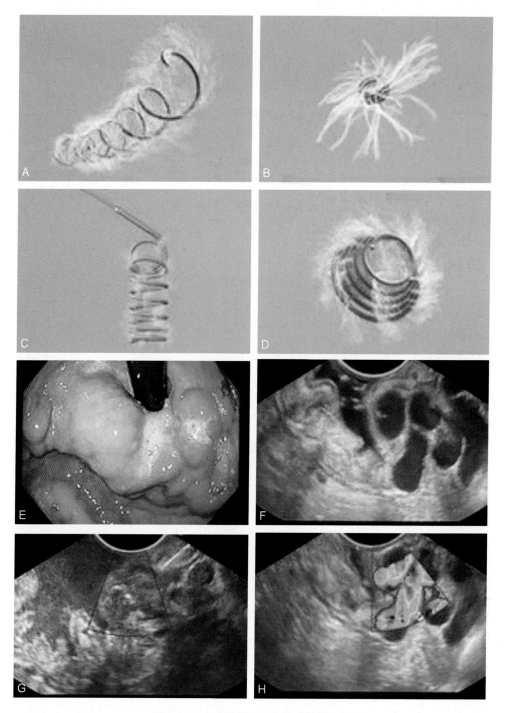

图 2-5-4　经超声引导下组织胶注射治疗

各种型号的弹簧线圈(图 A~D);经超声内镜引导下置入弹簧线圈后,注射组织黏合剂栓塞治疗,多普勒超声辅助确认术后曲张静脉血流信号缺失,术后 3 个月随访观察静脉曲张消失,可见弹簧线圈排出及手术瘢痕(图 E~L)。

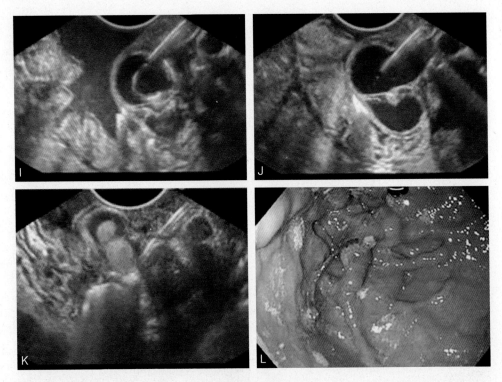

图 2-5-4(续)

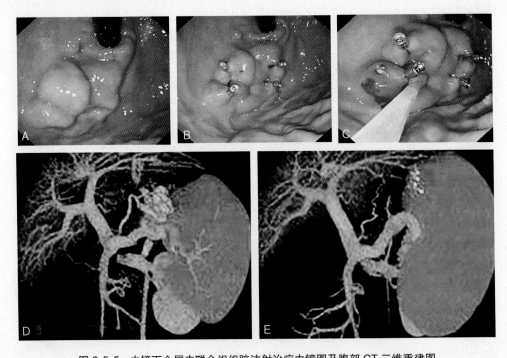

图 2-5-5　内镜下金属夹联合组织胶注射治疗内镜图及腹部 CT 三维重建图

A. 胃底可见瘤状曲张静脉；B. 使用金属夹循曲张静脉的血流方向逐级夹闭曲张血管；C. 金属夹机械性阻断血流后，将胃底曲张静脉逐级注射组织胶栓塞治疗；D. 腹部 CT 三维重建显示胃静脉曲张及巨大的胃肾分流道；E. 3 周后随访 CT 三维重建显示胃静脉曲张及胃肾分流道闭塞。

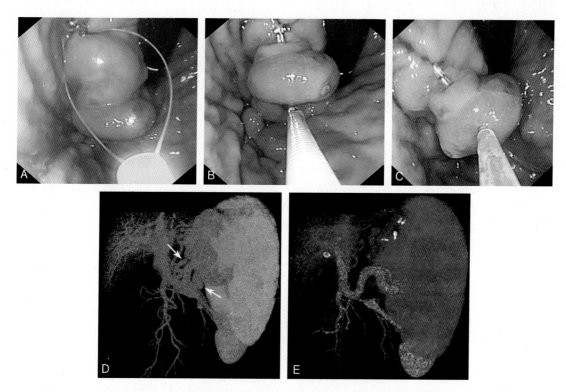

图 2-5-6　内镜下尼龙线圈联合组织胶注射治疗内镜图及腹部 CT 三维重建图
A. 金属夹将尼龙线圈固定在曲张静脉旁的正常胃黏膜上；B. 尼龙线圈完全将瘤状曲张静脉团收入圈内，收紧尼龙线圈见静脉团变色后释放；C. 将组织胶注射入结扎的曲张静脉中，进一步阻断血流；D. 腹部 CT 三维重建显示胃静脉曲张及巨大的胃肾分流道（箭头处）；E. 2 周后随访腹部 CT 三维重建显示胃静脉曲张及胃肾分流道闭塞。

　　内镜止血的疗效优于药物治疗，但仍有部分患者不适合内镜治疗（约占出血患者的 1/3），还有部分患者经过内镜治疗出血得到控制后短期内仍反复出血（约占治疗患者的 1/2），对这部分患者需放弃内镜治疗，而需要改用其他治疗控制出血或预防再出血的发生。内镜止血适合于中重度静脉曲张、凝血功能较好患者初次出血的预防、发生消化道出血时即时止血及保守治疗或手术治疗出血停止后再出血的防治。内镜即刻止血及预防再出血的疗效与医疗条件和操作者技术有很大关系。药物及内镜治疗失败者，需紧急气囊压迫、TIPS 或急症手术止血，否则死亡率超过60%。即使内镜治疗成功，仍有相当一部分患者需要 TIPS、外科手术甚至肝移植作为后续治疗，以巩固及维持其远期疗效。

　　目前在我国，内镜随访及治疗门静脉高压引起的消化道出血并不普及，仅限于大中城市一些医疗技术及设备较好的单位，且内镜治疗后再出血率高，往往需要长期反复治疗，费用亦较高。尤其在偏远地区，发生再出血后没有条件及时再次胃镜止血，也没有条件及时手术治疗，死亡率高。对这类患者，最好采取择期手术治疗，必要时三腔二囊管压迫后及时转院至邻近有条件行手术治疗的医院进行治疗。

　　4. 介入治疗　肝硬化门静脉高压的介入治疗主要包括 TIPS、经股动脉穿刺分次行部分性脾动脉栓塞及经球囊导管阻塞下逆行闭塞静脉曲张术。

　　（1）经颈静脉肝内门体静脉分流术（TIPS）：经颈静脉插管将血管支架放置于肝实质内肝静脉或下腔静脉与门静脉之间，在肝内门体静脉之间建立分流道（或同时栓塞曲张静脉），使部分门静脉血不经过肝实质而直接回流入下腔静脉，显著降低门静脉压力。TIPS 止血的疗效优于药物和内镜。TIPS 对肝静脉压力梯度 >20mmHg 的患者比常规保守治疗更加有效。TIPS 对顽固性腹水（或胸腹水）、肝肾综合征、肝肺综合征也有较好效果。目前，在我国，对能开展 TIPS 手术的单位要严格掌握适应证，而对于没有条件开展 TIPS 手术的局部地区或医疗单位要创造条件开展此项手术，以挽救部分"最"适合于 TIPS 救治的消化道出血患者的生命，既非手术治疗失败又不适合常规手术治疗的患者在肝衰竭死亡前不因消化道再出血死亡；患者在等待肝移植前不因消化道出血而死亡。

（2）经股动脉穿刺分次行部分性脾动脉栓塞（PSE）与经皮经肝食管胃静脉曲张栓塞（percutaneous transhepatic embolization of gastroesophageal vareces，PTE）：PSE 和 PTE 单独或联合应用（简称介入断流术），类似于常规脾切除加断流术，也可在很大程度上减少门静脉血流、降低门静脉的压力。TIPS 和 PTE 同时进行则相当于分流加断流联合手术。

（3）经球囊导管阻塞下逆行闭塞静脉曲张术（BRTO）：经颈内静脉或股静脉逆行左肾静脉插管，将球囊导管插入胃肾分流道的流出端，通过球囊栓塞和注入硬化剂阻断自发性分流的介入手术（图 2-5-7）。BRTO 的适应证：存在胃肾分流或脾肾分流，同时有胃底中重度静脉曲张，无论有

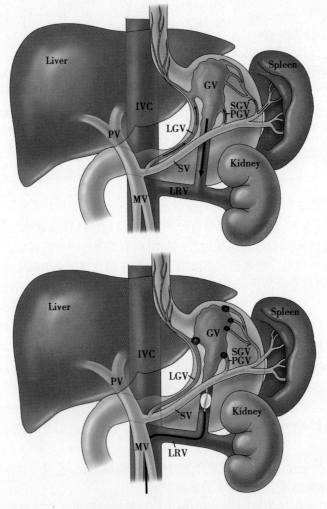

图 2-5-7 经球囊导管阻塞下逆行闭塞静脉曲张术治疗的示意图

Liver. 肝脏；Spleen. 脾脏；Kidney. 肾脏；PV. 肝门静脉；MV. 肠系膜静脉；GV. 胃静脉曲张；
SV. 脾静脉；IVC. 下腔静脉；LGV. 胃左静脉；LRV. 左肾静脉；SGV. 胃短静脉；PGV. 胃后静脉。

无静脉曲张破裂出血史者;存在胃肾分流或脾肾分流,虽无胃底-食管静脉曲张但有肝性脑病者,采用栓塞自发分流道后可使肝性脑病缓解或消除。BRTO与内镜下组织胶或硬化剂治疗胃静脉曲张出血相比,可以降低异位栓塞的风险。BRTO通过阻断自发性分流,进而增加门静脉血流量,增强肝脏对神经毒性物质代谢,从而防治肝性脑病。由于BRTO后门静脉高压仍然存在,甚至升高,因此,可能出现胸腹水或消化道出血复发。在日本与韩国,目前BRTO已成为胃静脉曲张出血的规范治疗,其手术成功率为79%~100%,静脉曲张的消除率是75%~100%。国外文献报道胃静脉曲张的BRTO治疗中,应用的硬化剂多为5%乙醇胺油酸盐(ethanolamine oleate iopamidol,EOI),因EOI有肾毒性,患者可能出现肾功能损害、血红蛋白尿等,一般需要术前输注庚珠蛋白以中和乙醇胺油酸盐的肾毒性,术后需要监测肾功能。

5. 外科手术　肝硬化门静脉高压的两大病理生理改变是肝衰竭和门静脉高压,同时也是引起晚期肝硬化患者死亡的两大原因。前者最根本的治疗手段是肝移植,后者主要是针对门静脉高压的并发症,即食管-胃底静脉曲张破裂出血,脾大合并明显脾功能亢进,以及顽固性腹水等,其中预防和控制食管-胃底静脉曲张破裂出血是外科治疗的主要目的。外科手术方式有分流、断流、联合及肝移植。目前外科治疗原则:①原则上不主张做预防性手术,但若有明显的脾大、脾功能亢进和重度食管-胃底静脉曲张伴有红色征等具有高度出血倾向的患者也应考虑预防性手术治疗;②对于没有黄疸、没有明显腹水、凝血功能较好的消化道出血患者,一般不行急诊手术,可经过短期的止血、保肝治疗后,积极争取时间采取手术治疗;③对于Child-Pugh C级患者,特别合并黄疸、大量腹水、肝性脑病和凝血机制差的消化道出血患者,急症手术死亡率高达60%~70%,禁忌急症手术,可出血控制后继续保肝治疗,肝功能恢复后再考虑手术治疗;④门静脉高压引起的上消化道出血病例中,有10%~20%的患者对药物、急诊内镜及三腔二囊管治疗效果欠佳,根据患者肝脏功能情况酌情采取介入、急症手术。

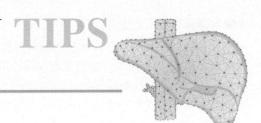

第三章

非肝硬化门静脉高压

第一节　总　　论

门静脉高压是由门静脉压力持续增高引起的一组临床综合征,临床主要表现为静脉曲张出血、腹水、肝性脑病等严重并发症的一组血流动力学异常综合征,约 80% 继发于肝硬化,但也可出现在一些非肝硬化的患者中,这种临床上由各种非肝硬化原因所致的门静脉高压统称为非肝硬化性门静脉高压(non-cirrhotic portal hypertension,NCPH)。NCPH 在全世界均有报道,但发展中国家多见。NCPH 是一类病变起源于肝内外血管,最终导致门静脉高压的综合征,主要包括特发性门静脉高压(idiopathic portal hypertension,IPH)、肝外门静脉血管阻塞(extra-hepatic portal vein obstruction,EHPVO)、先天性肝纤维化(congenital hepatic fibrosis,CHF)、结节再生性增生(nodular regenerative hyperplasia,NRH)。国外一些学者认为还包括肝脏血吸虫病、肝静脉流出道阻塞即巴德-吉亚利综合征。

肝硬化引起的门静脉高压其因肝窦内血管阻力增加,会引起肝静脉压力梯度(HVPG)上升,在 NCPH 患者中,HVPG 常常正常或者轻度增高,但是明显低于门静脉压力。根据引起 NCPH 的疾病,引起血管阻力增加的位置可将其分为肝前型,肝型和肝后型。肝型的病因引起的又进一步分为窦前型,窦型,窦后型(表 3-1-1)。与肝硬化相比,NCPH 的预后良好,临床主要表现为反复的静脉曲张出血、脾大伴或不伴有脾功能亢进、腹水;黄疸、肝性脑病、肝肺或肝肾综合征等严重并发症较少见,且患者肝功能一般正常或接近正常。NCPH 中发病率较高的主要是 IPH,其次是 EHPVO,其他均较少见。

表 3-1-1　非肝硬化门静脉高压病因

类型	表现	疾病
肝前型	FHVP正常,RAP正常,WHVP 正常,HVPG 正常,PVP 升高,ISP 升高	肝外门静脉阻塞
		门静脉血栓形成
		脾静脉血栓形成
		内脏的动静脉瘘
		巨脾
		浸润性疾病——淋巴瘤、骨髓增生性疾病
		戈谢病

续表

类型	表现	疾病
肝型	FHVP正常,RAP正常,WHVP升高,HVPG正常或升高,PVP升高,ISP升高	**窦前型**
		发育异常
		成人多囊病
		遗传性出血性疾病
		动静脉瘘
		先天性肝纤维化
		胆道疾病
		原发性胆汁性肝硬化
		硬化性胆管炎
		自身免疫性胆管炎
		有毒氯乙烯
		门静脉癌性闭塞
		淋巴瘤
		上皮样血管内皮瘤
		上皮性恶性肿瘤
		慢性淋巴细胞白血病
		肉芽肿性病变
		血吸虫病
		矿物油肉芽肿
		结节病
		肝门静脉硬化
		内脏性肝炎
		部分结节状转变
		特发性门静脉高压
		窦型
		窦性纤维化
		酒精性肝炎
		药物(甲氨蝶呤、胺碘酮)
		代谢(非酒精性脂肪性肝炎、戈谢病)
		炎症性(病毒性肝炎、Q热、治愈巨细胞病毒、二期梅毒)
		窦性坏死
		急性坏死性炎症性疾病
		酒精性肝病(早期)

续表

类型	表现	疾病
肝型	FHVP 正常,RAP 正常,WHVP 升高,HVPG 正常或升高,PVP 升高,ISP 升高	**窦内淋巴细胞浸润**
		淀粉样变性
		肥大细胞增多症
		骨髓化生
		戈谢病
		窦后型
		肝小静脉闭塞病
		肝脏辐射
		毒素(吡咯里西啶生物碱)
		药物(放线菌素 D、达卡巴嗪、胞嘧啶阿拉伯糖苷、光神霉素、6-硫鸟嘌呤、硫唑嘌呤)
		肝静脉硬化
		酒精性肝病
		慢性放射性损伤
		维生素 A 过多症
		原发性血管恶性肿瘤
		上皮样血管内皮瘤
		血管肉瘤
		肉芽肿性静脉炎
		结节病
		分枝杆菌属
		脂肪肉芽肿
		矿物油肉芽肿
		肝静脉流出道梗阻
		布-加综合征
肝后型	FHVP 高,RAP 正常或高,WHVP 高,HVPG 正常或高,PVP 高,ISP 高	下腔静脉阻塞,血栓形成,肿瘤,尾状叶增大
		缩窄性心包炎
		三尖瓣反流
		严重右心力衰竭
		限制型心肌病

注:FHVP,free hepatic venous pressure,肝静脉游离压力梯度;RAP,right atrial pressure,右心房压力;WHVP,wedged hepatic venous pressure,肝静脉楔压;HVPG,肝静脉压力梯度;PVP,门静脉压力;ISP,Intrasplenic pressure,脾内压力。

第二节　特发性门静脉高压

一、特发性门静脉高压发展史

1889 年 Banti 第一次描述了上消化道出血伴脾大和贫血这一类现象,命名为班替综合征。1940 年 Ravenna 研究了一组表现为巨脾但无肝脏大体病理损伤的患者,称之为充血性脾大,之后越来越多的研究者认为这是一种不同于肝硬化门静脉高压的疾病,历史上曾出现过热带巨脾综合征或孟加拉脾肿大等名称。20 世纪 60 年代初印度学者发现临床上有众多成年患者表现为反复发作的静脉曲张出血,但腹水、肝性脑病少见,同时无肝硬化证据。继而在 1965 年美国学者 Mikkelsen 等注意到非肝硬化原因所致的门静脉高压患者的门静脉及其分支管壁增厚伴硬化,称其为肝门脉硬化(hepatoportal sclerosis,HPS)。1967 年印度的 Boyer 等进一步发现和肝硬化相比此类患者具有良好的预后,提出 IPH 这一名称。非肝硬化性门静脉高压(noncirrhotic portal hypertension,NCPH)第一次由印度的 Basu 等在 1967 年提出来描述这类疾病,后逐渐在印度通用。类似 NCPH 的疾病也相继在日本报道,但主要称其为 IPH。现代学者经研究证实,IPH、NCPH、HPS、非肝硬化的肝内性门静脉高压症、特发性非肝硬化门静脉高压症(idiopathic non-cirrhotic portal hypertension,INCPH),均可理解为同一疾病不同命名。除此以外,国内外还有阻塞性门静脉血管病等名称,目前普遍接受的名称是特发性门静脉高压(IPH)。

二、流行病学

IPH 的流行因地理位置而异,尽管全世界都有报道,但这种疾病在发展中国家更为常见。据报道,日本发病率最高峰发生于 1975 年,在名古屋大学医学部附属医院住院的门静脉高压患者中高达 31%。此后,IPH 的发病率下降,1994 年的官方记录显示每年平均有 11 例新病例。印度门静脉高压患者中 IPH 的发生率也很高,1980 年报告为 23.3%(7.9%~46.7%),但此后略有下降(6.6%~41.0%)。这些地域差异的原因尚不完全清楚,但至少印度 IPH 的高发病率与经济落后有关。

性别差异也很难解释。在日本,女性容易患 IPH。在西方国家,IPH 的患病率要低得多,在门静脉高压患者中介于 3% 和 6% 之间,男性中 IPH 的发病率略高于女性。如前所述,虽然无明确的数据显示,但在西方国家过去 10 年识别 IPH 的患病似乎在增加。印度(25~35 岁)的发病年龄往往低于日本(43~56 岁)。在西方国家中位年龄为 40 岁左右,虽然 IPH 也可能出现在儿童中。

三、病理生理学,病因学和危险因素

IPH 的病因和发病机制尚未明确,但目前认为主要与以下 5 种因素有关。

(1)慢性感染:胃肠道及腹腔内感染引起的栓塞性门静脉炎症可能是 IPH 的发病原因之一,出生时患有脐静脉炎、败血症等感染以及较差的围产期卫生条件均可导致肝内门静脉的炎症、血栓、硬化、狭窄和阻塞,最终导致 IPH。此外,动物实验还表明门静脉内注射大肠埃希菌,可短期内出现门静脉纤维化和压力增高等现象;近年来多种研究表明人类免疫缺陷病毒(human immunodeficiency virus,HIV)感染者中 IPH 明显高发。

(2)暴露于某些药物或毒物:已经证明 6-巯基嘌呤、硫唑嘌呤、甲氨蝶呤等免疫抑制剂以及皮质醇类激素的应用为 IPH 发生的原因;慢性砷中毒、长期接触氯乙烯或硫酸铜等化学原料、过量摄入维生素 A 也可能导致 IPH。

（3）免疫因素：临床上观察到IPH与其他自身免疫性疾病如系统性红斑狼疮、进行性全身硬化症、系统性硬化症硬皮病、混合性结缔组织病、类风湿性关节炎、炎症性肠病等同时存在。日本研究委员会发现3/4的IPH患者存在抗双链DNA抗体阳性，1/4的IPH患者抗核抗体阳性。原发性抗体免疫缺陷，例如常见的普通变异型免疫缺陷病（common variable immunodeficiency，CVID）和X连锁无丙种球蛋白血症（X-linked agammaglobulinemia，XLA）也与IPH相关。在最近的一项针对116名CVID和6名XLA患者的随访研究中，分别在60.7%、25.6%、4.2%和4.2%的患者中观察到脾大、门静脉扩张、静脉曲张/侧支以及IPH的组织学证据。脾门轴异常与更积极的表型相关，支气管扩张、胃肠炎、淋巴结节增生和自身免疫表现的患病率更高。HIV/AIDS（acquired immunodeficiency syndrome，获得性免疫缺陷综合征）与IPH之间存在密切的关系，这在一定程度上与这些患者接受高效抗反转录病毒治疗（highly active anti-retroviral therapy，HAART）的存活率增加有关。

IPH在HIV的流行比例围绕在0.45%~1.00%，HIV相关IPH主要涉及男性（50%~100%），同性恋者（50%~75%）中，有延长的感染（中位数11.5年）期和免疫重建。复发性机会性肠道感染，HAART的使用，尤其是去羟肌苷的使用，高凝性以及HIV对肝星状细胞的直接作用被认为是致病机制。HIV-IPH患者通常年龄较大，血小板和CD4计数降低，转氨酶升高，并且与二羟肌苷接触时间更长，或与司他夫定或替诺福韦同时接触。演示具有PHT的功能。中位肝硬度和HVPG分别为7.8~10.2kPa和8mmHg（1mmHg=0.133kPa）。

（4）促血栓或高凝状态：Hillaire等发现54%的IPH患者存在促凝状态，主要包括蛋白C和蛋白S缺乏症、真性红细胞增多症等骨髓增生性疾病，抗磷脂抗体综合征，以及各种凝血因子的突变等，目前认为这些潜在促凝因素可导致肝内门静脉微血栓的形成，进而引起IPH。

（5）遗传因素：IPH患者存在家族聚集性以及*HLA-DR3*阳性等特点。上述一种或多种致病因素作用于肝内门静脉2~3级中小分支，引起门静脉非特异性炎症，进一步发生门静脉闭塞性的纤维化或硬化等系列病理改变，最终发生血流动力学异常，引起IPH，而较少发生肝实质损伤，此类患者肝功能及预后均较好。IPH门静脉造影显示门静脉主干扩张、中等门静脉分支数目减少或末梢稀疏，外周门静脉分支突然截断或不同程度阻塞。

四、血流动力学改变

脾静脉及门静脉压力显著增加，但无肝内门体分流形成。WHVP基本正常或轻度升高，但显著低于门静脉压力，也比肝硬化患者低得多，门静脉系统内血流受阻的病理解剖位置有两处：一处在窦前，压力梯度存在于脾（脾内门静脉系统压力）与肝（肝内门静脉压力），另一处在窦周，压力梯度存在于肝内门静脉压力与WHVP之间。曲张静脉内压力则与肝硬化门静脉高压患者相近，血流受阻是由于门静脉中小分支增厚和阻塞，以及迪氏腔内胶原形成，脾及门静脉明显扩张，血流量显著增加，门静脉系统内血流循环呈高动力状态，肝内可有门体静脉间侧支形成，这些侧支的形成降低了患者曲张静脉出血的风险。

五、组织病理学

IPH的病理表现根据分期不同而有所差异，主要是肝内门静脉的纤维化或硬化、门静脉不同程度的阻塞。

（1）大体：可见肝脏表面光滑或不同程度萎缩，重量较正常肝脏小。Nakanuma等提出根据肝脏大体和影像学特点将其分为4期：Ⅰ期，整个肝脏及包膜下均无实质萎缩；Ⅱ期，肝包膜下实质萎缩但整体肝脏无萎缩；Ⅲ期，肝脏及包膜下实质均有萎缩；Ⅳ期，门静脉内出现阻塞性血栓。这些改变可能是由于肝内门静脉阻塞、肝脏血液灌注不足及肝实质细胞发生变性萎缩所致。

（2）镜检，IPH 镜下组织病理学特点是一些非特异性表现，病变分布不均匀，即非均质性，同一肝脏不同位置的病变不同，且不同时期的病变也有差异。因此国外学者提出 IPH 患者行肝穿刺活组织检查时要满足以下 3 点：①穿刺组织长度 >1cm，包括 5 个及其以上完整的汇管区；②汇管区及中央静脉的改变可以排除肝硬化；③2/3 以上的汇管区存在异常的门静脉血管，异常的门静脉血管定义为门静脉硬化或平滑肌细胞增生所致的门静脉管腔狭窄或消失。

国内外众多研究发现 IPH 病理组织学特点主要有以下几点：①肝内门静脉的大小分支内膜增厚、平滑肌细胞增生所致门静脉纤维化或硬化、门静脉狭窄甚至闭塞，因此国外学者根据其病理学特点命名为阻塞性门静脉血管病，是 IPH 最主要的组织病理改变；②肝实质、汇管区肝血窦或窦周的纤维化，甚至可见不完全的纤维隔硬化形成；③部分肝细胞不同程度萎缩，可见 NRH 形成；④肝小叶结构基本正常，较少见假小叶形成及肝细胞坏死，此与肝硬化不同；⑤门静脉压力增高后继发的肝内循环异常，表现为门静脉不规则或显著扩张，肝血窦扩张等。上述 IPH 病理改变主要是由门静脉小分支闭塞等原发病和血流动力学改变及微循环障碍所引起的继发性改变组成，所以不同病例和同一病例不同区域病变可不相同。

六、影像学表现

IPH 没有特征性的放射学征象，因为它们可能与肝硬化中观察到的影像学征象重叠（图 3-2-1）。但是，一些发现可能支持 IPH 的诊断。

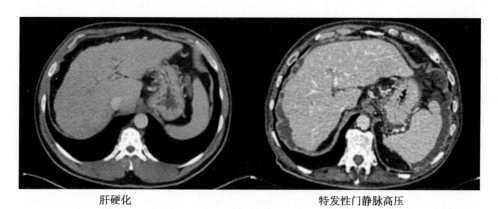

肝硬化　　　　　　　　　　　特发性门静脉高压

图 3-2-1　肝硬化患者和特发性门静脉高压（IPH）患者的 CT 扫描，两张图像均显示肝脏形态和结构的改变，以及肝脏表面的不规则性及肝脏尾叶肥大。

多普勒超声检查可能显示肝脏形态和回声结构的改变以及门静脉高压的体征。不幸的是，这些发现也出现在其他慢性肝病中。常见的超声检查结果包括肝表面轻度不规则，尾叶肥大，右肝叶萎缩以及门静脉高回声区门静脉壁的扩张和增厚。脾脏较肝硬化大得多。

尽管排除门静脉血栓（portal vein thrombosis，PVT）被认为是诊断 IPH 的必不可少的步骤，但 PVT 经常在疾病的自然过程中发展。因此，不应将其视为排除标准，因为它将排除在疾病晚期进行诊断的可能性。

全氟丁烷是一种对肝实质具有亲和力的微泡剂（sonazoid），被认为是区分 IPH 和肝硬化的有效试剂。该试剂分布到异常肝内血管分支通向延迟门静脉周围实质增强。但是，该技术的实用性及其在与其他测试相关的 IPH 诊断中的作用尚未得到证实。

尽管 CT 需要仔细评估肝内周围门静脉分支，获取薄切片和后处理重建，但也可能显示血管异常。尽管不是病理诊断，但仍有一些形态学发现可能提示诊断。囊下实质性萎缩导致中口门静脉血管接近终末肝静脉。最常见的发现是异质性肝功能增强，二度肝内门静脉分支突然变窄，大多数外周门静脉分支的钝角分裂以及中型门静脉的缺乏。这些结构变化在约 45% 的肝动脉流入增加的情况下引起灌注紊乱，这通常伴随着门静脉灌注减少，尤其是在周围。由这些血流动力学异常引起的良性高血管结节也存在于约 15% 的病例中。目前尚不清楚这些改变的意义和程度是否为 IPH 所特有的，是否可以促进其诊断。

MRI 在 IPH 中的作用是有限的，并且缺乏可用的报告。据报道，T_2 加权图像中门静脉信号强度增加，血管异常以及肝静脉分支接近门静脉。

IPH 患者的肝脏通常具有柔软的一致性，可以使用瞬时弹性成像进行评估。肝硬度可能正常或仅略微升高。当伴有明确的门静脉高压征象时，正常或仅轻度 TE 升高强烈支持 IPH 的诊断。瞬时弹性成像有助于识别 IPH 患者并发其他伴随肝病的原因，如 HCV 或酒精。例如，在合并感染的 HIV 和 HCV 的患者中，门静脉高压的病因和低弹性成像值的门静脉高压的明显体征比由 HCV 引起的肝硬化更有可能是 IPH。另一方面，IPH 的脾脏硬度增加，因此，IPH 患者的脾/肝硬度比肝硬化患者明显更高。

此外，高通量技术(血浆/血清样品中的质谱)已导致鉴定出代谢性生物标志物，这些标志物在 IPH 患者、肝硬化患者和健康志愿者中差异表达。此外，使用非靶向方法分析的代谢组学特征可区分 IPH 患者。尽管前景乐观，但高昂的成本和缺乏外部验证的局限性限制了其在临床实践中的使用。

七、诊断标准

目前 IPH 的诊断尚无统一标准，2014 年 Khanna 等对国际上主流的几种诊断意见进行了总结，主要包括日本、亚太肝病研究学会(Asian Pacific Association for the Study of the Liver，APASL)、美国肝病研究学会(American Association for the Study of Liver Diseases，AASLD)的诊断标准。

（1）1981 年日本 IPH 研究委员会制订的诊断要点：①不明原因的脾大、贫血、门静脉高压，可除外肝硬化、血液疾病、肝胆系统的寄生虫病、肝静脉及门静脉阻塞以及先天性肝纤维化等；②1 种以上血细胞成分减少；③肝功能正常或接近正常；④内镜或 X 线证实有上消化道静脉曲张；⑤超声、CT 示肝表面呈非肝硬化表现，脾大；⑥WHVP 正常或轻度升高，门静脉压力 >20mmHg；⑦肝活组织检查显示门静脉纤维化，但无肝硬化。

（2）2007 年由 Sarin 等提出的 APASL 诊断意见：①中-重度的脾大；②食管-胃底静脉曲张，伴或不伴有侧支循环等门静脉高压的表现；③超声提示门静脉系统或肝静脉通畅；④实验室检查正常或接近正常的肝功能；⑤组织学无肝硬化或肝实质损伤；⑥其他，如无慢性肝脏疾病、无已知的肝硬化病因、无乙型肝炎和丙型肝炎血清学证据等。

（3）2011 年由 Schouten 等在 *Hepatology* 发表的一篇综述中提出诊断标准：①门静脉高压的临床表现，如脾大伴或不伴有脾功能亢进、食管-胃底静脉曲张、非恶性的腹水增加的肝静脉压力梯度、门体侧支循环的形成等；②肝活组织检查排除肝硬化；③排除引起肝硬化或非肝硬化的其他慢性肝病，如慢性乙型肝炎/丙型肝炎、酒精或非酒精性脂肪肝、Wilson 病、自身免疫性肝炎、遗传性血色素沉积症、原发性胆汁性肝硬化；④排除其他 NCPH，如 CHF、结节病、肝血吸虫病；⑤超声、CT 示通畅的门静脉或肝静脉。综上可以看出，IPH 是一种排除性的诊断，但并非必须具备以上每一条标准，若患者满足门静脉高压的临床表现，同时可排除慢性肝病，肝穿刺活组织检查排除肝硬化，排除 NCPH 的其他情况，门静脉及肝静脉保持通畅这 5 条基本可以确定 IPH 诊断。

2015 年最新的 Baveno Ⅵ 会议同时也强调肝穿刺活组织检查的重要性,诊断 IPH 时必须行此检查排除肝硬化,同时建议进行自身免疫、高凝等病因学的筛查。

八、治疗标准

治疗 IPH 的治疗尚无明确指南,目前主要根据肝硬化治疗策略进行选择,无其他特殊治疗方法。IPH 临床特点是反复发作的静脉曲张破裂出血或脾大,因此内科治疗以针对出血和脾大或脾功能亢进为主。IPH 患者具有良好的肝脏储备功能,较少发生失代偿期并发症及肝衰竭,因此只要有效控制出血,患者预后一般很好,5 年生存率可高达 100%。内镜下套扎或硬化剂治疗、TIPS、外科分流或断流术均可有效控制静脉曲张出血及预防其再出血。2010 年 Sarin 等研究发现内镜下套扎与口服 β 受体阻滞剂预防静脉曲张再出血方面并无显著差异,但仍需进一步的研究;对于脾大或脾功能亢进可选择脾动脉栓塞、外科切除等方法;当疾病发展至终末期时可选择肝移植。

1. 消化道静脉曲张出血的预防与治疗　由于缺少研究 IPH 患者静脉曲张出血预防及治疗的随机对照试验,目前对于这些患者的治疗尚无明确指南,所以,国外专家建议主要根据肝硬化治疗策略进行选择,无其他特殊治疗方法。研究发现,应用参照肝硬化治疗方案的治疗策略,IPH 患者可获得良好的长期预后。总体而言,非选择性 β 受体阻滞剂和内镜下套扎术可用于静脉曲张出血的一、二级预防。对于急性静脉曲张出血患者,可早期使用血管活性药物、早期内镜控制出血、应用血液制品及预防性抗生素;对于急性静脉曲张出血控制失败者,TIPS 可作为救命治疗的一线选择;对于能够引起 IPH 的药物(如硫唑嘌呤和去羟肌苷等)也要及时停用。

2. 抗凝治疗　国外一些学者提出抗凝治疗不但可以预防疾病进展,还能保持门静脉通畅。但是,鉴于上消化道出血是主要并发症以及血栓形成倾向在发病机制中的作用不明,抗凝治疗尚存在争议,一般不建议使用。只有在患者存在明确的高凝状态或门静脉血栓的情况下才考虑抗凝治疗。

3. 肝移植　尽管患者的肝功能良好,且门静脉高压的相关并发症也较易控制,但也有一小部分患者需要肝移植治疗。IPH 患者的肝移植适应证与其他肝病相同,包括进行性肝衰竭和/或门静脉高压的难治性并发症。在患者 IPH 报道移植的数量是非常低的(<100 例),并且包括诊断评估患者推定隐源性肝硬化外植体后的患者。据报道,肝移植后 IPH 复发。因此需要较长的后续更大规模的研究,以评估肝移植对 IPH 的作用。目前,已有一些关于 IPH 患者进行肝移植的报道,肝移植的适应证是无法控制的门静脉高压相关并发症和进行性肝衰竭。IPH 患者行肝移植术后,预后良好且少见复发,但由于缺乏大样本数据支持,此结论还有待验证。

4. 门静脉高压相关并发症　在 IPH 患者中,专门评估门静脉高压相关并发症的治疗的研究很少,仅包括极少数患者。在主要预防静脉曲张破裂出血的情况下,一项研究比较了内镜下静脉曲张结扎术与内镜下静脉曲张结扎术加非选择性 β 受体阻滞剂的情况。但是,只有 17 名受试者患有 IPH;因此,该研究无法确定哪种模式更好。在二级预防方面,有两项研究可用。一项包括 21 名患者(8 名和 13 名在不同的治疗组),另一项包括 8 名患者(5 名和 3 名在不同的治疗组)。同样,数量很少,从这些研究中不能得出任何结论。

在对 IPH 患者进行大规模前瞻性随机研究之前,建议采用与治疗肝硬化门静脉高压并发症相同的策略。值得注意的是,跟随此策略似乎是有效的。在最近的患者 IPH 内镜套扎以及非选择性 β 受体阻滞剂治疗的人群报告的 1 年再出血率分别为 22% 和 12%,类似于 Child A 级肝硬化观察。目前尚无关于腹水、肝性脑病和其他门静脉高压相关并发症的治疗的具体研究。建议采用与肝硬化相同的治疗方法。

TIPS 对于那些发生门静脉高压的严重和/或难治性并发症(如出血或腹水)的患者,是一种出色的治疗方法。最近的一项国际多中心回顾性研究报告了一组接受 TIPS 治疗的 IPH 患者的结局。这项针对 41 位患者的研究显示,2 年生存率为 80%。TIPS 术后生存期差与严重合并症和肾衰竭有关。肝性脑病尽管在 IPH 患者中并不常见,但 41 例 IPH 患者中有 13 例(31%)在 TIPS 术后发展为这种情况。在大多数情况下肝性脑病是短暂的且易于治疗;但有 2 例患者需要减少支架。这些数据表明,只要维持肾功能并且不存在严重合并症,TIPS 对于 IPH 和门静脉高压严重并发症的患者仍是一种很好的治疗策略。

九、预后

目前,对于 IPH 患者的长期预后研究仍不充分。整体来讲,在相同条件下,IPH 患者的预后要好于肝硬化患者,这与 IPH 患者良好的肝功能有关。但是,仍有一小部分患者可进展至肝衰竭,并需要肝移植治疗。研究发现,IPH 患者的总体生存期以及无肝移植生存期均较低,5 年生存期分别为 78% 和 72%。但该研究同时发现,只有 13% 的患者死于肝脏相关疾病。此外,Siramolpiwat 等研究发现,IPH 患者无肝移植 5 年生存期高达 86%。这两项研究均发现,腹水的出现预示着预后不良。值得注意的是,Siramolpiwat 等还发现 IPH 患者若出现免疫系统疾病或恶性肿瘤等肝外合并症,同样预示着预后不良。

十、小结

由于肝硬化是门静脉高压的常见病因,所以 IPH 常被误诊为肝硬化。随着近些年对 IPH 研究的深入,IPH 的诊治得到了重视。但是,对于病因、发病机制、自然病史、并发症以及预后的研究仍然较少,IPH 各治疗方法的有效性尚未经过系统评估。在未来的临床科研工作中,大样本多中心的随机对照试验将为上述问题提供答案。我国临床医生也应加强对 IPH 的认识,提高诊疗水平,将该疾病的危害控制在最低程度。

第三节　肝外门静脉血管阻塞

一、定义

根据最新的 Baveno Ⅵ指南,肝外门静脉血管阻塞(EHPVO)是指肝外门静脉主干发生阻塞伴或不伴有肝内门静脉分支、脾静脉、肠系膜静脉等内脏静脉的阻塞;根据此定义不包括孤立肝内门静脉、脾静脉或肠系膜静脉的阻塞;EHPVO 亦指原发性阻塞,与继发于肝硬化门静脉血栓、恶性肿瘤压迫等引起的继发性门静脉阻塞不同。

二、病因

目前认为 EHPVO 是一种肝脏血管病,门静脉血栓是 EHPVO 的主要原因。门静脉血栓的形成与一些局部(门静脉损伤、门静脉炎、腹腔感染、新生儿时期的脐静脉炎等)或全身的高凝因素有关。全身高凝状态主要是一些先天或获得性的凝血功能紊乱,包括凝血酶原基因突变、因子 V 莱登(Leiden)突变、蛋白 C 或蛋白 S 缺乏、抗凝血酶Ⅲ缺乏、骨髓增生性疾病、*JAK2* 基因突变、亚甲基四氢叶酸还原酶基因突变等,即便如此临床上仍有 70% 的血栓是特发性的。

三、发病机制

急性门静脉血栓发生 6~20 天,肝内血液灌注不足,围绕在门静脉主干周围逐渐形成大量的侧支循环,约 3 周后在肝门部形成海绵样变性。大多数研究认为门静脉海绵样变是门静脉血栓的最终状态,海绵样变性是为了适应门静脉血管阻塞、在肝门甚至肝内形成的一种复杂的分流网络,来代偿性地增加肝内门静脉的血液灌注。虽然存在这种代偿机制,但肝内血液灌注仍很不充分,门静脉压力逐渐增高,出现食管-胃底静脉曲张、直肠周围静脉曲张及其他门体侧支循环的建立,最终引起门静脉高压。

四、临床表现

EHPVO 的临床表现依据病情急缓有所不同。急性门静脉血栓时,依据血栓阻塞部位和程度的不同可出现不同的临床表现,若部分阻塞,患者常常无明显症状或仅轻度的腹部不适;当血栓阻塞程度较重或累及肠系膜静脉时可出现发热、腹痛等不适,严重时甚至肠坏死。慢性门静脉血栓时患者多表现为门静脉高压的症状:反复的食管-胃底静脉曲张破裂出血、脾大伴或不伴有脾功能亢进,EHPVO 引起的门静脉高压有较好的肝功能,腹水、黄疸、肝性脑病和肝衰竭较少见;长期 EHPVO 还可引发儿童生长发育受限,有学者认为生长激素抵抗及继发于肝血流减少的胰岛素样生长因子减少是儿童生长受阻的主要原因;另外约 80% EHPVO 患者存在门静脉性胆管病,门静脉性胆管病是指受门静脉海绵样变血管压迫所致的肝内外胆道系统异常,虽然门静脉性胆管病在 EHPVO 患者中发生比例较高,但只有 5%~35% 的患者会出现黄疸和胆管炎等表现。

五、诊断

根据 Baveno Ⅵ指南,EHPVO 可通过超声、CT 或 MRI、血管造影发现肝内门静脉阻塞物或存在门静脉海绵样变时进行诊断,首选多普勒超声,当其无法判断血栓范围或程度时,可以考虑 CT 或 MRI、血管造影行进一步检查。若影像学检查发现肝脏形态异常或实验室检查发现肝功能持续损伤时建议行肝穿刺活组织检查,以排除肝硬化或其他原因所继发的门静脉血栓。上消化道内镜检查可用于检测 EHPVO 患者的静脉曲张及出血情况,同时还应积极探查 EHPVO 患者一种或多种的高凝易发生血栓因素。

六、治疗

对于 EHPVO 治疗方案的选择主要取决于患者的年龄、阻塞的部位和程度以及临床表现。包括急慢性血栓期的抗凝治疗、EHPVO 门静脉高压的治疗、儿童生长发育阻滞的治疗和门静脉胆管病的治疗。

(1)急性 EHPVO 的抗凝治疗。当发现患者急性血栓时立即给予低分子量肝素,继而口服抗凝药。抗凝药物治疗对于急性 EHPVO 患者效果十分明显,早期抗凝即使没有达到门静脉完全再通,也不再需要进一步的溶栓治疗,且目前尚无证据表明进行抗凝治疗会增加或加重消化道出血的风险。Baveno Ⅵ会议建议急性期患者口服抗凝药至少持续半年,若患者存在某一种或多种高凝状态,建议其长期抗凝;当急性 EHPVO 出现持续性腹痛、高热、便血、酸中毒等肠坏死或器官衰竭时需行溶栓再通或外科手术干预。

(2)慢性 EHPVO 的抗凝治疗。慢性 EHPVO 首先需治疗及预防门静脉高压状,是否给予抗凝治疗目前尚无定论,根据最新 Baveno Ⅵ指南,若患者存在某些促凝状态,反复发生血栓则推荐其长期抗凝;若无潜在的高凝状态,则少有证据支持抗凝治疗。

(3)EHPVO 门静脉高压的治疗。较大出血风险的食管-胃底静脉曲张一级预防采用非选择性 β 受体阻滞剂还是内镜下治疗目前尚无定论,可根据肝硬化门静脉高压相关指南进行选择;急性静脉曲张出血的治疗首选内镜,当内镜治疗无法控制出血时,则可考虑实施 TIPS、外科分流或断流手术;预防其再出血方面有证据表明非选择性β受体阻滞剂和内镜治疗效果相同。目前不建议对脾大这一孤立症状而单独采用脾切除术,但出血伴显著脾大患者可行分流或断流联合脾脏切除手术。

（4）儿童生长发育阻滞的治疗。对于儿童EHPVO,有学者主张控制急性静脉曲张出血后尽早施行肠系膜上静脉-门静脉左支分流术(Rex手术),Rex分流术后,门静脉血流从高阻力的侧支血管立即转向低阻力的血管床,门静脉血流逐渐增大,以防止长时间门静脉血流减少导致产生门静脉的萎缩以及顺应性不可逆的改变。

（5）门静脉胆管病的治疗。对于大多数无症状的患者通常不需要特殊治疗,对于有症状的门静脉胆管病或胆管炎患者建议首先采用内镜治疗。单独实施门体分流术亦可改善门静脉胆管病症状,特别是对于反复发生胆管炎致胆道狭窄的患者采用门体分流术是最佳选择,门体分流不仅降低了患者静脉曲张出血风险,还有效降低了肝门部大量海绵样变性血管的压力,缓解其对胆道系统的压迫。若门体分流术仍无法缓解患者的症状,可以采用肝管空肠吻合术进行改善,但此术式复发率及病死率均较高。

第四节　门静脉血栓

门静脉血栓(PVT)指门静脉主干、其左右分支、脾静脉、肠系膜上静脉及肠系膜下静脉的血栓形成,是肝前门静脉高压的主要病因之一,国外报道分别占成人及儿童门静脉高压病因的30%及75%。PVT多继发于失代偿期肝硬化,往往加重门静脉高压。以往认为门静脉系统血栓是一种罕见病,多为个案或病例系列报道,无大规模流行病学调查。PVT报道罕见的原因可能与以往肝硬化患者缺乏有效的治疗方法,生存期较短有关;部分PVT患者因形成侧支循环,而未出现明显的症状,因此漏诊率高。随着目前肝硬化患者治疗方法的进展,肝硬化患者寿命明显延长,超声、CT、MRI诊断技术的发展和普及,PVT确诊率正在不断提高。

一、肝硬化PVT形成的原因及发病机制

引起静脉血栓的主要因素包括血液高凝、局部或全身血流动力学改变及血管损伤。这3个因素可分别或同时出现。肝硬化合并PVT的原因现尚不明确,可能与肝硬化肝损伤引起患者血液高凝、门静脉高压和/或脾切除术引起全身和局部血流动力学的改变、肝硬化和/或感染可引起患者血管内皮损伤、患者存在易栓基因相关。目前多数学者认为肝硬化合并PVT是由以上多种因素共同作用的结果。下面详细介绍肝硬化合并门静脉血栓的发病机制。

1. 肝功能不全　肝硬化患者的肝脏合成凝血因子功能障碍,处于低凝状态。然而,进一步研究发现肝硬化时肝脏合成的抗凝血酶Ⅲ、蛋白C等减少,使肝硬化患者抗凝和促凝系统在低水平上形成新的平衡。这种新的平衡非常脆弱,任何因素很容易打破这种平衡,向凝血或抗凝方向进展。肝硬化时肝脏合成纤溶蛋白抑制物减少,而清除组织型纤溶酶原激活物(tissue-type plasminogen activator,t-PA)能力下降,导致凝血与抗凝机制紊乱,患者体内促凝和抗凝失衡,导致高凝状态形成。

2. 肝硬化患者存在血流动力学改变　形成PVT的主要因素是肝硬化患者的血流动力学改变。肝小叶结构改建,再生结节与纤维瘢痕对门静脉和中央静脉产生机械挤压,致门静脉血流受阻,门静脉高压,血流速度降低。虽然肝硬化患者往往存在门静脉、脾静脉、肠系膜上静脉增宽,血流量增多,但存在大量的分流。另外失代偿期肝硬化门静脉压力增高,门静脉系统内血流涡流形成都使其成为血栓的好发部位。

3. 血管内皮损伤　肝硬化时往往存在肠道细菌移位,通过门静脉吸收的毒素等均可导致血管内皮损伤。失代偿期肝硬化常并发原发性腹膜炎、肺部感染,常伴有毒素血症从而引起血管内皮的损伤。

4. 血小板功能异常　肝硬化时往往存在血小板计数降低,但有研究表明,血小板计数与PVT的形成呈负相关。相关研究发现,门静脉高压发生PVT组患者血小板计数较无PVT组降低明显。但是血小板膜蛋白CD62P水平明显升高,提示血小板活化比例升高。原因可能是肝硬化凝血功能低下,血小板的CD62P表达增高。同时血小板数量减少,激活血小板活化因子,导致其增多,使门静脉处于高凝状态。

5. 脾切除术或脾栓塞术　失代偿期肝硬化患者存在脾功能亢进,需要行脾切除术或脾栓塞术治疗。但行脾切除术或脾栓塞术治疗的肝硬化患者中,PVT的发生率明显高于未行脾切除术或脾栓塞术者,原因主要有以下方面:①肝硬化患者在失代偿期因脾功能亢进,导致血小板破坏增加,脾大时脾内潴留血小板增多,同时脾脏产生抑制血小板生成的循环因子,导致血小板生成受阻,血小板计数减少。而脾切除术或脾栓塞术后以上3种因素消失,外周血中血小板迅速增加,血液呈高凝状态,易导致PVT。②同时在脾切除过程中CD62P因手术时血管壁受损被激活。③CD62P在肝硬化门静脉高压时处于高表达状态,因此血小板的活化比例高,脾切除后或脾栓塞术后血小板数目增加,导致血栓容易形成。④脾切除术或脾栓塞术后门静脉血流量减少,门静脉压降低,血流变慢,同时门静脉易形成涡流均可导致PVT形成。⑤门静脉高压症脾切除术后凝血因子Ⅷ、Ⅶ因子相关抗原、抗凝血酶Ⅲ活性、血小板聚集性等发生变化。

6. 医源性因素　肝硬化时合并食管-胃底静脉曲张,需要行内镜下硬化剂预防或治疗上消化道出血,硬化剂治疗后硬化剂可随血流进入门静脉系统,引起PVT。研究表明,内镜治疗食管-胃底静脉曲张后纤溶指标和组织因子途径抑制物(tissue factor pathway inhibitor,TFPI)凝血均未发生变化。肝硬化患者合并消化道出血及存在凝血功能异常,临床上需要使用止血药物或输注血浆,如使用时间过长或剂量不恰当均可能增加PVT的发生率。肝硬化患者因腹水、水肿使用利尿剂剂量不恰当导致血容量不足,全身或门静脉系统血流量减少均可诱发PVT。

7. 易栓基因　肝硬化合并PVT,遗传易感性也是其形成的危险因素。目前已知的易感基因有凝血因子、凝血酶原、凝血酶激活的纤溶抑制物基因突变,导致肝硬化患者PVT倾向。Amitrano等研究发现在肝硬化性PVT组的患者中凝血酶原基因*G20210A*(PTHR A20210)、因子Ⅴ Leiden(factor Ⅴ Leiden,*FVL*)突变明显高于非肝硬化性PVT对照组。最近研究发现高水平的Ⅷ因子、凝血酶激活的纤溶抑制物基因突变也与PVT发生有联系。

二、肝硬化PVT的临床表现

肝硬化PVT按症状出现、持续时间及是否有门静脉海绵样变分为急性和慢性,急性症状出现时间≤60天,无门静脉海绵样变。慢性PVT形成>60天,伴有门静脉海绵样变或侧支循环。急性和慢性临床表现往往不同。

1. 急性PVT　因PVT引起胃肠淤血及血栓蔓延至肠系膜上静脉,引起肠道淤血,炎性坏死,患者突然出现剧烈腹痛、腹胀、呕吐、发热、腹泻、便血、腹部压痛、腹肌紧张和叩击痛等腹膜炎或麻痹性肠梗阻症状。对于持续腹痛超过24小时的患者,无论是否伴有发热、肠梗阻等症状,应考虑急性PVT形成的可能。原发性腹膜炎患者往往也有腹痛、腹水,需与急性PVT鉴别,两者的处理是不同的。如果血栓形成部位在门静脉主干、肝内分支则可出现大量腹水及顽固性腹水。

2. 慢性PVT　病程往往>60天,常出现门静脉海绵样变或侧支循环。临床表现主要以门静脉高压征象为主,食管-胃底静脉曲张、脾大、脾功能亢进。上消化道出血,有些患者可出现门静脉高压性胆病,表现为黄疸、腹痛、胆管炎。

3. 肝硬化 PVT 的诊断 对于有肝硬化门静脉高压病史的患者,如突然出现腹痛、血便、腹泻、发热、腹胀,突然出现不能用腹膜炎解释的肠梗阻、肠麻痹,出现上消化道大出血、大量腹水及顽固性腹水、黄疸、胆管炎等表现,行脾切除术及脾栓塞术后,应考虑肝硬化 PVT,但确诊依靠影像学检查。彩色多普勒超声经济、方便、无创,但易漏诊。CT 血管造影、磁共振血管成像敏感性、特异性高,但费用高,操作相对复杂,有创,可能引起不良反应(如造影剂过敏、肾损伤)。

4. 肝硬化 PVT 的治疗 对于无肝硬化的 PVT 治疗分为药物、介入、手术。选择何种治疗方案需根据 PVT 发病缓急、病程和严重程度。但肝硬化合并 PVT 的患者往往存在凝血功能障碍及食管-胃底静脉曲张,且某些 PVT 的患者有不治再通的现象。是否对肝硬化合并 PVT 的患者治疗,仍存在分歧。目前尚无关于肝硬化合并 PVT 的治疗指南。但多数学者认为对于伴有门静脉海绵样变的慢性患者,治疗非但不受益,反而增加出血的风险。Lai 等认为以下肝硬化合并 PVT 患者需要治疗:①急性血栓;②血栓持续进展;③血栓累及肠系膜上静脉;④等待肝移植;⑤有高凝血基础疾病。

(1)药物治疗:尽管药物治疗使肝硬化合并 PVT 患者受益,但既往考虑肝硬化患者有出血倾向,临床医生往往不采用药物治疗,错失治疗时间。而 Senzolo 等研究却发现,肝硬化 PVT 抗凝组出血率并不高于未抗凝组。相反,在未治疗 PVT 的患者中出血率反而更高。因此对于有重度食管-胃底静脉曲张近期有高出血风险的 PVT 患者,可行套扎、硬化剂治疗,半个月后启动药物治疗。药物有抗凝药(低分子量肝素、华法林)、祛聚药(阿司匹林)。低分子量肝素通过抑制凝血因子 Xa、IIa 活性起到抗凝作用,其在肝脏中代谢,半衰期短。治疗 PVT 安全、有效,但需要皮下注射,目前多数学者推荐抗凝治疗从小剂量开始,如低分子量肝素 4 000U,1~2 次/d。华法林为维生素 K 拮抗剂,通过减少维生素 K 依赖凝血因子 II、VII、IX、X 合成,发挥抗凝作用,可口服,使用方便。推荐剂量从 2.5~3.0mg/d 开始,通过检测凝血功能调整剂量,使国际标准化比值维持在 2~3 之间。阿司匹林通过抑制血小板聚集用于治疗 PVT,可口服,推荐剂量 100mg/d,但可以引起胃肠道糜烂、溃疡导致消化道出血。

PVT 以往被认为肝移植的禁忌证,但现在主张对于肝硬化合并 PVT 的患者仍可行肝移植。Englesbe 等和 Doenecke 等研究表明,术前有 PVT,在肝移植后,可降低术后存活率。目前主张对于病情需要肝移植的患者,如果合并 PVT 可于术前行抗凝治疗,治疗持续至手术前,术后为避免 PVT 再发,继续抗凝治疗。

肝硬化合并脾功能亢进的患者需行脾栓塞术或脾切除术,但是术后 PVT 的发生率明显升高。因此目前多位学者推荐脾栓塞术或脾切除术后,常规行抗凝、祛聚治疗。术后注意复查血常规、凝血功能,如血小板达 300×10^9/L,活化部分凝血活酶时间达 2 倍正常值上限时即行抗凝、祛聚治疗。

(2)介入治疗:对于有药物治疗禁忌证,或药物治疗效果差、血栓发现时已机化的患者,可以行介入治疗,方法有:①TIPS 途径溶栓,该法适合于门静脉主干及其分支有血栓,门静脉左右分支尚有血流灌注者。②经皮肝穿门静脉溶栓,适合于急性血栓,操作简单。

(3)手术治疗:对于急性肠系膜血栓并且出现肠坏死、肠穿孔的患者,需要尽早行手术治疗。切除坏死的肠管并去除肠系膜血栓。

(4)疗效判断:患者腹痛减轻或消失,腹水减少或消失,腹胀、腹泻、血便减轻或消失,脾大较前缩小,脾功能亢进较前减轻。彩色多普勒超声、CT 血管造影、磁共振血管成像 PVT 再通或消失为治疗有效。

第五节　先天性肝纤维化

先天性肝纤维化（congenital hepatic fibrosis, CHF）是一种少见的与胆管板畸形相关的常染色体隐性遗传性疾病。CHF常合并肾脏疾病，且其中一半以上患者合并常染色体隐性遗传多囊肾病（autosomal recessive polycystic kidney disease, ARPKD），但CHF合并常染色体显性遗传多囊肾病者少见。CHF患者发病年龄差异较大，但多以青少年为主，而以10岁以下居多。临床表现不一，出血风险较高。由于该病临床少见，极易漏诊、误诊，影响其治疗及预后。

一、流行病学

CHF发病无性别差异和地域差别，呈散发性或有明确家族史。其发病率极低，有文献报道在1/40 000~1/20 000。近亲结婚可导致子女的发病率增加，Farahmand等报道无CHF家族史的表兄妹婚后生育的3个孩子都被证实患有CHF。CHF诱发因素始于胚胎期，但疾病进展程度因人而异，临床症状出现阶段不一，从童年至50岁或60岁均可出现初始的临床症状，有研究表明，临床症状初始出现年龄一般与门静脉高压进展程度及是否合并肾脏病变有关，其中以儿童期确诊多见。吴欣等报道的75例CHF患者中男性44例，女性31例，年龄2~55岁，多数患者是在儿童时期出现临床症状并确诊，仅有3例患者有CHF家族史，虽然在成年期确诊的病例较少，但当临床上遇到不明原因的肝硬化患者时，应考虑可能是由CHF所致。对于CHF病例的报道，尤以美国和日本为多，国内亦有相关报道，提示该类疾病呈世界性散发，没有明显的地域差别。

二、发病机制

CHF是一种由多囊肾/多囊肝病变1基因（polycystic kidney and hepatic disease 1 gene, *PKHD1*）突变造成的遗传性相关胆管病变，目前已报道超过300种*PKHD1*基因突变位点及组合，基因突变检测率在42%~87%。该基因定位于人染色体6p21，最长可读框架12.2kb，由66个外显子组成，研究证实基因编码4 074个氨基酸组成的纤维囊肿蛋白/多管蛋白（fibrocystin/polyductin, FPC）。此蛋白在肝脏中位于胆管上皮的初级纤毛，是一个大的受体样蛋白，其结构包括大部分位于细胞膜外的胞外段，跨膜段及一个相对较短的胞质尾区，主要生理功能为调节胆管上皮分泌胆汁，还可通过促进细胞分化相关蛋白的表达，参与胆管分化成熟的过程。*PKHD1*基因突变会导致胆管细胞的FPC蛋白功能缺陷，使胆管板发育畸形，引起未发育成熟的胆管出现进行性、破坏性、非特异性炎性坏死过程，而此过程会募集巨噬细胞，促使炎性坏死向修复过程转换，胶原纤维过度沉积，门静脉周围逐渐纤维化，压迫门静脉及其分支，进而发展至出现相关临床症状。因此，该疾病进展为门静脉高压主要由胆管破坏致胆汁淤积及局部门静脉压迫2种重要原因组成。

1. **肝内胆管发育过程**　肝内胆管起源于门静脉周围间质的双向潜能肝母细胞，肝母细胞分化形成导管板，导管板再被重塑形成成熟的胆管。导管板是一层围绕门静脉分支的圆柱状细胞，是肝内胆管的胚胎前体形式，小叶间胆管和小叶内胆管均由胆管板发育而来。在妊娠期的第8周左右，在门静脉周围的原始肝母细胞像袖套一样包绕门静脉形成肝内胆管的胚胎前体，被称为导管板；第12周左右，胆管板逐渐开始再塑形过程，胆管上皮细胞与门静脉间质组织正常的相互作用是诱导小胆管再塑形的关键点；第20周左右，肝内胆管完全成熟。由于成熟受限和缺乏妊娠期12周左右的重塑过程，使过多的不成熟胚胎期的胆管持续堆积，这种异常便是胆管板畸形，这种不成熟的胆管系统会刺激门静脉周围纤维组织的形成，进而导致与临床相关的症状，如复发性胆管炎和门静脉高压相关并发症。

2. 胆管板畸形相关机制　CHF 的根本病变为胆管板畸形,其发病机制尚未完全阐明,有研究表明胆管板的基膜中层粘连蛋白和Ⅳ型胶原纤维降解会使胆管板畸形,这种降解与胆管上皮细胞中组织型纤溶酶原激活物(t-PA)和纤溶酶原增加有关,因为 t-PA 的增加促进纤溶酶产生,可对基膜中层粘连蛋白和Ⅳ型胶原纤维进行降解,从而致使胆管板发育畸形。目前,有关 t-PA 增加的机制并未阐明,功能缺陷的 FPC 对 t-PA 增加过程是否存在影响也尚未可知,仍需更深层次的研究。随后有研究表明 β-连环蛋白相关胆道细胞移动对胆管板畸形发展过程有影响,在 FPC 缺陷胆管细胞中,环腺苷酸激活 Rac-1 且使 β-连环蛋白的 pSer-675 位点磷酸化,在活化的 Rac-1 作用下,pSer-675-β-连环蛋白发生核转位,作为转录因子激活或抑制其下游调控基因转录,使 E-钙黏糖蛋白表达下调而致胆管细胞间的黏附力降低,因此胆管细胞的运动性增加。这种 FPC 功能缺陷胆管细胞的集体移动可能是导致 CHF 胆管板畸形发生机制的关键变化。以上 2 种生物学效应是否存在内在联系,尚需进一步深入机制研究,但 2 种结果均证实 CHF 发病的核心为胆管发育不全,即胆管板畸形。目前尚无针对这些靶点的预警及治疗的相关研究报道。

3. 胆管板畸形致纤维化机制　随着病程的演变,胆管板畸形引发的炎性坏死过程促进大量的胶原沉积,逐渐使门静脉周围纤维化,CHF 进展过程在小鼠模型中得到证实分为 2 个阶段。早期阶段,骨髓来源的巨噬细胞被 FPC 缺陷的胆管上皮细胞分泌的炎症趋化因子所募集,使经典 M1 型巨噬细胞活化并分泌 TNF-α,促使胆管上皮细胞的 av136 整联蛋白表达,进而激活胆管上皮附近潜在转化生长因子-β1(transforming growth factor-β1,TGF-β1)。由于肌纤维母细胞稀少而缺乏胶原沉积,该阶段纤维化的程度较低。随着疾病进展至晚期阶段,因 M2 型巨噬细胞、TGF-β1 生成和门静脉周围肌纤维母细胞增多使胶原加速沉积,纤维化的程度也随之加重。因此,在 CHF 中,遗传决定的上皮细胞平衡功能障碍会导致炎症趋化因子的分泌,进而募集巨噬细胞来启动一个从炎症向修复转换的促纤维化组织反应。这一研究结果提供一种新的模型来阐明 CHF 中纤维化的形成机制,也可能为 CHF 的治疗提供一个新的切入点。

三、临床特征和分型

根据不同临床表现分为 4 种类型:门静脉高压型、胆管炎型、门静脉高压合并胆管炎型和无症状型。综合国内先天性肝纤维化表现为消化道出血的约占 44.4%,胆管炎型表现为间断性发热、腹痛、腹胀的约占 30.6%,合并型的约占 8.3%,与国外文献报道基本一致。

门静脉高压型 CHF 主要表现为上消化道出血、腹水、脾大和脾功能亢进、门脾静脉扩张、侧支循环开放,尤其食管胃底静脉侧支循环开放所致的破裂出血会有致命风险。胆管炎型 CHF 有胆汁淤积的表现,混合型 CHF 兼有门静脉高压和胆管炎两型共同特征,而隐匿性 CHF 无门静脉高压和胆管炎等相关临床表现,需经肝穿刺病理活组织检查才能得到诊断。门静高压型因脾大及脾功能亢进致患者白细胞(white blood cell,WBC)、血红蛋白(hemoglobin,Hb)、血小板(platelet,PLT)下降;胆管炎型和混合型因存在胆汁淤积,碱性磷酸酶(ALP)和 γ-谷氨酰转移酶(GGT)明显升高,但所有类型前白蛋白、血清白蛋白(albumin,Alb)和胆碱酯酶均处于正常范围内,这一现象提示 CHF 虽有相关生化指标的轻度异常,但肝脏的合成功能和储备功能正常,这一特点可区分 CHF 与其他肝损伤相关肝硬化。另一项对 111 例成人组和儿童组 CHF 患者的研究报道中,儿童期确诊为 CHF 患者肝脾大更明显,肾囊肿和肝囊肿相对少见;而成年期确诊时肝脾大相对较轻,但肝、肾囊肿更多见。这一研究也同样表明发病年龄一般与门静脉高压进展程度及是否合并肾脏病变有关。

CHF 最常伴发常染色体隐性遗传多囊肾病(ARPKD)和卡罗利(Caroli)病,其都是由于 *PKHD1* 基因突变所致的初级纤毛上蛋白 FPC 功能缺陷所致疾病,均属于纤毛功能缺陷类疾病。

国外文献报道 CHF 伴随综合征包括朱伯特综合征、眼-肾综合征、眼-脑-肝-肾综合征、耳蜗前庭综合征、脑-眼-肝-肾综合征、梅克尔综合征、巴尔得-别德尔综合征、阿尔斯特伦综合征（又名肥胖-视网膜变性-糖尿病综合征）、肾消耗病和 Mohr-Majewski 综合征等，这些综合征常涉及其他器官系统，最主要的包括肾脏和中枢神经系统。国内文献报道的 CHF 患者多合并 Caroli 病和 ARPKD，尚未见上述其他相关综合征的报道，因此，是否由于对 CHF 认知度的不足导致这一差异产生仍需在今后的临床工作中深入探讨。国外也有罕见病例报道 CHF 导致肝细胞癌的发生，但这一发现并不能准确说明两者具有相关性，需要更多的研究来证实这一点。

四、诊断

CHF 是一种累及多器官系统的疾病，临床上常被漏诊或误诊，因此多种检查方法被用以协助或确诊 CHF。常用的影像学检查方法包括超声、CT、MRI，几乎都可以观察到胆管的扩张和连续或非连续的胆管囊状结构及门静脉周围的纤维化。超声检查因其无放射性和具有检测胆管及肝实质异常的能力而作为首选，能观察到 CHF 患者肝脏特征性形态学改变，包括左内叶体积正常或增大、左外叶与尾叶增生和右叶萎缩。合并 Caroli 病的 CHF，可检测到其扩张的肝内胆管和胆管内的结石。合并 ARPKD 的患者，可高效地评价肾实质、回声异常情况、肾脏体积、皮质厚度以及对肾囊肿的描述。螺旋 CT 的出现及多功能的图像后处理重建技术，对诊断 CHF 也有一定的价值，不但能够清楚描述肝脏总体形态学和脉管系统以及对肝脏体积的精确测定，而且可快速检测到其合并的肾脏疾病以及胆管树的任何变化。MRI 的多参数、多方位及多种成像技术也可成为诊断 CHF 的常用检查方式，尤其是其无放射性而被更多的人所采用。磁共振胰胆管成像对与 CHF 相关的胆管和肾脏异常更敏感，除了对胆管系统进行全面彻底的检测发现 CHF 特征性的胆管畸形外，还可以观察到如 Caroli 病、胆道囊肿和胆总管囊肿等伴发疾病，更重要的是可检测到一些被超声所遗漏的病变。头部的 MRI 对于明确是否合并脑-眼-肝-肾综合征、朱伯特综合征和眼-脑-肝-肾综合征等特征性的小脑畸形也是必不可少的。

活组织病理检查是诊断 CHF 的金标准，诊断不明或误诊的患者，一般都缺少活组织病理检查证据的支持。因此，凡遇有不明原因肝脾增大、贫血、上消化道出血及门静脉高压而肝功能正常或轻度异常的患者，都应考虑到 CHF 的可能，排除禁忌证后尽快行病理活组织检查。其特征性病理特点为：①在肝小叶保持完整无损的状况下汇管区极度纤维化，中央静脉仍位于肝小叶的中央，即肝小叶微循环保持不变，这是与肝硬化假小叶的重要区别；②纤维间隔内可见胆管板发育畸形，这是先天性肝纤维化特有的形态；③肝细胞板排列大致正常，一般无肝细胞结节性再生，无典型的假小叶结构，可伴有肝内胆管发育畸形或海绵状扩张。

除上述常规应用于 CHF 诊断的检查方法外，目前还可通过连锁基因分析和直接检测 *PKHD1* 基因的突变来诊断 CHF，但由于其基因的复杂性，DNA 分析并不作为常规检测方法，只在疑难病例诊断或产前诊断时采用。国外也有文献报道利用腹腔镜取材进行病理活组织检查时，发现了肝脏表面白色的纹理之间存在黑绿色的斑点，符合胆管错构瘤的征象，可能是 CHF 的一种特殊征象，由此可知腹腔镜检查也可作为一种特殊检查来协助诊断 CHF。因此，对于 CHF 患者诊断方法选择，应参考多方面因素综合确定合适的检查方法，尽可能达到最高检出率，以免延误病情。

本病区别于常见结节性肝硬化的特点在于：儿童或青少年多见；门静脉高压凸显，表现为肝脾大、脾功能亢进，30%~70% 有消化道出血；肝功能储备良好，少数病例可出现 ALP 和 ALT 轻度增高，腹水少见，肝性脑病罕见。但是，肝细胞对动脉低血压（缺血、缺氧）敏感，故反复大出血可诱导肝硬化发生，此阶段的临床表现同结节性肝硬化。此外，CHF 常合并其他器官发育异常，特别是婴儿期多囊肾（现统一命名为 ARPKD）、先天性肝内胆管囊状扩张症或交通性海绵状胆管扩张症(Caroli 病),因它们在发病机制、临床表现的共同特征,有学者认为三者属同源疾病。

CHF 的诊断依靠肝活检。病理特点主要有:汇管区显著增宽,纤维组织堆积,小胆管异常增生,可出现不同程度扩张;肝小叶结构完整,肝板放射状排列,中央静脉居中;可伴有肝内胆管扩张、发育畸形或海绵状扩张的 Caroli 病。

五、治疗

肝纤维化治疗的主要为对症治疗,目前尚无特效的治疗方法来逆转或停止 CHF 的纤维化进程,临床上主要处理 CHF 所带来的并发症。对于门静脉高压并发的食管-胃底静脉曲张破裂出血及存在出血倾向的患者,可采用药物止血或内镜治疗,内镜治疗包括内镜下套扎或注射硬化剂,且内镜下治疗效果好,不易反复出血。李楠等报道 7 例 CHF 致上消化道曲张静脉破裂出血患者,5 例行脾切除术和/或断流术后再次破裂出血,经 2~8 次内镜下治疗后,均未再出血。TIPS 也能用于治疗因 CHF 门静脉高压所引起的急性出血和预防复发出血,适用于不能耐受硬化剂治疗或治疗无效和等待肝移植的患者。然而,经过严格的内科治疗仍不能控制出血的患者,可采用外科手术的方式进行治疗,包括分流术和断流术,常用的术式有脾切除术联合门奇断流术、非选择性门体分流、非选择性部分门腔分流以及选择性门腔分流。虽然脾切除术联合门奇断流术能有效阻断侧支循环,达到暂时止血目的,但术后血管再通,且门静脉压力不降,仍可反复再出血。分流术为受阻门静脉血流找到分流渠道,能有效降低门静脉高压,而且 CHF 患者肝功能大多正常,因此术后肝性脑病发生率也很低,可作为外科手术的首选治疗方法。对于有胆管炎表现的 CHF 除使用抗生素外,内镜下逆行胰胆管造影术行胆汁引流也可用于合并 Caroli 病并胆管炎反复发作的患者。上述方法虽然能一定程度缓解 CHF 所引起的并发症,但并未从根本上解决 CHF 的进展。目前能够治愈 CHF 的唯一方法就是肝移植,适用于难治性的门静脉高压和经保守治疗无效反复发作的胆管炎患者,肝移植效果非常显著。当同时存在肝肾联合损伤时,可行肝肾联合移植,术后患者可长期生存。最近有国外研究通过 CHF 小鼠模型,发现经氯膦酸清除巨噬细胞会使门静脉性纤维化和门静脉高压减轻,但这项发现还未能应用于临床研究,其临床效果还需进一步验证。CHF 与后天性肝硬化所致门静脉高压等并发症的治疗措施并无实质性差异,而针对从根本原因治疗 CHF 的药物尚处于研发探索阶段,因此,需要更多的试验性研究来找到彻底治愈这一疾病的方法。

六、预后

对于 CHF 患者,如不能早期作出诊断并对可能产生的并发症加以防范,患者常因严重的门静脉高压并发的食管-胃底静脉曲张破裂出血而死亡;但若早期诊断并干预,在有效控制门静脉高压和感染情况下,通常预后优于其他原因导致的门静脉高压上消化道曲张静脉破裂出血。若 CHF 患者合并有肾脏疾病,患者预后则取决于所涉及的其他病变,有文献报道 7 例 CHF 患者经治疗后随访,6 例患者经手术或内镜下治疗效果较好,1 例死于肾衰竭。因此,在 CHF 治疗过程中,如有伴发肾脏相关疾病,积极治疗有利于改善预后。肝移植预后最好,尤其是亲体肝移植,对于有条件的儿童应积极行亲体肝移植,提高成功率。

第六节 骨髓增生性疾病

骨髓增生性疾病(myeloproliferative diseases,MLD)包括原发性骨髓纤维化(primary myelofibrosis,PMF)、真性红细胞增多症、原发性血小板增多症和慢性粒细胞白血病,常引起门静脉高压。

3%~12% 的门静脉血栓形成（PVT）患者为显性 MLD，还有一部分不明原因的 PVT 患者有潜在的 MLD。

　　PMF 是一种造血干细胞克隆性增殖所致的骨髓增殖性肿瘤，表现为不同程度的血细胞减少和/或细胞增多，外周血出现幼红、幼粒细胞、骨髓纤维化和髓外造血。17%~25% 的骨纤维化患者合并门静脉高压。其产生原因：一是脾脏的髓外造血，导致脾静脉血流量增加，形成高动力循环；其二是形成门静脉或脾静脉血栓。PMF 合并门静脉高压常有以下特点：①肝功能基本正常，即使有腹水，患者白蛋白仍正常；②外周血象表现可为白细胞及血小板增高（脾大伴有白细胞及血小板增高是骨髓纤维化与肝硬化脾功能亢进的重要鉴别要点），血红蛋白降低，可见幼稚细胞；③骨髓穿刺及活检有干抽、纤维化及泪滴状细胞。值得注意的是约有 20% 的骨髓纤维化可合并肝硬化，而肝炎后肝硬化又可合并骨髓纤维化。这两者与单纯性骨髓纤维化引起门静脉高压的鉴别点主要依靠肝组织病理学、骨髓组织病理学的检查。脾穿刺可发现髓样化生，可见到各阶段的粒细胞、有核红细胞、巨核细胞以及正常的脾淋巴细胞，这也利于鉴别。另外，前两者都会出现肝功能损害的表现也是最基本的临床鉴别指标。

　　处于纤维化前状态的 PMF 患者和无症状的纤维化 PMF 患者生存期较长，所以，治疗大多针对有症状者。目前，PMF 的治疗多是姑息治疗，通常所用药物并不直接针对细胞学和遗传学的根本病因。虽然骨髓纤维化门静脉高压患者有脾大，但不到万不得已临床不选择脾切除，因为脾脏是代偿性造血器官。此外，虽然切脾可以不同程度地改善其门静脉高压、贫血、血小板减少，可围手术期有 25% 患者出现出血和血栓，6.7% 的患者死亡。脾切除的长期并发症主要包括白细胞增多、血小板增多和肝大加速（可通过术后药物治疗控制）。因此，建议选择安全的对症治疗，如：消化道出血可行曲张静脉内镜下止血、介入治疗或断流术。早期骨髓纤维化可进行化疗，化疗的目的在于纠正白细胞减少、阻止脾大或减少髓外造血器官的体积，但不能改变 PMF 的自然病程。因此，一旦有门静脉高压后其化疗的意义不大。异基因干细胞移植是目前唯一具有潜在治愈 PMF 能力的治疗手段。由于移植本身的高风险，因此，要严格参照其分期及预后（见答疑解难）选择异基因干细胞移植治疗。

　　除 PMF 外，慢性粒细胞性白血病、真性红细胞增多症、海蓝组织细胞增多症、系统性肥大细胞增多症都可以引起门静脉高压。

第七节　肝窦阻塞综合征

　　肝窦阻塞综合征（hepatic sinusoidal obstruction syndrome，HSOS）是由于肝窦内皮细胞损伤致肝窦流出道阻塞所引起的肝内窦性门静脉高压，临床表现为疼痛性肝大、高胆红素血症和腹水。国外报道 HSOS 病因多与造血干细胞移植（hematopoietic stem cell transplantation，HSCT）使用化疗药物预处理有关，在国内过量口服土三七等含有吡咯烷生物碱（pyrrolidine alkaloid，PA）的中草药致 HSOS 的报道最为常见。

一、HSOS 的病因

　　1. 食用含 PA 的中草药或野生植物　　1953 年研究报道牙买加儿童因食用狗舌草而造成一百余人发生"浆液性肝病"，后来证实该植物中含有 PA。此后在多个国家地区陆续报道了因食用含有 PA 的植物而导致 HSOS 的病例。含有 PA 的植物还有猪屎豆、天芥菜、土三七、百合、西门肺草、琉璃草、毛束草、款冬叶、聚合草等。服用含有 PA 的植物是部分发展中国家出现 SOS 的重要病因，在我国主要由土三七中毒引起。

2. **造血干细胞移植（HSCT）** HSOS 是 HSCT 的常见并发症，据报道发病率最高达 60%，是导致移植相关死亡的主要原因之一。大多于移植后 1 个月内发病，移植前应用大剂量细胞毒性药物（环磷酰胺、白消安 + 环磷酰胺等）及放疗是导致 HSOS 的直接原因。另外，年龄、移植类型、二次移植等也是相对危险因素。

3. **肝移植** 肝移植术后可并发 HSOS，但罕见，发生率约为 1.9%，可能与急性排斥反应和免疫抑制药物的使用有关。

4. **免疫抑制剂或化疗药物** 免疫抑制剂如硫唑嘌呤、他克莫司和西罗莫司等与 HSOS 发病有关。化疗药物如奥沙利铂、硫鸟嘌呤和环磷酰胺等也可以导致 HSOS。

5. **遗传因素** 研究发现 HSOS 发病有一定的遗传易感性。乙酰肝素酶（heparanase，HPSE）（rs4693608 和 rs4364254）基因多态性与儿童异基因干细胞移植 HSOS 发生显著相关。亚甲基四氢叶酸还原酶（methylenetetrahydrofolate reductase，MTHFR）基因单体型 677CC/1298CC、谷胱甘肽硫转移酶 M1（glutathione S-transferase M1，GSTM1）空白基因型均是 HSOS 的危险因素。铁负荷亦是 HSOS 的危险因素，血色病 C282Y 等位基因杂合子可加重肝脏铁负荷，从而增加 HSOS 的发病风险。因此在 HSCT 或化疗前，可通过进行基因型检测来评估发病风险，必要时可采取一定的预防措施。

6. **其他** 毛霉菌侵入肝脏可引起肝静脉阻塞综合征性疾病，提示 HSOS 也可能与某些感染有关。另外，HSOS 也可发生于有免疫缺陷的静脉阻塞性疾病。

二、发病机制

HSOS 的具体发病机制目前仍不是很清楚。有研究认为，肝小叶第Ⅲ区的肝窦内皮细胞（sinusoidal endothelial cell，SEC）及肝细胞损伤是 HSOS 起病的始动因素，在毒素和其他各种因素（如 HSCT 预处理方案所采用的化疗、放疗、移植过程等）作用下，SEC 激活、受损、聚集，产生血窦屏障缺口，血细胞外流进入内皮细胞下的迪塞间隙，血窦内层细胞脱落，阻碍血窦流动，小静脉管腔变狭窄，血流阻力增加，引起窦后性肝静脉高压。肝细胞由于缺血、缺氧而发生变性、坏死，肝功能受损，最终可导致多器官功能衰竭（包括肺和肾功能障碍及脑病）和死亡。SEC 相比肝细胞而言更容易受到毒性损伤。主要致病因素包括 SEC 谷胱甘肽（glutathione，GSH）耗竭，NO 损耗，基质金属蛋白酶和血管内皮生长因子（vascular endothelial growth factor，VEGF）的表达增加，以及凝血因子激活等。

引起 HSOS 的药物完全由肝细胞的细胞色素 P450 系统代谢，肝脏接触这些药物会导致肝脏 GSH 的耗竭。PA 本身毒性很小，但其代谢产物（DHP、DHN）毒性强，能通过影响蛋白质合成和抑制细胞有丝分裂，对肝脏造成不可逆的损伤；PA 代谢产物可与 GSH 或半胱氨酸反应形成毒性较弱或无毒的产物。当 GSH 含量减少时，毒性物质形成增加，从而导致细胞受损。肝小叶第Ⅲ区肝细胞含有丰富的细胞色素 P450，但 GSH 含量较少，且该区带 SEC 的 GSH 含量更低。因此，PA 更容易造成该区带损伤。有实验表明，预防性输注 GSH 或 N-乙酰半胱氨酸能够阻碍野百合碱治疗组老鼠模型 HSOS 的发展。

研究发现 NO 损耗参与 HSOS 的发病机制，而且足够的 NO 水平能够抑制肝星状细胞（hepatic stellate cells，HSC）的收缩，HSC 位于迪塞间隙，收缩可加重肝窦内血细胞的淤滞，在 HSOS 的发展中发挥至关重要的作用。野百合碱诱导的 HSOS 小鼠模型显示金属基质蛋白酶 9 和金属基质蛋白酶 2 增加，SEC 是酶表达和释放的主要来源。摄入基质金属蛋白酶抑制剂可以防止 HSOS 的发展。另外凝血因子激活、氧化应激可能参与 HSOS 的发病机制，抗氧化剂具有潜在的改善或预防 HSOS 的作用。

三、临床表现

HSOS 临床表现是疼痛性肝大、黄疸、体质量增加和腹水,伴有血小板减少、肝功能异常。部分患者还有发热、恶心、呕吐等非特异性症状,约半数出现肾功能异常。严重患者可发展成肝衰竭及多器官功能衰竭,病死率高(>80%)。根据其病程进展可分为 3 期。急性期:多有明显的肝损伤,黄疸和脾大较少见或轻度脾大。亚急性期:以肝大和腹水为主要表现,可时轻时重或急性发作。有时经过隐匿,病程可达数月以上。肝损伤亦时轻时重。慢性期:以门静脉高压为主,肝脏出现硬化,脾大明显,并伴有顽固性腹水。少数 HSOS 患者可出现食管-胃底静脉曲张甚至破裂出血、肝性脑病、肝肾综合征等,按 HSOS 的严重程度,可分为轻、中、重 3 级,临床评估指标主要依据胆红素、基线参数、临床进展速度等(表 3-7-1)。

表 3-7-1　肝窦阻塞综合征(HSOS)临床分级表

指标	轻	中	重
胆红素/$(\mathrm{mg \cdot dl^{-1}})$	<5.0	5.0~8.1	>8.1
转氨酶	$<3 \times \mathrm{ULN}$	$(3~8) \times \mathrm{ULN}$	$>8 \times \mathrm{ULN}$
体质量超过基线	<2%	2%~5%	>5%
肌酐	正常值	<2ULN	>2ULN
临床进展进度	慢	中	快

注:ULN,upper limit of normal value,正常值上限。

四、辅助检查

1. 实验室检查　无特异性指标,生化检查主要表现为肝功能和凝血功能指标异常。血清学和腹水糖类抗原 125 均升高。国内学者用超高效液相色谱-质谱技术检测血液吡咯-蛋白质加合物(pyrrole-protein adducts,PPA)。PPA 是一种诊断和预后指标,其浓度与 PA 所致 HSOS 的严重程度和临床转归相关。研究发现 HSCT 7 天后,凝血参数蛋白 C 和抗凝血酶降低;纤溶酶原激活物抑制物 1 早期即可升高,被认为是 HSCT 后 HSOS 的诊断标记,能预测 HSOS 的严重性。另外基因多态性、铁蛋白、L-纤胶凝蛋白(L-ficolin)、透明质酸和血管细胞黏附分子 1 可能作为诊断 HSOS 的生物标记,但是这些指标尚存争议,未在临床广泛应用。因此积极开展研究,寻找特异的诊断指标具有重要的临床意义,是未来的研究方向之一。

2. 影像学　超声或 CT 诊断 HSOS 均不具有高度特异性,但与临床诊断标准一起对疾病的危险分层、严重程度分级及治疗反应的评估有益。HSOS 早期阶段,超声检查没有任何特征性表现。随着病情的进展,肝静脉及其相关分支的声像图可能会有改变。HSOS 较特异的超声表现包括变细或逆转的肝静脉血流、门静脉异常波形、腹水及形态学变化,如胆囊壁增厚和肝大,肝动脉阻力指数升高等。CT 诊断 HSOS 价值较高,CT 平扫可见肝大、密度减低、腹水。增强 CT 可见特征性改变。增强期肝动脉增粗扭曲,肝脏可有轻度不均匀强化。门静脉期可见"地图状"改变、肝静脉显示不清、下腔静脉肝段明显变扁,下腔静脉、门静脉周围"晕征"或"轨道征"。延迟期,肝内仍可见斑片影及地图样低密度区。研究发现 CT 检查与肝组织学变化密切相关,CT 低密度区与活组织病理检查肝实质坏死区一致。CT 检查安全、无创,甚至可能取代肝组织检查。MR 在诊断 HSOS 方面亦具有一定的价值。有研究显示,MRI 检查可表现为肝实质片状信号增强,与肝窦淤血相一致。

3. 肝静脉压力梯度(HVPG)　检测及肝活组织检查经颈静脉测量 HVPG,超过 10mmHg 对 HSOS 有特殊性诊断意义,其特异性为 91%,阳性预测值为 86%。然而,该操作具有侵袭性,有出血的风险,临床应用受限。肝活组织检查(经皮或经颈静脉)是确诊 HSOS 的金标准。HSOS 典型的病理表现为肝组织淤血、肝窦扩张,尤其是肝小静脉壁增厚、纤维化、管腔狭窄甚至闭塞。但肝活组织检查为有创检查,禁忌证多,经常被推迟检查,而且部分患者病变不均匀,容易导致假阴性结果,从而影响诊断。

4. 诊断与鉴别诊断　根据 2009 年美国肝病研究学会制订的肝脏血管性疾病诊断指南,对于有肝大压痛、血清胆红素水平升高、近期体质量增加、水钠潴留等临床表现者,应考虑是否存在 HSOS;但应当排除其他可引起胆红素升高及体质量增加的相关疾病。国际上比较公认的临床诊断标准有 Seatile 和 Baltimore 两种,尽管上述标准已很实用,还需要考虑其他因素以提高鉴别诊断:升高的血清 AIJT、血小板减少症、通过超声波检测衰减或逆转的肝静脉流、食管静脉曲张等。

HSOS 需要与其他表现为黄疸、腹水的疾病鉴别,如:①败血症伴肾功能不全及败血症相关性胆汁淤积;②胆汁淤积性肝病,溶血,充血性心力衰竭;③超急性期移植物抗宿主病。与表现为腹水、脾大等门静脉高压状的疾病鉴别,如:①布-加综合征(Budd-Chiari syndrome,BCS);②肝硬化;③PVT。腹水症状突出者,还应与结核性腹膜炎、肿瘤性腹水等疾病鉴别。

5. 治疗及预防　对 HSOS 目前尚无特效疗法,轻度 HSOS,给予对症支持治疗;中、重度的治疗包括停用对肝脏有损伤的药物,保肝对症、加强营养支持,补充白蛋白、维生素,维持水、电解质及酸碱平衡,及时处理并发症等。组织型纤溶酶原激活物治疗 HSOS 的有效率约为 29%,但出血风险高达 88%,尤其是中、重度患者,目前并不推荐常规应用。肝素亦可明显增加出血概率,不主张使用。糖皮质激素的应用也颇有争议,大剂量甲泼尼龙可能有效,但需小心感染的风险。抗凝血酶可能对预防 HSOS 有益,临床试验中未能证明有效。熊去氧胆酸(ursodeoxycholic acid,UDCA)建议用于 HSOS 的预防。研究显示,去纤苷(defibrotide,DF)对 HSOS 有较好的治疗效果,可以保护内皮细胞、抑制纤维蛋白沉积,具有抗血栓、抗炎症反应和抗缺血的特性。临床试验证明 DF 治疗 HSOS 的完全缓解率可达 36%~55%。UDCA 和 DF 的联合可以考虑用于 HSOS 高危患者的预防。DF 已经在多个治疗和预防 HSOS 临床试验中被证实有效,但目前尚未上市,需在将来大规模临床应用中积累经验。TIPS 对 HSOS 的作用尚不明确。有报道认为 TIPS 可以被用来缓解 HSOS 患者的门静脉高压,减轻 HSOS 患者的腹水。对于其他一些患者,研究者认为 TIPS 可使病情恶化并且不能改善预后。肝移植已被认为是治疗 HSOS 的一种有效方法,不过,只有重度肝衰竭且预计移植后能长期存活的患者才考虑肝移植。癌症患者复发率高属禁忌,另外需考虑排斥反应及移植物抗宿主病的风险。此外,铁负荷是 HSOS 危险因素,对铁蛋白升高的患者,应用铁螯合剂预防和治疗 HSOS 的有效性需进一步临床证实。

第八节　布-加综合征

布-加综合征(BCS)的最初定义为由肝静脉阻塞导致的肝静脉回流障碍、肝脏淤血而产生的门静脉高压临床综合征;广义定义为肝静脉和/或其开口以上段下腔静脉阻塞所导致的门静脉和/或下腔静脉高压临床综合征;病理生理学定义为从肝小静脉到下腔静脉和右心房汇合处的任何部位的肝静脉流出道的阻塞。BCS 分型:目前比较公认的分型为肝静脉阻塞型,下腔静脉阻塞型和混合型三种类型。造成阻塞的原因为肝静脉和/或下腔静脉隔膜或节段性闭塞。我国于 20 世纪 60 年代开始有 BCS 的病例报道;20 世纪 90 年代后,随着医学影像检查方法的不断改进和诊断水平的提高,国内大宗病例(大于 100 例)报道不断增多,国内各省区市均有发病,但在黄淮流域较为多见,已成为常见病。国内外众多文献报道 BCS 的发生与多种因素有关,但确切病因至今仍不明。BCS 的治疗经历了由外科手术向介入治疗转变的过程,目前介入治疗已成为 BCS 的首选治疗方法。

1. 临床主要表现

(1)肝静脉阻塞的临床表现:主要表现为腹胀、腹痛、黄疸,肝脾大,顽固性腹水,脾功能亢进,消化道出血等门静脉高压的症状和体征,在临床上极易误诊为肝炎后肝硬化、结核性腹膜炎、肾炎等。

(2)下腔静脉阻塞的临床表现:主要表现为双下肢肿胀、静脉曲张、色素沉着,单侧或双侧反复发作或难愈性溃疡,已排除单侧或双侧髂静脉阻塞和深静脉血栓形成者;躯干出现纵行走向、粗大的静脉曲张为下腔静脉阻塞的特征性表现之一。

2. 影像诊断

(1)影像检查方法:推荐首选超声多普勒检查,其次为 CT 或 MRI,欲行介入治疗时,应行血管造影。

1)超声检查:超声检查的内容,①肝静脉和下腔静脉血流方向;②下腔静脉近心段和肝静脉开口有无隔膜或管腔狭窄或闭塞;③肝静脉之间是否有交通支,并探测交通支内血流方向。

2)CT 或 MRI 检查:推荐肝脏平扫和增强扫描,增强扫描后行肝静脉和下腔静脉三维重建。

3)血管造影:血管造影是诊断 BCS 的金标准和进行介入治疗的依据。推荐方法,①下腔静脉造影:通过经皮穿刺股静脉和/或颈静脉进行单向或双向造影;②肝静脉造影:通过经皮穿刺颈静脉或股静脉逆行插管进行,逆行插管失败时推荐经皮经肝穿刺进行,但大量腹水为经皮经肝穿刺的禁忌证。不推荐因单纯诊断目的行下腔静脉造影。

(2)影像表现

1)肝静脉和下腔静脉阻塞的直接征象:计算机体层血管成像(computed tomography angiography,CTA)/磁共振血管成像(magnetic resonance angiography,MRA)三维重建图像显示肝静脉开口处和肝静脉开口上方下腔静脉膜样或节段性闭塞征象,多普勒超声显示肝静脉或下腔静脉血流受阻和反向流动为 BCS 的直接征象。肝静脉主干管腔消失为肝静脉闭塞的直接征象。

2)肝静脉和下腔静脉阻塞的间接征象:超声、CT 和 MRI 显示肝脾大、大量腹水、肝静脉扩张、肝静脉之间交通支形成、尾状叶增大。CT 扫描可见下腔静脉断面影像消失或扩张,奇静脉扩大,尾状叶增大;肝、脾增大,增强扫描早期出现肝实质不均匀强化或不均质回声;下腔静脉内血栓形成;下腔静脉内钙化。

3. 实验室检查　由于 BCS 的病因和发病机制尚不明确,为了病因学和病理学研究,对同意接受穿刺活检者推荐行肝脏穿刺活检。肝小叶中央区淤血,肝细胞萎陷、坏死和纤维化是 BCS 的特征性组织病理学变化。对同意接受科学研究者推荐行微量元素、抗磷脂抗体、凝血因子和基因检测等检查。推荐肝脏穿刺活检,这对 BCS 的诊断具有十分重要的价值。

4. 介入治疗

(1)适应证和禁忌证

1)适应证:①肝静脉开口处膜性或节段性阻塞;②下腔静脉膜性或节段性阻塞;③肝静脉和下腔静脉成形术后再狭窄;④下腔静脉和门静脉肝外分流术后分流道阻塞;⑤下腔静脉和肝静脉阻塞远端合并陈旧性附壁血栓。

2)禁忌证。绝对禁忌证:①严重心、肝、肾功能不全;②凝血机制障碍;③大量腹水为经皮经肝穿刺禁忌证。相对禁忌证:肝静脉和下腔静脉阻塞远端存在新鲜、无附壁血栓为相对禁忌证,待血栓清除后仍然可以行介入治疗。

（2）术前准备

介入治疗前应完善体格检查、实验室检查（包括血液生化、AFP，血、尿、大便三大常规和凝血功能检查）、超声、CT 或 MR 检查、进行术前讨论制定介入治疗方案，签署介入治疗知情同意书，准备好导管室内所需器材和药品。

由于 BCS 有多种类型，介入治疗中所使用的器械并非完全相同，因此在介入治疗手术前，必须准备齐全各种类型的器材和药品。器材包括各种不同直径和型号的经皮血管穿刺针、导管鞘、导丝、造影导管、球囊导管、血管内支架及其输送器、异物抓捕器，压力测量装置、心电监护仪；药品包括术前和术中的常用和急救药品。

（3）介入治疗手术方法

1）经皮穿刺部位与麻醉：推荐穿刺部位予以局部麻醉。穿刺部位推荐首选右侧股静脉；如果右侧穿刺点存在曲张静脉团、右侧髂股静脉血栓形成、右髂静脉阻塞，可选择左侧股静脉为穿刺部位。术前影像资料显示下腔静脉完全闭塞时，推荐右侧颈静脉为穿刺部位；右侧颈静脉闭塞时，穿刺部位选择左侧颈静脉；经皮经肝穿刺为肝静脉穿刺的次选部位。

2）血管造影检查：包括下腔静脉造影和肝静脉造影。

下腔静脉造影：推荐使用猪尾导管行下腔静脉造影。对下腔静脉阻塞患者造影时，猪尾导管的远端应放置于闭塞端下缘处，以便显示肝静脉（副肝静脉）和了解下腔静脉隔膜有无孔道。对肝静脉阻塞、下腔静脉通畅或狭窄患者，猪尾导管应置于 T_{12} 水平。下腔静脉造影，推荐造影剂流率为 15ml/s，持续 2 秒。单向造影发现下腔静脉阻塞为膜中有孔者，可以不再行双向造影检查。单向造影证实下腔静脉完全阻塞者，推荐经颈静脉插管行下腔静脉双向造影，以了解下腔静脉闭塞的范围与两端的形态。介入治疗前下腔静脉造影或肝静脉造影超过 24 小时者，介入治疗时仍需要再次行下腔静脉和肝静脉造影。

肝静脉造影：肝静脉造影与下腔静脉造影不同的是肝静脉阻塞时需要先行破膜穿刺或经皮经肝穿刺肝静脉，穿刺成功后才能进行肝静脉造影。

肝静脉造影应在下腔静脉造影后紧接着进行。推荐操作方法，①靶血管的选定：根据术前超声或 CT（MRI）检查结果，选择肝静脉管腔最粗大者为穿刺靶血管。②破膜穿刺途径：首选经颈静脉途径逆行穿刺插管造影。逆行穿刺插管未能成功时，可在超声或透视引导下行经皮经肝穿刺造影。③副肝静脉造影：首选经颈静脉途径逆行穿刺插管造影，逆行插管失败者，可选择经股静脉途径穿刺插管。经股静脉途径穿刺副肝静脉仍不成功时，推荐经皮经肝穿刺副肝静脉造影。

（4）介入治疗方法

1）经皮穿刺下腔静脉球囊扩张术

A. 适应证：a. 下腔静脉膜性或节段性阻塞；b. 下腔静脉球囊扩张或血管内支架植入后出现再狭窄；c. 外科分流术后分流道阻塞；d. 下腔静脉膜性或节段性阻塞合并血栓形成，并可以排除血栓发生脱落的可能性。

B. 禁忌证：a. 下腔静脉阻塞合并血栓形成，且无法排除血栓可能发生脱落时；b. 严重心、肝、肾功能不全；c. 凝血功能障碍。

C. 操作要点：下腔静脉球囊扩张应在下腔静脉造影后进行，在进行扩张前应测量右心房压力和下腔静脉阻塞远端压力。

D. "破膜"穿刺："破膜"穿刺是 BCS 介入治疗中的关键性操作步骤之一，但下腔静脉隔膜有孔者无须"破膜"穿刺。下腔静脉"破膜"穿刺时应于对侧端放置标志物，如放置猪尾导管。"破膜"穿刺在正侧位透视或超声引导下进行，"破膜"穿刺点和通道应位于阻塞段的中心。"破膜"穿刺的方向应根据下腔静脉闭塞两端的形态而决定，闭塞端呈"笔尖状"时，破膜穿刺方向应顺从笔尖方向。下腔静脉"破膜"应首选由上向下穿刺,次选由下向上穿刺。由于下腔静脉近右心房段存在着生理性弯曲,"破膜"穿刺针前端应顺应此生理弯曲,以提高"破膜"穿刺的安全性。"破膜"穿刺针和导管通过闭塞部位后,强烈推荐通过导管注入造影剂,以观察导管前端位置是否位于下腔静脉或右心房内。

E. 导丝应用:下腔静脉破膜穿刺成功后,推荐使用加强导丝通过闭塞段,以利于球囊导管通过闭塞段。下腔静脉阻塞隔膜有孔或由下向上破膜穿刺者,导丝远端应置于上腔静脉内,不推荐将导丝远端置于右心房内。下腔静脉闭塞由上向下"破膜"穿刺者,导丝远端应置于下腔静脉下段,推荐将导丝经股静脉引出形成导丝贯穿。在隔膜较厚或节段性闭塞患者,合并下腔静脉血栓需要放置血管内支架时强烈推荐使用导丝贯穿技术。

F. 球囊扩张:球囊大小的选用根据阻塞远端肝静脉和下腔静脉管腔直径而定。推荐扩张下腔静脉肝后段使用的球囊直径应在20~30mm之间。球囊扩张程度应至切迹完全消失为止。推荐扩张2~3次,每次持续扩张时间应在1~3分钟,在患者能够耐受疼痛的情况下可以适当延长扩张时间。球囊扩张过程中引起的局部疼痛,多数患者可以忍受,不推荐常规使用强止痛剂,以免掩盖血管破裂时出现的剧烈疼痛。球囊扩张时推荐使用低浓度造影剂,禁止使用空气充盈球囊。球囊扩张后应进行对照性下腔静脉造影和阻塞两端的下腔静脉内压力测量。

2)下腔静脉血管内支架植入术

A. 适应证:a. 下腔静脉节段性闭塞,球囊扩张后弹性回缩大于50%;b. 下腔静脉闭塞合并血栓形成,难以明确血栓能否脱落;c. 下腔静脉膜性闭塞球囊多次扩张后仍出现急性或慢性再狭窄。

B. 禁忌证:a. 下腔静脉因肝大压迫所致狭窄,即"假性狭窄";b. 下腔静脉隔膜至右心房下缘距离小于1cm;c. 下腔静脉隔膜厚度小于1cm;d. 下腔静脉阻塞端下方血管直径大于3cm;e. 覆膜支架和非Z型支架跨越肝静脉开口。

C. 支架的选择。a. 支架大小:应根据血管造影显示球囊扩张后狭窄部位和范围确定支架的长度和类型,选用支架长度应大于闭塞段长度。选用"Z"形支架的直径应大于下腔静脉狭窄部位血管直径的40%。b. 支架类型:下腔静脉支架跨肝静脉或副肝静脉开口时推荐使用"Z"形支架,不推荐使用网织型支架。c. 支架位置:下腔静脉阻塞的部位与肝静脉或副肝静脉开口位置相邻近时,下腔静脉支架植入后跨越肝静脉或副肝静脉开口是无法避免的,已有较多的文献报道下腔静脉支架植入后可以引起肝静脉和副肝静脉的阻塞,因此,推荐下腔静脉支架释放后的近心端定位于右心房下缘。

D. 操作技巧:释放支架过程中应在透视下严密观察支架弹开的过程,并嘱患者保持屏气状态下释放。从股静脉途径进行释放时应特别注意支架近心端定位至少低于右心房下缘1cm。不推荐经股静脉途径在右心房下缘处释放2节Z型支架。下腔静脉支架释放后若出现部分节段弹开不良,应及时使用球囊进行扩张使其张开。支架植入后应再次进行对照性血管造影检查和下腔静脉远心段的压力测量。

3)下腔静脉阻塞合并血栓形成的介入治疗

A. 适应证:下腔静脉膜性或节段性阻塞合并血栓形成。

B. 禁忌证:a. 严重心、肺、肝、肾功能不全;b. 凝血功能障碍。

C. 临床处理:下腔静脉阻塞合并血栓形成时,推荐先处理血栓,再处理阻塞。血栓的处理,a. 判断血栓的性质:治疗前首先判断血栓性质,是新鲜游离血栓、陈旧性附壁血栓还是混合型血栓。b. 血栓处理:血栓处理推荐以溶栓为主,支架压迫固定为辅。对于新鲜血栓是否完全溶解的判断,可以通过大腔导管在下腔静脉阻塞下端行抽吸试验。对明确的陈旧性附壁血栓无须进行溶栓治疗;对于混合型血栓应先使用溶栓药物溶解新鲜血栓,未能溶解的血栓推荐应用下腔静脉支架压迫固定。c. 清除血栓:下腔静脉和蔓延至肝静脉内的新鲜可脱落血栓推荐首选溶栓导管进行溶栓,对于数量较多的新鲜可脱落血栓可以采用保留溶栓导管(3~5 天)进行溶栓;对于数量较少的可以经导管于血栓局部注射溶栓药物。d. 球囊扩张与血管内支架植入:新鲜血栓被完全溶解后,下腔静脉阻塞的介入治疗应根据阻塞的性质和范围采取球囊扩张或内支架植入。

对于难以完全溶解的血栓和血栓导致下腔静脉管腔狭窄的患者,在对阻塞部位进行球囊扩张后推荐植入血管内支架,以压迫或固定血栓和支撑血管。

凡是下腔静脉阻塞合并血栓形成的患者,在球囊扩张或植入支架后,在行下腔静脉复查造影的同时,推荐进行肺动脉造影以了解有无肺栓塞。

4) 肝静脉阻塞介入治疗

肝静脉开口处阻塞可以通过球囊扩张与血管内支架植入而实现再通,肝静脉阻塞合并副肝静脉阻塞者,开通副肝静脉具有和开通肝静脉同等的价值与临床效果。

A. 适应证:a. 肝静脉开口处膜性和节段性阻塞;b. 副肝静脉开口处膜性阻塞;c. 肝静脉开口处膜性或节段性闭塞球囊扩张和血管内支架植入后出现再狭窄;d. 下腔静脉支架植入后引起的肝静脉开口处阻塞;e. 肝静脉阻塞合并血栓形成。

B. 禁忌证:a. 心、肝、肾功能不全;b. 凝血功能障碍;c. 肝静脉主干全程闭塞呈条索状或肝静脉管腔完全萎陷变细甚至消失。

C. 操作要点:肝静脉阻塞合并血栓形成的处理原则和方法同下腔静脉阻塞合并血栓形成。肝静脉扩张使用的球囊直径应在 12mm 以上(小儿选用 10mm 以上)。多支肝静脉闭塞时,推荐尽可能对多处进行扩张。

D. 穿刺途径:推荐首选经颈静脉途径穿刺肝静脉,在经颈静脉途径穿刺肝静脉失败时,推荐在超声引导下行经皮经肝穿刺肝静脉,以提高穿刺的准确性和成功率。采用经皮经肝穿刺行肝静脉造影时,推荐行顺行性破膜穿刺和经颈静脉途径插入抓捕器将导丝经颈静脉途径引出,供经颈静脉途径插入球囊使用。无论采用何种途径穿刺肝静脉成功后,应常规测量肝静脉压力。

E. 球囊扩张与血管内支架植入:推荐球囊的大小应较阻塞远心端血管管腔直径大 20%~40%。推荐肝静脉内使用网织型支架。推荐使用明胶海绵条或弹簧圈闭塞穿刺通道。肝静脉和副肝静脉均发生阻塞时,推荐对肝静脉和副肝静脉同时进行扩张。肝静脉和副肝静脉均发生阻塞,肝静脉细小而副肝静脉粗大时,推荐行副肝静脉成形术。肝静脉细小而副肝静脉粗大且通畅时,不推荐行肝静脉开通。球囊扩张后肝静脉压力下降不理想,或扩张通道弹性回缩大于 50% 以上者,推荐肝静脉内植入支架。肝静脉支架近心端伸入下腔静脉内 1cm 左右为宜。

5) 肝内门体分流道(TIPS)与肝移植

由于肝静脉广泛闭塞,不能进行血管再通治疗。为了降低门静脉压力,只能经下腔静脉直接穿刺门静脉,TIPS 建立于门静脉和下腔静脉之间。

A. 适应证:a. 肝静脉广泛性狭窄或闭塞;b. 肝静脉阻塞开通后门静脉高压不能缓解且消化道仍然出血者。

B. 禁忌证:a. 心、肝、肾功能不全者;b. 凝血功能障碍者。

C. 操作方法:见 TIPS 操作规范。介入治疗注意事项:将下腔静脉造影和肝静脉造影同时进行并视为一体式 BCS 血管造影检查基本要求和标准化操作程序。在进行血管造影和介入治疗过程中使用肝素 3 000~5 000U 以达到全身肝素化为标准化操作内容之一。推荐患者在介入治疗过程中不使用静脉输液。术中输液是加重下腔静脉开通后出现充血性右心功能不全的重要因素。

D. 并发症的预防与处理

介入治疗的并发症主要集中在与穿刺、球囊扩张和支架植入相关的局部损伤,与介入治疗相关的病死率显著低于外科手术治疗。

a. 心脏压塞：是介入治疗术中较为严重的并发症，也是导致患者术中死亡的主要原因之一，一旦发生，推荐即刻行心包穿刺引流。提倡在介入治疗过程中，特别是在下腔静脉阻塞破膜穿刺后透视观察心影大小和心尖搏动。采用经颈静脉途径由上向下破膜穿刺可预防误穿心包腔。

b. 血管破裂：是造成患者术中死亡的主要原因之一，多见于穿刺通道经过细小的交通支而使用较大球囊进行扩张，也可见于破膜穿刺通过下腔静脉管壁使用球囊扩张导致下腔静脉破裂。一旦发现血管破裂，推荐首选球囊封堵破裂口处，再行覆膜支架植入或外科手术处理。

c. 肺动脉栓塞：见于下腔静脉或肝静脉阻塞合并血栓形成而直接予以球囊扩张的患者，推荐血管造影发现下腔静脉和肝静脉阻塞远端存在血栓时先行溶栓治疗，待血栓溶解后予以球囊扩张。推荐对于下腔静脉内机化血栓患者予以血管内支架植入，使用血管内支架压迫固定血栓以防止血栓脱落和肺栓塞发生。

d. 支架移位和脱入右心房：常见于下腔静脉阻塞使用 Z 型支架时，发生原因与支架释放前支架近心端定位误差、下腔静脉闭塞端近心段膨大、下腔静脉膜性阻塞使用内支架有关。预防措施为支架释放前行下腔静脉造影或经颈静脉途径释放。一旦发生支架移位和脱入右心房，推荐开胸取出。

e. 支架弹开不良与断裂：支架弹开不良多与狭窄部位占位（如陈旧性血栓）和周围组织压迫（肝大）有关，少数为支架支杆相互嵌顿，处理方法推荐使用球囊扩张支架。肝包膜破裂出血：用力推进破膜穿刺针及将导丝插入肝静脉远端并用力推送球囊时，均有可能发生穿刺针和导丝突破肝包膜，预防方法包括轻柔操作和密切观察肝脏大小和穿刺针进针深度，经皮经肝穿刺肝静脉、经皮经肝插入球囊导管和植入血管内支架而未采用有效措施封堵穿刺通道，抗凝、溶栓药物使用不当等是常见原因。其临床表现为腹腔出血。BSC 介入治疗后一旦出现腹腔出血，应立即停止使用抗凝、溶栓药物，及时行下腔静脉和肝静脉造影，寻找出血源，并对出血部位予以栓塞治疗。

f. 再狭窄：下腔静脉和肝静脉阻塞行球囊扩张和血管内支架植入后均可发生再狭窄，其发生率为 10% 左右。球囊扩张后再狭窄的发生机制尚不明确，可能与病因未能去除、致病因素持续存在有关；下腔静脉和肝静脉内支架植入后再狭窄发生的主要原因是血栓形成，少数患者再狭窄可以反复发生。目前认为预防肝静脉和下腔静脉成形术后再狭窄的有效方法是进行有效的抗凝治疗。再狭窄的处理方法同样是抗凝、溶栓、球囊扩张与内支架植入。

5. 疗效判定与预后

BCS 介入治疗的疗效分为近期疗效和远期疗效。

（1）近期疗效：①肝静脉和下腔静脉压力下降。判断肝静脉和下腔静脉压力下降幅度应以右心房-下腔静脉压力梯度差为标准，而不是下降的绝对数值。肝静脉和下腔静脉压力通常在血管开通后 24 小时内恢复到正常。②肝静脉和下腔静脉血流通畅。肝静脉和下腔静脉造影显示 PTA 后原阻塞处血流通畅，血管内支架弹开满意。术后 1 周多普勒超声检查见原阻塞处血流通畅。③临床症状和体征消失：下肢水肿消退，下肢与腹壁曲张静脉萎陷，24 小时内尿量增加。下肢溃疡渗出减少。肝脏缩小，腹水吸收。

（2）远期疗效：①临床症状和体征：下肢色素沉着变淡、溃疡愈合，下肢与腹壁曲张静脉萎陷或消失。腹水与黄疸消失。女性月经恢复正常。②介入治疗后至终生无门静脉高压和下腔静脉高压的临床症状和体征的复发，超声复查肝静脉和下腔静脉血流通畅。

（3）预后：肝静脉和下腔静脉阻塞经球囊扩张和血管内支架植入再通后，5 年生存率在 90%

以上。虽然 10% 左右的患者可以发生再狭窄,但是经过再次介入治疗后其 5 年生存率仍然在 85% 以上。约 3.5% 的 BCS 患者在病程中发生原发性肝癌,其预后与其他原因引起的原发性肝癌相同。

1%~2% 的 BCS 患者可发生肝静脉广泛性闭塞,预后较差,5 年生存率小于 50%。

6. 术后处理

(1)术后处理及用药:穿刺点压迫止血后予以加压包扎,推荐加压包扎时间在 4~6 小时;患者介入治疗返回病房后应卧床 20 小时;全身使用抗生素 3 天。术后常规抗凝治疗,抗凝药物首选华法林。抗凝治疗达到以下指标:凝血酶原时间保持在 18~28 秒。国际标准化时间。推荐抗凝治疗时间应 1 年以上。

(2)随访:推荐介入治疗后使用超声随访和复查,重点观察肝静脉和下腔静脉血流是否通畅;凝血功能是否达到有效的抗凝指标。介入治疗后的第 1 年度内复查时间为介入治疗后 1、3、6、12 个月。术后 2~5 年内无症状者每 6 个月至少复查一次超声。5 年后无症状者每年复查一次超声。再次出现临床症状时及时复查。放置下腔静脉或肝静脉支架者,推荐植入后每年摄胸腹部 X 线片,观察支架的形态和位置。建议观察时间为 10 年。

第九节 戈 谢 病

戈谢病(Gaucher disease,GD)是一种最常见的常染色体隐性遗传疾病,是最普遍的溶酶体贮积病之一。该病由于葡糖脑苷脂酶基因突变导致机体葡糖脑苷脂酶(glucocerebrosidase,GBA;又称酸性 β-葡萄糖苷酶,acid β-glucosidase)活性缺乏,造成其底物葡糖脑苷脂(glucocerebroside)在肝、脾、骨骼、肺,甚至脑的巨噬细胞溶酶体中贮积,形成典型的贮积细胞即"戈谢细胞",导致受累组织器官出现病变,临床表现多脏器受累并呈进行性加重。

1. 表现分型 戈谢病常有多脏器受累的表现,但轻重程度差异很大。根据神经系统是否受累,将戈谢病主要分为非神经病变型(Ⅰ型)及神经病变型(Ⅱ型及Ⅲ型)。其他少见亚型(围产期致死型、心血管型等)也有报道。

(1)非神经病变型(Ⅰ型):为最常见亚型(在欧美高达 90%,东北亚患者中占比例略低),无原发性中枢神经系统受累表现,一些Ⅰ型戈谢病患者随着疾病进展可能出现继发神经系统临床表现(如脊髓受压等)。各年龄段均可发病,约 2/3 患者在儿童期发病。症状轻重差异很大,一般来说,发病越早,症状越重。脏器表现主要为肝脾大,尤以脾大显著,常伴脾功能亢进,甚至出现脾梗死、脾破裂等。血液学主要表现为血小板减少和贫血,部分患者白细胞减少,可伴有凝血功能异常。患者表现面色苍白、疲乏无力、皮肤及牙龈出血、月经量增多,甚至出现危及生命的出血现象。

多数患者有骨骼受侵,但轻重不一。受侵犯部位主要包括早期的腰椎、长骨干骺端、骨干以及中后期的骨骺和骨突。患者常有急性或慢性骨痛,严重者出现骨危象(严重骨痛急性发作,伴发热及白细胞增高、红细胞沉降率加快)。X 线表现为股骨远端的烧瓶样畸形、骨质减少、骨质疏松,重者出现骨的局部溶解、骨梗死、病理性骨折、关节受损等。骨骼病变可影响日常活动,并可致残。儿童患者常见的表现依次是骨质稀疏、长骨干骺端烧瓶样畸形、长骨干骺端密度不同程度的减低、骨皮质变薄等,可有生长发育迟缓。部分患者可有肺部受累,主要表现为间质性肺病、肺实变、肺动脉高压等。此外,患者还会出现糖和脂类代谢异常、多发性骨髓瘤等恶性肿瘤发病风险增高、胆石症、免疫系统异常等表现。

(2)急性神经病变型:Ⅱ型患者除有与Ⅰ型相似的肝脾大、贫血、血小板减少等表现外,主要为急性神经系统受累表现。常发病于新生儿期至婴儿期,进展较快,病死率高。有迅速进展的延髓麻痹、动眼障碍、癫痫发作、角弓反张及认知障碍等急性神经系统受损表现,精神运动发育落后,2~4岁前死亡。一些重度患者会出现关节挛缩。

(3)慢性亚急性神经病变型:早期表现与Ⅰ型相似,逐渐出现神经系统受累表现,常发病于儿童期,病情进展缓慢,寿命可较长。患者常有动眼神经受侵、眼球运动障碍,并有共济失调、角弓反张、癫痫、肌阵挛,伴发育迟缓、智力落后。Ⅲ型可分为三种亚型,即以较快进展的神经系统症状(眼球运动障碍、小脑共济失调、痉挛、肌阵挛及痴呆)及肝脾大为主要表现的Ⅲa型;以肝脾大及骨骼症状为主要表现而中枢神经系统症状较少的Ⅲb型;其他症状较轻,以心脏瓣膜钙化及角膜混浊为特殊表现,主要出现在德鲁兹人群的Ⅲc型。

戈谢病的临床分型较为复杂,在未出现神经系统症状之前,有些Ⅲ型患者的表现和Ⅰ型很难区分。

2. 诊断 戈谢病的常见症状为不明原因的脾大、肝大、贫血、血小板减少、骨痛、神经系统症状等。诊断需结合临床症状、实验室检测及病理学检查等进行综合判断。

(1)葡糖脑苷脂酶活性检测:是戈谢病诊断的金标准。当其外周血白细胞或皮肤成纤维细胞中葡糖脑苷脂酶活性明显降低至正常值低限的30%以下时,即可确诊戈谢病。国内相关研究表明戈谢病患者的酶活性常低于正常值的28%,不同实验室由于检测方法及参考值存在差异,酶学的检测的结果可能有所不同,应该根据各实验室的实际情况确定酶活性正常值。但是值得注意的是,少数患者虽然具有戈谢病临床表现,但其葡糖脑苷脂酶活性低于正常值低限但又高于正常低限30%时,需参考该患者的血中生物学标记物(壳三糖酶活性等),并进一步做基因突变检测,从而实现确诊。

外周血白细胞葡糖脑苷脂酶活性检测需采集新鲜全血样本,并在短时间内分离白细胞。部分实验室使用干血纸片法(或称干血斑法,dried blood spots,DBS)采集、运输、储存样本,用于包括戈谢病在内多种溶酶体贮积症的诊断。该方法采样方法简便易行,仅需将患者新鲜全血滴在滤纸上,获得直径约1cm血斑,于室温放置4小时直至干燥,然后将滤纸置于密封塑料袋中运输到中心实验室,每个干血斑约需50μl全血。干血纸片法适合在远离检测中心的地区开展戈谢病酶学检测的高危筛查,也适用于戈谢病的新生儿的筛查。

血浆壳三糖酶活性检测可用于戈谢病患者的辅助诊断和治疗效果的检测。壳三糖酶是由活化的巨噬细胞在特殊环境下产生的,该酶的活性是目前戈谢病众多生化标记物中升高最显著的,患者的结果通常较正常人增高数百或上千倍。在应用酶替代治疗后,治疗有效患者的壳三糖酶活性会显著下降,是能够辅助诊断戈谢病及监测治疗效果的生物学标记物。

(2)骨髓形态学检查:大多数戈谢病患者骨髓形态学检查能发现特征性细胞即"戈谢细胞",该细胞体积大,细胞核小,部分胞质可见空泡。但该检查存在假阴性及假阳性的情况。假阴性:即当未查见戈谢细胞时,仍不能否定患有戈谢病,需要通过葡糖脑苷脂酶活性检测进行确诊。假阳性:骨髓中的单核巨噬细胞等会吞噬细胞碎片或脂质代谢产物,形成与"戈谢细胞"相似的"类戈谢细胞",在慢性髓性白血病、地中海贫血、多发性骨髓瘤、霍奇金淋巴瘤、浆细胞样淋巴瘤中都可能出现这种"类戈谢细胞"。因此,当骨髓中查见"戈谢细胞"时,应高度怀疑戈谢病,但并不能确诊戈谢病,需在鉴别区分其他疾病的同时,进一步做葡糖脑苷脂酶活性测定。

(3)基因检测:已发现的葡糖脑苷脂酶基因突变类型有400多种,相似的表型可有多种不同基因型,而相同基因型的患者,其临床表现、病程及治疗效果也不同。基因诊断并不能代替酶活性测定的生化诊断方法,但可作为诊断的补充依据并明确对杂合子的诊断。如果已通过酶学检测确诊戈谢病,可进行基因分子检测,以预测患慢性神经性戈谢病的风险,以及确定合理的治疗、随访方案。

（4）诊断流程：由于戈谢病误诊、漏诊率较高，对于脾大和/或血小板减少的患者，可通过以下流程（通过文献改编），排除恶性肿瘤等疾病后，进行葡糖脑苷脂酶活性检测以确诊或排除戈谢病。本诊断流程图从脾大开始，因为脾大是戈谢病最主要的特征（在 ICGG 戈谢病登记研究有 87% 的患者脾大为正常值的 5 倍），但是并不是所有的戈谢病患者都伴随脾大，需进行综合考虑。骨髓涂片细胞学检出或未检出戈谢病细胞都需要通过酶活性测定以确诊。

3. 治疗

（1）非特异性：根据患者的临床症状与特征选择。贫血患者可补充维生素及铁剂，预防继发感染，必要时输注红细胞及血小板以纠正贫血或血小板减少。骨骼病变的处理包括止痛、理疗、处理骨折、人工关节置换等，并可辅以钙剂及双膦酸盐治疗骨质疏松。在无法接受酶替代治疗的情况下，因病情进展（如脾功能亢进、脾梗死等）可谨慎考虑脾切除，但应明确脾切除会加速葡糖脑苷脂在骨髓、肝脏、肺脏等器官的蓄积，加剧许多临床症状并增加多种致命的戈谢病并发症（如骨梗死、肺动脉高压等）的发生风险。脾大可通过触诊及影像学检查（CT、MRI）确定，脾切除的指征应结合患者的实际情况，与外科医生协作进行。脾切除的目的在于减小并维持脾的体积（≤正常值的 2~8 倍），减轻由于脾大带来的症状。脾切除后需要对肝、骨骼、肺的不良反应情况进行定期监测。

（2）特异性：美国食品药品管理局于 1991 年批准上市了由胎盘中提取的葡糖脑苷脂酶，后于 1994 年又批准了以基因重组方法研制的葡糖脑苷脂酶，用于戈谢病的酶替代治疗（enzyme replacement therapy，ERT）治疗。临床实践显示，伊米苷酶可明显改善 I 型戈谢病患者的临床症状体征，维持正常生长发育，提高生活质量，为 I 型戈谢病治疗的标准方法，治疗越早，疗效越好。伊米苷酶是截至 2015 年 4 月国内唯一可获得的戈谢病特异性治疗药物。

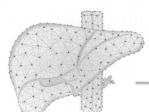

第四章

TIPS 基本器械及应用

TIPS 是介入放射学中的一朵奇葩,因为技术难度高、风险大,临床管理要求严格。也正因为如此,更需要有扎实临床、影像学基础的医生,充分了解和熟练掌握手术操作过程中相关器械的应用,将每一个器械的作用发挥到极致,用尽其能。在此就其使用时的相关注意事项,按照 TIPS 手术实施过程逐一介绍,旨在降低手术风险、提高手术成功率!

第一节　基本器械及应用

一、门静脉体表定位装置

1. 制作方法及应用　应用金属丝[可用直径 0.089cm(0.035 英寸)导丝]制作成方形或长方形体表定位网,金属丝长 10~15cm,间隔 1cm 平行、纵行(6~10 根)或纵横(12~20 根)排列,应用胶布固定(图 4-1-1A、B)。其一贴放在患者的腹部门静脉主干及分支的大致的体表投影处,与术前拟定的门静脉进针点保持一致。其二贴放在右季肋区门静脉主干及分支的侧位体表投影处(图 4-1-1C、D)。

2. 注意事项　定位网的金属线不宜过粗也不宜过细,既要易于定位观察,又不应对观察产生过多干扰。特别注意要牢牢固定定位网在体表,以避免移位,同时在间接门静脉造影及手术操作时嘱患者呼吸幅度尽量小,以避免体表定位网与门静脉之间的关系移位过大,起不到定位作用。顺利穿刺门静脉后该装置使命已算完成,建议撤除此网,有益于保存完美的图像。

二、动、静脉穿刺

1. 动脉及静脉穿刺针　应用带有同轴穿刺针或单壁穿刺针穿刺动脉或静脉,穿刺熟练者以后者为主,建议不透壁的血管穿刺方法(改良 Seldinger 法),特别是动脉,因为有肝脏疾病的患者往往存在凝血及血小板异常,透壁穿刺容易形成皮下血肿。

2. 股动脉穿刺注意事项　股动脉穿刺时要注意穿刺点不能选择太高和太低,以避免穿入盆腔和软组织部位,导致无法压迫或压迫不实,引起腹膜后或软组织内大出血。一般选择在右侧腹股沟皮肤皱褶下 10~20mm 处(图 4-1-2),下肢较粗的患者应略偏下一些。拔鞘后,严格加压包扎动脉穿刺点局部,以足背动脉搏动良好为标准。

3. 颈内静脉穿刺方法

(1)颈静脉解剖:颈动脉鞘自颅底至纵隔。颈筋膜包绕颈总动脉、颈内动脉、颈内静脉和迷

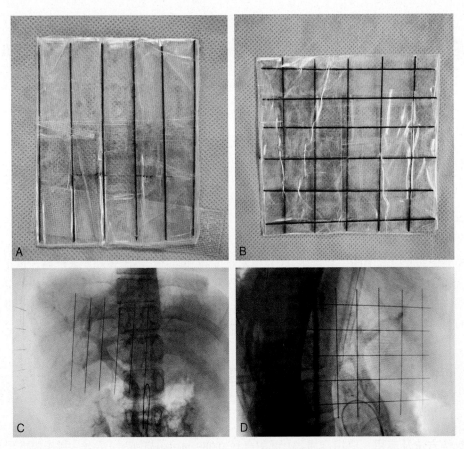

图4-1-1　体表定位网的制作及应用

A.用于患者腹部正位的定位标记;B.用于患者右季肋侧位的定位标记;C.门静脉正位与金属定位器关系;D.门静脉侧位与金属定位器关系。

走神经等形成的筋膜鞘,颈内静脉和迷走神经贯穿全长。在鞘的下部,颈总动脉位于后内侧,颈内静脉位于前外侧,迷走神经位于二者之间的后方;在鞘的上部,颈内动脉居前内侧,颈内静脉居后外侧,迷走神经居二者之间的后内方。

（2）常规穿刺方法:胸锁乳突肌的锁骨头、胸骨头和锁骨三者所形成的三角区,该区的顶部即为穿刺点。如解剖部位不明显,可于平卧后将头抬起,以显露胸锁乳突肌的轮廓。或取锁骨上3cm与正中线旁开3cm的交叉点为穿刺(图4-1-3)。

（3）笔者的穿刺经验:根据颈内静脉解剖关系,选择下颌下角水平下2cm左右,在颈动脉外侧边缘画一纵行线,线外5~10mm作为穿刺点,与这一纵行线平行,以15°~20°的角度向后、下穿刺,深度50~80mm。一般都会成功。不成功的,要适当调整角度和深度。反复穿刺

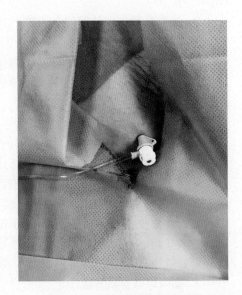

图4-1-2　右侧股动脉穿刺位置

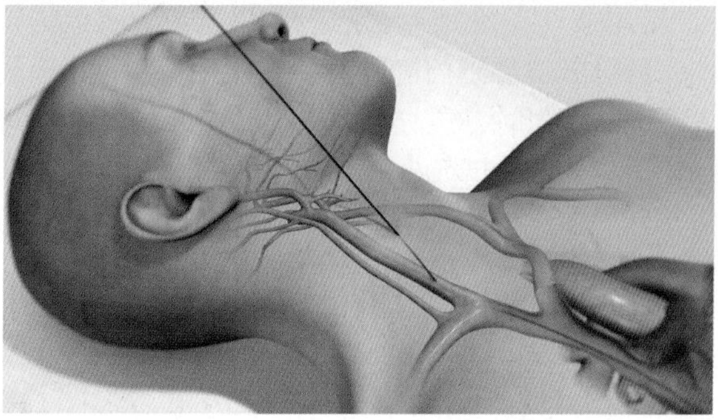

图 4-1-3 常规右侧颈内静脉穿刺进针点

不成功的,要改变其他方式穿刺,要注意解剖变异或已经闭塞或输液量不足导致的血管充盈欠佳情况。

4. 颈内静脉穿刺注意事项 对于术前预估穿刺颈内静脉有难度患者(如反复穿刺史、禁食水、局部病变等)或临床考虑右侧颈内静脉闭塞者,术前或术中超声定位,标记相关穿刺血管的走行再穿刺。对于禁食水或入量不足的患者,术前适当增加静脉输液量,以避免颈静脉充盈不佳,给穿刺带来困难。穿刺过程中可能会误穿颈外静脉,由于该静脉偏后和较细,TIPS 套装无法或难以顺利进入上腔静脉,避免强行通过,需要重新穿刺颈内静脉。颈内静脉穿刺时可能引发迷走反射,患者表现为突发心率、血压下降、意识障碍,此时应立即停止操作,必要时使用阿托品及球囊面罩进行抢救。另外,反复穿刺颈内静脉不成功时,可以经股静脉插管至颈内静脉造影,观察颈内静脉解剖情况,如果血流通畅,留置导管或导丝作为定位标记,再穿刺颈内静脉。如若右侧颈内静脉闭塞者可选择左侧颈内静脉入路进行操作。若双侧颈内静脉均闭塞,可考虑经右侧股静脉完成分流手术。

三、常规血管鞘、导丝、导管及应用

1. 血管鞘 根据手术操作的情况,选用不同型号的血管鞘,便于导丝和导管的交换,选择能够完成操作的最小型号,以达到创伤最小化。

2. 导丝、导管 一般应用超滑导丝,有长短和软硬的分别,在手术操作的不同时期应用不同的类型,特别注意导丝的亲水性,操作过程中保持导丝的水润超滑状态。应用不同类型的导管进行动脉、间接门静脉、门静脉、下腔静脉、肝静脉等造影,一般选择眼镜蛇、肝右、猪尾导管等造影。间接门静脉造影时,一般插入肠系膜上动脉内,造影剂一般选择 5ml/s,总量 25ml。根据胖瘦、腹水量、门静脉血栓等情况,适当减量或加量,先选择肠系膜上动脉行间接门静脉造影,如果显示不清楚,再选择脾动脉。穿刺门静脉成功后,直接将超长超滑导丝进入门静脉系统远端,交换导管和 TIPS 穿刺套装(置入门静脉内最为理想),如果常规超滑导丝进入门静脉交换导管有难度时(经下腔静脉穿刺,时有发生),应用支撑力强或超滑 4F 导管,更加容易进入门静脉。TIPS 穿刺套装置入门静脉有困难时,可以选择直径较小球囊(一般直径 5mm)扩张下腔或肝静脉穿刺部位(安全起见,暂不扩张门静脉穿刺部位,如果进入有难度,同时扩张),再置入套装至门静脉主干,如果穿刺路径角度较大,套装不能强行进入门静脉;当穿刺遇到困难,需要反复穿刺,可能导致穿刺针外导管尖端撕裂,可以将撕裂部分切除(不可切除太多)或用 4F 眼镜蛇导管剪断匹配金属穿刺针;门静脉造影时,一般选择 5F 猪尾导管至脾静脉远端(逆肝血流选择门静脉不同部位造影),需要时可以选择肠系膜静脉造影或两个属支都造影。如果门静脉血栓较多、血流不通畅、门静脉系统的血管较细等,选择 4F 猪尾或直头端侧孔导管造影,以避免大圈猪尾导管损伤血管内膜,形成血栓或血栓增加;有时曲张静脉开口靠近门静脉近端或分支或脾静脉近端,常规操作或应用微导管难以将导丝、导管置入静脉曲张内时,可以选择导丝、导管折叠技术,一般选择超滑软导丝和 4F 已经塑形的大弯导管(如西蒙导管),一起折叠通过 TIPS 外鞘顺利进入通畅的肠系膜上静脉,部分回撤导丝,导管恢复原有形状,导丝和导管配合进入曲张静脉进行栓塞。如果折叠进入肠系膜上静脉过程中有明显的阻力,应放弃该方法继续操作。

3. **微导丝、微导管** 用于普通导管难以进入的曲张静脉或需要超选择进入曲张静脉远端栓塞的患者,一般需要导丝塑形,特殊情况对导管进行塑形。

4. **经皮肝穿刺器械** 在单纯进行 TIPS 有难度时,需要联合经皮肝穿刺或经皮脾穿刺联合应用,一般选择同轴穿刺套装(穿刺针、双层导管和导丝)穿刺成功后,根据手术需要,置入导丝、导管进行门静脉直接定位或进行其他操作。另外,特别注意,套装内的导丝较细,支撑力不足,遇到门静脉完全性血栓或不规则血栓时难以通过闭塞的门静脉进入远端,此时,应用 18G 穿刺针穿刺,应用常规超滑导丝更容易通过梗阻部位。由于脾组织质地较脆且淤血严重,较肝组织更容易出血,因此,经皮穿刺脾静脉时,要十分谨慎。手术结束时,严格封堵穿刺通道,以防止腹腔或胸腔出血的发生。

5. **非高压球囊导管** 用于测量肝静脉楔压、肝静脉自由压、取门静脉血栓和临时封堵大的自发性分流道等。前端球囊有可适形性,即其扩张后的形状与血管的内径形状相匹配,一般不损伤血管内膜。扩张压力不宜过大,否则导致球囊破裂。测量肝静脉楔压时球囊扩张后应保证彻底封堵血液回流,避免封堵不严导致结果不准确。

第二节 TIPS 术中必备器械及应用

一、TIPS 穿刺系统

1. **常用穿刺系统** RUPS-100 组成(图 4-2-1):短、硬的扩张导管,外鞘内径 10F 长度 40cm,该鞘管以壁薄、韧性大为特点,有同轴内芯,共同经常规导丝置入下腔静脉或肝静脉内。穿刺针直径 0.096cm(0.038 英寸)(20G 左右),长度 62.5cm。穿刺针外面有条 5F 外套管(直径 5F=1.59mm),穿刺部分约等于 16G。金属导向器与其配套的支撑管为一个组合,金属导向器与支撑管有螺丝使其充分贴合,穿刺时务必拧紧。此配套组合必不能盲目暴力地推送到门静脉内,应在透视下多角度观察,明确进针点及导丝在肝内及门静脉内的走行,以确保金属导向器按穿刺的路径进入门静脉内。

根据术前肝脏整体结构影像学和术中造影有机结合,预设穿刺点和预分流道,但在现实中,这一预定随时会有变化,特别对不熟练的术者,仅能作参考作用。要注意在穿刺过程中,应根据门静脉正侧位体表定位,立体感知同一位置,不能盲目将金属导向器箭头指向特定位置进行穿刺。RUPS-100 设计之初是为欧美人群设计的,欧美人和国人的肝病病因不同,肝脏的形态也有较大的不同,欧美患者的肝脏普遍肥大、软,而国人的肝脏偏小、偏硬,肝静脉、门静脉相对位置变化也比较大,肝裂宽,暴露的血管也多,这也就会导致穿刺套装可能会在国内遇到"水土不服"的问题。在穿刺前,不赞成没有标准预先对金属导向管塑形,应该根据术前的预定穿刺点和结合术中造影及个体化情况,决定是否进行塑形,有时需要反复塑形,如在肝静脉或较细的下腔静脉等狭小的空间穿刺时,导向器会很快恢复到原来的形状或多次塑形才能达到预期的角度,塑形后导向管内腔可能变得不圆,穿刺针前行时阻力会增大。

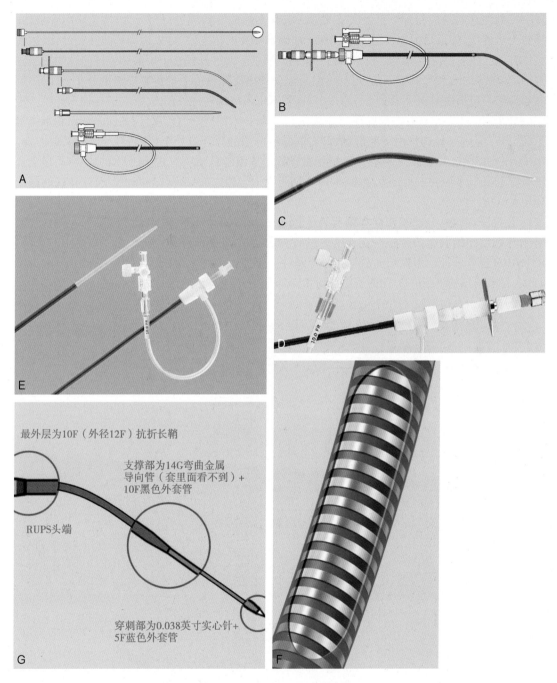

图 4-2-1　RUPS-100 穿刺套装

RUPS-100 穿刺套装分解组件图(图 A);PUPS-100 穿刺套装的整体组合图(图 B);RUPS-100 前端穿刺针鞘管及金属导向器图(图 C);RUPS-100 后端其金属导向器的箭头方向与前端导向器方向一致(图 D);抗折鞘及内部金属线圈(图 E、F);穿刺套装前端图及其相关直径(图 G)。

特别注意的是应将穿刺针及其支撑管一起伸出导向管前端进行塑形,以避免导向管折伤,导致无法使用,如果最大限度的塑形仍然无法满足需要的角度时,可以适当弯曲穿刺针,以达到整体合适的角度,称为"双弯"技术。另外,在没有确定 TIPS 外鞘在下腔静脉或肝静脉的安全位置前,金属导向器和穿刺针不能伸出外鞘,可以先伸出支撑管或手推造影证实是否安全,以避免右心房和心包损伤。在手术操作过程中,导向器可以始终保持在外鞘内,需要时再伸出外鞘。传统的穿刺路径主要是从肝右静脉到门静脉右支,随着技术的成熟、合理分流的深入认识和影像学系统分析,穿刺路径选择由下腔静脉、肝右静脉或肝中静脉开口处至门静脉左支、分叉或右支。RUPS-100 穿刺套装设计初衷并不是为此,故使用时应不断总结经验,提高手术的成功率、建立合理分流和降低术中并发症的发生率;同时也期盼更适合国人的穿刺套装问世。医疗器械的国产化也是众望所归。

2. RTPS-100 RTPS-100 穿刺套装(图 4-2-2)的 16G 空心穿刺针支撑力更强,不易变形,对于穿刺较硬的肝组织存在一定优势。鞘管为 9F,植入较粗支架推送器,需要更换 10F 长鞘。RTPS-100 还有一种采用更细的 18G 空心穿刺针,更微创,穿刺针截面积较传统 RTPS-100 减少了41%。随着科技的不断进步 TIPS 所用穿刺套装必然会更微创、更安全,同时也会提高手术成功率。

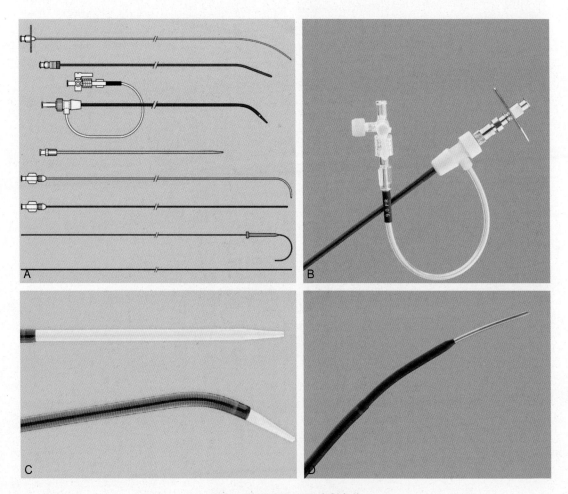

图 4-2-2 RTPS-100 穿刺套装

RTPS-100 穿刺套装的分解图(图 A);穿刺套装后端图,鞘管内径 9F(图 B);穿刺套装前端与 RUPS-100 鞘管的形状差异图(图 C);前端导向器及空心穿刺针图(图 D)

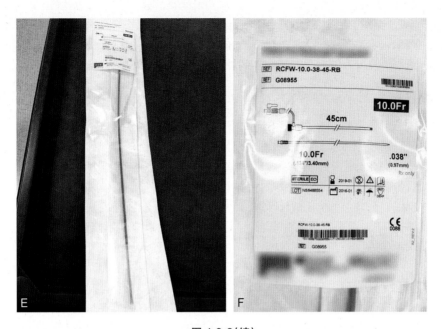

图 4-2-2(续)

COOK10F 长鞘可用于放置 Viatorr 支架但此鞘不带金属线圈,为非抗折鞘(图 E、F)。

3. HTPS-100　HTPS-100 组件最丰富的就是此套装(图 4-2-3),用的也是和 RTPS-100 常规型号一样的 16G 空心针。但是,外鞘由 9F 改为 10F 长鞘,这意味着,适用不同支架推送器,但此套装在国内没有上市,在此不做过多赘述。

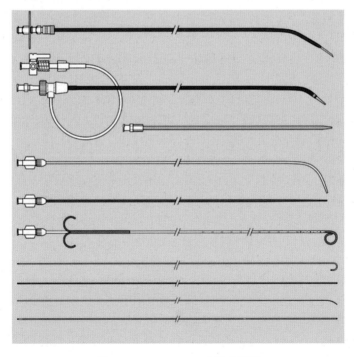

图 4-2-3　HTPS-100 套装分解图

4. 国产 TIPS 穿刺器械 Veinsbridger™ 已经应用于临床 国产 TIPS 穿刺器械 Veinsbridger™ 主要组成有穿刺针、穿刺套管、导向器套管、导向器、外鞘芯、外鞘、扩张器。特点：有不同的穿刺针长度、导向器弯角及可容纳大角度导向器的外鞘接头。

二、高压球囊导管

用于 TIPS 球囊导管类型较多，有不同的直径和长度。球囊导管主要用于分流道的预扩张，一般选择稍小于支架直径的球囊，根据不同的情况再后扩张，如果支架有移位的风险，应该选择相同或稍大一些直径的球囊后扩张。扩张球囊的直径均与扩张的压力有关，故在扩张前，应仔细阅读球囊直径与扩张压力之间的关系，但注意肝组织或血管壁较硬时，这一关系并不一致，欲达到预期的支架直径，需要增加压力。球囊扩张时的凹陷可作为释放支架的定位标记。球囊导管也用于对于肝脏质地或血管超硬的患者，导管或金属导向器有时不能顺利进入门静脉，一般选择直径 5mm 球囊（或更小）预扩张穿刺通道（前文已述），再置入导管或外鞘。植入支架前不能确定穿刺点是否在肝外时，先用小球囊扩张预分流道，植入支架，再用适当直径的球囊后扩张支架。在门静脉完全闭塞性血栓（一般为慢性）或海绵样变性的患者，联合经皮肝穿刺或脾穿刺导丝成功进入门静脉系统远端或进入已闭塞的肝内门静脉后，需要用球囊（一般直径 5mm 左右）扩张打通潜在的门静脉通道，在球囊辅助直接定位下进行 TIPS 术，直接对准球囊穿刺，穿刺门静脉成功后，完成 TIPS 的全程操作。球囊也用于对门静脉血栓和分流道狭窄或闭塞（可以选择稍大于原来支架直径的球囊）的处理。球囊用于支架开窗时，先用小球囊开窗，后用合适的球囊后扩张支架。如果支架建立在腹腔内侧支血管内或正常分支内，需要时用小于或等于远端血管直径的球囊扩张支架。

三、支架

建立合理的分流道（详见第十二章和二十章）与患者的基础疾病、门静脉高压原因、肝脏整体空间结构（肝实质和相关血管）、下腔静脉与门静脉情况、术前影像与术中造影的结合、近远穿刺点的选择、支架的选择与植入的准确性、术者的熟练程度等都有直接关系。支架的选择与植入的准确性是其中十分重要的一环节，也是最终的环节，直接影响到 TIPS 最终结果，如果前几个环节处理不当，可以经此环节进行适当的矫正，前几个环节处理得当，最终环节处理完美，可完成合理分流道的建立，此环节处理不当，可能会前功尽弃，甚至危及生命。就 TIPS 的目的而言，应该常规应用覆膜支架或联合应用裸支架（必要时）。几十年大量的 TIPS 病例和临床研究证实：建立合理的分流道的同时，保持长期分流道通畅，是 TIPS 治疗的终极目标。因此，选择合适的支架及其准确植入在 TIPS 技术和全程管理中起到十分重要的意义。

1. 全覆膜支架 Fluency 覆膜支架，该支架由输送系统和支架组成。支架为自扩张镍钛合金（Nitinol）支架，两端各有 4 个射线可探测性钽标记，支架两端均有长度 2mm 的锚点，支架覆有膨体聚四氟乙烯（expanded polytetrafluoroethylene，ePTFE）膜。说明书中该支架主要用于髂和股动脉狭窄的介入治疗。适应证包括：①球囊扩张之后消减灌注（压力梯度）造成的残留狭窄，尤其是在按照 Fontaine 分期第Ⅲ和第Ⅳ阶段；②夹层；③球囊扩张之后造成的脱落的动脉硬化斑块物和内腔阻塞；④在扩张之前且在溶栓之后或吸引术之后的阻塞；⑤重新形成狭窄或重阻塞。该支架特点是较硬对于走行较直的分流道可实用替代分流专用支架。该支架也可与裸支架复合应用完成分流。应用该支架应尽量避免该支架弹性回直发生。

2. 部分覆膜支架 由长度为 2cm 大网孔的裸支架部分和其他长度覆膜部分组成（图 4-2-4），目前常用的直径有 8mm 和 10mm 两种，长度有 6cm、7cm、8cm、9cm、10cm 五种（可控支架已经应

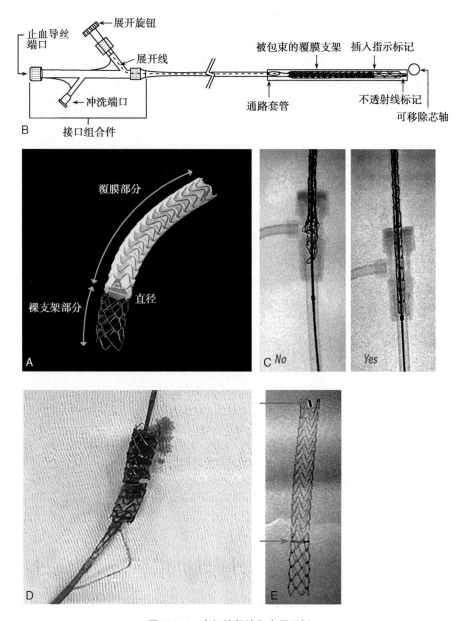

图 4-2-4 支架的释放和应用示例

A. Viatorr 支架体外展示图;B. Viatorr 支架整体结构示意图;C. Viatorr 支架前端未插到鞘阀底部导致支架前端皱缩无法顺利进入鞘管内;D. 在植入支架过程中,患者依从性差,覆膜部分没有完全释放,并严重移位,将全部支架拉入经颈静脉穿刺部位,外科手术取出;E. Viatorr 支架环形不透 X 射线处为支架裸膜交界处,支架近心端不透 X 射线定位标记。

用于临床)。支架的输送导管工作长度为 75cm,需要长度至少 180cm 直径不超过 0.096cm(0.038 英寸)的超滑硬导丝作为支撑导丝。释放支架前确保外鞘前端至少超过预放支架远端 1cm 在门静脉内。支架前端一定要彻底插入鞘阀内,避免支架在鞘阀内折叠(图 4-2-4C)。

对于初次使用该支架者,应仔细阅读说明书,以避免体外释放导致不必要的经济损失。一旦输送系统插入通过止血阀,就不允许再回拉取出,如果必须取出,绝不可重复使用输送系统,支架送入外鞘后应以小幅度推送输送导管,同时注意外鞘保持原位,不可后退,否则可能会引起严重后果(图 4-2-4D)。输送系统的定位是通过透视下显影完成的,输送导管有一个不透射线标志物位于其头端,该支架覆膜段和非覆膜段交界处有一个不透射线的标记环,还有一个标志点位于支架的尾端(图 4-2-4E)。将支架远端推出血管鞘后,前端裸支架部分会自动弹开,撤出外鞘,确保支架覆膜部分完全不在血管鞘内,此时可在透视下调整输送导管的位置,使裸膜交界处的环形标记位于分流道肝实质与门静脉内壁交接处。释放覆膜部分之前,固定输送导管杆相对外鞘的远端外位置不变,旋开释放旋钮再拉动释放旋钮,"拉线"用平稳可控的拉力拉线,在释放覆膜部分过程中不要重新再定位,释放拉线应保留在输送导管上。如果支架释放过程中拉线发生断裂,可以切开输送导管手动完成释放。在移除输送导管的过程中,不应该感到过多阻力。如果遇到较大阻力,应推送导管,再旋转 90°,在移除输送导管的过程中和移除之后,导丝仍保持在跨越穿过释放支架的位置。整段覆膜区域应被扩张至与之相匹配直径,使用一个不大于覆膜支架直径的球囊进行后扩张。支架不可被扩张至超过其制造直径。

术后过早对通道进行超声影像检查,可能会产生支架阻塞这一错误的诊断结果,因为当 ePTFE 膜材料被完全"浸润"后(空气被液体取代),超声影像才会显示正常。"浸润"的时间是不可控的,一般建议植入后≥72 小时再行超声检查。支架的裸膜结合处的环形标记应与门静脉内壁相契合。支架前端裸部分的大侧孔较一般裸支架对血液的回流会影响小一些,也更适应血管的角度。支架释放后可能会有 ±5mm 的差异,主要比实际长度短为主,偶尔会短更多,故在选择支架时应根据分流道长度认真、谨慎选择。

上述该支架定位释放方法,是常规做法或说明书做法,可能会增加门静脉与肝实质交界处支架的狭窄或闭塞机会。根据合理分流道建立的标准之一,覆膜部分要全覆盖穿刺部位,因此,释放该支架时,覆膜部分要超出门静脉穿刺点至少 5mm,当然也要遵循建立合理分流道的要求,适当掌握突出的长短。另外,最好支架准确定好位置或远端稍过于最佳位置(便于外鞘回撤后,回拉支架输送导管至最佳位置)后,完全回撤外鞘,嘱患者憋住呼吸,固定支架输送导管,完全释放支架。采取的这一方法,经大量的临床病例显示支架狭窄或闭塞机会明显下降。

3. 裸支架　裸支架有不同直径和长度。TIPS 早期,用裸支架建立分流道,由于分流道高狭窄或闭塞率(术后 2 年可高达 70%~90%)或肝外静脉建立分流道的不安全性,严重阻碍 TIPS 广泛开展。覆膜支架的应用显著降低了分流道狭窄或闭塞率,提高了肝外门静脉建立分流道的安全性,因此,覆膜支架再次燃起 TIPS 临床应用的星星之火,单纯裸支架建立原始分流道几乎弃之不用。目前,裸支架在 TIPS 中的应用主要用于全覆膜支架无法建立原始合理分流道时,联合覆膜支架建立合理的分流道。原始分流道失去功能时,需要再植入支架时,防止支架分流道直径过小,植入裸支架,减少占据分流空间。外鞘无法进入门静脉或预分流道角度过大,全覆膜支架无法进入预定的位置或植入后阻碍属支血液回流时,全覆膜支架联合裸支架或单独应用裸支架。

4. 栓塞材料　栓塞物质各种各样,有液体、固体、颗粒等,如无水乙醇、弹簧圈(图 4-2-5)、明胶海绵、医用胶等。无论何种栓塞物质,栓塞时的基本原则:最好所有曲张静脉都栓塞并完全栓塞、栓塞曲张静脉末梢效果更理想、栓塞物质不能随血流进入体循环、栓塞物质不能逆行进入门静脉系统(如弹簧圈弹入脾静脉)或下腔静脉(TIPS 穿刺通道栓塞)或腹腔内(经皮肝穿刺通道和 TIPS 穿刺通道栓塞)。一般在建立分流道前栓塞曲张静脉。

四、其他器械

压力泵、经颈静脉活检装置 LABS-100(图 4-2-6)、活检钳、静脉测压生理仪等。

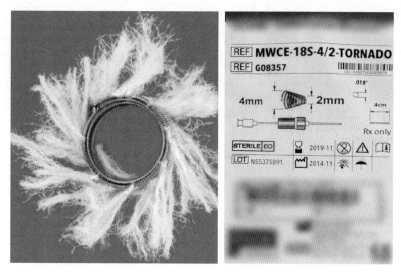

图 4-2-5 普通弹簧圈及塔型微弹簧圈

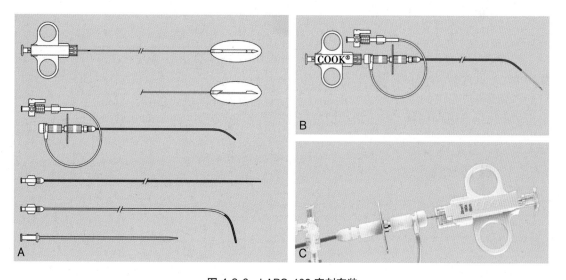

图 4-2-6 LABS-100 穿刺套装

A. LABS-100 套装分解图；B. LABS-100 套装整体图；C. LABS-100 后端及穿刺活检枪后端图。

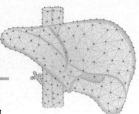

第五章

TIPS 相关肝脏及血管实用局部解剖

肝脏是人体最大的腺体和实体性脏器。肝脏的血液供应来源于门静脉和肝动脉。

第一节　肝脏分叶及分段

一、肝脏分叶

按外形,肝脏分为肝左叶、肝右叶、方叶和尾状叶。这种分叶法不完全符合肝内管道系统的配布情况。肝内有 4 套管道,形成格利森(Glisson)系统和肝静脉系统。门静脉、肝固有动脉和肝管的各级分支在肝内的走行、分支和配布基本一致,并有囊包绕,共同组成 Glisson 系统。肝叶及肝段的概念是依据 Glisson 系统在肝内的分布情况提出的。按照 Couinaud 肝叶及肝段划分法,可将肝分为左、右半肝,5 个叶。

二、肝脏分段

主要依据是门静脉左、右支及尾状叶,肝段的特点是 Glisson 中的供血和胆汁引流所构成独立的功能单位。常用的 Couinaud 分段法如下(图 5-1-1~图 5-1-3)。

三、肝裂

肝内有些部位缺少 Glisson 系统的分布,这些部位称**肝裂**(hepatic fissure)。肝裂是肝内分叶、分段的自然界线。叶间裂和段间裂分别有 3 个(图 5-1-4、图 5-1-5)。

1. 正中裂　在肝的膈面相当于自肝的前缘胆囊切迹中点,至下腔静脉左缘连线的平面;在肝的脏面以胆囊窝和腔静脉沟为标志。裂内有肝中静脉走行。正中裂将肝分为左右半肝。相邻的为左内叶与右前叶。

2. 右叶间裂　位于正中裂的右侧,在脏面相当于从肝前缘的胆囊切迹右侧部外、中 1/3 交界处,斜向右上方到达下腔静脉有缘连线的平面。转至脏面连于肝门右端。裂内有肝右静脉走行。右叶间裂将右半肝分为右前叶和右后叶。

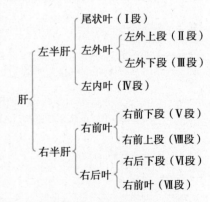

图 5-1-1　肝脏 Couinaud 分段

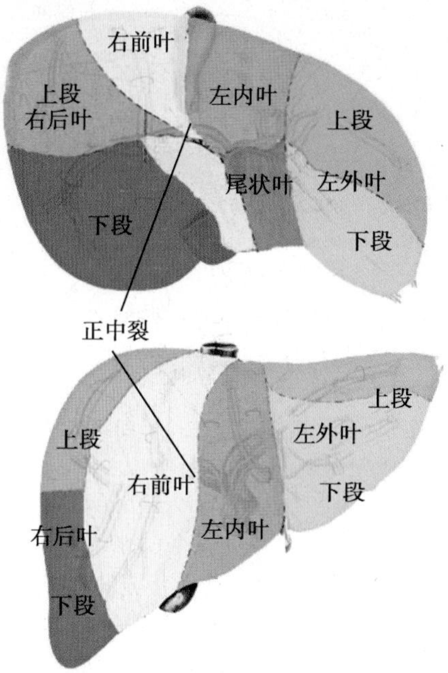

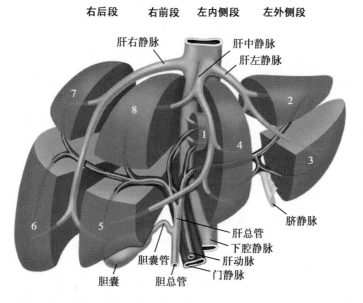

图 5-1-2　肝脏分段示意图：按逆时针方向，8 段的具体位置

图 5-1-3　肝脏分段与管道结构关系示意图：各段与胆道、动脉、门静脉、肝静脉和下腔静脉的关系

3. 左叶间裂　位于正中裂的左侧。起自肝前缘的肝圆韧带切迹，向后上方至肝左静脉汇入下腔静脉处连线的平面。在肝的膈面相当于肝镰状韧带附着线的左侧 1cm，脏面以左纵沟为标志。裂内有肝左静脉的左叶间支走行。左叶间裂将左半肝分为左内叶和左外叶。

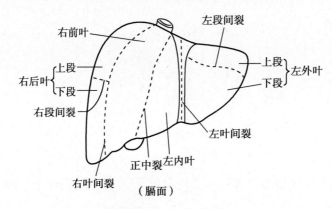

图 5-1-4　肝脏膈面：三个叶间裂及肝叶的具体位置

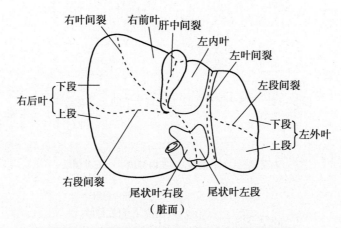

图 5-1-5　肝脏脏面：三个叶间裂及肝叶的具体位置

第二节　肝脏管道和血管结构

一、肝门及肝蒂

1. **第一肝门**　肝下面的横沟叫作肝门。
2. **肝蒂**　出入肝门的管道及血管的结构称之为肝蒂。
3. **肝蒂主要结构**　前面：肝左右肝管。中部：肝固有动脉左右支。后面：门静脉左右支。
4. **肝十二指肠韧带内结构**　右前：肝总管、胆总管。左前：肝固有动脉。后：门静脉。
Glisson 系统内结构见图 5-2-1。

二、第二肝门

1. 在下腔静脉沟的上部，肝左、中、右静脉出肝处称为第二肝门。
2. **体表标志**　肝镰状韧带。
3. **其他出肝静脉**　下腔静脉左右后上缘静脉或左叶间静脉出肝。

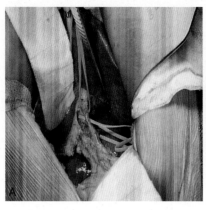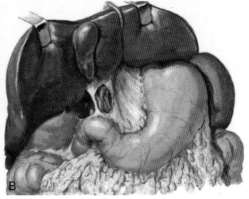

图 5-2-1　Glisson 系统内结构

A. 肝移植手术中暴露 Glisson 系统内结构：红带子绑缚肝动脉（内），蓝带子绑缚门静脉（中），左侧为胆管（外）；B. Glisson 系统内肝动脉（内），门静脉（中），胆管（外）位置示意图。

三、第三肝门

1. 在下腔静脉沟下部，肝背（小）静脉出肝处。
2. 肝背静脉　肝右后静脉（右侧组）和尾状叶静脉（左侧组）。

四、门静脉

1. 血管特性　功能性血管，占肝脏供血的 70%~80%，分支比较恒定，是肝内结构的基础。
2. 门静脉左支比较恒定，一般分为横部、角部、矢状部及囊部。
3. 右支分为右前叶静脉和右后叶静脉。
4. 尾状叶接受门静脉左右支双重分布，以左支为主。
5. 胃肠道消化吸收各种营养物质、药物、水等经门静脉入肝。
6. 门静脉两端均为毛细血管。
7. 门静脉系统缺乏瓣膜，血液容易逆流。
8. 门静脉内血液分流。

五、肝固有动脉

1. 分布　分为肝左、右动脉，在左右半肝内，随肝叶、肝段的分支分布。肝固有动脉是肝脏的营养性血管。
2. 尾状叶由肝左右动脉共同供血占 45%；其余由其他动脉供血。
3. 肝右动脉　右前叶动脉和右后叶动脉。
4. 肝左动脉　左内叶动脉和左外叶动脉。

六、肝管

1. 左、右半肝的肝段、肝叶胆管依次合成左、右肝管，再合成肝总管。
2. 尾状叶胆汁呈混合性引流。
3. 迷走肝管　以左三角韧带和胆囊管内多见。

七、肝静脉

肝静脉引流肝动脉和门静脉进入肝内的全部血液,在下腔静脉窝内血液回流至下腔静脉(图 5-2-2)。肝静脉的主要静脉支为肝右静脉、肝中静脉、肝左静脉,还有数个来自肝尾状叶或附近肝组织的肝小静脉,血液直接回流下腔静脉。在肝裂中均有肝静脉的分支走行。肝静脉无瓣膜,但在注入下腔静脉的入口处下缘有一小的半月形皱襞存在。

1. **肝左静脉**　位于左叶间裂内,收集左外侧叶静脉血,开口于下腔静脉的左侧壁或左前壁,有时与肝中静脉汇合后注入下腔静脉。

2. **肝中静脉**　主干位于正中裂的后半部,收集左内侧叶和右前叶的静脉血液汇入下腔静脉的左前壁。

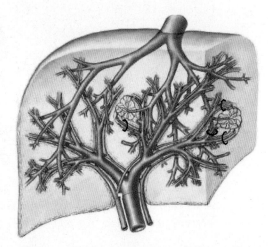

图 5-2-2　肝静脉与胆道、动脉、门静脉结构关系示意图

3. **肝右静脉**　主干走行于右叶间裂内,收集右后叶上、下段的血液,开口于下腔静脉右侧壁。

4. **肝短静脉**　为收集右后叶脏面和尾状叶的一些小静脉的总称,3~10 支,口径细(0.5~0.8cm),在肝后面直接汇入下腔静脉,因此将它们的汇入处称第三肝门。肝静脉系统的特点是壁薄,没有静脉瓣,被固定于肝实质内管径不易收缩。

八、下腔静脉

下腔静脉是身体较大的静脉干,在第 4~5 腰椎间盘平面,由左、右髂总静脉组成,沿腹主动脉右边上升,经肝脏的后面,穿膈的腔静脉孔入胸腔,与右心房连接,其入口的右前方有一不太显著的下腔静脉瓣。搜集下肢、骨盆和腹部的静脉血。

下腔静脉沿右侧上行,全程分为 5 段,自起始处至右肾静脉上缘为第一段,长 13.2cm;由右肾静脉上缘至肝下缘为第二段,平均长度为 2.60cm;由肝下缘至肝右静脉上缘为第三段,平均长度为 7.3cm;自肝右静脉上缘至膈为第四段,长约 0.5cm;由膈至右心房为第五段,又称膈上段,其长度平均为 1.8cm。下腔静脉全长平均为(25.7 ± 2.5)cm。下腔静脉直径:起始处平均(2.6 ± 0.3)cm,肾静脉上缘处为(3.1 ± 0.4)cm,穿膈处为(3.4 ± 0.4)cm。直接注入下腔静脉的属支有脏支和壁支。脏支:肝静脉、右肾静脉,左肾静脉和右侧睾丸静脉(或卵巢静脉)等。壁支:膈下静脉和腰静脉等。

下腔静脉的前方,自下而上有右髂总动脉、肠系膜根部、右精索内动脉、十二指肠水平部、胰头和十二指肠上部、小网膜游离缘及其内容物、肝后面的裸区右缘毗邻;下腔静脉的后面与下位 3 个腰椎体及前纵韧带、右膈下动脉、右肾上腺动脉、右肾动脉及第 3、4 腰动脉、右腹腔神经节、右交感干、膈肌右脚及右腰大肌等结构相接;下腔静脉的右侧有十二指肠降部、右肾、右输尿管及肝右叶;其左侧,有腹主动脉、膈肌左脚及肝尾状叶等。

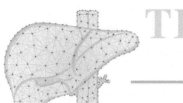

第六章

门静脉 CT 成像技术

一、概述

门静脉高压症是肝硬化、巴德-吉亚利综合征、门静脉血栓/癌栓等疾病的主要表现,特别是肝硬化发展过程中重要的病理生理环节,由于门静脉血流受阻、血液淤滞等,容易导致患者门静脉压力升高。肝内外门体静脉分流外科手术和介入手术是临床治疗门静脉高压的重要方法,经颈静脉肝内门体静脉支架分流术(transjugular intrahepatic portosystemic stent-shunt, TIPS),通过在肝静脉(或下腔静脉)与门静脉之间的肝实质内建立分流道,以微创的方式从结构上显著降低门静脉阻力,是降低门静脉压力的关键措施。

目前,TIPS 技术的有效性和安全性日渐成熟,患者在生存时间及质量方面明显获益。门静脉与肝静脉的成像在介入治疗中的价值日益凸显,术前进行影像学检查直观准确地了解肝静脉与门静脉的成像关系;了解门静脉系统及其侧支循环走行及变异等,可为临床确定治疗方案提供丰富信息,对于 TIPS 方案的选择和手术效果十分重要。

二、影像学检查在门静脉高压中的应用

当今,随着影像技术的发展,门静脉成像技术也获得了很大的提高,目前磁共振血管造影(magnetic resonance angiography, MRA)、超声(ultrasonography, US)检查、门静脉 CT 成像(computed tomography portal venography, CTPV)已经广泛应用于临床,为临床提供了更加丰富的检查手段,对病情的评估和治疗方案的选择提供更加丰富的信息和诊疗依据。

磁共振血管造影(MRA)能较精确、直观地显示门静脉系统侧支循环血管之间的三维位置关系,是一种无创性血管成像技术,并且有研究认为可以检测血管的流速、流向以及流量等,能对门静脉系统血流动力学变化进行评价,并可用于临床,亦可为手术设计方案提供参考依据,以及评价疗效。但其成像时间比较长,空间分辨率比较低,检查费用昂贵,检查持续时间长,容易受呼吸所产生的伪影影响,操作较门静脉 CT 造影复杂,对技术要求更高,有些术后患者因体内置入心脏起搏器、人工心脏瓣膜、固定用钢板及止血夹等金属异物,将无法完成检查,因此其推广亦受到限制。

超声(US)检查具有方便、快捷、经济及无创等优点,可清晰看到血管形态,能检测流速,血流方向及血流量等,可间接地了解门静脉血流动力学情况以及发现门静脉血栓(PVT),不会干扰血流动力学等特点,并具有无创性,患者易接受,是评价肝硬化患者有效的无创性检查方法。但超声检查不能完全显示侧支循环血管的全貌,也不能提供直观、立体的解剖图像,也存在容易受操

作者经验影响的缺点,特别是在腹腔积气等的干扰影响较大。

随着多排螺旋 CT 扫描和后处理技术进步,CTPV 技术也不断提高,稳步发展,其三维重建技术具有数据和定位准确、时间和空间分辨率高;得出的测量数据准确;并且具有重建速度快、图像清晰等优点;图像的真实感强及立体感强。CTPV 作为一项血管成像技术,其具有无创性,是在容积扫描和数据采集基础上进行的,可多角度观察门体间侧支循环血管的位置、形态及周围血管等信息,在门静脉疾病的病因诊断、病变范围及程度等方面显示出很高的临床应用价值。可以更加真实、直观、完整地显示血管的形态和位置,能清晰地显示病变的情况;能逼真地显示门静脉的主干、分支及其主要属支,并且在手术时可减少血管的损伤。CTPV 也有不足之处,检查期间,为提高图像质量,需增加造影剂浓度剂量,或采用多期动态增强扫描等方式,但该方式不仅会增加患者受辐射剂量,还可能增加致癌风险,或导致心血管反应、造影剂肾病等并发症。碘造影剂过敏患者,或者肝功能和肾功能差者为检查禁忌。不能对血流速度和血管压力进行测定。

三、多排螺旋 CT(multi-row spiral computed tomography,MSCT)在门静脉 CT 成像中的应用

1. MSCT 的基本结构及原理

(1)探测器阵列:与单排螺旋 CT 的 Z 轴方向只有 1 排探测器相比,MSCT Z 轴方向具有多排探测器阵列,不同厂商的探测器排数和结构各有不同,主要有 16 排、64 排、128 排、256 排及 320 排等,不同厂商的每排探测器的厚度也各不相同,主要有 0.500mm、0.625mm、0.750mm 等。不同的探测器排数和探测器厚度组合,从而形成一个二维的探测器阵列,探测器阵列的宽度越大,扫描覆盖范围越宽,扫描速度越快,能够更精准地抓住动脉期、门静脉期及延迟期的扫描时机;减少辐射剂量;降低呼吸伪影的影响,获得高质量的图像,为诊断和治疗提供更精准的依据。

(2)同一扫描周期内获得的层数:单排螺旋 CT 一个旋转周期仅获得 1 幅图像,而 MSCT 在一个采样周期可获得多幅扫描图像。

(3)X 线束:在单排螺旋 CT 中,通过准直器后的 X 线束为薄扇形,因为在 Z 轴方向仅有 1 排探测器接收信号,故 X 线束的宽度等于层厚。在 MSCT 中,由于 Z 轴方向有多排探测器接收信号,并有多组数据采集通道,故 X 线束的宽度等于多个层厚之和,为厚扇形 X 线束(或称锥形 X 线束)覆盖探测器 Z 轴方向的总宽度,最厚可达 16cm,使 X 线的利用率大大提高(图 6-0-1)。

(4)层厚的选择方法:单层螺旋 CT 层厚的选择与非螺旋 CT 相同,通过改变 X 线束的宽度来完成、线束的宽度和层厚相等。而 MSCT 层厚的选择不仅取决于 X 线束的宽度,而且取决于不同探测器阵列的组合,其层厚随探测器阵列的组合不同而改变。

(5)图像重建算法:MSCT 的图像重建算法并不是单层螺旋 CT 的简单扩充,其扫描数据采集量明显增加,数据点的分布也不同于单

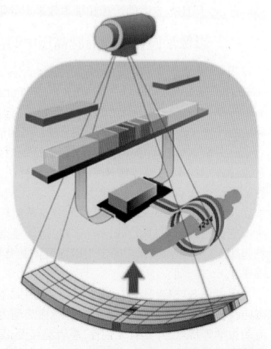

图 6-0-1　图示多排螺旋 CT 锥形 X 线束及多排探测器

层螺旋 CT。很多新算法用以消除伪影和减少噪声,改善图像质量。主要采用的有两种方法:优化采样扫描和滤过内插法。优化采样扫描是通过调整采样轨迹的方法来获得补偿信息,缩短采样间隔,增加 Z 轴上的采样密度来获得图像质量的改善。滤过内插法基于多点加权非线性内插法,即通过改变滤过波形和宽度来自由调整切层轮廓外形的有效层厚及图像噪声,实现 Z 轴方向的多层重建。

2. MSCT 扫描方法

CTPV 检查:由于 CTPV 是门静脉期图像,其成像质量受很多因素制约。增加门静脉 CT 值,同时提高门静脉与肝实质的对比度是获得高质量的关键。

(1)检查前准备:患者需禁食不小于 12 小时。需要患者及家属知晓注射造影剂的常见并发症,并签署造影剂使用通知书。取仰卧位,扫描前口服 600~800ml 清水,以充盈胃肠道。

(2)扫描范围:从膈顶至双侧髂嵴水平。

(3)扫描参数:动脉期及延迟期管电压 120kV,门脉期管电压可设置为 100kV,以降低 X 线穿透力,增加门静脉及肝静脉内 CT 值;参考管电流 250mA·S,或采用自动毫安秒模式调节管电流;机架转速根据 CT 机型不同设置;层厚 5.0mm,层间距 5.0mm,矩阵 512×512,根据不同 CT 机型设置薄层重建图像的层厚及层间距。

(4)造影剂使用:为提高门静脉及肝静脉内造影剂浓度,应使用高浓度造影剂(350mgI/ml 或 370mgI/ml);采用高压注射器经肘正中静脉注入,流速 5.0ml/s;为使造影剂在肝静脉内更好充盈,造影剂用量应较常规腹部增强扫描增加,一般为 120ml。

(5)扫描序列:采用造影剂自动跟踪技术(bolus-tracking),触发阈值设定为 120Hu,触发处为膈顶平面降主动脉。动脉期时间为触发点层面阈值达到 120Hu 后延时 10 秒开始,门静脉期在动脉期结束后 30 秒开始(肝硬化患者需要延迟约 6 秒),120~180 秒进行平衡期动态增强扫描。

3. MSCT 后处理技术临床应用 扫描后图像的处理:CT 图像后处理技术是 20 世纪 80 年代末伴随螺旋 CT 的应用而出现的图像综合分析和处理技术,是将 CT 原始横轴位图像以二维或三维形式再现的过程。包括多平面重建(multiplanar reconstruction,MPR)、曲面重建(curved planer reformation,CPR)、表面阴影显示(shaded surface display,SSD)、多平面容积重建(multiplanar volume reconstruction,MPVR)、容积再现(volume rendering,VR)、CT 仿真内镜(CT virtual endoscopy,CTVE)等多种重建方法。MSCT 后处理技术具有更高的时间和空间分辨率,提供的影像信息更精确、更可靠。CTPV 主要应用最大密度投影(maximum intensity projection,MIP)、MPR、VR 方法,将扫描后的门静脉期原始图像数据进行薄层重建后(层厚及层间距根据不同 CT 机型的探测器宽度设定),传送至后处理工作站对图像进行重建。重建对扫描后的门静脉及肝静脉血管图像分别使用 MIP、MPR、VR 方法重建并测量门静脉主干(main portal vein,MPV)、门静脉左支(left branch of portal vein,LPV)、门静脉右支(right branch of portal vein,RPV)、脾静脉(splenic vein,SPV)、肠系膜上静脉(superior mesenteric vein,SMV)及肝静脉(left gastric vein,LGV)各血管直径。并观察门静脉及分支的空间毗邻关系。

(1)多平面重建(MPR):MPR 是从原始轴位图像获得人体相应组织器官任意层面的冠状、矢状、横轴位和斜面二维图像的后处理方法,能真实地显示器官和组织的内部结构、病变的部位、形态、大小、密度和与周围的关系。MPR 适用于显示全身各个系统组织器官的形态改变,尤其是对颅底、颈部、肺门、纵隔、腹部动静脉血管等解剖结构复杂部位和器官的病变性质、侵及范围、毗邻关系有明显的优势。在 CTPV 检查时,MPR 图像能显示门静脉与肝胆胰脾等腹部器官的形态及位置关系,通过冠状、矢状、横轴位观察各器官的病变,确定门静脉高压的病因、病变程度及有无并发症等(图 6-0-2、图 6-0-3)。

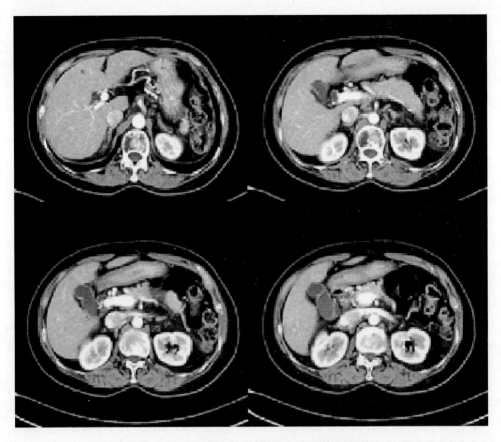

图 6-0-2 多排螺旋 CT 扫描后,MPR 重建(轴位)

（2）多平面容积重建（MPVR）:MPVR 技术包括最大密度投影（MIP）和最小密度投影（minimum intensity projection,MinIP）。现在最常用的是 MIP 技术。MIP 技术选取最大密度像素进行总合投影,血管、钙化、骨骼和软组织以不同的灰阶显示出来。MIP 可很好地显示血管与非血管间的差别,广泛用于血管成像,在 CTPV 检查时,利用厚层 MIP 图像,可以突出显示主干及分支、属支、侧支的走行及病变情况,显示门静脉与肝静脉的位置关系（图 6-0-4）。以往文献报道,由于受采集数据的分辨力,以及图像伪影的影响,在 MIP 图像上容易丢失血管信息,特别是血管远端分支和狭窄或扩张的血管边缘。现在,可以利用薄层 MIP 技术,对选定容积范围进行最大密度投影,非常有利于细小血管微结构的显示。

（3）容积再现（VR）:VR 技术运用容积内所有信息重建图像,从而无数据丢失。图像主要特

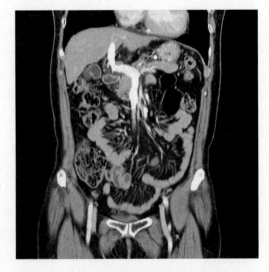

图 6-0-3 多排螺旋 CT 扫描后,冠状位
真实显示门静脉与肝胆胰脾等腹部器官的形态及位置关系,显示各器官的病变,确定门静脉高压的病因及病变程度。

点是分辨率高、可以不同时显示软组织及血管和骨骼,三维空间解剖关系清晰、色彩逼真。目前主要应用于血管系统、呼吸系统及肿瘤病变的检查。图像内包括密度信息和空间信息,因此它结合了 MIP 和 SSD 的技术优点,图像显示非常类似于常规血管造影(图 6-0-5)。特别是 16 层及以上的 CT 技术的进展,极大拓宽了 MSCT 在血管领域的应用。

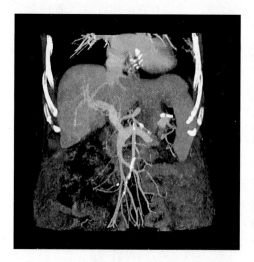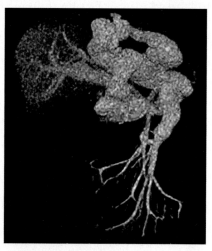

图 6-0-4　多排螺旋 CT 扫描后,厚层 MIP 重建,突出门静脉与非血管结构的差别,显示门静脉主干及分支、属支、侧支的走行情况,显示门静脉与肝静脉的位置关系

图 6-0-5　多排螺旋 CT 扫描后,VR 重建,三维立体地显示门静脉主干及分支、属支、侧支的走行情况

CTPV 应用三种重建技术对图像进行重建,VR 与 MIP 相比,有较强的立体感,同时,医生可利用工作站对图像进行倾斜、旋转,可任意角度观察门静脉及侧支血管、肝静脉的空间位置,并可进行测量,对确定手术方案,实施精准治疗很有帮助。MPR 能获得各个角度,不同层厚以及不同节段的图像,可有效减少周围血管的重叠。采取联合应用三种重建方法来实现全面、立体地显示门静脉及侧支循环的血管,是检查门静脉高压的重要影像学方法之一。

四、能谱 CTPV

能谱 CT 是近年来出现的一种新技术,目前已经逐渐开始应用于全身各系统疾病的诊断,其主要应用的技术有去金属伪影技术、对图像质量和对比噪声比进行优化、物质的定量分析和能谱的综合分析等。利用能谱 CT 进行 CTPV 技术获得了很好的效果。

1. 能谱 CTPV 原理简介　多层螺旋 CT 是临床评估门静脉最常用的技术,常规 CT 扫描是从 80~140kVp 范围内选取某一管电压获取相应的混合能量 X 射线,通过人体后衰减,计算该混合能量 X 射线的混合衰减系数,最终得到相应固定的混合能量图像,其成像效果主要取决于门静脉强化程度,以及门静脉与肝脏的对比度。使用静脉快速团注高浓度、大剂量造影剂和选择合适延迟扫描时间,理论上可以改善 CTPV 质量,但由于门静脉内是二次回流造影剂,其浓度取决于脾静脉、肠系膜上静脉和肠系膜下静脉的回流状态,还受心功能、肾功能和体重等其他因素制约。同时由于门静脉为肝脏提供 75% 的血液供应,随着门静脉内造影剂浓度的升高,肝实质的密度也会逐渐升高,因此,仅靠提高造影剂浓度、剂量和注射速率,对 CTPV 质量的改善有一定限度,也增加了造影剂外渗和不良反应的发生率。常规 CT 扫描技术得到的是固定的混合能量图像,CT 值是恒定的,不同物质间的对比相对恒定,图像质量无法通过能量后处理技术得到改善。腹部 CT 增强扫描,主要是了解腹部脏器及腹腔病变的性质,不是以获得高质量门静脉图像为目的,所以 CT 增强扫描时间采用的是主要用于普通肝脏三期增强扫描的经验延迟法。另外,常规 CT 扫描采用混合能量的 X 射线,当 X 射线通过人体时先滤过低能部分,从而引起线束硬化效应,导致某一物质的 CT 值不单纯、不准确和硬化,并出现伪影;混合能量之间存在平均效应,从而降低了不同物质间的对比度,影响图像质量。

CT 能谱成像不但能获得混合能量图像,还可以利用后处理软件重建一定管电压(kVp)范围内的多个单能量图像,X 线透过物质后产生的衰减曲线应用两种基物质而达到相同衰减效应,根据基物质已知的吸收系数随着能量变化的关系,可计算感兴趣区(region of interest,ROI)在不同单能量点所对应的 X 线吸收衰减系数,得到相应的 CT 值,进而得到物质 CT 值随能量变化的能谱曲线(图 6-0-6)。

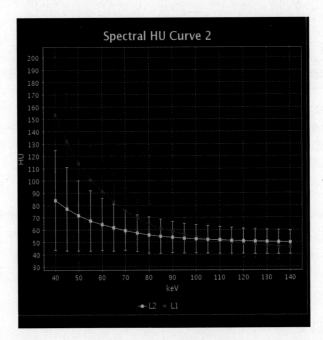

图 6-0-6　不同物质的能谱曲线

(图像来源:GE Revolution 能谱 CT)

不同物质有不同形态的能谱曲线,由于物质间的能谱曲线形态差异在低能量段更显著,因而在低能量段的单能量图像中,不同物质间的 CT 值差值大于高能量段的单能量图像,低能量 X 线光子的能量更接近含有高原子序数的物质(如骨骼和碘),光电效应增强,CT 值升高;另一方面,由于低能量 X 线穿透力差,接收的原子数目减少,噪声也随之增加。由于物质对 X 线的衰减随能量的改变发生相应的变化,所以不同物质的对比度及图像噪声也会随着能量的变化发生改变。通常物质的对比度和图像噪声会随着能量的降低而逐渐增加,但在某一能量水平,物质与周围组织对比度的增加远高于噪声增加的幅度,这一能量水平就是该物质的最佳 keV 值,最佳 keV 单能量图像既提供较高的对比度,又能兼顾图像噪声,在对比度与噪声之间达到一个最好的平衡,具有最高的对比度噪声比（contrast-to-noise ratio，CNR）。因此选择处于较低能量水平的最佳 keV 单能量图像，一方面可以提高物质的 CT 值，另一方面又可以使该物质与周围组织间的对比明显提高，从而改善图像质量，使组织细节清楚，增加了病灶检出以及血管与周围组织的对比噪声，能更清晰地显示门静脉分支与肝静脉的关系。

通过能谱 CT 扫描技术，在相同的增强扫描条件下，根据门静脉期肝脏和门静脉的能谱曲线，获得门静脉成像的最佳 keV 值，在增加肝内门静脉 CT 值的同时，使门静脉与周围肝实质具有较高的对比度，同时又兼顾背景噪声，从而提高腹部 CT 增强扫描的门静脉图像质量。最佳 CNR 单能量图像可以提高门静脉的成像质量，使肝内门静脉与肝实质的对比增加，门静脉与肝实质 CT 值差值增加，门静脉的信噪比（signal-to-noise ratio，SNR）增加，门静脉的 CNR 增加，门静脉边缘清晰度、门静脉分支达到的级数都明显优于常规增强扫描肝脏门静脉图像质量；还能适当减少造影剂的浓度、注射速率和剂量，降低扫描延迟时间选择的难度；此外能谱 CTPV 技术在观察细小血管方面能力的显著提高，将会增加能谱 CT 血管成像的应用范围。

2. 能谱 CT 双能量的产生方式　不同的 CT 扫描仪双能量产生的方式不同：①双源双能量 CT 采集技术是通过两套管球和探测器系统以不同的管电压（100~140kV）进行双能量成像；②宝石能谱 CT 是通过快速切换 X 线管球发出的管电压（40~140kVp），可以重建出 40~140keV 的 101 个单能量图像，利用能谱软件获得最佳 CNR 单能量图像，结合自适应统计迭代重建技术（adaptive statistical iterative reconstruction，ASiR），可以实现在低浓度造影剂、低辐射剂量下保持或降低噪声，改善门静脉 CT 成像的质量，有研究表明，最佳单能量集中在 55keV；③双层探测器能谱 CT 是使用立体的双层探测器，区分一束 X 射线中的高、低能量数据，实现了"同时、同源、同向"的能谱成像。双层探测器探测到的信息可以结合起来获得常规混合能量图像，能谱重建算法能够提供单能级图像，能谱 CT 可以提高门静脉的成像质量，双层探测器能谱 CT 可以获得从 40~200keV 的 161 组单能级图像，研究发现 40keV 单能级图像成像门静脉 SNR 和 CNR 最高，是常规混合能量的 2.53 倍和 4 倍（图 6-0-7、图 6-0-8）。而影像噪声与常规混合能量相比下降了 9%。

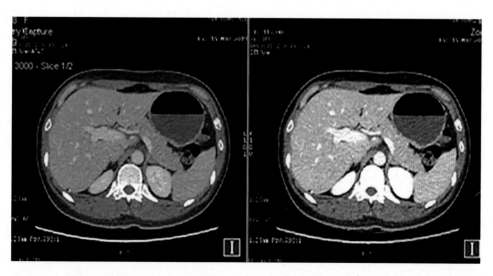

图 6-0-7　能谱 CT 利用 120keV 重建图像（左侧）及 55keV 最佳单能量重建图像（右侧）进行重建后的 MPR 图像对照，轴位

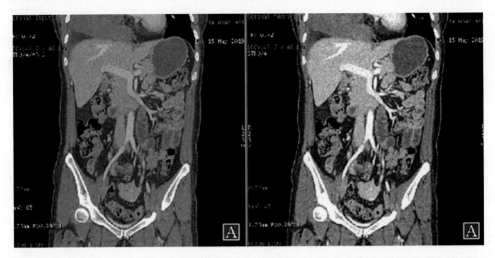

图 6-0-8 能谱 CT 利用 120keV 重建图像（左侧）及 55keV 最佳单能量重建图像（右侧）进行重建后的 MPR 图像对照，冠状位

显示 55keV 最佳单能量的重建图像，门静脉的亮度及与肝脏的对比度效果最佳。

3. 能谱 CT 腹部增强扫描方法

（1）检查前准备：与 MSCT 扫描相同，患者需禁食不小于 12 小时。需要患者及家属知晓注射造影剂的常见并发症，并签署造影剂使用通知书。取仰卧位，扫描前口服 600~800ml 清水，以充盈胃肠道。

（2）扫描范围：从膈顶至双侧髂嵴水平。

（3）扫描参数：球管电压根据 CT 机型不同，使用不同扫描电压。双源双能量 CT 及 Revolution 能谱 CT（100~140kV）、双层探测器能谱 CT-iCON（120kV），采用自动毫安秒模式调节管电流，层厚 5.0mm，层间距 5.0mm，矩阵 512×512，根据不同 CT 机型设置薄层重建图像的层厚及层间距。

（4）造影剂使用：能谱 CTPV 无须特意使用高浓度造影剂，300mgI/ml 或 350mgI/ml 即可；采用高压注射器经肘正中静脉注入，流速 4.0~5.0ml/s；造影剂用量 80ml。

（5）扫描序列：与 MSCT 扫描相似，采用造影剂自动跟踪技术，触发阈值设定为 120Hu，触发处为膈顶平面降主动脉。动脉期时间为触发点层面阈值达到 120Hu 后延时 10 秒开始，门静脉期在动脉期结束后 30 秒开始（肝硬化患者需要延迟约 6 秒），120~180 秒进行平衡期动态增强扫描。

4. 能谱 CT 门静脉重建 获得用静脉期的图像数据，利用后处理软件得到最佳单能量图像，利用最佳单能量图像分别进行 MPR、MIP、VR 图像重建（图 6-0-8~图 6-0-10）。

综上所述，MSCT 门静脉 CT 成像和能谱 CTPV 都是临床上运用较广的门静脉成像技术，均属无创性血管成像技术，能清晰、全面地获得门静脉及侧支循环血管图像，能够显示门静脉及主要侧支血管与肝静脉的部位、走行及空间毗邻关系。且具有无创、操作简单、可重复性强的特点，便于患者接受。为门静脉高压患者术前诊断及全面评估，为精准 TIPS 治疗提供影像依据。同时，能谱 CT 最佳单能量成像技术，能实现在使用低浓度造影剂时得到高质量门静脉及侧支的图像，减少造影剂的浓度、注射速率和剂量，降低碘造影剂不良反应风险，同时能减低辐射剂量，值得在临床上推广。

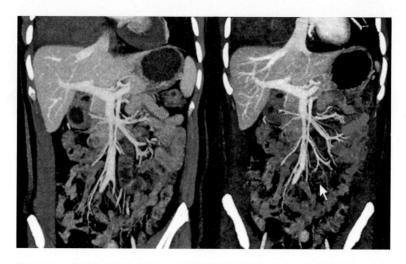

图 6-0-9 能谱 CT 利用 120Kev 重建图像（左侧）及 55Kev 最佳单能量重建图像（右侧）进行重建后的 MIP 图像对照

显示 55Kev 最佳单能量的重建 MIP 图像，门静脉的亮度及与脏的对比度效果最佳。

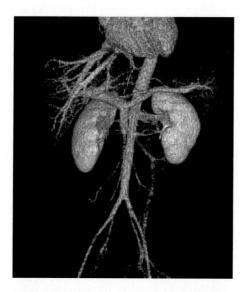

图 6-0-10 利用 55keV 最佳单能量重建图像进行重建的 VR 图像

三维立体地显示门静脉主干及分支、属支的走行情况，清楚显示门静脉与肝静脉的位置关系。

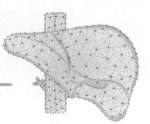

TIPS

第七章

门静脉高压的影像学系统分析

第一节 概　　述

门静脉高压是临床常见的一种综合征,其定义为门静脉压力的病理性增高。门静脉血流阻力的增加是门静脉高压的病理生理学基础,在此基础上,原回流入门静脉的血液就必须通过建立新的侧支循环才能回到体循环系统,建立一系列门体分流支,包括胸部、腹部、腹壁和盆腔的侧支,进而导致静脉曲张、腹水和肝性脑病。门静脉系统是一种独特的静脉系统,连接两端的血管床均为静脉血管床,一端连接胃肠道和脾实质,另一端是肝窦,将腹部不成对脏器及其分支的血液运输到肝脏,进入肝窦。门静脉主要由肠系膜上静脉和脾静脉汇合而成,走行于胰腺后方,并于胰颈部汇合为门静脉主干,肠系膜下静脉常汇入脾静脉,其他主要侧支包括胃左、胃右、脐旁静脉和卵巢静脉。

门静脉高压主要是由于门静脉流入阻力的增加导致,这可以发生在门静脉、肝窦或肝静脉三个水平。当发生门静脉血流流入阻力增加时,腹部脏器的动脉舒张,血流量增多,进而加重门静脉高压。此外,肝窦内皮细胞功能不良也是门静脉高压产生的原因。门静脉高压最终导致侧支循环形成,本应入肝的血流通过侧支绕过肝脏回到体循环,进而产生静脉曲张等一系列其他并发症。临床显性门静脉高压的定义是HVPG≥10mmHg,此时门静脉高压的并发症就会出现。门体分流的侧支形成包括一系列的过程,包括侧支循环形成、扩张、过度增生,最终形成迂曲侧支后为门静脉解压。本章主要讨论多模态影像学在评价门静脉高压作用,包括CT、US、MR和血管造影。

第二节　常规影像学在门静脉高压中的应用

多种影像学检查均可用于肝硬化和门静脉高压的诊断、治疗评估和预后的评价。HVPG是肝静脉楔入压和自由压的差值,用于间接代表PPG(门静脉压力梯度)诊断门静脉高压的金标准。然而,HVPG的测量需要在有创条件下进行,存在出血、感染、心律失常和麻醉等风险,而且大部分患者HVPG与PPG并不一致。因此,近年来,多模态影像学技术方法在诊断门静脉高压方面作出很多探索性工作。

一、超声(US)

超声是最常应用于门静脉高压诊断和随访工作的一线方法。能量超声和彩色多普勒超声可以准确检测到特定的门体分流,如脐周静脉的开放、脾肾分流、胃左和胃短静脉开放等。同时,超声可以准确检测到门静脉和肝静脉血栓,这对于 TIPS 手术的术前评价具有重要作用。此外,超声在评价肝脏实质病变、脾大、转移性肝癌和肿瘤筛查,如肝结节、腹水等方面,具备简单易行的特点。然而,由于超声成像本身具有很强的操作者依赖性,因此其可重复性和准确性往往存在不足。此外,超声弹力成像是近年来迅速发展的技术,在评价肝纤维化方面显示出很好的准确性和特异性,研究表明超声弹力成像得出的肝硬度和 HVPG 一致性很好,因此超声弹力成像是一种无创性评价肝纤维化的潜在有效手段。

多普勒超声在评价门静脉及其侧支的血流情况时非常有效,可以直观地看到门静脉高压时,门静脉主干、分支、侧支及分流道的情况,通过多普勒超声,可以测量相应流入与流出的动脉、门静脉及肝静脉的血流流速,同时对于门静脉是否存在海绵样变性,主干、分支及侧支是否有血栓作出评价。已有多项研究表明,门静脉及其侧支、分流道情况的评价与 HVPG 存在一定的相关性,并与近年来应用广泛的肝、脾脏的弹力成像具有较好的相关性。

二、CT 和 MR

CT 和 MR 具有非常好的空间和对比成像,并可以通过轴位的薄层图像,重建为 MPR 和 CPR 图像,对门静脉、侧支和分流进行很好的评价。CT 和 MR 可以完整的评价门静脉血栓、门体分流侧支,这样在选择治疗方式之前可以进行系统的评价。尽管内镜是诊断胃底-食管静脉曲张的金标准,CT 在评价静脉曲张方面也日益受到认可。CT 在检出食管静脉曲张中的敏感性是 90%,但特异性只有 50%。CT 和 MR 在评价胃底-食管静脉曲张中需要使用造影剂,用这种方法评价时,存在过敏和造影剂肾病的风险,此外,CT 检查还存在辐射的风险。

第三节　门静脉高压静脉曲张的影像学评价

一、门静脉高压静脉侧支循环的形成

门静脉高压时,由于门静脉压力增高,导致门静脉系统回流受阻,侧支循环开放,静脉血从高压力的血管进入压力低的血管丛中,进而形成门静脉-门静脉分流,门静脉-体静脉分流。异常的侧支血管的出现对于诊断门静脉高压的敏感性达到 70%~83%。门体分流的产生主要见于闭塞的胚胎源性的血管重新开放,或现存的静脉血倒流而成。门静脉高压侧支形成的数量主要取决于门静脉压力的增高程度、门静脉-体静脉之间的压力梯度和门静脉高压的持续时间。此外,门静脉高压侧支血管形成也与内皮细胞生长因子相关的血管再生有关。门体分流静脉影像在评价静脉曲张的程度和范围时,具有重要作用,可直接决定下一步的治疗方式。

二、正常的门静脉-体静脉吻合支与血流方向

正常的门静脉-体静脉是存在吻合的,在门静脉高压时,这些吻合是门静脉系统侧支循环的重要基础。正常解剖学上,门静脉-体静脉侧支的沟通常见于以下情况。

（1）胃左静脉与食管静脉吻合,两者汇入奇静脉中。

（2）直肠上静脉与直肠中、下静脉吻合,进而汇入髂内静脉。

（3）脐静脉与腹壁静脉吻合汇入前腹壁。

（4）在腹膜后区域,脾静脉和胰腺静脉吻合支汇入左肾静脉。

（5）胃短静脉与脾静脉、结肠静脉沟通,并汇入后腹壁的腰静脉丛。

（6）肝裸区与膈顶静脉也存在吻合支,汇入胸壁内静脉。

　　侧支循环的血流方向主要取决于引流的闭塞血管。当肝内血管阻塞时,侧支血管主要是将流入肝的血流引流出肝脏。当血管阻塞发生在肝外时,侧支循环主要将肝外的血流引流入肝脏。

三、侧支循环的表现

　　小肠壁的血管结构很复杂,主要包括内皮下静脉、表层静脉、黏膜下深层静脉和外膜静脉。正常情况下,穿支静脉沟通外膜和黏膜下静脉。当发生门静脉高压时,门静脉属支的压力后向传导导致肠壁的静脉扩张,包括食管旁、胃周或胆囊旁静脉,这些扩张的静脉反过来又进一步加重了内脏表面的静脉扩张,包括食管表面、胃表面或胆囊表面。穿支静脉的存在允许了肠壁的逆向血流和逆向压力传导,进而形成了黏膜下和内皮下静脉曲张,这是门静脉高压导致胃、食管、肠壁静脉曲张的病理生理基础。

四、侧支循环的分类

　　门静脉高压侧支循环的最简单分类是将胃底食管静脉曲张归为一组,而其他类型的静脉曲张归为另一组。其他类型的静脉曲张被定义为除了胃底食管静脉曲张外的所有胃肠道的静脉曲张,这些病变主要位于十二指肠、空肠、回肠、结肠、直肠、网膜、胆囊、胆道、子宫、阴道、膈肌和泌尿系等吻合血管可能存在的部位。部分学者将引流静脉划分为上腔静脉和下腔静脉两大系统。

五、门静脉高压侧支

　　在本书中将静脉曲张定义为人体脏器末端静脉扩张,并伴有出血倾向的静脉。将分流定义为门静脉系统与体循环静脉系统存在异常沟通的分支静脉。门静脉高压引起的侧支血管非常多,分布广泛,且变异巨大。通过胸腔回流的门体分流血管大多由流入食管和食管旁的冠状静脉和心膈静脉相关。其他常见的分流途径包括胃食管静脉、脐周静脉、脾肾分流和肠系膜下静脉的侧支。胸腔-心包-腹膜、胰十二指肠、脾-奇静脉和肠-腔分流相对罕见。

　　1. **胃冠状静脉、食管、食管旁和心包膈静脉曲张**　胃冠状静脉(胃左静脉)位于小网膜内,可在80%~86%的患者中出现,是最常见的静脉曲张部位(图7-3-1)。CT上,冠状静脉的头侧部分非常容易显示,表现为胃食管结合部的多发曲张静脉丛。CT或US图像上,曲张静脉直径大于5mm,是门静脉高压的重要指标。胃冠状静脉侧支通常与食管或食管旁静脉丛伴行,食管静脉曲张通常是由胃左静脉的前支供血。CT增强显示静脉曲张表现为边界清晰的圆形、结节样或蛇样弯曲走行的扩张静脉,表面光滑均匀强化,并与相邻的门静脉或肠系膜静脉强化程度相同。

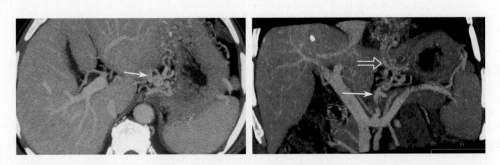

图 7-3-1　**胃冠状静脉的起源与走行,远端与食管静脉曲张相沟通**

左图箭头示曲张的胃冠状静脉丛(实箭头);右图示胃冠状静脉丛(实箭头)和食管曲张静脉丛(虚箭头)。

食管静脉曲张,在临床上最常见最明显的扩张侧支血管位于中下段食管的黏膜和黏膜下静脉,它们通常引流入奇静脉和半奇静脉系统。胸段的食管静脉引流主要入奇静脉和半奇静脉,引流途径是从足侧到奇静脉弓,有8~10条静脉,引流食管右侧的静脉入奇静脉的中段。食管左侧的静脉主要引流入半奇静脉,部分食管静脉引流入支气管和肺静脉,而支气管静脉最终汇入奇静脉或肺静脉。腹段的食管静脉主要引流入胃左静脉,部分可直接汇入下腔静脉。从生理学角度讲,胃左静脉可引流心脏、胃后静脉、右后支气管静脉或右主支气管静脉丛入腔静脉系统。食管旁静脉在食管周围分布,并与胃冠状静脉的后支相沟通。食管静脉曲张破裂出血的发生率为10%~30%,静脉曲张破裂出血的死亡率是20%~35%。在食管静脉曲张的检测和分级方面,CT的敏感性约为92%。典型的CT表现是食管管壁的结节样增厚,呈扇形突入管腔(图7-3-2)。

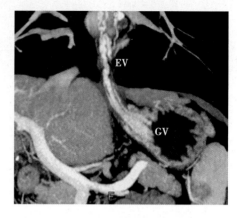

图7-3-2 食管静脉曲张

图示可见曲张的胃底静脉丛(GV)和食管下段静脉丛(EV)。

食管旁的曲张静脉是围绕食管的静脉丛,它们将胃冠状静脉与奇静脉、半奇静脉和椎旁静脉丛连接。在22%~38%的CT上,可以看见围绕食管和降主动脉旁的曲张静脉丛(图7-3-3)。这些曲张的静脉丛通常位于食管壁外,因此在胃镜上无法观察到,也没有典型的临床表现。然而,CT上检测到的明显食管旁静脉曲张的患者,如果采用胃镜下硬化剂治疗,往往预后不佳。

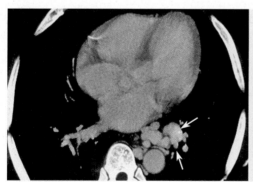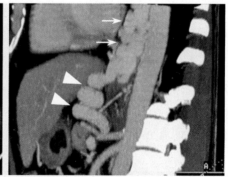

图7-3-3 食管旁静脉曲张丛

左图(轴位)箭头可见主动脉前方多发的食管旁曲张静脉丛;右图(矢状位)重建,箭头示主动脉前方多发的食管旁曲张静脉丛,是由下方曲张静脉(三角)延伸而来。

心包膈角静脉曲张是由扩张的心包膈静脉组成,常见于下腔静脉阻塞性疾病的患者,发生率约18%。在平片上,表现为沿着心脏边缘的类似肿瘤的包块(图7-3-4)。

2. 胃静脉曲张和胃肾分流 胃静脉曲张(图7-3-5)与食管静脉曲张相连,是门静脉高压的最常见门体分流途径,发生率2%~70%。食管和胃静脉曲张通常同时存在,并可与内镜下的Sarin分型相一致。食管静脉曲张通常由胃左或胃冠状静脉供血,而胃静脉曲张则常由胃短或胃后静脉供血。扩张的胃短静脉表现为脾门中部的迂曲扩张血管团,这时就很难鉴别胃底和独立增生的血管团。胃静脉曲张在内镜下表现为类似肿瘤或增厚的皱襞样外观。

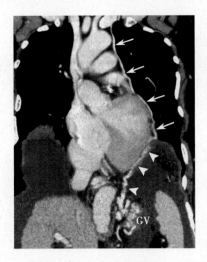

图 7-3-4 心包膈静脉

图中提示曲张的静脉丛由膈下（白箭头）向上走行于心包前方（箭号），最终回流至左颈总静脉。

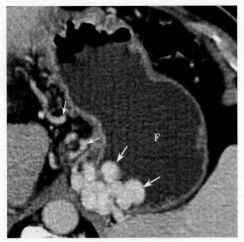

图 7-3-5 胃底静脉曲张

图中箭头示胃底明显迂曲扩张的静脉。

　　胃静脉曲张通常引流入食管或食管旁静脉，少见情况下通过胃肾分流至下腔静脉。胃肾分流表现为左侧腹膜后脊柱旁的曲张静脉血管，相应左肾静脉也常常增粗。这些分流可能起源于门体分流的微小侧支，或起源于肾上腺和肾上腺周围的静脉系统。胃肾分流的患者中，大的静脉曲张可能在没有食管静脉曲张的患者中常见。

　　3. 脾周静脉曲张，脾肾、脾-腔、脾-奇静脉分流　脾静脉曲张通常穿过脾结肠韧带，位于脾的前下方。脾周静脉侧支可以与胃静脉沟通。需要注意的是，迂曲的脾静脉通常在增大的脾门附近常见，因此不应被称为脾周静脉。自发的脾肾分流在 CT 上表现为脾区的迂曲扩张静脉，最终流入扩张的左肾静脉中（图 7-3-6）。这些分流可能非常迂曲，因此某些情况下曲张静脉的起源可能难以检出。

　　脾-腔静脉分流的罕见病例中，可以看到脾下方粗大的静脉延伸到盆腔，进而通过睾丸静脉或左髂内静脉回流至下腔静脉。脾-奇静脉分流可通过半奇静脉或腹壁后静脉回流。CT 是显示

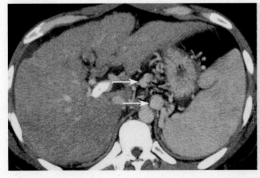
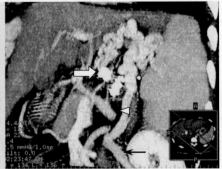

图 7-3-6 脾肾分流

左图示腹主动脉前方及小网膜内曲张的静脉（白箭头）；右图示脾静脉（白三角），以及曲张的静脉向下汇入肾静脉中（黑箭头）。

门体分流深部分支的最佳评价方法。

4. **脐周和腹壁静脉丛**　脐周静脉是由门静脉左支发出,走行于肝左叶的外侧和内侧段间,沿着肝镰状韧带走行,正常的镰状韧带是由一到三个细小、塌陷的脐周静脉组成。脐周静脉丛的走行和数目变异很大。对于门静脉高压的患者,这些静脉的数量和直径明显增加。在 CT 上,脐周静脉丛表现为圆形或结节状强化的血管,直径大于 3mm,主要位于肝左叶的内侧和外侧段之间,镰状韧带的前缘。这些静脉由门静脉左支起源,并与脐静脉的前内侧支降段伴行。在轴位图像上,脐周静脉直径常与上胃周静脉或胸内静脉相吻合,进而流入上腔静脉或下行通过髂外静脉流入下腔静脉(图 7-3-7)。少见情况下,脐周静脉因流入腹壁静脉,形成"海蛇头"样外观,脐周静脉丛的开放比较常见,有时被称为是脐静脉再通,发生率 30%~35%。

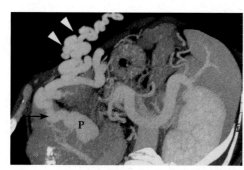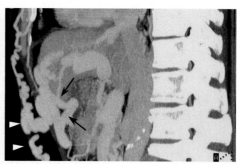

图 7-3-7　脐周静脉丛

左图斜冠位 MIP 图示腹壁静脉曲张(白三角),起源于门静脉(黑箭头);右图为矢状位 MIP,提示腹壁静脉曲张(白三角)及起源于门静脉的粗大侧支血管(黑箭头)。

腹壁静脉丛在 CT 上通常可以清晰显示,这是由于腹壁脂肪层背景很清晰,使曲张的腹壁静脉非常容易显示。这些侧支血管与腹壁上静脉和腹壁下静脉相沟通,并与脐周和网膜静脉相沟通。

5. **网膜和肠系膜侧支**　网膜的侧支相对少见,因为在血管成像或其他方法评价中很难发现。网膜静脉曲张通常非常小,但数量很多,因此有时候可能被误诊为转移。肠系膜侧支通常表现为肠系膜脂肪内迂曲扩张的肠系膜上静脉的分支。这些侧支循环通常会通过腹膜后或盆腔静脉回流入体循环系统。肠系膜-肾分流也同样罕见,表现为肠系膜上静脉和右肾静脉之间的交通。有时可见肠系膜下静脉异常交通支,理论上来讲,这些侧支通过直肠中、下静脉回流入体循环。罕见情况下,肠系膜下静脉直接回流入下腔静脉,被称为肠系膜-腔静脉分流,这可能是肝性脑病的主要原因,也减少了直肠静脉曲张出血的风险。

6. **直肠静脉丛**　直肠上静脉向上汇入肠系膜下静脉,向下与直肠静脉丛相沟通。通过直肠静脉丛的穿支静脉,静脉血从固有层和肌层流入直肠内静脉丛。直肠上静脉主要引流直肠上部的静脉,直肠下静脉主要引流下组的静脉,这也通常是外痔的原因。

7. **其他侧支循环**　肝内门静脉与肝静脉侧支之间形成直接沟通,部分情况下可与胃左静脉沟通。此外,肝表面也可见到侧支,通常位于腹膜的顶部,它们通常穿透膈肌汇入心包、胸膜和肺静脉中(胸膜心包-腹膜侧支)。

8. **门静脉高压性胃底食管静脉曲张**　门静脉高压性静脉曲张的表现多种多样,分布广泛而且存在很大变异。对于静脉曲张的影像学评价,CT 是主要的诊断手段,典型影像表现是静脉曲张表现为边界清晰的圆形、结节状或"海蛇头"样外观,强化均匀,边缘光滑,曲张静脉与周围正常静脉强化程度相同。常见的静脉曲张位于腹膜后、大网膜、小网膜、肠系膜。

胃冠状静脉是最常见的静脉曲张类型,在CT上,这些静脉曲张血管主要位于胃体上部内侧壁、肝左叶后缘和小网膜之间的三角区内,曲张的冠状静脉腹侧容易定位,通常表现为胃食管联合处的多个吻合血管,冠状静脉通常与食管或食管旁的静脉曲张相沟通,偶然情况下可与胃后静脉沟通。

食管静脉曲张主要表现为中下段食管壁可见增宽、迂曲走行的静脉,这些静脉主要由扩张的黏膜下和内皮下静脉形成,与之伴行的迷走神经则位于外膜下。食管静脉曲张的供应血管通常来自胃左静脉前支,而胃左静脉的后支往往供应食管旁静脉。食管旁静脉在胃镜下不能显示。CT上,食管静脉曲张主要表现为黏膜下的局部突起,边缘呈扇贝样,食管壁增厚。部分研究证实,CT显示食管静脉曲张的特异性约65%。

9. 其他类型的门体分流途径　不常见的侧支循环可见于以下类型。①经肝型:门静脉-冠状静脉-椎旁静脉-半奇静脉-下腔静脉途径;②肝内型:门静脉-肝静脉;③脾膈型:脾静脉-胃下静脉-下腔静脉;④脾-脐静脉:脾静脉-半奇静脉-腹壁后静脉;⑤肠系膜-肾型:肠系膜上静脉-右肾静脉;⑥腹膜-胸膜心包型:脐静脉沟通肝脏与膈肌;⑦胃冠状静脉-脾静脉至下肺静脉-心包膈静脉-肋间静脉;⑧门静脉-胃冠状静脉-左膈下静脉-心包膈静脉;⑨胰十二指肠静脉至半奇静脉;⑩肠系膜下静脉至痔静脉丛(中和下)。

第四节　门静脉高压性门静脉病变的影像学评价

门静脉高压导致的门静脉病变临床表现不典型,早期诊断往往需要影像学完成,而且这些病变的影像学表现通常缺乏特征性。如门静脉高压伴有门静脉血栓形成时,急性和慢性门静脉血栓的表现具有自身特点,而且门静脉血栓可以导致肝脏的强化方式发生改变,这就进一步增大了影像表现的差异性,但准确诊断对患者的治疗方式选择具有重要意义。先天性和获得性慢性门静脉血栓可能会导致肝脏肿瘤的发生,并且会引起胆管的改变,这些改变与恶性肿瘤影像表现相似。此外,单纯的门静脉血栓和恶性肿瘤导致的癌栓之间的鉴别,对于外科手术以及肝移植的人群具有非常重要的意义。

1. 门静脉血栓　门静脉血栓(PVT)是门静脉主干及其分支的阻塞性病变,PVT可能是肝硬化的一种并发症,但同样也可以见于没有肝脏基础疾病的原发性血管病变[包括腹部肿瘤、腹腔内的感染性疾病、克罗恩病(Crohn's disease)、憩室炎、阑尾炎、高凝状态、外伤]。PVT可以导致门静脉高压,并且表现为静脉曲张破裂出血或脾功能亢进。不同年龄发病的门静脉血栓患者,其影像学表现也不一致。PVT可以影响肝脏的血流灌注,引起胆管的形态以及肝结构的破坏。

本节内容主要探讨PVT的典型和不常见的影像表现,包括急性、慢性、先天性和细菌性,以及PVT伴发的其他形态学异常,包括胆管系统和肝脏。对于肝脏的影像学表现,包括肝脏退变结节、肝中央部分的肥大和外周纤维化等类似于肝硬化的表现。多种影像学方法均可评价PVT,包括多普勒超声、CT、MR等,其中CT和MR诊断PVT的准确性达到88%~98%,而敏感性和特异性达到80%~100%。此外,本章内容还会总结PVT在血管成像的其他影像表现,包括胆道系统的表现,PVT时肝动脉血供代偿性改变的肝脏强化改变,包括结节样增生,肝中心性肥大,外周纤维化等类似于肝硬化的表现。

PVT是在门静脉内发现血栓栓塞的疾病,急性PVT通常的症状是急性腹痛、发热、恶心和腹泻,部分急性PVT无症状。PVT可以再通,或转为慢性伴随侧支静脉形成,这通常是门静脉海绵样变的主要病因。PVT 可导致门静脉高压,进而发生静脉曲张破裂出血、腹水、脾大和相关的脾功能亢进等。

超声上,急性 PVT 的典型表现是门静脉主干及属支的血管腔内回声不均匀,多普勒超声显示管腔内仅有部分血流或无血流。

CT 门静脉成像常用于评价 PVT,包括血栓的长度,周围的侧支循环情况,同样包括一些相关的并发症,如肠缺血,菌血症,相关的恶性肿瘤等。PVT 的典型 CT 表现,平扫时门静脉血栓呈等或稍高密度,增强检查门静脉管腔内呈低密度无强化改变,管腔可狭窄至闭塞,相应动脉期肝脏强化增高,而门静脉期肝实质强化减低。对于门静脉本身而言,由于血栓的存在,门静脉管腔通常扩张,而血管壁可出现强化,这是由于被血栓栓塞的门静脉管壁存在炎性反应(图 7-4-1)。

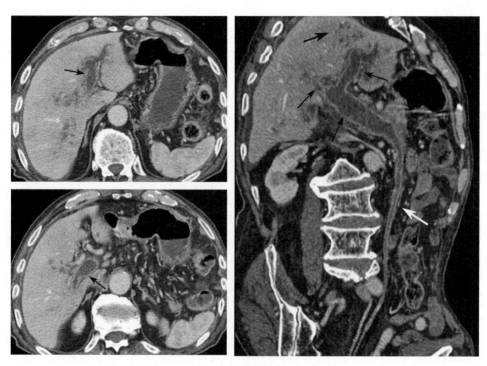

图 7-4-1　门静脉血栓

肝内门静脉(粗黑箭头)、门静脉主干及左右支(细黑箭头)、肠系膜上静脉(白箭头)管腔内全程弥漫血栓,局部管腔明显狭窄,肝内门静脉分支内弥漫多发血栓。

MR 上,急性血栓表现为门静脉管腔内的异常信号。在 T_1WI 相上,PVT 可能与肌肉呈等信号,如果是新鲜血栓,则可能呈高信号;T_2WI 相上,急性和亚急性 PVT 可能呈高信号。门静脉侧支可能在最初 PVT 检出后的几周后形成。

慢性 PVT 伴门静脉海绵样变的患者,门静脉主干往往不可见,取而代之的是多发的侧支形成,这些侧支部分与门静脉相通,部分与体循环沟通。随着病程的延长,PVT 可以发生钙化,并与门静脉海绵样变共存,在彩色多普勒超声上表现为匐行性多种色彩的血流图表现。CT 和 MR 常用于确诊慢性 PVT 的存在,血栓栓塞的门静脉可以发生闭塞,也可能因为栓子的嵌入导致密度增加。此外,CT 和 MR 能够评价因为 PVT 而导致的门静脉高压的其他影像特征,如腹水、脾大、门体分流等。PVT 的潜在致病原因包括胰腺炎或恶性肿瘤。少数情况下,许多静脉侧支非常小而且不明显,而只有少数侧支可见,产生肿瘤样的表现。胆囊周围静脉丛可以组成门-门静脉分流,这些分流与门-肠系膜静脉阻塞共同形成类肿瘤样的外观。当门静脉高压缓解后,这些侧支可以减少,海绵样变性的肿瘤样外观可能消退。

2. 门静脉海绵样变　门静脉海绵样变常见于门静脉慢性血栓和/或闭塞的后遗症,这可能导致大量的侧支静脉生成,在增强 CT 上表现为门静脉是由多发簇状静脉构成,部分管腔内可见血栓。多普勒超声上,由于肝门部的入肝血流受阻,导致门静脉缺乏正常的呼吸搏动。门静脉海绵样变的迂曲静脉侧支可以沿着肝门向肝内部延伸,并可导致胆囊静脉曲张,这样门静脉海绵样变与胆囊曲张静脉共同包绕胆道系统导致门静脉高压性胆道疾病。

CTA 或 MRA 上,动脉期不能显示门静脉周围迂曲扩张的血管团,门静脉期可见多发迂曲扩张血管团,门静脉主干往往显示不清,部分闭塞,部分不可见,周围迂曲扩张血管团呈簇状位于肝门区,部分相互沟通,内可见血栓形成。门静脉海绵样变可同时伴有门静脉高压,可见胃底食管静脉曲张,胃肾分流,脾肾分流等。

3. 先天性门静脉缺如　先天性门静脉缺如被归类于肝外门体分流中。肝外门体分流是由 Abernethy 于 1973 年提出,因此先天性门静脉缺如又被称为 Abernethy 畸形。Abernethy 畸形分为两类,Ⅰ型定义为肝外门静脉的分流支直接以端侧吻合的方式汇入下腔静脉。Ⅱ型畸形则是肝外门静脉分流支部分汇入下腔静脉,而肝段下腔静脉正常。

对于年轻的 Abernethy 畸形患者,彩色多普勒超声是肝脏血管异常的主要成像方法,确诊依据是门静脉未显示,而相邻的肝动脉明显增宽。在 CT 和 MR 上除了门静脉缺如外,可能还伴有其他畸形,如心脏、胆管闭锁和肝脏的结节样变。

门静脉缺如与其他类型的肝血管病变相似,都会导致肝脏的形态学改变。此外,肝脏的局部病变也可发生,包括肝退变样结节、肝局灶性结节增生、肝血管瘤以及肝细胞癌。这些动脉期呈高强化的病变可能是由于肝梗死而继发的肝血流代偿性增加而导致的。一些结节可能在增强 T_1WI 相上表现为病灶周围的环状低信号(晕征),这是肝窦扩张和肝周围明显的充血导致的。这种晕征可能在 CT 或超声上表现为低密度或低回声的信号环。

4. 阻塞性门静脉病(obliterative portal venopathy,OPV)　OPV 定义为无肝硬化条件下的门静脉高压,既往文献中对于该类疾病有很多名词描述,包括特发性非硬化性门静脉高压、特发性门静脉高压、非硬化性门静脉纤维化和特发性门静脉疾病。一些作者提出肝内门静脉血栓伴有反复发作的微栓子可能是 OPV,而肝外的门静脉血栓可能与肝外门静脉阻塞相关。

OPV 主要发生于青年患者,表现为临床显性门静脉高压伴有上消化道静脉曲张破裂出血。然而,与肝硬化不一致的地方在于,直到疾病进展的晚期,肝功能和肝结构保持正常或轻微异常。OPV 主要的病例表现是致密的肝纤维化、血栓性硬化(门静脉管壁增厚导致的管腔阻塞)以及巨大肝窦的形成(异常扩张的肝窦)。OPV 与肝硬化的不同在于,OPV 的纤维化只发生在门静脉管道周围,导致窦周压增高。OPV 的主要临床表现就是门静脉高压。

OPV 的病因尚不明确,影像学表现缺乏特异性,确诊主要依据病理学检查。由于门静脉血流的降低可能会导致肝脏萎缩,这是局灶性肝肿瘤术前行门静脉栓塞的理论依据,这样可以使其他部位正常的肝组织代偿性肥大,保证有效肝体积,防止术后肝衰竭的发生。同样,慢性门静脉血流减少可以改变肝脏的形态学。

门静脉血栓可以导致门静脉主干的海绵样变性,进而出现肝中央区域(Ⅰ段和Ⅳ段)的肥大,不伴有肝表面的结节样改变。当门静脉血栓主要发生于肝内时,包膜萎缩塌陷和纤维化与肝硬化导致的征象无法鉴别,在病理学上都是肝脏表面的结节样改变。

影像学上,OPV 的表现与常见的肝硬化表现类似。超声主要表现为门静脉及侧支的增宽,伴有高回声,肝脏外形的改变也常见。对于外周型肝内门静脉血栓的患者,典型表现为肝外周组织的萎缩,肝脏外形改变,肝静脉呈螺旋形改变。而 CT 和 MR 上,肝内门静脉分支血栓表现为多发性,而门静脉的中央区仍然保持。此外,MR 上,肝脏的结节样表现,门静脉闭塞常表现为 T_2WI 上的门静脉周围高信号。肝脏灌注异常则常表现为动脉期斑片样强化,伴有门静脉期不均匀灌注减低。肝硬化患者的肝静脉楔入压明显增高,而 OPV 患者的肝静脉楔入压通常为正常或轻微升高。

第五节 其他类型的门静脉高压

1. **区域性门静脉高压** 区域性门静脉高压(regional portal hypertension,RPH)指各种原因导致的脾静脉回流受阻,进而导致门静脉脾、胃区压力升高,又被称为"左侧门静脉高压"或"局限性门静脉高压"等,占肝外型门静脉高压的 5% 左右,是唯一可治愈的门静脉高压。RPH 根据病因可分为胰源性、脾源性和腹膜后源性三类,胰源性最常见,占比 >50%。RPH 早期症状不明显,晚期发展至消化道出血,已失去最佳治疗时机,临床上易与肝硬化上消化道出血混淆。

RPH 主要临床特点为:具有明确的原发病变,门静脉高压症临床表现,孤立性胃底静脉曲张,明显脾功能亢进,肝功能正常。RPH 主要影像学特征为:①胰腺或腹膜后疾病;②胃底静脉曲张,伴或不伴食管静脉曲张;③胃周静脉,尤其是胃网膜左静脉曲张;④脾静脉阻塞而门静脉主干正常。RPH 门静脉主干并非绝对不增粗。当 RPH 病情逐渐发展,门静脉血栓形成或海绵样变性时,将导致全门静脉高压。

2. **特发性门静脉高压(IPH)** IPH 是一类少见病,主要特征是无病因的临床显性门静脉高压。实验室检查的特征表现为肝功能正常,脾功能亢进(贫血、白细胞减低、血小板减低),肝硬化的影像诊断指标,如肝硬度和门静脉压力正常或轻度升高。而肝组织活检是排除其他病因导致肝硬化的重要方法,最典型的临床表现是静脉曲张破裂出血。腹水在疾病初期很少出现,随访过程中偶尔出现。尽管 IPH 的病因和病理生理学尚不清楚,但可能的发生机制包括免疫学异常、细菌感染、药物、肝循环紊乱和血栓等。IPH 患者的长期预后好于肝硬化门静脉高压患者。

IPH 没有特异性的影像学征象。超声表现为肝脏的形态学和回声改变,其他表现与其他慢性肝脏疾病差异不大,包括肝表面不规则,尾叶肥大,肝右叶萎缩,门静脉管壁增厚,管腔扩张,脾大。CT 可以显示肝脏血管的异常,需要非常仔细地评价肝内外周门静脉的分支,这要求采集时更薄的层厚和要求更进一步的专业后处理。一些形态学的改变可以提示 IPH 的存在,其中,包膜下实质的萎缩导致中小门静脉与末端肝静脉之间距离接近。肝实质的不均匀强化,二级肝内门静脉分支的突然狭窄,外周门静脉分支呈钝角,中等管径的门静脉数量减少。这些结构改变导致约 45% 的病例发生灌注改变,包括肝动脉血流增加,外周门静脉的灌注减低。肝脏的良性结节也可见,发生率约 15%。MR 在 IPH 的诊断中应用价值不高,主要表现为 T_2WI 上门静脉周围高信号,血管异常和门-门静脉远端分支距离接近。IPH 患者的肝脏硬度通常不会增高,超声弹力成像结果表明,肝脏硬度正常或轻度增高。当患者有明显的门静脉高压征象,但 TE 不高,则是 IPH 的强力支持因素。

肝静脉介入导管可以发现肝静脉与肝静脉交通在 50% 的 IPH 患者中出现,尽管这种征象不特异,但 IPH 出现该征象的概率明显高于肝硬化的患者。这种征象可能是门静脉闭塞的代偿性改变,也起到了降低门静脉压力的作用。IPH 的肝静脉楔入压通常正常或轻度增高(HVPG<10mmHg)。

3. 布-加（Budd-Chiari）综合征与门静脉高压　布-加综合征（BCS）又称巴德-吉亚利综合征，是肝静脉流出道受阻，导致肝窦压力增高和门静脉高压的一组疾病，临床上分为急性和慢性两种类型，主要表现为腹水，肝脏增大和门静脉高压。在急性巴德-吉亚利综合征中，肝脏体积增大伴有肝静脉血栓和腹水，而慢性巴德-吉亚利综合征则可能是由于肝静脉和/或下腔静脉肝段的狭窄或闭塞。巴德-吉亚利综合征的临床表现差异很大，从基本无症状到门静脉高压性腹水、脾大、静脉曲张破裂出血。影像学在巴德-吉亚利综合征的诊断、治疗方式选择和预后评价中具有重要作用。随着介入手术的进展，巴德-吉亚利综合征的治疗首选方式已经变成介入下肝静脉和/或下腔静脉再通或 TIPS。

（1）巴德-吉亚利综合征的侧支循环：巴德-吉亚利综合征的侧支循环的分布主要取决于疾病的分型和病变的位置。巴德-吉亚利综合征的侧支分为两种类型，一种是肝内型，一种是肝外型。肝内型侧支：①通过包膜下静脉与体循环相沟通；②将闭塞和未闭塞的肝静脉相连的分流支。包膜下的血管起源于肝内侧支，可以引流入两种途径，一种是到肝外，即经过肝包膜后引流入膈下静脉。另一种仍位于肝内，是与相邻的肝左、右静脉沟通，形成逗号样外观。肝外型侧支：包括肾-膈下-心包膈侧支，食管静脉，左肾-半奇静脉，椎旁-奇静脉，以及腹壁静脉。

（2）巴德-吉亚利综合征的影像表现：巴德-吉亚利综合征的影像诊断方法包括超声和多普勒超声、CT 和 MR。不同的巴德-吉亚利综合征，其影像表现差异很大。主要影像表现如下。

1）超声表现：急性巴德-吉亚利综合征主要影像表现为肝脏增大，腹水，增强后可见肝脏则因为继发的出血和梗死而呈明显不均匀的外观。肝静脉由于血栓形成，在管腔内会形成不同的回声。然而，对于慢性巴德-吉亚利综合征，影像学表现为下腔静脉和/或肝静脉的狭窄或闭塞，伴有广泛的肝内侧支形成，这些肝内小侧支广泛而迂曲形成逗号样的外观，尾叶常常表现正常，这是因为尾叶的静脉血是可以独立引流入下腔静脉中的。其他的影像学表现不特异，包括肝纤维化，再生结节，肝硬化和门静脉高压。

2）CT 表现：巴德-吉亚利综合征的主要表现是肝脏体积增大，急性巴德-吉亚利综合征时肝脏密度减低，而慢性巴德-吉亚利综合征则表现为肝脏外周的斑片状不均匀低强化，同时伴有肝脏的中心明显强化。慢性巴德-吉亚利综合征动脉期可能表现为结节样明显强化，或表现为由于动脉-门静脉分流和门静脉早期充盈导致的斑片状强化区。门静脉期表现为肝脏中心部分和下腔静脉周围的明显强化，伴有外周肝组织不均匀低强化的不均匀分布格局。延迟期，则表现为均匀强化。然而，在增强各期中，肝静脉始终不能充盈。这主要是由于肝静脉流出通道受阻后继发的门静脉和肝窦血流停止。同样，肝静脉闭塞时，可以伴有或不伴有多发迂曲的肝内静脉侧支。此外，肝脏的其他形态学改变也可以看到，如肝脏的再生结节，直径可以从 0.5cm 到 4.0cm。这些病变可能与局部肝脏区域的动脉化供血，同时门静脉供血减少，伴有肝静脉流出道受阻导致的。巴德-吉亚利综合征的患者也可以发生肝细胞癌。

3）MRI 表现：急性巴德-吉亚利综合征 MRI 表现为 T_1WI 上的低信号和 T_2WI 相上的不均匀高信号，这些异常信号主要分布于肝脏外周。而慢性巴德-吉亚利综合征，肝脏体积缩小纤维化，其内信号不均匀。GRE-T_2WI（GRE：gradient echo，梯度回波）或多期相增强扫描时，可以发现目标血管和侧支。与 CT 相似，在增强 MR 上，急性期的巴德-吉亚利综合征肝脏强化减低，而慢性期则表现各异。肝脏的再生结节在 T_1WI 表现为等-高信号，而 T_2WI 则表现为等-低信号，增强呈明显强化。使用肝脏特异性造影剂（Gd-EOB-DTPA），在肝胆期，可用于鉴别肝细胞癌和良性再生结节。延迟期，良性结节表现为均匀强化，而肝细胞癌则表现为低于肝实质。因此，CT 和 MR 在检出侧支和肝内结节的鉴别上具有重要意义。

4. 肝窦阻塞综合征（HSOS）　肝窦阻塞综合征（HSOS）或肝小静脉闭塞病（hepatic veno

occlusive disease，HVOD），是一种少见的危及生命的疾病，病理生理机制是由于肝窦内皮细胞及中央静脉等肝内小静脉内皮细胞受损，进而导致肝窦血流阻塞，从而引起的肝内窦性门静脉高压。主要表现为肝脏疼痛肿大，腹水和高胆红素血症。这种疾病最早于 1920 年因为发现饮用含吡咯里西啶生物碱的茶类饮品后发生而提出。当前，在欧美国家 HSOS（或 HVOD）最常见的病因是干细胞移植后的大剂量化疗药物使用，其他原因包括酒精，口服避孕药和放疗后损伤。穿刺活检是本病诊断的金标准；HSOS（或 HVOD）的影像学特征增强表现呈"地图"或"花斑"样强化，胸腹水是 HSOS 最常见的影像学表现。

①超声可见肝大，实质回声不均，门静脉内径正常或稍增宽，门静脉血流减慢，肝静脉管腔变窄，血流速度正常，肝段下腔静脉前后径变窄，血流速度加快，腹水。②在 CT 和 MR 上，动脉期肝实质基本不强化或轻微小片强化，门静脉期表现为弥漫不均匀轻度强化，门静脉管径正常或轻度增宽，肝静脉未见造影剂充填、模糊显示或较细。由于血流受阻、减慢以及肝实质肿胀压迫，肝段下腔静脉明显变窄，呈"逗号征"，其远段无扩张，肝内未见增粗迂曲侧支血管。延迟期呈轻度"爪状"强化，强化区域沿肝静脉及肝段下腔静脉分布，与平扫时呈略高密度的区域相对应，其余肝实质无明显强化，呈楔形低密度，与强化的肝实质相间分布。部分病例延迟 10 分钟后扫描，肝内小斑片、地图状无灌注区仍存在。冠状位重建显示，肝静脉走行区及肝段下腔静脉旁肝实质可见强化，边缘模糊，门静脉管腔无增粗（图 7-5-1）。

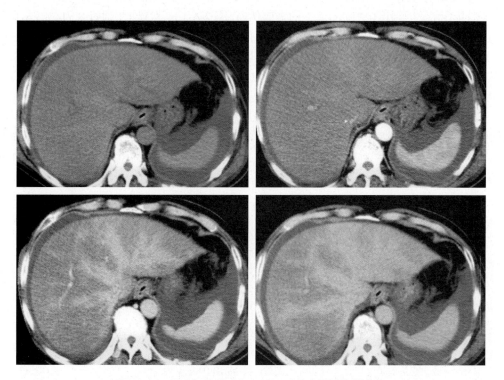

图 7-5-1　肝窦阻塞综合征（HSOS）的典型影像学表现

平扫表现为肝大，动脉期强化不明显，静脉期增强后呈地图状、斑片状强化，以第二肝门为中心，三支肝静脉明显强化，周围肝组织呈"火焰状"、强化的肝实质呈"地图样"改变，如患者有药物或相关病史，如土三七服用史，则有助于明确诊断。

第六节　TIPS 术后的影像学评价

肝硬化门静脉高压是我国的常见疾病,肝硬化门静脉高压导致的胃底食管静脉曲张破裂出血是上消化道出血的常见病因,可直接危及患者生命,是消化系统疾病的高致死率病因之一。CT门静脉成像(CTPV)是评价门静脉、曲张静脉及侧支静脉病变的常用方法,可定位曲张静脉的走行、分布和范围,进行有效的术前评价,根据静脉曲张的部位和范围,选择内科保守治疗,内镜治疗,介入治疗和外科手术治疗。TIPS 是在影像辅助条件下的微创技术,在下腔静脉与门静脉之间建立分流道达到缓解门静脉高压的目的。TIPS 术后患者发生再出血的比例明显降低。此外,TIPS 的另一个适应证是难治性腹水,取得肯定疗效。TIPS 联合胃冠状静脉栓塞术(gastric coronary vein embolization,GCVE)可有效治疗胃底食管静脉曲张,并减少肝硬化胃底食管静脉曲张破裂出血的风险。然而,TIPS 联合 GCVE 术后的金属弹簧圈会在术后区域产生明显的金属伪影,明显降低 CTPV 的图像质量,甚至部分图像无法观察,导致局部责任血管(门静脉、胃冠状静脉、胃底曲张静脉及周围组织情况)相邻门静脉及分支、侧支循环、脾静脉以及周围软组织(如胰腺、肝脏)无法观察,不利于术后疗效的评价,同样也不利于术后对曲张的胃冠状静脉及门静脉的评价。

1. **TIPS 术后金属伪影去除**　能谱 CT 的去金属伪影(metal artifact reductions,MARs)技术是近年来的新技术,主要用于去除图像中的金属伪影(图 7-6-1)。双能 CT 通过 80/140kVp 的高速切换,实现两种能量的 X 射线穿透靶物质,从而得到每条射线在其投影路径上的数据,之后将其分解为与其物质材料性质相关而能量无关的分量,根据所得到的分量计算每个像素中的原子序数,从而实现物质成分的识别与判断。这样可以有效消除 X 线迅速衰减而造成周围组织信息缺失和数据失真,达到 MARs 的目的。既往研究表明,能谱 CT 的 MARs 技术可以有效去除金属材料植入物伪影,从而广泛应用于关节置换和动脉瘤栓塞术后的评价中。应用 MARs 重建技术,不会影响门静脉及侧支的强化程度,如 CT 值等的客观评价指标。而由于 MARs 重建技术组有效去除了图像的金属伪影,使门静脉及分支、脾静脉、肠系膜上静脉、胃底曲张静脉的观察明显优于无MARs 重建组。

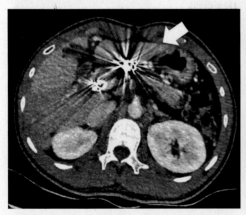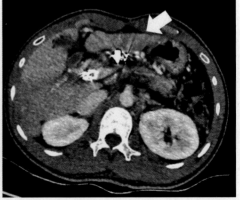

图 7-6-1　经颈静脉肝内门体静脉分流术(TIPS)+ 胃冠状静脉栓塞术(GCVE)术后
与左图相比,右图经去金属伪影(MARs)技术后周围伪影明显减少(白箭头)。

2. 能谱 CT 单能成像 CTPV 是评价门静脉的主要方法,作为一种无创性血管成像技术,具有扫描速度快、空间分辨力高等优点,可较清晰地显示门静脉及侧支血管的大小、范围、走行及引流方向,并可以清晰地显示门静脉及其 4~5 级分支的走行和分布情况。CTPV 是经静脉注入造影剂后,于门静脉期采集数据,所得原始图像经三维重建处理后,主要重建方式包括:①多平面重建(MPR);②最大密度投影(MIP);③容积再现(VR);④表面阴影显示(SSD),从而可以多方位、多角度显示门静脉及侧支循环的图像。CTPV 的成像质量受到多种因素的影响,包括造影剂剂量,红细胞压积,扫描延迟时间和扫描模式,还与患者自身条件相关,例如心脏功能、脾脏灌注等,影响因素还包括扫描参数和扫描时间等。

能谱 CTPV 使用常规肝脏扫描方案,所得原始数据可以通过重建获得最佳单能图像,有利于消除硬化伪影,提高图像的清晰度,进而得到高质量的门静脉成像的图像。通过将图像原始数据进行后处理,把图像拆分成为 50keV、55keV、60keV、65keV、70keV、75keV、80keV、85keV、90keV 等多组图像,由有经验的影像科医生对图像进行主观评价,评价通过轴位图像、容积再现(VR)和最大密度投影图(MIP)分别对常规成像和单能成像的图像进行门静脉血管成像,然后进行主观评分。评分标准采用 5 分制,根据图像上门静脉边界的锐利度、与周围组织的对比度、所显示的门静脉分支的级别进行综合评分:5 分,门静脉边缘锐利,与周围组织对比优,门静脉 5 级分支显示良好;4 分,门静脉边缘较锐利,与周围组织对比良好,门静脉 4 级分支显示良好;3 分,门静脉边缘较清楚,与周围组织对比中等,门静脉 3 级分支显示良好;2 分,门静脉边缘不清楚,与周围组织对比较差,门静脉 2 级分支显示良好;1 分,门静脉边缘模糊,与周围组织对比极差,仅肝内门静脉 1 级分支显示良好。能谱 CT 成像单能量图像是利用能谱成像的原理,将所得图像分拆为不同能量水平的单能成像,从而具有不同的影像特征(图 7-6-2),高能量图像硬化伪影少,组织对比度较

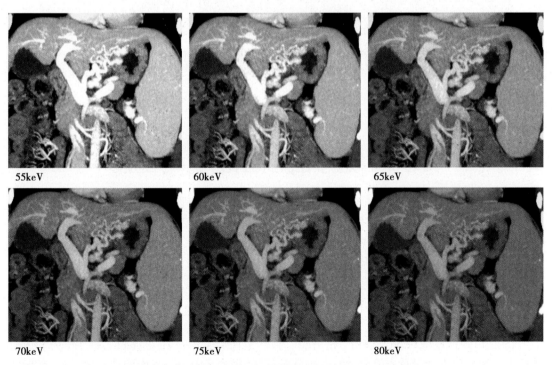

图 7-6-2 不同 keV 下门静脉成像(CTPV)的显示程度对比

同一患者一次成像后,采用不同能量的单能成像所得门静脉图像对比,可见随着能量级别的提高(55~80keV),门静脉强化程度逐渐下降,并可以清晰显示责任血管胃冠状静脉。

小,而低能量图像则可明显提高组织的对比度,缺点是图像噪声增高。所以低能量能谱图像上有利于更好地观察组织细节,提高靶血管与周围组织的对比噪声比,因此能更加清晰地显示门静脉主干及其分支(图7-6-3)。

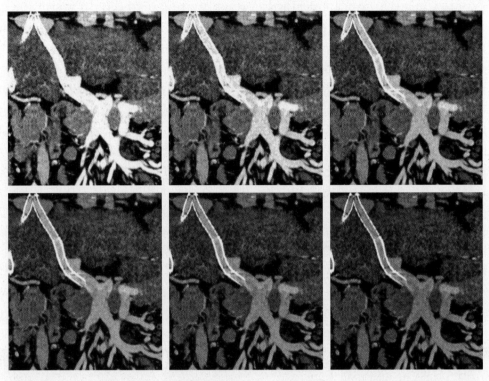

图7-6-3　CT门静脉成像(CTPV),经颈静脉肝内门体静脉分流术(TIPS)术后患者管腔的评价
采用不同能量的单能成像所得图像对比,可见随着能量级别的提高(55~80keV),门静脉强化程度逐渐下降,并可见支架腔评价满意度明显提高。

第七节　影像学在肝纤维化中的研究进展

肝纤维化是门静脉高压的重要原因之一,其严重程度与门静脉高压并发症直接相关,主要评价标准依靠病理学分级,而肝静脉压力梯度(HVPG)是门静脉高压诊断的"金标准"。因此,不管是肝脏的病理学检查,还是HVPG检查,都是属于有创性检查,对取材样本和操作医生的要求较高,需要进行规范化的培训,且在检查过程中可能存在并发症,如诱发不良事件(如迷走神经反射、一过性心律失常等)。因此,近年来多种影像学方法都用于无创评估肝纤维化和门静脉高压患者的分级和程度,常见的有反映肝脏硬度的瞬时弹性超声(fibroscan),磁共振的弹性成像等,用于门静脉高压无创诊断。

1. **超声弹性成像(fibroscan)**　超声瞬时弹性成像(transient elastography,TE)作为发展较早的无创弹性检查手段具有简便、快速、准确等优势,得到了国内外指南的推荐,已投入临床使用。多个研究表明,通过瞬时弹性成像评价肝脏的硬度,可以进行肝脏纤维化的分级和分期。此外,肝脏瞬时弹性成像与肝脏纤维化的程度,以及HVPG具有明显的相关性,且瞬时弹性成像具有简单、易重复、无创性的优点,其量化评价肝脏硬度有利于诊断和随访复查。研究表明,联合应用肝硬度、血小板计数和脾脏长径,在临床显性门静脉高压中具有非常好的诊断性能。2015 年,Baveno Ⅵ共识中,将肝脏瞬时弹性成像纳入无创诊断门静脉高压的分层标准之一,当肝脏硬度低于 20kPa,而血小板计数高于 $150×10^9$/L 时,患者则不属于肝硬化静脉曲张出血的高风险组,不需要进一步干预治疗。然而,肝脏 TE 测量的应用也有一定的局限性,包括肥胖、肋间隙狭窄和大量腹水,此外,还要受到近期饮酒,2 小时内进食,转氨酶升高,胆汁淤积或充血性心力衰竭等因素的影响。

TE 检查方法简单,要求患者检查前空腹≥8 小时,取仰卧位,右手置于脑后,暴露右侧肋间隙,选择右腋中线与右腋前线间的 7~9 肋间隙进行检测,检查时探头需要保持与患者皮肤垂直,采用探头选择位于肝门上方 1cm、相对均匀、厚度合适、无大血管的肝右叶进行弹性测定。每例患者进行 10 次有效测量,系统自动取中位数作为最终肝脏硬度值(单位为 kPa)。操作成功率 <60%或偏差 > 中位数 1/3 则视为检查结果无效。

弹性成像对于脾脏硬度的检查也在临床应用中得到认可,一项 Meta 分析结果表明,脾脏硬度与 HVPG 显示出良好的相关性($r=0.72,95\%CI$ 0.63~0.80),在鉴别临床显性门静脉高压方面显示良好的效能,敏感性 88%,特异性 84%。然而脾脏硬度检查也受到一些影响因素的干扰,例如充血,脾静脉阻力增加,脾血管增生和纤维化等。在判断预后方面,脾脏硬度检查比肝脏硬度更有效。新的超声弹性成像技术,如点切波弹性成像和 2D 切波弹性成像可以使肝脏、脾脏等的测量区域可视化,有利于弹性成像结果更准确。

近年来,部分研究表明肝脏硬度与 HVPG 的相关性显著低于脾脏硬度与 HVPG 之间的相关性,多因肝硬化初期,基于肝脏纤维化过程中肝硬度明显增加,肝内血管阻力也逐渐上升,导致门静脉压力逐渐增加。而在肝硬化后期,由于患者内脏呈高循环状态,伴严重脾淤血及机体侧支循环形成,与肝硬度相比,脾脏硬度更能反映复杂的肝外血流动力学改变,这提示我们需要进一步深入研究。

2. 磁共振弹性成像(magnetic resonance elastography,MRE)　MRE 是近年来飞速发展的成像技术,是一种用于无创性评价肝脾硬度的方法。随着软件和硬件技术的发展,MRE 技术日趋成熟,其操作简单,采用 3.0T MR 成像系统,体部线圈行常规 MRI、MRE 和弥散加权成像(diffusion weighted imaging,DWI)检查。常规扫描序列包括轴面T_1WI、轴面T_2WI加脂肪抑制序列、冠状面 T_2WI,扫描前患者禁饮食 4~6 小时。MRE 检查患者取仰卧位平躺,采用二维梯度回波序列扫描,受检者扫描 1 层(位于肝门上方 1cm)可得到相应幅度图、波形图,如波形不清晰,则进行重复扫描。由有经验的放射科医生经培训后,分别勾画弹性图的 ROI,每名医生选取弹性图相对应的 2 个肝右叶实质区域,尽量避开较大的血管,ROI 面积约 $2cm^2$,所得均值即为相应肝脏弹性值。取 2 名医生结果的平均值作为最终结果进行后续分析。按 MRE 肝脏纤维化严重程度分组,标准如下。无或轻度肝纤维化(F0~1 级):MRE 弹性值 <7.3kPa;显著肝纤维化(F2~3 级):MRE 弹性值 7.3~12.4kPa;肝硬化(F4 级):MRE 弹性值≥12.5kPa。

MRE 在诊断慢性乙型、丙型肝炎及非酒精性脂肪肝炎性肝纤维化,显示出了较高的准确性及可重复性。已有研究表明,慢性乙型肝炎人群的超声瞬时弹性成像和 MRE 相比较,发现超声瞬时弹性成像与 MRE 弹性值间呈明显正相关,且无或轻度肝纤维化组、显著肝纤维化组和肝硬化组 3 组间的肝脏 MRE 弹性值的差异有统计学意义,提示 MRE 可用于肝纤维化的检测。以 3.72kPa为 MRE 弹性值的截断值,诊断 F4 级肝纤维化的效能高。MRE 弹性值诊断≥F2 级和 F4 级肝纤维化的受试者操作特征(receiver operating characteristic,ROC)曲线下面积分别为 0.96、1.00,均在0.90 以上,提示 MRE 能将不同程度的肝纤维化区分开来。

此外,还有研究表明,在一个 23 例的患者队列研究中,MRE 与 HVPG 具有相关性(R^2=0.377,P=0.02)。使用 MRE 技术,可以对肝脏、脾脏的整体进行评价,这在一定程度上要优于超声瞬时弹性成像,而其敏感性、特异性和诊断效能,尚需要进一步研究证实。但 MRE 也存在较多局限性,主要有:①对于铁沉积的患者,由于含铁使得快速失相位,可能造成信号缺失;②图像后处理较复杂,弹性图的分辨率较低;③价格昂贵,检查较费时。

3. 4D-Flow 4D-Flow 是近年来飞速发展的 MR 成像技术,通过对肝动脉和门静脉区域的容积采集,可以提供一种无创性的评价方法来评价门静脉高压。4D-Flow 技术可以评价整个内脏系统,与超声相比,4D-Flow 可以有更高的分辨率和更准确的量化分析结果。这对于 TIPS 治疗、术后随访中起到重要作用。然而,这种影像学方法目前尚无法进入临床诊断流程,这是由于缺乏样本的数据研究,而且这些检查方法需要更专业、耗资更大的设备以及相关的人员培训等。

第八节 影像组学与人工智能

影像组学是近年的研究热点,也是未来的发展趋势,是从多模态影像学中,提取特征性的影像表征,用于影像组学分析。已有研究证实,通过将含有微泡的造影剂进行超声造影成像,通过机器学习来评价肝微血管网的连接,结果表明与 HVPG 呈负相关,然而这项研究的样本量比较小。另一项多中心研究结果显示,结果与 HVPG 呈明显的相关性(r=0.914,P<0.01)。因此,超声造影在诊断临床显性门静脉高压中具有足够的准确性,尤其是在 HVPG>16mmHg 的人群中,这对于患者进行危险度分层具有重要意义。

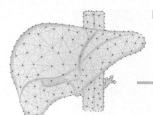

第八章

门静脉高压的影像学局部分析

第一节　肝脏正常影像学

一、重要性

肝脏的影像学有超声、CT和核磁等,特别是后两者在TIPS工作中必不可少,而且十分重要。首先应该有高质量、清晰的影像学资料,同时从事该工作的医生,应该熟练阅读正常和异常肝脏及相关血管等影像学。术前影像学检查与术中安全性和是否建立合理的分流道有直接关系;术后或随访期影像学检查与术后安全、判断疗效及病情变化有重要关系。

二、重点读片内容

1. **肝脏实质**　肝脏体积大小、分叶和分段,以及比例、边缘、密度、是否增强、病灶、不同期肝实质的变化、肝脏周围及腹腔情况等。

2. **血管**　门静脉系统(分支、主干、属支)、肝静脉、下腔静脉、腹腔动脉、肝动脉、脾动脉、肠系膜动脉等解剖结构、血管粗细、血流、血管壁及周围情况等。

3. **胆道系统**　肝内胆管、左右肝管、肝总管、胆囊、胆囊管、胆总管等。

4. **肝裂**　肝裂内结构变化及与肝实质的关系、分布、肝裂宽度有无异常。

5. **肝脏异常**　除正常外,所有的改变都称之为异常。

6. **空间关系**　肝脏整体与血管、胆道、心房等空间关系。

三、肝脏正常影像学表现(以CT为例)

1. 正常肝轮廓光滑,肝实质呈密度均匀的软组织影,CT值为50~60Hu,高于脾、胰、肾等脏器。其形状及结构依断面位置而不同。CT片上易于区分肝的各叶,即左叶、方叶、右叶和尾状叶,各叶间比例适当。左叶和方叶以圆韧带裂(又称纵裂)为界;方叶与右叶以右切迹和胆囊窝为界;横行的静脉韧带裂更明显,将左叶与尾叶分开;尾叶与右叶相连,突向内侧,位于下腔静脉的前方,易于识别。正常肝裂不宽,内部结构走行正常(图8-1-1~图8-1-4)。

2. 肝门区常有较多脂肪组织,呈不规则形或类似多角形低密度影,其中有肝动脉、门静脉和胆管进出。肝内门静脉和肝静脉显示为低密度的管道状或圆形影。增强扫描后则明显增强,显示为高密度影。下腔静脉平扫时为圆形低密度影,增强后呈高密度。肝内动脉分支和正常胆管分支细小,通常平扫和增强不易显示。门静脉较大而居后,肝动脉位于其前内,胆管(主要是肝总

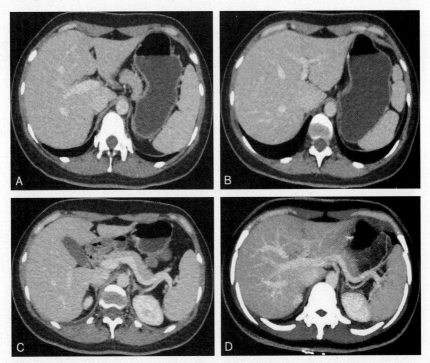

图 8-1-1 腹部增强 CT 轴位和最大密度投影（MIP）轴位（A、B、C、D）

肝脏边缘光滑整齐，密度均匀，肝叶比例协调，大小适宜。肝裂不宽。肝内主要门静脉被肝实质包绕。第一肝门处显示门静脉主干、左右支、脾静脉粗细适当，密度均匀，血流通畅。脾脏不大。

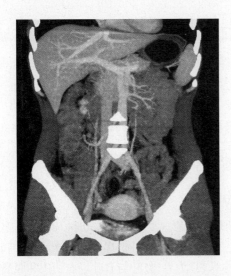

图 8-1-2 腹部增强斜冠状位最大密度投影（MIP）

门静脉左、右支（第一肝门处）与肝左、右静脉（第二肝门处）关系。

管）位于其前外方。增强后门静脉较易识别，呈圆形高密度影，位于下腔静脉之前。血管血流通畅、密度均匀、粗细适当、走行顺畅、无扭曲、边缘整齐、整体结构合理等。

    3. 肝脏 CT 增强多期扫描，根据大血管、肝、脾的密度变化判断图像的不同期相。动脉期主要特点是腹主动脉明显强化，肝脏密度基本不变，和平扫相似，脾脏不均匀强化呈现花斑征；门静脉期门静脉显示清晰，肝脏实质明显强化，脾强化均匀、花斑样强化消失；静脉期下腔静脉、肝静脉强化显影,腹主动脉密度减低,肝脏实质密度往往较门静脉期降低;延迟扫描则肝脏实质密度降低、动静脉密度明显降低(图 8-1-5~图 8-1-7)。

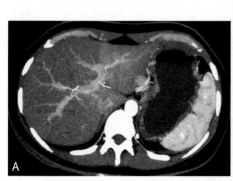
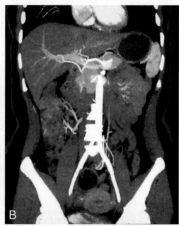

图 8-1-3 腹部增强 CT 轴位(图 A)和冠状位(图 B)
门静脉左、右分支和伴行的肝动脉,以及之间的关系。

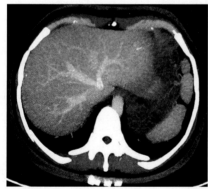
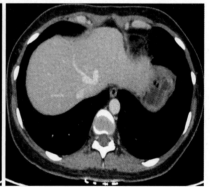

图 8-1-4 腹部增强 CT 不同层面轴位
第二肝门层面,左、中、右三支肝静脉汇入下腔静脉。血流通畅,密度均匀,分布良好。

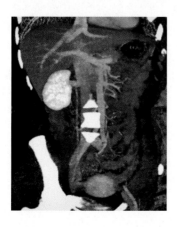

图 8-1-5 腹部增强斜冠状位最大密度投影(MIP)
第二肝门层面,左、中、右三支肝静脉汇入下腔静脉与门静脉分支和主干之间的关系。

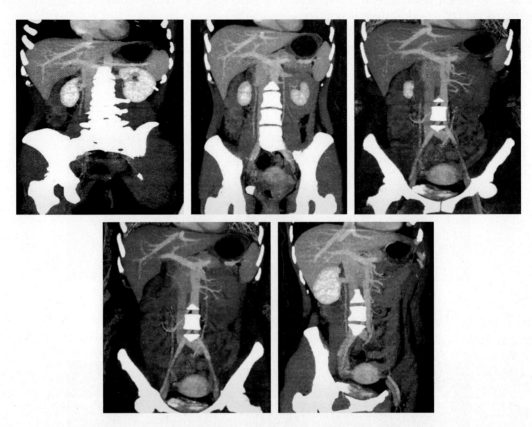

图 8-1-6 腹部增强不同斜冠状位最大密度投影（MIP）

左、中、右三支肝静脉汇入下腔静脉与门静脉分支的空间关系。门静脉主干、肠系膜上静脉、脾静脉及肠系膜下静脉清晰显示。

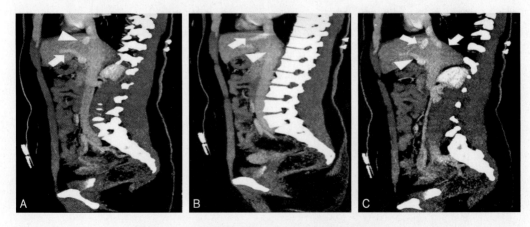

图 8-1-7 腹部增强不同斜矢状位最大密度投影（MIP）

A. 门静脉（箭头）与肝静脉（白三角）的关系；B. 肝静脉（箭头）与下腔静脉（三角）的关系；C. 肝静脉（左箭头）接近门静脉（三角）处与下腔静脉（右箭头）的关系。

第二节　肝硬化门静脉高压影像学

一、主要影像学表现

1. 肝实质　少数肝硬化表现为全肝萎缩,更多地表现为尾叶、左叶外侧段增大,右叶发生萎缩,部分也表现右叶增大,左叶萎缩或尾叶萎缩,结果出现肝各叶大小比例失调。肝轮廓边缘显示凹凸不平,肝门、肝裂增宽以及脾大、腹水、胃底和食管静脉曲张等门静脉高压表现(图 8-2-1~图 8-2-13)。

2. 血管改变　早期肝内门静脉分支变细、僵直和显示模糊,门静脉末梢甚至不能显示,肝血流量减少,随着门静脉压力的增高,门静脉主干、分支、属支增粗,但由于侧支循环的建立及血流方向的改变,少部分患者门静脉主干及分支可能无显著增粗或变细。门静脉侧支血管的形成(图 8-2-1~图 8-2-13)。门静脉内常合并血栓形成,甚至形成海绵样变性。血流通畅的部分血栓,可能不会加重门静脉高压(图 8-2-1、图 8-2-6~图 8-2-8、图 8-2-11、图 8-2-13),影响血流的严重血栓会加重门静脉高压(图 8-2-4~图 8-2-5,图 8-2-10),在临床中需要综合判断。肝动脉供血可能随着脾动脉增粗,而减少。一般下腔静脉和肝静脉稍有增粗或正常。

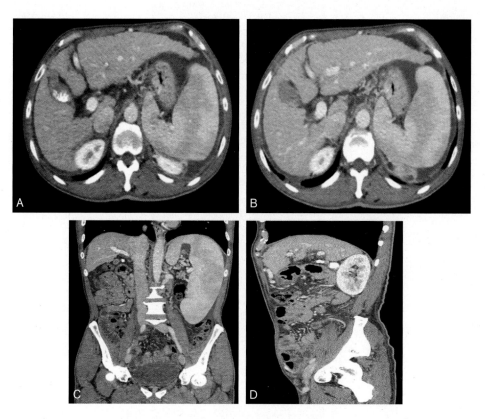

图 8-2-1　肝硬化,门静脉高压,腹部增强 CT(一)

不同层面轴位,肝缘呈小波浪状,肝裂稍增宽,肝叶比例失调,门静脉右支内可见少许低密度充盈缺损,门静脉主要分支在肝外,腹腔少许积液,胆囊结石(图 A、B);冠状位显示门静脉右支内低密度充盈缺损(图 C);矢状位显示食管-胃底静脉曲张,脾脏明显增大(图 D)。

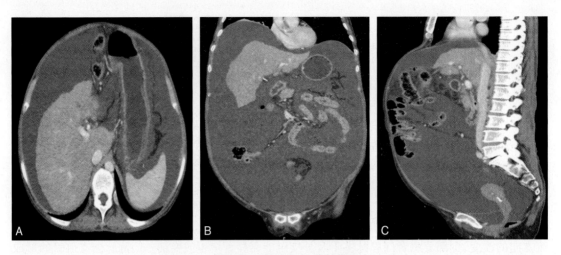

图 8-2-2　肝硬化,门静脉高压,腹部增强 CT(二)

A. 轴位显示肝脏体积缩小,肝缘呈波浪状,左叶变小,比例失调,大量腹水,门静脉右支较细,被肝组织包绕;B. 冠状位显示肝脏缩小,门静脉左支很细,大量腹水;C. 矢状位显示下腔静脉通畅,门静脉主干及分支较细。

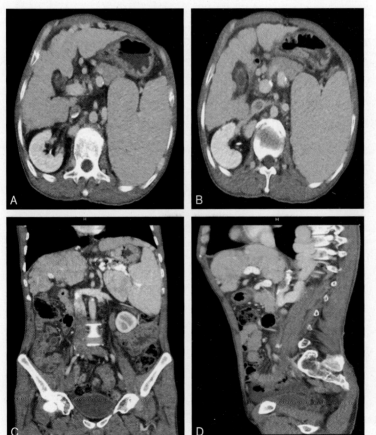

图 8-2-3　肝硬化,门静脉高压,腹部增强 CT(三)

不同层面轴位显示肝脏体积显著减小,硬化明显、比例失调,肝缘呈大波浪状,门静脉主干增粗,分支显示不清。下腔静脉内见低密度充盈缺损,脾脏显著增大(图 A、B);冠状位显示门静脉右支远端较细(图 C);矢状位显示下腔静脉内低密度充盈缺损,粗大侧支血管形成(图 D)。

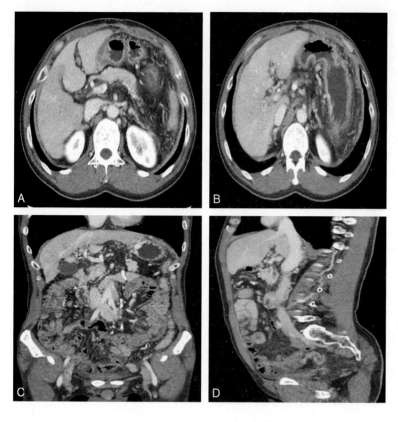

图 8-2-4　肝硬化,门静脉高压,腹部增强 CT(四)

不同层面轴位,肝脏缩小,分叶清楚,门静脉主干不宽,肝门区见杂乱、迂曲的血管团(海绵样变性血管)(图 A、B);冠状位显示肝门区迂曲血管团,食管、胃底静脉曲张(图 C);矢状位显示肝静脉及下腔静脉通畅(图 D)。

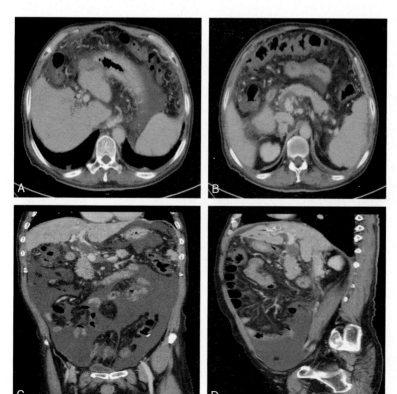

图 8-2-5　肝硬化,门静脉高压,腹部增强 CT(五)

不同层面轴位显示肝脏显著缩小,分叶清楚,比例明显失调,门静脉主干有血流通过,周围充盈缺损,门静脉分支闭塞,少许侧支形成(海绵样变性血管),脾静脉内见低密度充盈缺损(图 A、B);冠状位显示门静脉主干明显低密度充盈缺损,少许不规则血液,大量腹水(图 C);矢状位显示少许肠系膜静脉分支显影(图 D)。

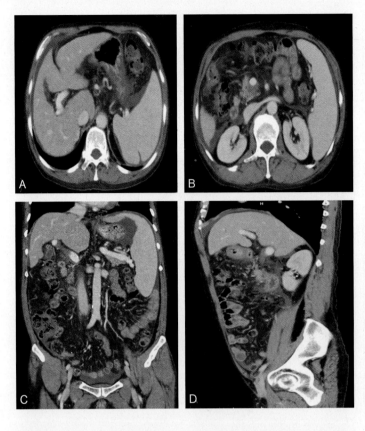

图 8-2-6 肝硬化,门静脉高压,腹部增强CT(六)

不同层面轴位显示肝脏缩小,分叶清楚,比例失调,右肝裂增宽,门静脉主干及主要右支裸露在肝裂内。门静脉主干不宽,其内见低密度充盈缺损(图A、B);冠状位显示门静脉主干明显低密度充盈缺损,完全裸露在肝外,少量腹水,脾静脉较细,血流通畅,脾脏增大(图C);矢状位:主要肝右静脉在肝裂内(图D)。

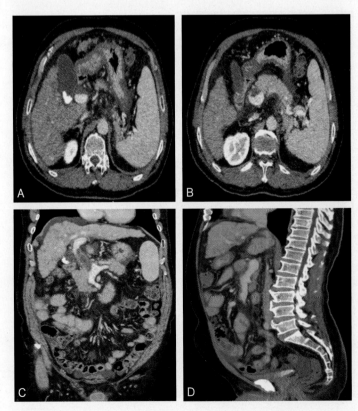

图 8-2-7 肝硬化,门静脉高压,腹部增强CT(七)

不同层面轴位,肝脏缩小、边缘不整齐,门静脉主干增宽,内可见低密度充盈缺损,约占管腔1/3;胆囊结石(图A、B);冠状位,肝脏体积减小,比例失调,肝缘呈波浪状,门静脉主干内见低密度充盈缺损,少许腹水(图C);矢状位,门静脉主干内见低密度充盈缺损主要在前壁(图D)。

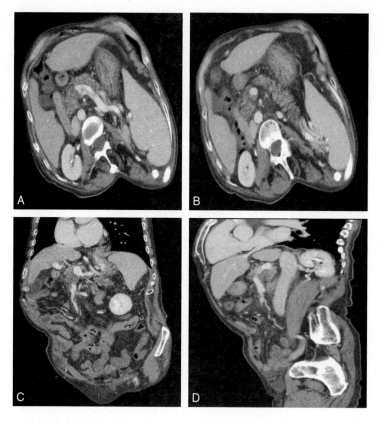

图 8-2-8　肝硬化,门静脉高压,腹部增强CT(八)

脊柱侧弯。不同层面轴位显示肝脏缩小、肝裂明显增宽,主要分支在肝裂内,门静脉主干增宽,内可见低密度充盈缺损(图A、B);冠状位显示肝脏整体结构发生变化,偏外侧,肝段下腔静脉显著减少(图C);矢状位显示肝脏膈面与脏面之间距离变小,下腔静脉成角明显,下腔静脉肝段上缘与右心房之间加大(裸露部分,图D)。

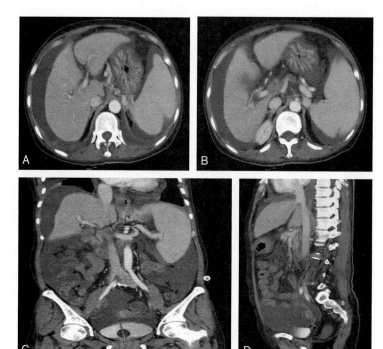

图 8-2-9　肝硬化,门静脉高压,腹部增强CT(九)

不同层面轴位显示肝脏体积缩小,各叶比例较好,肝裂增宽,门静脉主要分支在肝裂内裸露,门静脉主干无明显增粗,脾脏增大,大量腹水(图A、B);冠状位显示脾静脉不粗,下腔静脉肝段较短,大量腹水(图C);矢状位显示下腔静脉肝段较短,其上下腔静脉裸露部分比较长(图D)。

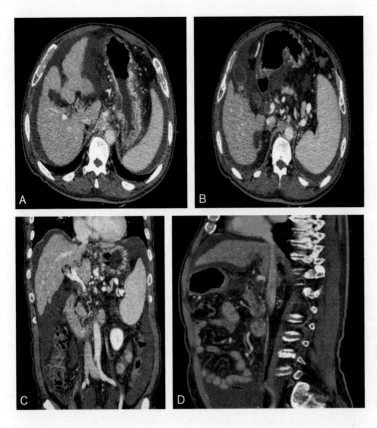

图 8-2-10 肝硬化,门静脉高压,腹部增强 CT(十)

不同层面轴位显示肝脏体积缩小,各叶比例失调,肝裂增宽,门静脉主要分支在肝裂内裸露,门静脉增粗,门静脉右支、主干内可见低密度充盈缺损,脾脏体积增大,大量腹水(图 A、B);冠状位显示门静脉左右支、门静脉主干明显低密度充盈缺损。部分肝静脉显影,脾静脉内低密度充盈缺损(图 C);矢状位显示肠系膜静脉低密度充盈缺损,未见明确显影,下腔静脉通畅(图 D)。

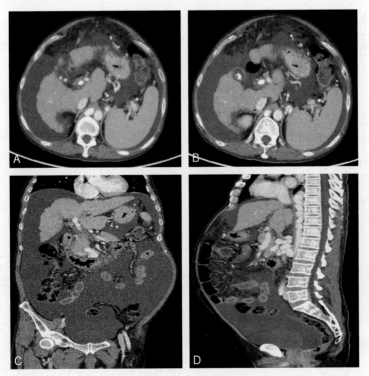

图 8-2-11 肝硬化,门静脉高压,腹部增强 CT(十一)

不同层面轴位显示肝脏体积显著缩小,表面呈波浪状,肝裂显著增宽,门静脉主干内见低密度充盈缺损,血流能够通过,门静脉主要分支未见显影,大量腹水,脾脏显著增大,脾静脉未见明确显影,胆囊结石(图 A、B);冠状位显示肝脏体积显著缩小,门静脉主干内见显著低密度充盈缺损,腹腔内大量腹水,门静脉分支未见显影(图 C);矢状位示,肠系膜静脉部分显影,脊柱前和脾脏的下方见大量的侧支血管形成(图 D)。

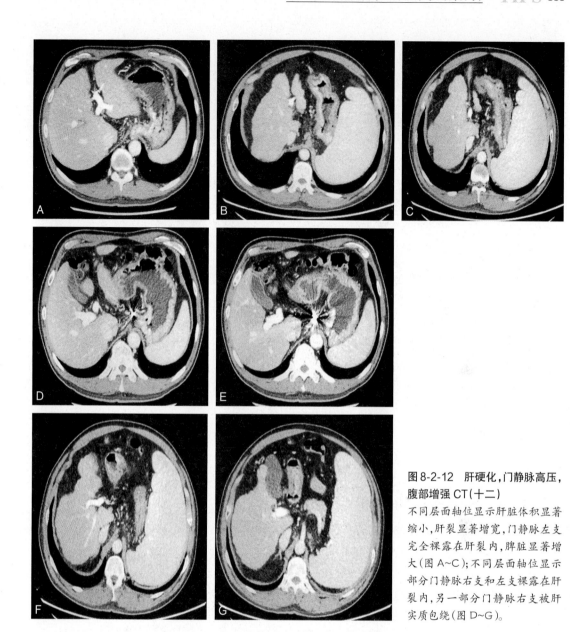

图 8-2-12　肝硬化，门静脉高压，腹部增强 CT（十二）

不同层面轴位显示肝脏体积显著缩小，肝裂显著增宽，门静脉左支完全裸露在肝裂内，脾脏显著增大（图 A~C）；不同层面轴位显示部分门静脉右支和左支裸露在肝裂内，另一部分门静脉右支被肝实质包绕（图 D~G）。

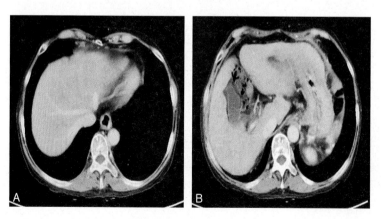

图 8-2-13　肝硬化，门静脉高压，腹部增强 CT（十三）

不同层面轴位显示肝静脉分布正常，肝脏体积显著缩小，各叶严重变形，特别是左右叶，各叶比例严重失调，肝裂显著增宽，门静脉左支未显示，右支完全裸露在肝裂内，很细，门静脉主干不粗、不连续，周围充盈缺损，脾脏缺如，肠道进入肝裂内（图 A~E）

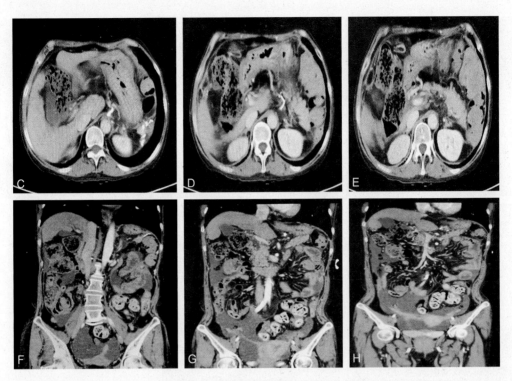

图 8-2-13(续)

不同层面冠状位显示门静脉主干显著充盈缺损,有少许不连贯造影剂,肠系膜上静脉显影,少量腹水,下腔静脉通畅(图 F~H)。

二、影像学改变与 TIPS 相关性

　　肝硬化门静脉高压的影像学改变,如果从细节入手,每个患者的改变都不一样,甚至是千变万化,有的变化有利于手术,有的不利于手术。如肝内门静脉增粗、血流通畅、肝脏无明显缩小、肝脏与血管空间结构合理、肝静脉和下腔静脉无明显增粗、肝组织硬化不严重、肝段下腔静脉较长、肝裂无明显增宽、肝实质包绕肝内主要门静脉分支等这些改变都是对手术有利的,否则是不利的。在术前就应该预判断清楚,当然这是主观判断和客观判断的相结合,把一台手术做得完美,除了具备熟练和精准的技术、影像学阅读和空间构思能力外,还涉及其他重要的因素。

第三节　非肝硬化门静脉高压影像学

一、基本情况

　　非肝硬化门静脉高压顾名思义是患者没有肝硬化,但有门静脉高压,甚至是严重的门静脉高压症。发生的原因很多,主要分为肝前型,如门静脉血栓、动脉-门静脉瘘、非肝病性脾大等;肝内型,如淀粉样变性、肝脏良恶性结节或肿瘤、爆发性肝炎、先天性肝纤维化、特发性门静脉高压、早期原发性胆汁性肝硬化、肝豆状核变性、骨髓增生性疾病、肝小静脉闭塞病(HVOD)、肝窦堵塞综合征(HSOS)等;肝后型,如缩窄性心包炎、慢性右心力衰竭、三尖瓣功能不全(先天性、风湿性)、巴德-吉亚利综合征等(图 8-3-1~图 8-3-10)。

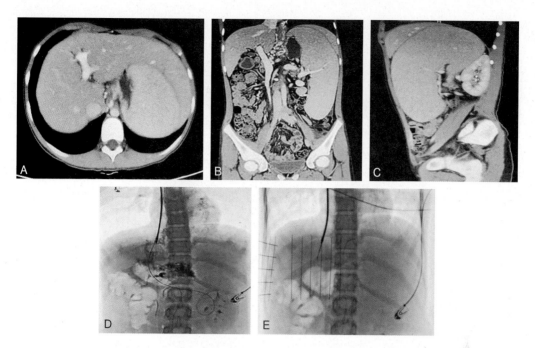

图 8-3-1　特发性门静脉高压,腹部增强 CT,经颈静脉肝组织活检术

腹部增强 CT(图 A~C):轴位显示肝脏体积稍增大,边缘整齐,密度均匀,左叶增大明显,门静脉分支增粗,脾脏增厚,均匀(图 A);冠状位显示门静脉主干增粗,脾脏显著增大,食管静脉曲张明显,肝静脉部分显示(图 B);矢状位显示脾脏显著增大(图 C);肝组织活检(图 D、E):经颈静脉应用活检针进行肝组织活检(图 D);应用活检钳对 TIPS 预分流道肝组织进行活检(图 E)。

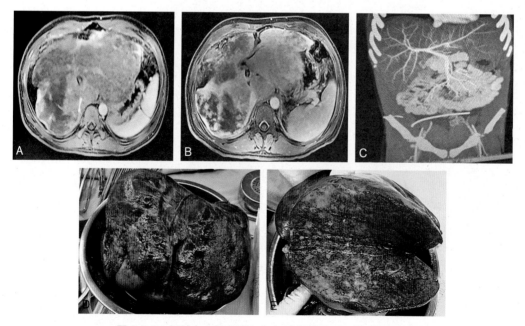

图 8-3-2　肝脏上皮样血管内皮瘤,腹部增强 CT,切除的肝脏

腹部增强 CT(图 A~C):不同层面轴位显示肝脏体积变小,边缘不整齐,密度十分不均匀,左叶稍增大,肝内门静脉不清,脾脏无明显增大(图 A、B);冠状位重建图像,门静脉系统整体变细,肝内门静脉小分支变少、变直(图 C);肝移植,肝切除组织(图 D、E):肝脏膈面,肝脏不规则、不整齐,颜色不同(图 D);剖开肝脏内部结构:不规则脂肪和肿瘤组织(图 E)。

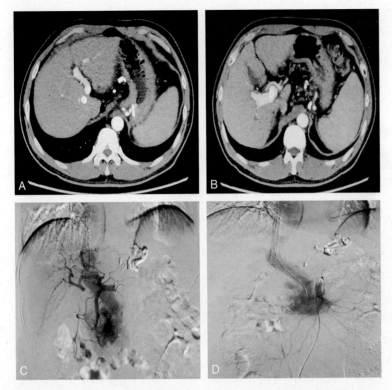

图 8-3-3 动脉-门静脉瘘,腹部增强 CT,动脉造影

腹部增强 CT:不同层面轴位显示肝脏体积适当,边缘整齐,各叶比例较协调,密度均匀,肝裂不宽,门静脉主干及分支在动脉期显示清楚,脾脏稍增大(图 A、B);肝总及肠系膜上动脉造影:胃十二指肠动脉末端动脉和肠系膜上动脉右上分支动脉不规则与静脉形成血管团,动静脉直接相连,动脉造影早期门静脉主干和分支显影(图 C、D)。

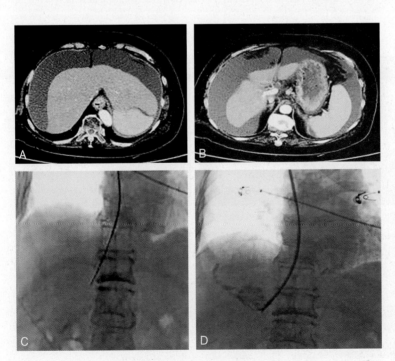

图 8-3-4 肝脏及门静脉纤维化,腹部增强 CT

腹部增强 CT:不同层面轴位显示肝脏体积变小,边缘不整齐,密度较均匀,各叶比例失调,尾状叶显著缩小,肝内门静脉较细,门静脉主干不粗,脾脏增大,大量腹水(图 A、B);肝组织活检(图 C、D):经颈静脉应用活检针进行肝组织活检,反复获取,但未取出(图 C);在 TIPS 穿刺系统引导下,应用活检钳获取足够的肝组织(图 D)。

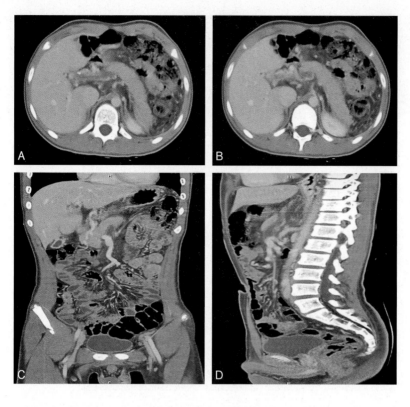

图 8-3-5 门静脉高压(门静脉海绵样变),腹部增强 CT(一)

不同层面的轴位显示肝脏稍小,密度均匀,比例尚好,门静脉主干及分支解剖结构完全消失,取而代之的是不规则低密度和少许侧支,脾脏缺如(图 A、B);冠状位显示肠系膜上静脉少许血流通过,周围低密度充盈缺损(图 C);矢状位显示肠系膜上静脉少许侧支血管(图 D)。

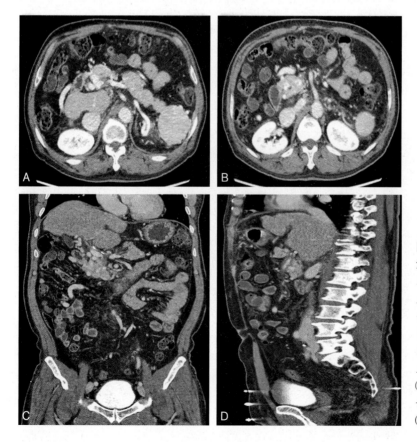

图 8-3-6 门静脉高压(门静脉海绵样变),腹部增强 CT(二)

不同层面的轴位显示门静脉主干解剖结构完全消失,取而代之的是不规则侧支血管团,脾脏很小(脾切后残留,图 A、B);冠状位显示门静脉主干形成不规则侧支血管团(图 C);矢状位显示肠系膜上静脉未见明显侧支血管形成(图 D)。

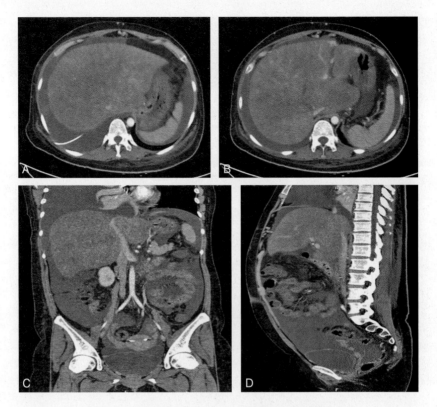

图 8-3-7 巴德-吉亚利综合征(肝静脉型),腹部增强 CT

不同层面的轴位显示肝脏显著增大,饱满,边缘整齐,以肝右叶和尾状叶增大为主,肝实质强化不均匀,肝左、中、右静脉未见显示,大量腹水,脾脏不大(图 A、B);冠状位显示门静脉主干及分支变细(图 C);矢状位显示下腔静脉变细,尤其下腔静脉肝段(图 D)。

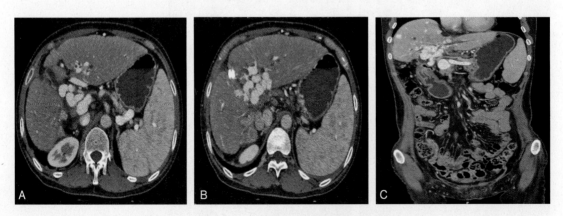

图 8-3-8 门静脉高压(门静脉海绵样变),腹部增强 CT(三)

不同层面的轴位显示肝脏比例失调,尾状叶和方叶明显缩小,左叶增大,门静脉主干及分支解剖结构完全消失,代之以较粗大的侧支血管团,脾脏增大(图 A、B);冠状位显示门静脉主干末端增粗,脾静脉粗细不均,但边缘整齐,血流通畅,肠系膜上静脉少许分支(图 C)。

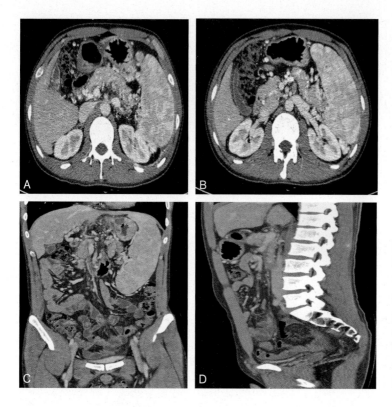

图 8-3-9 门静脉高压(门静脉海绵样变),腹部增强 CT(四)
不同层面的轴位显示门静脉系统完全性海绵样变性,海绵样血管由较多细小侧支组成,脾脏增大(图A、B);冠状位显示门静脉系统解剖结构完全消失,无正常结构的血管(图C);矢状位显示肠系膜上静脉有一分支血管血流通畅(图D)。

二、影像学改变

根据不同的原因,有不同的影像学改变。主要的特征是肝脏往往增大、饱满、比例协调、肝裂不宽、肝组织淤血或正常、门静脉增粗或变细、门静脉血流通畅、部分堵塞或完全堵塞,肝内肝静脉或门静脉侧支形成、脾大、腹水、下腔静脉和肝静脉增粗、变细、正常或堵塞,肝静脉和/或下腔静脉侧支形成(图 8-3-1~图 8-3-10)。如果没有得到及时和适当的处理,随着病情的发展,最终导致肝硬化,门静脉高压可能会显著加重。

三、影像学改变与 TIPS 相关性

非肝硬化门静脉高压与肝硬化门静脉高压有许多不同点,选择诊断和治疗方式有所不同。

1. 对于肝功能储备而言,一般肝功能储备是好的,但是少部分急性患者,特别是影像学显示肝脏淤血严重的患者,肝功能损伤急剧发展,甚至短期肝衰竭导致死亡。这样的患者应尽早进行TIPS(图 8-3-7)。

2. 缩窄性心包炎、慢性右心力衰竭、三尖瓣功能不全(先天性、风湿性)等导致的门静脉高压,影像学显示肝静脉及下腔静脉增粗、血流缓慢、两者压力与右心房压力等一致性增高,不适合进行 TIPS(图 8-3-10)。

3. 部分患者肝静脉完全闭塞,必须经下腔静脉穿刺操作。

4. 部分患者需要经静脉肝组织活检进行肝组织病理学明确诊断,部分需要动脉、静脉造影,以及测量静脉、心房、肺动脉等压力确定诊断(图 8-3-1、图 8-3-4、图 8-3-10)。

5. 根据原发病的不同,影像学改变及门静脉压力情况,选择不同分流道直径,有可能很小或很大;根据肝脏增大的情况,有可能分流道较长。

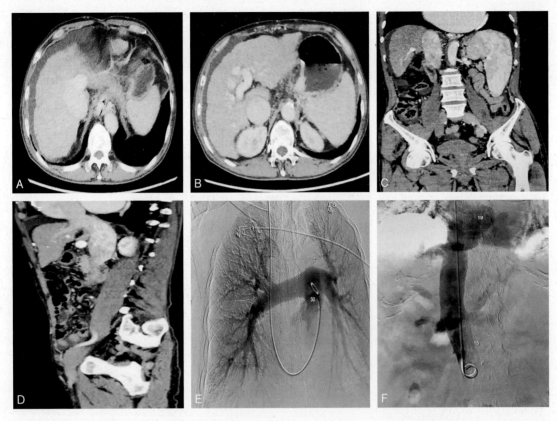

图 8-3-10 心源性门静脉高压,腹部增强 CT,肺动脉和下腔静脉造影及测压

腹部增强 CT(图 A~D):不同层面的轴位显示肝脏稍缩小,边缘不光滑,肝裂不宽,下腔静脉、肝静脉及门静脉分支增宽,脾脏增大(图 A、B);冠状位显示下腔静脉显著增粗,脾脏增大(图 C);矢状位显示腔静脉显著增粗,尤其肝段下腔静脉下段增粗明显,肝静脉增粗(图 D);肺动脉造影及测压,肺动脉及分支增粗,压力升高(30mmHg,图 E);下腔静脉造影及测压:下腔静脉显著增粗,血流缓慢,部分造影剂逆流至肝静脉内,下腔静脉及右心房压力分别是 16mmHg 和 19mmHg(图 F)。

6. 由于部分患者肝脏增大或结构的变化,下腔静脉受压变窄,肝内门静脉和门静脉主干的走行角度不合理,对建立合理的分流道有一定难度或无法建立,同时可能加重下腔静脉的狭窄,导致下腔静脉闭塞,这些情况在术前应该有处理预案,在术中准确处理。

7. 部分患者合并黄疸,甚至严重或重度黄疸,应该具体患者个体分析,如果是淤血性黄疸,绝大部分患者 TIPS 术后是明显受益的。

第四节 肝硬化与非肝硬化门静脉高压联合存在或多种非肝硬化门静脉高压同时存在的影像学

一、基本情况

肝硬化与非肝硬化门静脉高压联合存在,既有肝硬化特点,也有非肝硬化门静脉高压影像学表现;多种非肝硬化门静脉高压的影像学特点同时存在,往往患者症状相对比较重(图 8-4-1~图 8-4-14)。

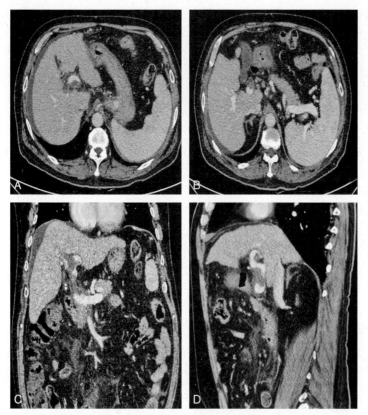

图 8-4-1 肝硬化门静脉高压合并门静脉血栓,腹部增强 CT(一)

不同层面轴位显示肝脏缩小,边缘尚好,肝叶比例失调,门静脉主干不规则血流通过,周围显著充盈缺损,部分门静脉右支通畅、门静脉左支未显影,肝周见少量腹水,脾脏增大(图 A、B);冠状位显示门静脉主干少许不规则血流通过,肠系膜上静脉少许分支显影,脾静脉近端显影(图 C);矢状位示,门静脉主干少许不规则血流通过,充盈缺损部位主要在门静脉前部(图 D)。

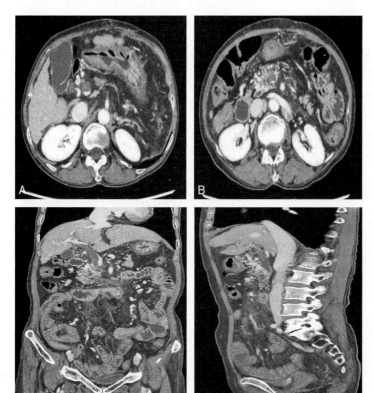

图 8-4-2 肝硬化门静脉高压合并门静脉血栓,腹部增强 CT(二)

轴位示,门静脉主干及肠系膜上静脉完全性血栓,周围小侧支形成(图 A、B);冠状位显示肝脏缩小,各叶比例失调,门静脉右支、主干及肠系膜上静脉内见低密度充盈缺损,脾脏缺失,门静脉主干见部分铸型(图 C);矢状位显示下腔静脉血流通畅,肠系膜上静脉少许侧支(图 D)。

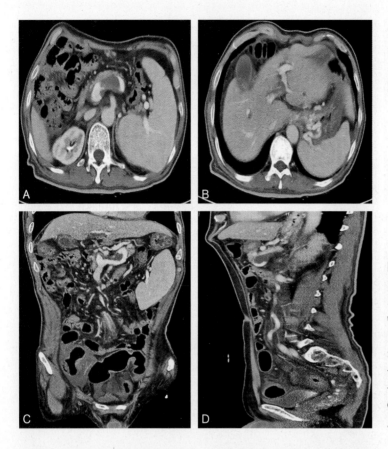

图 8-4-3　肝硬化门静脉高压合并门静脉血栓，腹部增强 CT（三）
不同层面轴位示，肝脏体积小，表面略欠光整，比例失调，左叶稍增大，门静脉系统显著充盈缺损，可见血流能够通过，脾脏增大，食管-胃底静脉曲张（图 A、B）；冠状位显示脾静脉及肠系膜上静脉充盈缺损（图 C）；矢状位显示门静脉主干及肠系膜上静脉充盈缺损（图 D）。

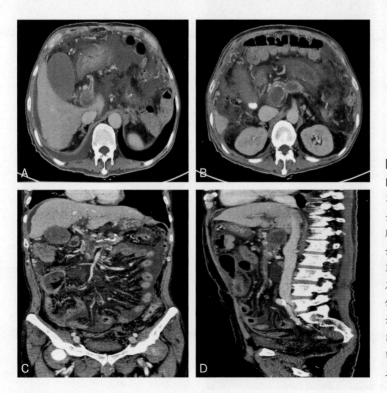

图 8-4-4　肝硬化门静脉高压合并门静脉血栓，腹部增强 CT（四）
不同层面轴位显示门静脉主干完全性充盈缺损，无血流通过，脾静脉内完全性低密度充盈缺损，见门静脉主干铸型，脾脏缺如（图 A、B）；冠状位显示肝脏缩小，门静脉主干及分支完全性充盈缺损，周围少许侧支，肠系膜上静脉部分分支显影，少量腹水（图 C）；矢状位显示门静脉主干及肠系膜上静脉内见低密度充盈缺损，见血管铸型，肠系膜上静脉末梢分支少许血流（图 D）。

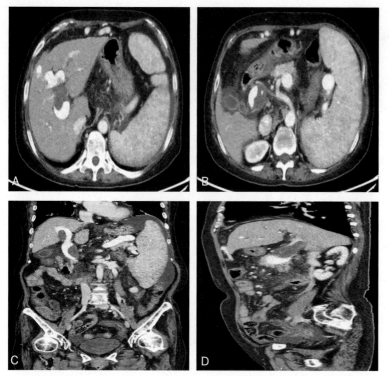

图 8-4-5　肝硬化门静脉高压合并门静脉血栓,腹部增强CT(五)

不同层面轴位显示肝脏缩小,比例尚可,门静脉主干及分支明显低密度充盈缺损,脾脏显著增大(图A、B);冠状位显示肝脏缩小,门静脉主干及分支充盈缺损,脾静脉血流通畅,肠系膜上静脉未见显影,少量腹水(图C);矢状位显示门静脉主干见部分血管铸型,肠系膜上静脉未见显影,无血流通过(图D)。

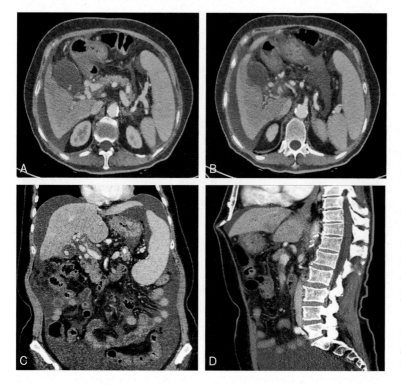

图 8-4-6　肝硬化门静脉高压合并门静脉血栓,腹部增强CT(六)

不同层面轴位显示门静脉主干及分支明显低密度充盈缺损,不规则侧支血管形成,解剖结构完全消失,脾脏增大,大量腹水(图A、B);冠状位显示肝脏缩小,各叶比例严重失调,门静脉主干、分支及脾静脉充盈缺损,少许不规则侧支形成,肠系膜上静脉未见显影,大量腹水(图C);矢状位显示下腔静脉血流通畅,肠系膜上静脉隐约见少许造影剂(图D)。

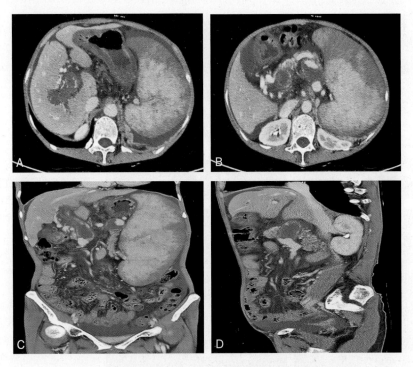

图 8-4-7 肝硬化门静脉高压合并门静脉血栓,腹部增强 CT(七)

不同层面轴位示,肝脏体积显著缩小和各叶比例失调,门静脉主干、分支及脾静脉完全性充盈缺损,血管铸型典型,且显著扩张,周围少许侧支形成,脾脏显著增大,呈花斑状不规则增强,少量腹水(图 A、B);冠状位显示肝脏体积显著缩小,门静脉主干完全性充盈缺损,血管铸型典型,显著扩张,周围少许侧支形成,脾脏显著增大,呈花斑状不规则增强,少量腹水,肠系膜上静脉未见显影(图 C);矢状位显示下腔静脉血流通畅,肠系膜上静脉近端显影,少许分支显影(图 D)。

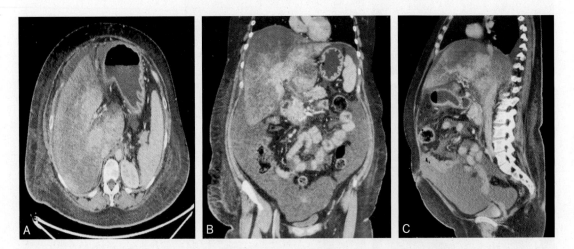

图 8-4-8 肝窦阻塞综合征,肝静脉广泛闭塞型巴德-吉亚利综合征,门静脉系统完全性慢性血栓,腹部增强 CT

A. 轴位显示肝脏增大,饱满,明显不规则强化(淤血),门静脉左右支结构完全消失,很少的侧支形成,脾脏稍大;B. 冠状位显示门静脉主干结构完全消失,很少的侧支形成,大量腹水;C. 矢状位显示门静脉主干、分支及肠系膜上静脉结构完全消失,很少的侧支形成,下腔静脉肝段狭窄,大量腹水。

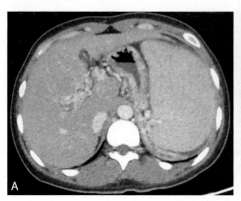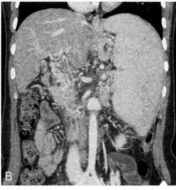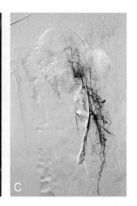

图 8-4-9　特发性门静脉高压合并门静脉海绵样变,腹部增强 CT,经皮肝穿刺门静脉造影

A.轴位显示肝脏结构适当,比例比较协调,肝实质密度均匀,肝裂不宽,肝内门静脉分支结构完全消失,代之以细小的海绵样血管,脾脏显著增大;B.冠状位显示门静脉主干、分支、脾静脉及肠系膜上静脉结构完全消失,代之以细小的海绵样血管,脾脏显著增大;C.经皮肝穿刺门静脉造影,门静脉主干、分支及肠系膜上静脉结构完全消失,代之以细小的侧支血管。

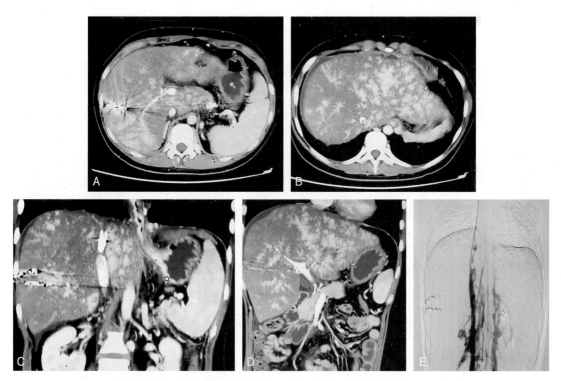

图 8-4-10　特发性门静脉高压合并肝静脉广泛闭塞型巴德-吉亚利综合征,腹部增强 CT,下腔静脉造影

腹部增强 CT(图 A~D);不同层面轴位显示肝脏显著增大,饱满,密度不均,呈明显的花斑状淤血,肝实质内见支架影,支架内无血流通过,门静脉右支较细,肝静脉未显影,部分肝段下腔静脉不显影,脾脏增大(图 A、B);不同层面冠状位显示门静脉端支架突出血管壁,近端支架在狭窄的下腔静脉内,食管静脉曲张明显,门静脉主干、分支、肠系膜上静脉及脾静脉较细,呈淤血状态(图 C、D);经颈静脉下腔静脉造影,下腔静脉肝段闭塞,闭塞远段下腔静脉不宽,大量侧支形成。肝静脉未显影(图 E)。

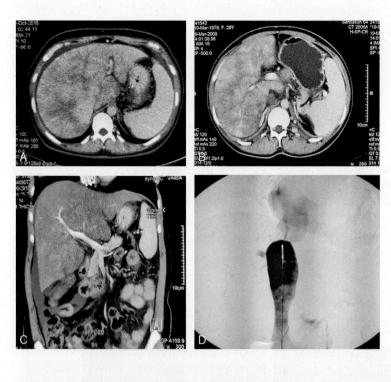

图 8-4-11 肝小静脉闭塞病合并下腔静脉复杂型巴德-吉亚利综合征,腹部增强CT,下腔静脉造影

腹部增强CT(图 A~C):不同层面轴位显示肝脏增大,以肝右叶为主,饱满,相对比较均匀增强,肝内门静脉较细,脾增大,少量腹水(图 A、B);门静脉主干稍增粗,显示清楚,淤血状态(图 C);下腔静脉造影:下腔静脉严重狭窄(几乎闭塞),远端扩张,少许侧支形成,血液逆流,肝静脉未见显影(图 D)。

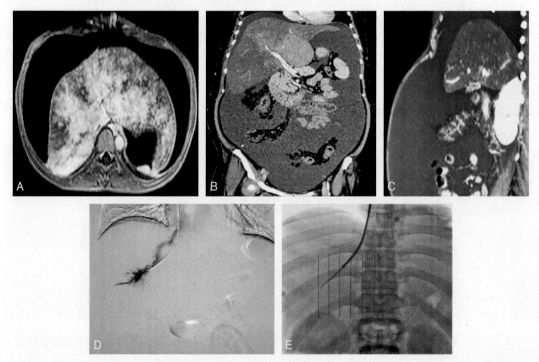

图 8-4-12 急性淤胆性肝炎(弥漫性窦扩张)合并肝静脉型巴德-吉亚利综合征,腹部增强CT,肝静脉造影

腹部增强CT(图 A~C):轴位显示肝脏增大,以左叶为主,饱满,不规则增强,肝内淤血严重,肝内门静脉不清,大量腹水(图 A);冠状位显示门静脉主干较细,淤血状态,大量腹水(图 B);矢状位显示肝内门静脉分支显著少,肝脏飘在腹水中,脾脏无明显增大(图 C);肝静脉造影:肝静脉明显充盈缺损,远端侧支血管形成(图 D);经颈静脉应用活检针进行肝组织活检(图 E)。

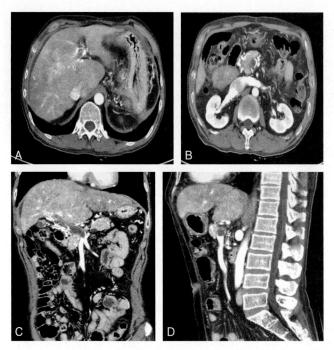

图 8-4-13 肝静脉型巴德-吉亚利综合征合并门静脉完全性血栓,腹部增强CT

不同层面轴位显示肝脏体积稍增大,以右叶和尾状叶为主,不规则增强,肝淤血,门静脉分支正常解剖结构消失,少许侧支形成,门静脉主干低密度充盈缺损,可见部分血管铸型,周围见一些较小的侧支形成(图A、B);冠状位显示肝脏左右叶比例失调,门静脉主干内见低密度充盈缺损,见明显血管铸型,周围侧支血管形成,肠系膜上静脉显影(图C);矢状位显示肠系膜上静脉及分支显影,淤血状态(图D)。

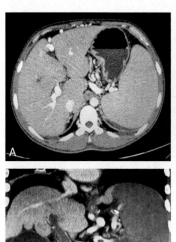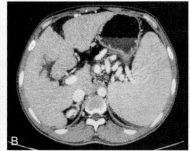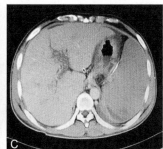

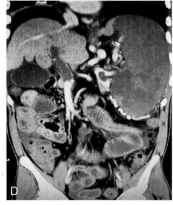

图 8-4-14 特发性门静脉高压合并门静脉完全性血栓(断流后),腹部增强CT

术前不同层面轴位显示肝脏体积稍增大,密度均匀,边缘整齐,门静脉主干及分支增粗,脾脏显著增大(图A、B);术后轴位显示术后9天门静脉分支完全性充盈缺损,典型血管铸型(图C);术后矢状位显示门静脉主干及分支完全性充盈缺损,脾静脉显著充盈缺损,肠系膜上静脉及分支显影,淤血状态,脾脏部分梗死(图D)。

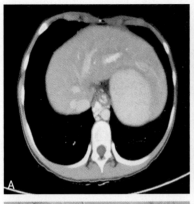
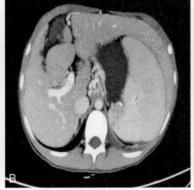
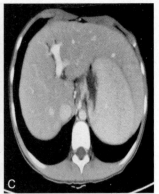

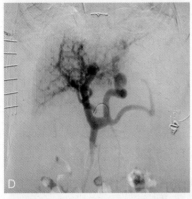

图 8-4-15 特发性门静脉高压合并动脉-门静脉瘘,腹部增强CT,肝动脉造影

不同层面轴位显示肝脏体积稍增大,左叶明显,密度均匀,边缘整齐,肝静脉稍增粗,动脉期门静脉显影清晰,门静脉主干及分支增粗,脾脏显著增大(图A~C);肝动脉造影:动脉早期门静脉系统显影、增粗,冠状静脉曲张明显(图D)。

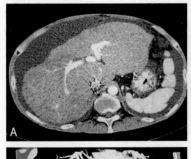
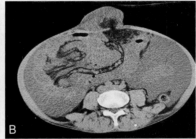

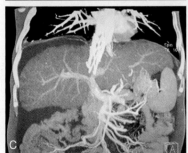
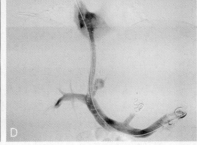

图 8-4-16 巴德-吉亚利综合征合并肝硬化门静脉高压,消化道出血,顽固性腹水,腹部增强CT,TIPS

腹部增强CT(图A~C):不同层面轴位显示肝脏体积变小、边缘不规则,比例失调,门静脉分支稍增粗,见下腔静脉支架,肝静脉未显影,大量腹水,脾脏增大(图A、B);冠状位重建,肝左叶增大,门静脉系统稍增粗,下腔静脉支架近端伸入心房内,大量腹水,脾脏增大(图C);TIPS:经下腔静脉支架开窗建立TIPS分流通,分流道合理,血流通畅(图D)。

二、影像学改变

该类患者的影像学改变更加复杂,根据不同原发疾病有不同的叠加改变,影像学的表现形式也有很大的不同,但总的改变,也是体现在肝脏的大小、密度、各叶的比例是否协调、肝裂的宽窄、脾脏大小、密度等,门静脉、肝静脉和下腔静脉的粗细、血流方向、堵塞或通畅、规则性、常见或非常见侧支血管、分流、血管铸型等,肝动脉、脾动脉及肠系膜上动脉增粗、血流、动静脉瘘等(图 8-4-1~图 8-4-14)。另外,腹腔及肠道情况等。

三、影像学改变与 TIPS 相关性

根据临床、影像学改变等,采取不同的方式或采取以 TIPS 为基础的不同的治疗方式。主要的联合存在门静脉高压有以下情况:

1. 肝硬化门静脉高压合并影响门静脉血流的血栓,导致门静脉压力进一步加重,根据不同的临床症状和血栓的轻重、缓急及部位等,处理方式不一致,如食管胃底静脉曲张破裂出血或顽固性腹水(或胸腹水),需要 TIPS 联合处理血栓。如果有显著门静脉高压,但没有上述症状,可能需要局部处理血栓。如果没有显著门静脉高压,门静脉血流通畅,可能需要抗凝处理。总之,根据患者的不同情况,综合分析后,个体化采取不同的处理方式(图 8-4-1、图 8-4-3、图 8-4-5~图 8-4-7)。

2. 肝硬化脾切除分流后合并门静脉血栓,这种情况发生率较高,尽管手术后门静脉压力有一定程度的降低,但肝硬化仍然存在,也可能继续加重,门静脉压力增高也是必然的,只是程度的不同,显著的血栓会加重门静脉压力,甚至导致门静脉高压(图 8-4-2、图 8-4-4)。根据血栓的情况和产生的症状采取不同的治疗方式,主要有抗凝、局部处理、TIPS、TIPS+ 局部处理。特别注意的是发现血栓及时处理、缩短随访时间,如果需要 TIPS,分流直径要小,支架植入准确(支架伸入门静脉要短,减少影响非靶血管血流),一般要与局部处理联合应用,尽量将分流道(支架和远端血管分流道)血栓处理干净,血流完全通畅,保留部分肝内门静脉灌注,最终降低 TIPS 术后肝性脑病发生率。

3. 肝静脉广泛闭塞型巴德-吉亚利综合征合并肝小静脉闭塞病(或肝窦阻塞综合征),往往该类患者病情较重,诊断明确,保守治疗的同时,及时进行 TIPS。肝静脉广泛闭塞型巴德-吉亚利综合征和肝小静脉闭塞病可能互为因果,此时难以判断谁在先或同时发生。总体而言,前者在影像学上可以显示肝内肝静脉侧支血管的形成,特别是在肝实质造影下显示更加清楚,而后者,很少见到肝内肝静脉侧支,一般后者临床症状要重于前者。两者联合存在肝内淤血显著,症状会进一步加重。影像学改变主要显示肝脏增大、淤血(地图样相对均匀或不规则增强)、腹水、门静脉不粗或变细,肝内分支变直、减少,门静脉血流缓慢,呈淤血状态,下腔静脉肝段压迫变细。肝静脉完全闭塞,肝内肝静脉侧支没有建立或很少(图 8-4-8、图 8-4-11)。特别注意近穿刺点选在较粗的下腔静脉肝段,远穿刺点要选合适的位置,建立合理的分流道,合并中重度黄疸或肝功能储备差的患者,分流量要小(一般选择最小内径为 7mm 的支架),以避免急性肝衰竭。一般支架分流道比较长,如果需要两枚支架,先植入直径大的支架,后植入小的支架,支架伸入下腔静脉和门静脉内尽量短,以避免下腔静脉闭塞和肝脏淤血减轻或恢复正常,肝脏缩小,使支架变形,导致分流道功能异常。

4. 非肝硬化门静脉高压症合并门静脉血栓,可能同时存在或在疾病的发展过程中出现,如巴德-吉亚利综合征、特发性门静脉高压、肝小静脉闭塞病、肝窦阻塞综合征、心脏引起的非肝硬化门静脉高压等,都有可能合并门静脉血栓(图 8-4-8、图 8-4-9、图 8-4-13、图 8-4-14),根据不同的临床、影像学和血栓的情况,采取不同的治疗方式,多数疾病需要以 TIPS 为主的治疗方式。

5. 非肝硬化门静脉高压发展为肝硬化门静脉高压,如巴德-吉亚利综合征、特发性门静脉高压、肝小静脉闭塞病、肝窦阻塞综合征、心脏引起的非肝硬化门静脉高压等,早期均为非肝硬化门静脉高压。随着疾病的自然进展或处理方式不合理,病变继续发展,肝脏结构发生变化,病理学上主要表现典型的肝硬化表现,影像学上肝脏缩小,比例失调,门静脉增宽或变细,门静脉侧支形成,门静脉压力进一步增加,导致一系列的临床症状等。此时,非肝硬化门静脉高压与肝硬化门静脉高压联合存在(图8-4-16),一般后者更加明显,达到此阶段,大部分患者都有漫长的过程,说明前者在疾病的过程中,没有明显或较轻的临床症状。特别注意,一旦诊断非肝硬化门静脉高压,应积极采取合适的治疗措施(包括 TIPS),密切观察病情变化和规范随访,以减少发展为肝硬化门静脉高压。

6. 不同类型非肝硬化门静脉高压症同时存在或先后存在(图8-4-8~图8-4-12、图8-4-15)。此类疾病并非罕见,诊断更加复杂,有时需要多种诊断手段,如病理学、影像学、测量血管压力、基因检测等。根据患者的整体情况,采取适当的治疗方式,其中 TIPS 是重要的方法之一,根据个体的影像学改变,建立合理的分流道,部分患者采取联合的治疗方式。

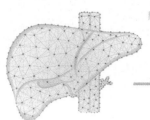

第九章

门静脉高压的基本检查与基础分析

第一节　实验室检查

一、血常规

血常规是最一般、最基本的血液检验。血液由液体和有形细胞两大部分组成,血常规检验的是血液的细胞部分。血液有三种不同功能的细胞:红细胞、白细胞、血小板。通过观察数量变化及形态分布诊断疾病,是医生诊断病情的常用辅助检查手段之一。

检查项目有红细胞计数、血红蛋白含量、白细胞计数、中性粒细胞计数、中性粒细胞百分比、血小板计数、嗜酸性粒细胞计数等。

(一) 红细胞计数

【正常参考值】

男:$(4.0\sim5.5)\times10^{12}/L$。

女:$(3.5\sim5.0)\times10^{12}/L$。

新生儿:$(6.0\sim7.0)\times10^{12}/L$。

【临床意义】

红细胞减少见于:①红细胞生成减少,如白血病等病;②破坏增多,如肝硬化、脾功能亢进、急性大出血、严重的组织损伤及血细胞的破坏等;③合成障碍,如缺铁,维生素 B_{12} 的缺乏等。

红细胞增多常见于:身体缺氧、血液浓缩、真性红细胞增多症、肺气肿等。

(二) 血红蛋白含量

【正常参考值】

男:120~160g/L(12~16g/dl)。

女:110~150g/L(11~15g/dl)。

儿童:120~140g/L(12~14g/dl)。

【临床意义】

血红蛋白减少多见于各种贫血,如急性、慢性再生障碍性贫血、缺铁性贫血、肝硬化、脾功能亢进等。

血红蛋白增多常见于身体缺氧、血液浓缩、真性红细胞增多症、肺气肿等。

（三）白细胞计数

【正常参考值】

成人:$(4\sim10)\times10^9/L$。

新生儿:$(15\sim20)\times10^9/L$。

【临床意义】

生理性白细胞增高多见于剧烈运动、进食后、妊娠、新生儿等。另外采血部位不同,也可使白细胞数有差异,如耳垂血比手指血的白细胞数平均要高一些。

病理性白细胞增高多见于急性化脓性感染、尿毒症、白血病、组织损伤、急性出血等。

病理性白细胞减少多见于再生障碍性贫血、某些传染病、肝硬化、脾功能亢进、放疗化疗等。

（四）中性粒细胞百分比

【正常范围】

$50\%\sim70\%$。

【临床意义】

中性粒细胞在下午较早晨高,饱餐、情绪激动、剧烈运动、高温或严寒等,都可以使中性粒细胞暂时性升高。而细菌性感染、广泛的组织损伤或坏死、急性溶血、急性失血、急性中毒、恶性肿瘤等都可以出现反应性中性粒细胞增多。白血病、骨髓增殖性疾病等,可以出现中性粒细胞异常增多。中性粒细胞减少见于病毒感染性疾病、血液系统疾病、如再生障碍性贫血等。

（五）血小板计数

【正常参考值】

$(100\sim300)\times10^9/L$。

【临床意义】

血小板计数增高见于血小板增多症、脾切除后、急性感染、溶血、骨折等。

血小板计数减少见于再生障碍性贫血、急性白血病、急性放射病、原发性或继发性血小板减少性紫癜、脾功能亢进、尿毒症等。

二、生化

（一）乳酸脱氢酶(lactate dehydrogenase,LDH)

LDH 是一种糖酵解酶。LDH 存在于机体所有组织细胞的胞质内,其中以肾脏含量较高。

【正常范围】

血清 135.0~215.0U/L

尿 560.0~2 050.0U/L

脑脊液含量为血清的 1/10。

【临床意义】

增高常见于:肝炎、肝硬化、肝癌、心肌梗死、横纹肌损伤、心肌炎、恶性肿瘤、肾病、肺梗死、巨幼细胞贫血、白血病、恶性淋巴瘤及妊娠等。

胸水中的 LDH 常用来鉴别漏出液或渗出液,若胸水中的 LDH/血清 LDH>0.6,则为渗出液。

（二）天冬氨酸转氨酶(AST)

正常情况下,AST 存在于组织细胞中,其中心肌细胞中含量最高,其次为肝脏,血清中含量极少。肝内的 AST 有 2 种同工酶,分别存在于肝细胞的线粒体(mitochondrial AST,mAST)和细胞质内(supernatant AST,sAST)。在肝细胞轻度病变时,仅 sAST 释放入血;而当病变严重时,mAST 也会相继释放入血。故血清 AST 活性随肝细胞损害的程度增高。

【正常范围】

AST 正常值是 4~40U/L（单位每升）。由于医院使用试剂的不同，以上正常值只供参考。

【临床意义】

转氨酶是催化氨基酸与酮酸之间氨基转移的一类酶。普遍存在于动物、植物组织和微生物中，心肌、脑、肝、肾等动物组织以及绿豆芽中含量较高。种类很多，体内除赖氨酸、苏氨酸中外，其余 α-氨基酸都可参加转氨基作用并各有其特异的转氨酶。其中以丙氨酸转氨酶（ALT）和 AST 最为重要。

AST 是催化谷氨酸与草酰乙酸之间的转氨作用。AST 以心脏中活力最大，其次为肝脏；ALT 则以肝脏中活力最大，当肝脏细胞损伤时，ALT 释放到血液内，于是血液内酶活力明显地增加。在临床上测定血液中转氨酶活力可作为诊断的指标。如测定 ALT 活力可诊断肝功能的正常与否，急性乙型肝炎患者血清中 ALT 活力可明显地高于正常人，而测定 AST 活力则有助于对心脏病变的诊断，心肌梗死时血清中 AST 活性显示上升。

但是，一些外界因素也可使 AST 一过性增高，如运动、进食、饮酒、熬夜、药物（消炎药即抗生素，但感冒药不是消炎药，要区分开，但是不管是感冒药还是消炎药，服用后都有可能引起 AST 升高）等。

（三）丙氨酸转氨酶（ALT）

【正常范围】

ALT 的正常参考值为 0~40U/L。高于 40U/L 即称为 ALT 升高。

【临床意义】

ALT 主要存在于肝细胞质内，细胞内浓度高于血清中 1 000~3 000 倍。只要有 1% 的肝细胞被破坏，就可以使血清酶增高 1 倍。因此，ALT 被世界卫生组织推荐为肝功能损害最敏感的检测指标。

如果 ALT 血清值超过正常上限 2~3 倍，并持续 2 周以上，表明有肝胆疾病存在的可能，但须排除嗜酒、化学药物中毒等对肝脏的损害；接触化学物质如四氯化碳、某些重金属、砒霜等可引起中毒性肝炎及生理状态下，如过度劳累、剧烈活动（乳酸在体内大量生成、积聚，使机体相对缺氧及低血糖，致使肝细胞膜通透性增加，引起转氨酶升高）、月经期时等都可能使转氨酶暂时性升高。

ALT 升高要根据相关检查、病史、症状、体征等来综合判断。当乙型肝炎患者 ALT 升高到正常值上限的 2 倍以上时，就应该进行抗病毒治疗。转氨酶水平越高，说明患者体内的免疫功能越活跃，抗病毒治疗的效果也就越好。此时就是乙型肝炎抗病毒治疗最佳时期。

（四）AST 和 ALT 的对比

ALT 与 AST 主要分布在肝脏的肝细胞内。肝细胞坏死时 ALT 和 AST 就会升高。其升高的程度与肝细胞受损的程度相一致，因此是目前最常用的肝功能指标。这两种酶在肝细胞内的分布是不同的。ALT 主要分布在肝细胞质，AST 主要分布在肝细胞质和肝细胞的线粒体中。因此，不同类型的肝炎患者的 ALT 和 AST 升高的程度及其 AST/ALT 的比值是不一样的。急性肝炎和慢性肝炎和轻型，虽有肝细胞的损伤，肝细胞的线粒体仍保持完整，故释放入血的只有存在于肝细胞质内的 ALT，所以，肝功能主要表现为 ALT 的升高，则 AST/ALT 的比值 <1。重型肝炎和慢性肝炎的中型和重型，肝细胞的线粒体也遭到了严重的破坏，AST 从线粒体和细胞质内释出，因而表现出 AST/ALT≥1。肝硬化和肝癌患者，肝细胞的破坏程度更加严重，线粒体也受到了严重的破坏，因此，AST 升高明显，AST/ALT>1，甚至 >2。酒精性肝病的患者，AST 的活性也常常大于 ALT。但是重型肝炎肝衰竭由于肝细胞大量坏死，正常肝细胞数量少，转氨酶的生成、释放少，而血清胆红素则显著升高，出现"胆-酶分离"的现象，提示凶险。

（五）γ-谷氨酰转肽酶（GGT）

【正常范围】

GGT 正常值一般认为是在 0~40U/L 之间,大于这个范围就认为是 GGT 偏高了。

【临床意义】

GGT 广泛分布于人体组织中,肾内最多,其次为胰和肝,胚胎期则以肝内最多,在肝内主要分布于肝细胞质和肝内胆管上皮中,正常人血清中 GGT 主要来自肝脏。

GGT 升高常见于:①原发性或转移性肝癌患者中,该酶多数呈中度或高度增加,可大于正常的几倍甚至几十倍,而其他系统肿瘤多属正常。但肝癌 GGT 的测定结果与其他肝胆疾病,尤其与黄疸病例重叠甚多,故单项测定 GGT 对肝癌并无诊断价值,但若同时测定甲胎蛋白、ALP 和 GGT,则诊断价值较大(甲胎蛋白阴性,而 ALP、GGT 上升,尤其在无黄疸、转氨酶正常或仅轻度升高者,应高度警惕肝癌可能)。②肝内或肝外胆管梗阻时,GGT 排泄受阻,随胆汁反流入血,致使血清 GGT 上升。③急性病毒性肝炎时,坏死区邻近的肝细胞仙酶合成亢进,引起血清 GGT 升高。④慢性活动性肝炎时 GGT 常常高于正常 1~2 倍,如长期升高,可能有肝坏死倾向。⑤肝硬化时血清 GGT 的改变取决于肝内病变有无活动及其病因。在非活动期多属正常,若伴有炎症和进行性纤维化则往往上升。原发性或继发性胆汁性肝硬化则往往早期有 GGT 升高。有人认为肝硬化早期时 GGT 升高,严重患者尤其是晚期病例反而很低,这可能由于肝细胞 GGT 合成能力丧失,从而认为肝硬化患者如果 GGT 较高,提示疾病尚处于早期阶段。⑥脂肪肝患者 GGT 也常升高,但一般营养性脂肪肝时血清 GGT 活性多数不超过正常值的 2 倍。⑦酒精性肝炎和酒精性肝硬化患者 GGT 几乎都上升,成为酒精性肝病的重要特征。

继发性肝病导致 GGT 中度升高见于心肌梗死、Ⅳ型高脂血症、糖尿病、类风湿、传染性单核细胞增多症。轻度升高见于长期慢性肝炎和肝脂肪变。降低仅见于先天性 GGT 缺乏症。

（六）肌酸激酶（CK）

肌酸激酶(creatine kinase,CK),也称为肌酸磷酸激酶。肌酸激酶以骨骼肌、心肌、平滑肌含量为多,其次是脑组织,胃肠道、肺和肾内含量较少。肌酸激酶主要存在于细胞质和线粒体中,是一个与细胞内能量运转、肌肉收缩、ATP 再生有直接关系的重要激酶。肌酸激酶活性测定可以用于骨骼肌疾病及心肌疾病的诊断。

【正常范围】

血清肌酸激酶的正常参考值:18.0~198.0U/L。

【临床意义】

1. 增高

(1)生理性增高:①运动后可导致肌酸激酶明显增高,且运动越剧烈、时间越长,肌酸激酶升高越明显。②分娩者和新生儿血清肌酸激酶活性高于正常值。③一些治疗和诊断措施,如安装人工心脏起搏器、电休克、放射治疗、心脏按压、心导管检查、泌尿系检查等,可使血清肌酸激酶活性增高。④男性肌肉容量大,血清肌酸激酶活性较女性高。⑤肌内注射某些药物(如麻醉药、止痛药、抗生素、地塞米松等),可导致血清肌酸激酶活性增高。⑥口服某些药物,如氯贝丁酯,可使血清肌酸激酶活性增高。

(2)病理性增高:心肌梗死、病毒性心肌炎、皮肌炎、肌营养不良、心包炎、脑血管意外等。

2. 降低　甲状腺功能亢进症。

（七）α-羟基丁酸脱氢酶（HBDH）

α-羟基丁酸脱氢酶(α-hydroxybutyrate dehydrogenase,HBDH)是心肌酶谱中的一种酶,在哺乳动物体内普遍存在,主要分布于心肌、红细胞、白细胞及肾脏等。

【正常范围】

72~182U/L。

【临床意义】

升高常见于急性心肌梗死、骨骼肌损伤、急性肝炎、白血病及恶性肿瘤等。如果平时没有上述疾病病史以及相关的临床症状，可以隔 2~4 周再到医院复查。

（八）碱性磷酸酶（ALP）

碱性磷酸酶（ALP 或 AKP）是广泛分布于人体肝脏、骨骼、肠、肾和胎盘等组织经肝脏向胆外排出的一种酶。但它不是单一的酶，而是一组同工酶。目前已发现有 ALP1、ALP2、ALP3、ALP4、ALP5 与 ALP6 六种同工酶。其中第 1、2、6 种均来自肝脏，第 3 种来自骨细胞，第 4 种产生于胎盘及癌细胞，而第 5 种则来自小肠绒毛上皮与成纤维细胞。

【正常范围】

女性，1~12 岁小于 500U/L；大于 15 岁，40~150U/L。

男性，1~12 岁小于 500U/L；12~15 岁，小于 750U/L；大于 15 岁，40~150U/L。

【临床意义】

1. **生理性升高**　儿童在生理性的骨骼发育期，ALP 活力可比正常人高 1~2 倍。处于生长期的青少年、孕妇和进食脂肪含量高的食物后均可以升高。

2. **病理性升高**

（1）骨骼疾病如佝偻病、软骨病、骨恶性肿瘤、恶性肿瘤骨转移等。

（2）肝胆疾病如肝外胆道阻塞、肝癌、肝硬化、毛细胆管性肝炎等。

（3）其他疾病如甲状旁腺功能亢进。

病理性降低：见于重症慢性肾炎、儿童甲状腺功能不全、贫血等。

（九）总胆红素（TB）

总胆红素（total bilirubin，TB）是结合胆红素和非结合胆红素二者的总和。

【正常范围】

总胆红素正常值在 3.4~17.1μmol/L。

>17.1~<34.2μmol/L 可视为隐性黄疸；34.2~170.0μmol/L 为轻度黄疸；170.0~340.0μmol/L 为中度黄疸；大于 340.0μmol/L 则为重度黄疸。

完全阻塞性黄疸 340.0~510.0μmol/L；不完全阻塞者为 170.0~265.0μmol/L；肝细胞性黄疸为 17.0~200.0μmol/L；溶血性黄疸 <85.0μmol/L。

【临床意义】

1. **生理性升高**　新生儿黄疸。

2. **病理性升高**

（1）胆道梗阻：可有很大升高。

（2）甲型病毒性肝炎：可有很大升高。

（3）其他类型的病毒性肝炎：轻度或中度升高。

（4）胆汁淤积性肝炎：可有很大升高。

（5）急性酒精性肝炎：胆红素愈高表明肝损伤愈严重。

（6）遗传性胆红素代谢异常，如吉尔伯特（Gilbert）综合征可轻度升高。

3. **病理性降低**　见于癌症或慢性肾炎引起的贫血和再生障碍性贫血。

总胆红素偏低的原因：

（1）长期厌食的人，可能体内缺乏锌。因此，缺锌是总胆红素低的原因之一。

（2）总胆红素偏低有可能是因为缺铁性贫血，缺铁性贫血是由于体内缺少铁质而影响血红蛋白合成所引起的贫血。缺铁性贫血的症状为面色微黄或苍白，但是否为缺铁性贫血还要做进一步检查，包括红细胞形态、血清铁、血清铁蛋白检查。

（3）总胆红素偏低也有可能是检测错误引起的，总胆红素偏低的患者可以再检查一次肝功能，排除检查结果错误。

（4）饮食不当会造成总胆红素偏高。

（十）结合胆红素（CB）

结合胆红素（conjugated bilirubin，CB）是由非结合胆红素进入肝后受肝内葡糖醛酸基转移酶的作用与葡糖醛酸结合生成的。结合胆红素溶于水，与偶氮试剂呈直接反应，能通过肾随尿排出体外。

【正常范围】

血清结合胆红素的正常参考值：0~6.8μmol/L。

【临床意义】

结合胆红素增高：主要见于阻塞性黄疸、肝细胞性黄疸、肝癌、胰头癌、胆石症、胆管癌等。

黄疸类型的鉴别诊断如下。①溶血性黄疸：红细胞遭到破坏后，大量的血红蛋白进入单核巨噬细胞，被转变成非结合胆红素。由于非结合胆红素过量，肝细胞不能将非结合胆红素全部转变为结合胆红素，致血清中的非结合胆红素增高。②肝细胞性黄疸：肝脏发生病变，导致肝细胞转变非结合胆红素的能力下降，所以血清中非结合胆红素增高。又因为毛细胆管堵塞，使得结合胆红素从胆道的排泄受到阻碍，血清中结合胆红素也会增高。③阻塞性黄疸：由于肝内或肝外发生阻塞，导致结合胆红素从胆道的排泄受到阻碍，只能进入血液循环，造成血清中结合胆红素增高。

（十一）非结合胆红素（UCB）

非结合胆红素（unconjugated bilirubin，UCB）主要是由红细胞破坏而来，未在肝内经过葡糖醛酸化的叫作非结合胆红素。非结合胆红素经过肝脏代谢又可变为结合胆红素，随胆汁排入胆道，最后经大便排出。

【正常范围】

1.0~20.0μmol/L。

【临床意义】

（1）胆红素总量增高、非结合胆红素增高：溶血性贫血、血型不合输血、恶性疾病、新生儿黄疸等。

（2）胆红素总量增高、结合与非结合胆红素均增高：急性黄疸性肝炎、慢性活动性肝炎、肝硬化、中毒性肝炎等。

（3）胆红素总量增高、结合胆红素增高：肝内及肝外阻塞性黄疸、胰头癌、毛细胆管型肝炎及其他胆汁淤滞综合征等。

（十二）总胆汁酸（TBA）

总胆汁酸（total bile acid，TBA）是胆固醇在肝脏分解及肠-肝循环中的一组代谢产物，是胆固醇在肝脏分解代谢的最终产物，与胆固醇的吸收、代谢及调节关系密切。人体的总胆汁酸分为初级胆汁酸和次级胆汁酸两大类。初级胆汁酸以胆固醇为原料，参与脂肪的消化吸收。其经过胆道系统进入十二指肠后，在肠道细菌作用下经水解反应生成次级胆汁酸。当肝细胞发生病变或肝内外阻塞时，胆汁酸代谢发生障碍反流入血，血清总胆汁酸浓度升高。因此，总胆汁酸水平变化可敏感地反映肝脏功能。

【正常范围】

0.1~10.0μmol/L。

【临床意义】

血清总胆汁酸是肝实质性损伤及消化系统疾病的一个较为灵敏的诊断指标。总胆汁酸能较为特异地反映肝排泄功能,一旦肝细胞有病变或肠-肝循环障碍,均可引起总胆汁酸升高。

血清总胆汁酸增高:可见于各种急慢性肝炎、乙型肝炎携带者或酒精性肝炎(总胆汁酸对检出轻度肝病的灵敏度优于其他所有肝功能试验),还可见于绝大部分肝外胆管阻塞和肝内胆汁淤积性疾病、肝硬化、阻塞性黄疸等。

(十三) 白球比例(A/G)

【正常范围】

1.5~2.5。

【临床意义】

当白球比 A/G 小于 1.5 时(也有很多以小于 1 为标准),被称为白球比倒置或白球比偏低。而在这个时候也就预示着肝脏已经受到了严重的损伤。白蛋白是在肝脏制造的,肝衰竭或肝硬化时,在白球比值中为分子的白蛋白产生就会减少,导致白球比值偏低。球蛋白是机体免疫器官制造的,当体内存在乙型肝炎病毒等抗原(敌人)时,机体的免疫器官就要增兵来消灭敌人。此时免疫系统就会制造出过多的球蛋白,白球比值中的分母就会增大,也会出现白球比值偏低。

三、凝血功能

1. **活化部分凝血活酶时间(activated partial thromboplastin time,APTT)**　主要反映内源性凝血系统状况,在使用肝素治疗时,多用 APTT 监测药物用量,一般以维持结果为基础值的 2 倍左右(1.5~3.0 倍)为宜(75~100 秒之间)。增高见于血浆因子Ⅷ、因子Ⅸ和因子Ⅺ水平减低:如血友病 A、血友病 B 及因子Ⅺ缺乏症;降低见于高凝状态,如促凝物质进入血液及凝血因子的活性增高等情况。

2. **凝血酶原时间(PT)**　主要反映外源性凝血系统状况,其中 INR 常用于监测口服抗凝剂。延长见于先天性凝血因子Ⅱ、Ⅴ、Ⅶ、Ⅹ缺乏及纤维蛋白原缺乏,后天凝血因子缺乏主要见于维生素 K 缺乏、严重的肝脏疾病、纤溶亢进、弥散性血管内凝血(disseminated intravascular coagulation,DIC)、口服抗凝剂等;缩短见于血液高凝状态和血栓性疾病等。

3. **纤维蛋白原(fibrinogen,Fg)**　主要反映纤维蛋白原的含量。增高见于急性心肌梗死;减低见于 DIC 消耗性低凝溶解期、原发性纤溶症、重症肝炎、肝硬化。

4. **凝血酶时间(thrombin time,TT)**　主要反映纤维蛋白原转为纤维蛋白的时间。增高见于 DIC 纤溶亢进期,低(无)纤维蛋白原血症,异常血红蛋白血症,血中纤维蛋白(原)降解产物(fibrin degradation products,FDPs)增高;降低无临床意义。

四、血栓弹力图

血栓弹力图(thromboelastography,TEG)是血栓弹力仪描绘出的特殊图形。弹力仪的主要部件:自动调节恒温(37℃)的不锈钢盛血杯,插入杯中的不锈钢的小圆柱体及可连接圆柱体的传感器。盛血杯安置在能以 4°45′ 角度来回转动的反应池上,杯壁与圆柱体中间容放血液。当血液标本呈液态时,杯来回转动不能带动圆柱体,通过传感器反映到描图纸上的信号是一条直线,当血液开始凝固时,杯与圆柱体之间因纤维蛋白黏附性而产生阻力,杯的转动带动圆柱体同时运动,随着纤维蛋白的增加阻力也不断增大,杯带动圆柱体的运动也随之变化,圆柱体运动切割磁

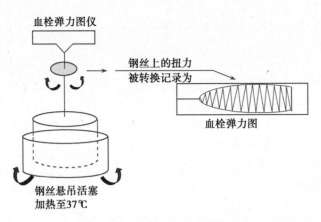

图 9-1-1 血栓弹力图工作原理示意图

力线产生电流,电流转换为数字信号,此信号通过传感器描绘到描图纸上形成特有的血栓弹力图(图 9-1-1)。

血栓弹力图的主要指标有:①反应时间(R)表示被检样品中尚无纤维蛋白形成;②凝固时间(K)表示被检样品中开始形成纤维蛋白,具有一定的坚固性;③图中两侧曲线的最宽距离(MA)表示血栓形成的最大幅度;④血栓弹力图(ε),表示血栓的弹性的大小;⑤最大凝固时间(m),表示凝固时间至最大振幅的时间(表 9-1-1)。

表 9-1-1 血栓弹力图(TEG)参数对照表

检测类型	常用参数	正常范围	参数意义	临床意义	临床影响因素
普通 TEG	R	5~10min	凝血启动	R 时间延长,提示凝血因子功能不足或受抗凝药物影响,血液低凝,出血风险高	肝素、低分子量肝素、华法林、DTI、X 因子抑制剂、血液稀释可导致 R 时间延长
	α 角度	53°~72°	凝血块生成速率	α 角度增大,提示纤维蛋白原功能亢进(反之减低)	上述药物导致凝血酶生成受抑制,部分患者的纤维蛋白凝块生成速率会减低,α 角变小,K 时间延长
	K 时间	1~3min		K 时间延长,提示纤维蛋白原功能减低(反之亢进)	
	MA 值	50~70min	最大纤维蛋白凝块强度主要代表血小板的功能(占80%)	MA 值增大,提示血小板功能亢进(反之减低)注:抗血小板药物对血小板的抑制情况,需要使用血小板图	多种疾病可影响 MA 值,增加血栓/出血风险(创伤、重症、AMI 等)
	Ly30	<7.5%	纤溶系统功能	Ly30 或 EPL 增大,提示纤溶亢进	DIC、严重创伤、大手术、增加纤溶功能亢进风险
	EPL	<15%			
快速 TEG	ACT 值	86~118s	凝血启动	意义同普通 TEG 的 R 时间	同普通 TEG 的 R 时间
	注:快速 TEG 也有 α 角度、K 时间、MA 值和 Ly30,意义同普通 TEG 对应参数				
肝素酶对比	R 时间	普通杯 R 时间 >10min,且与肝素酶杯 R′ 差值 >2min,提示患者体内有肝素残留/反跳,有助于判断出血原因			体内肝素残留

注:DTI,直接凝血酶抑制剂;AMI,急性心肌梗死;DIC,弥散性血管内凝血。

【临床意义】

①在 15~20 分钟内快速诊断患者的凝血情况,有自动诊断的功能;②能判断出血原因,分析是凝血因子、纤维蛋白原或是血小板的原因;③检测肝素化的情况,尤其是低分子量肝素;④其对高凝状态的诊断,判断患者出现缺血时间的风险,是目前其他检测方法所不能代替的;⑤评估抗血小板药物的效果,指导个性化抗血小板治疗;⑥对于肝硬化、门静脉血栓、肿瘤的患者来说,测定血栓弹力图,有助于测定患者凝血功能、血小板功能,预测患者形成血栓的概率、术中及术后出血发生的概率等。

五、吲哚菁绿排泄试验

吲哚菁绿(indocyanine green,ICG)是一种无毒、红外感光、合成的水溶性染料,能够被肝细胞高选择性地摄取,随后直接以游离形式由胆汁排出,无肠肝循环,同时不在肝外代谢和排泄,其排泄快慢取决于肝细胞功能,能动态评估肝脏功能,被认为是测定肝脏储备功能一个比较理想的方法,尤其在肝硬化患者术前手术风险的评估中准确性得到公认。

ICG 排泄试验的准确性会受到胆汁排泌障碍、胆红素水平升高、肝脏血流异常(如门静脉栓塞、肝内动静脉瘘等)等因素的影响,故而其临床应用中应结合其他检查手段如超声、LSH 或 AST/PLT 比率指数(aspartate aminotransferase-to-platelet ratio index,APRL)等,能更大地提高乙型肝炎早期肝硬化诊断的准确性。

六、肝功检查

(1)肝脏血清生化试验:优点,可作为非手术患者治疗前肝功能代偿状态的评估方法。缺点,不能作为肝脏手术/介入前精确评估肝脏储备功能的可靠指标;不能作为预测术后肝衰竭/损伤的可靠指标。

(2)Child 评分系统和终末期肝病模型(model for end-stage liver disease,MELD,又称 MELD 评分)系统:优点,功能进行量化评估的分级标准;MELD 评分用来预测终末期肝病、肝移植、肝癌、重型肝炎和 TIPS 术后肝衰竭的风险。缺点,Child 评分并不适合非肝硬化患者;分值窄,经验分,影响因素多等不足;MELD 评分在轻中度肝功能损伤的方面评估能力不足。

(3)影像学肝脏体积测量:优点,可判断肝实质病变的性质和程度,并间接推断肝脏储备功能及肝脏治疗的安全性。缺点,基于影像学检查只准确反映肝脏实际体积,间接推断肝脏储备功能;需结合肝脏储备功能的量化评估才能为治疗提供参考。

(4)肝脏功能定量试验:优点,是应用最广泛的定量评估肝脏储备功能的方法。缺点,需注意影响 ICG 排泄试验准确性的因素,如肝脏血流异常、胆红素水平升高、胆汁排泌障碍或者应用血管扩张剂等。

第二节　影像学检查

一、腹部 CT

1. **肝硬化**　早期肝硬化肝脏正常或增大,中晚期肝硬化肝脏缩小。肝轮廓呈结节状凹凸不平,肝叶比例失调,通常是肝右叶萎缩,肝左叶及肝尾叶肥大。肝实质内密度不均匀,再生结节略高密度,肝门和肝裂增宽,脾脏增大,可伴有腹水(图 9-2-1)。

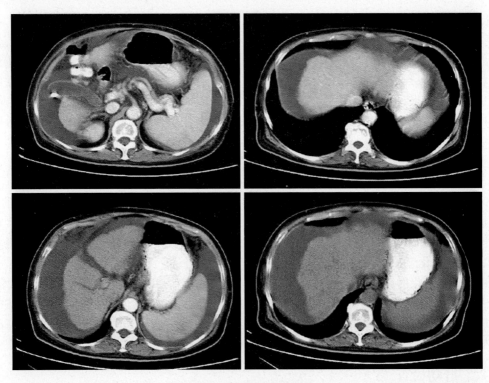

图 9-2-1 肝硬化 CT 表现

2. 巴德-吉亚利综合征 肝大,由以尾叶增大为其特征之一,动脉期以尾叶为中心的区域强化比较明显。外周肝实质呈低密度,以后渐进性均匀强化,逐渐成为等密度。这一征象具有特征性,成为"中心扇样强化",肝脏呈斑片状强化,区域性或广泛性密度不均是其特征(图 9-2-2、图 9-2-3)。

3. 肝小静脉闭塞病 平扫期:肝大、密度降低,严重者呈地图样改变;增强动脉期:肝动脉呈代偿改变,血管增粗、扭曲,肝脏可有轻度的不均匀强化;门静脉期:见地图状改变,门静脉显影不清,肝段下腔静脉狭窄明显,下腔静脉门静脉周围存在"轨道征";延迟期:肝内仍有斑片、"地图状"的低密度区存在(图 9-2-4)。

4. 特发性门静脉高压 特发性门静脉高压(IPH)的定义为:脾大、贫血、门静脉高压,但无可引起这些症状的肝硬化、肝外门静脉肝静脉闭塞、血液系统疾病、寄生虫病、肉芽肿性肝病及先天性肝纤维化等疾病。在临床工作中,特发性门静脉高压是导致门静脉高压的第二大原因。

在 CT 影像学检查中,肝脏无明显异常表现,可有门静脉增粗、脾大、腹水、食管-胃底静脉曲张等表现。

二、腹部超声

1. 肝硬化 肝包膜增厚,失去光滑的纤维亮度,回声增高,厚薄不均,肝表面凹凸不平,肝边缘角变钝或不规则。肝实质回升弥散性增高,呈密集大小不一的点状。门静脉增粗、脾大。

2. 巴德-吉亚利综合征 根据血管阻塞的部位和范围,巴德-吉亚利综合征从超声上可将其分为以下类型:Ⅰ型为单纯肝内静脉阻塞或闭塞型;Ⅱ型为膈段高位下腔静脉阻塞或闭塞型;Ⅲ型为肝静脉和下腔静脉病变混合型。超声表现:①下腔静脉梗阻的超声表现。a. 下腔静脉管腔内

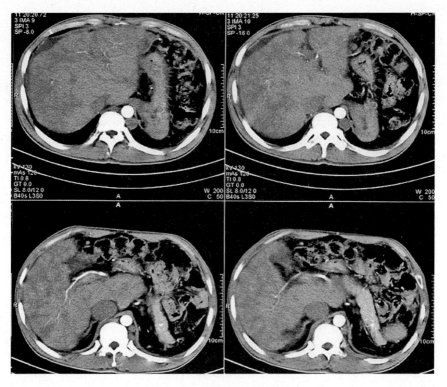

图 9-2-2　腹部增强 CT 肝脏动脉期

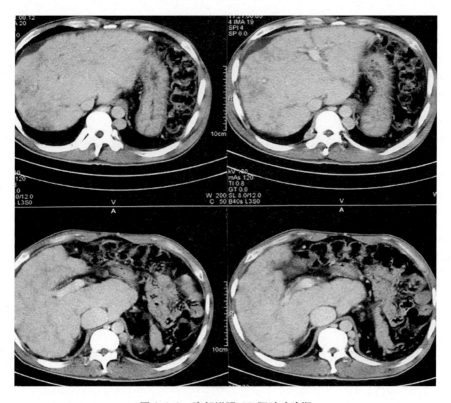

图 9-2-3　腹部增强 CT 肝脏动脉期

隔膜;b. 下腔静脉狭窄或闭塞状;c. 下腔静脉内出现血栓或癌栓。②肝静脉流出道狭窄或闭塞。③侧支循环开放。病变远侧肝静脉扩张,其血流经交通支静脉汇入开放的肝静脉或扩张的肝短静脉,再流入下腔静脉或直接流向肝外静脉。④肝大。主要表现在肝尾状叶,肝门静脉及脾静脉增宽,脾大,腹水等。

3. 肝小静脉闭塞病 肝脏:体积增大,尾状叶不大,肝内回声密集,强弱分布不均,呈斑片状、"地图样"低回声改变;门静脉增宽,血流减慢,脾静脉增宽,脾大,腹水。

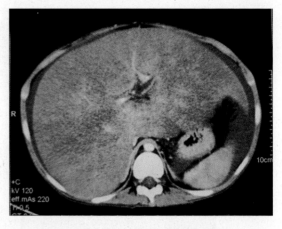

图 9-2-4 肝小静脉闭塞病 CT 表现

三、超声心动图

超声心动图是指应用超声测距原理脉冲超声波透过胸壁、软组织测量其下各心壁、心室及瓣膜等结构的周期性活动,在显示器上显示为各结构相应的活动和时间之间的关系曲线,用记录仪记录这些曲线,即为超声心动图。

TIPS 术后,肝脏一部分血流经过分流道直接汇入心脏,心脏的负荷量较术前明显增多,如若存在心脏疾病,则术后发生心力衰竭、多脏器衰竭的概率极大,故门静脉高压患者在术前行超声心动图非常有必要。

四、电子胃镜检查

门静脉高压时,食管-胃底静脉曲张,根据曲张程度不同,治疗方案不同。①针对门静脉血栓的患者来说,在治疗方案上涉及抗凝,而对于重度食管-胃底静脉曲张、出血风险较大的患者来说,抗凝需要慎重,稍有不慎,可能会出现大出血。②轻度食管-胃底静脉曲张:若合并少量门静脉血栓,行抗凝内科治疗,定期复查影像学检查,评估门静脉血栓变化情况;若门静脉血栓完全堵塞血管,则需行 TIPS+ 溶栓治疗;门静脉高压合并轻度腹水,内科利尿治疗;门静脉高压合并重度、顽固性腹水,利尿 + 腹腔穿刺放腹水治疗效果不佳,需要行 TIPS 治疗。③中重度食管-胃底静脉曲张:反复发生食管-胃底静脉曲张破裂出血,内镜下硬化、套扎治疗效果欠佳,需行 TIPS 治疗。④除了食管-胃底静脉曲张之外,通过胃镜,还可以明确患者是否存在其他可以导致呕血、黑便的疾病,如胃溃疡、胃肠部恶性肿瘤等。

五、心电图

心电图为基础检查,门静脉高压患者在行介入治疗前,必须确保心脏功能处于可以接受手术治疗的状态。

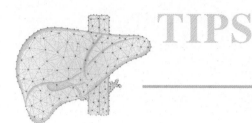

第十章

TIPS 术前谈话技巧

第一节 概 论

一、目的

作为一名手术科室的医生对术前谈话的认识应该提高到一定的高度。术前谈话的目的不仅仅是让患者或家属在手术协议书上签上名字这么简单,而是让患者及家属或相关人员全面了解病情。"有时去治愈,常常去帮助,总是去安慰。"作为医生目前真正能为患者做到的是哪些,有待进一步思考。

二、内容及意义

医生的态度很重要,态度差往往会为纠纷埋下隐患。术前谈话就是医生与患者及家属就目前病情及治疗方案相互了解的一个过程。医生在手术之前向患者及家属或相关负责人等将患者的目前病情、将实施的手术措施、手术风险和手术预后及相关并发症情况等内容客观地告知他们,交代病情一定要实事求是,既不要夸大也不要刻意淡化。术前谈话时应该对患者及家属提出的相关问题予以细心解答,以便得到患者和家属的理解。医生、患者及家属对将要进行的手术方案最终达成统一意见,并在手术协议书上双方签字。如果医生和患者、家属、相关负责人员不能本着一个方向去交流,这样的谈话没有意义。如何更好地进行手术前谈话,已成为每一个手术医生必须研究的课题。随着医学模式的改变,手术医生面临的不仅仅是生物医学的疾病,而是具有现代社会生物医学的人。人具有社会性,这就客观上要求手术医生在谈话前,不仅仅是与病体的简单接触,而是接触具有社会性的人。因此,要达到术前谈话的目的,不仅要掌握适当的方法,更重要的是还要掌握谈话技巧和艺术,术前谈话和手术水平一样重要。一个优秀的手术医生,不仅要手术做得漂亮,同时也应该重视术前谈话。医生在平时医疗过程中的一言一行,患者及其家属都在观察和感受着。真正掌握术前谈话的技巧和艺术,需要利用手术医生的形体语言并充分利用绘图能力(图 10-1-1)。

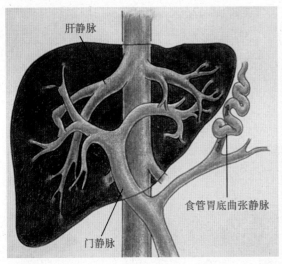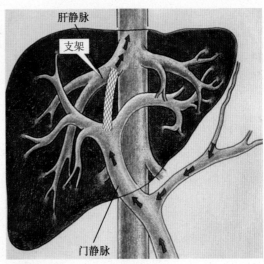

图 10-1-1 简单绘图示例：门静脉高压及 TIPS 分流后示意图

第二节 谈 话 技 巧

一、要求医生基本内容

要全面掌握本学科的知识和最新进展，同时还要了解不同患者及其家属的知识文化背景的差异。术前谈话必须提前通知患者及其主要可负法律责任的亲属或单位负责人，约定明确的谈话时间和地点，"爽约"会增加患者及家属对医生的不信任感。谈话时间长短适宜，时间过长、"车轱辘话"反复交代容易给患者或家属留下拖拖拉拉的印象，如果谈话的时间太短会给患者及家属留下武断、对病情不了解的印象。负责术前谈话的手术医生必须是非常熟悉患者病情的主治医生，危重患者或重大、复杂手术需科室或院负责人参加。术前谈话内容应涵盖患者疾病的诊断情况、手术治疗的必要性、手术方式选择依据、术中和术后可能出现的并发症及意外情况、拟采取的预防术中和术后并发症及意外情况的有效措施、手术治疗的预后和费用估计等方面。

二、谈话中可能存在的问题

谈话前手术医生必须克服和消除一些不良心理状况：①为了"练手"而手术，常见于一些年轻的刚接触手术的医生，这样的医生往往急于求成，对手术存在一定的"新鲜感"，对患者缺乏一定的爱心，手术指征把握不严格。对于这种情况应明确严格的查房制度，在有经验的上级医生指导下完成术前谈话。年轻的医生一定要虚心学习上级医生的谈话技巧，不要把话说满、说大，一定要给自己留有余地。②为了单纯提高经济效益，盲目扩大手术适应证，对于危重症患者强行送上手术台，这也是对患者及其家属不负责任的表现。③个人英雄主义，忽视手术团队精神，突出个人作用，忽视甚至贬低他人的作用。对于其他医院经治的患者再次治疗时，对以往的治疗应给予客观的评价，而不是对其进行贬损，更不应该怂恿患者及家属去相关诊疗单位讨要"说法"。只有在一切以患者为中心的前提下，才能做到术前谈话时，不说大话、不说假话，否则就会自觉或不自觉地违背医生的职业道德。

手术治疗的集体团队精神和作用在手术过程中起重要作用。任何一个手术不是某个医生一人可完成的,一个成功的手术治疗凝聚着许多医生、护士的辛勤劳动和汗水。因此,术前谈话一定要向患者及其家属强调治疗的团队精神和作用,不要过分强调医生个人的作用,否则会造成患者的误解,也不利于治疗集体的团结。手术谈话目的是要赢得患者及其家属对医疗服务和医疗水平的信任,相互信任很关键。通过自己所掌握的医学知识让患者感觉到他所接受的是目前最科学、合理的疾病诊断和治疗。

每一个医生都应该与时俱进,不断学习,用新知识武装自己的头脑。在充分掌握自己学科的前沿理论知识前提下,对相关疾病的其他学科专业知识也要有深入的了解。详细交代手术治疗的必要性、风险性。任何事物都存在两面性,手术治疗也是这样。术前谈话尽量减少专业的医学用语,用最通俗易懂的表达方式进行沟通交代,并且应该善于打比方,用常见事物的发生、发展规律给予解释。消除患者及家属对手术风险的恐惧心理,了解医生防御风险的措施和能力,以及抵御风险能力的有限性。术前应避免"做手术有可能死在手术台上"此类描述。此外,手术后仍需要综合和持续治疗的可能性。每一种治疗方式都存在自身的优缺点,而且每一种疾病往往需要多学科协作治疗。某些疾病往往不可能一蹴而就,更不可能一劳永逸,与疾病打持久战是患者和医生的共同使命。手术治疗后可能会出现某些反应的迟发表现及不可预测性。人体复杂,好多机制目前尚不清楚,医生不是无所不能的,尤其对患者的生存期不可能作出精准的判断。

三、针对 TIPS 谈话

TIPS 术前谈话一定要让患者及家属了解到 TIPS 解决的不是原发病本身,而是解决的门静脉高压及门静脉高压所导致的相关并发症,比如食管-胃底静脉曲张出血、腹水、肝脏的淤血状态、脾功能亢进、肝性脑病、肝肾综合征等。不是分流成功了疾病就治好了,"病根"就解除了。

在 TIPS 术前交代中,可采用打比方的方式与家属进行交流,使患者及家属更容易理解。门静脉高压症所致食管-胃底静脉曲张破裂出血就好像发洪水,河流上游不断来水,而如果下游河道堵塞不通,就会造成水位越来越高、压力越来越高,最终洪水冲破河堤引发水灾。来源于脾脏和肠道的血流汇入门静脉,而门静脉高压者门静脉血流不能顺畅经过肝脏回流,血液只能经侧支循环回流心脏,食管-胃底静脉曲张就是侧支循环的一支,当门静脉内压力增高到一定程度时,就会引起食管-胃底静脉曲张破裂,导致呕血、便血,甚至造成失血性休克、死亡。门静脉高压也会导致身体内某些物质的改变,对全身的血流动力学产生影响,进而出现其他相关并发症。

一般治理"洪水"可以采取的措施有如下方式:一是通过加固河道、堵塞决堤口防治水灾;二是疏通、分洪,通过疏通河道,增加河流排水能力,这和古代的大禹治水极为相似;三是限流,减少支流向主干内排水。介入方式治疗门静脉高压消化道出血也有三种方式:一是断流,直接把出血血管阻断或者堵塞,达到止血目的,如经皮肝穿胃冠状静脉栓塞、BRTO、内镜下食管-胃底静脉曲张硬化剂治疗、内镜下食管静脉曲张套扎治疗;二是分流,在下腔静脉或肝静脉和门静脉之间放置支架,将门静脉血流通过支架直接引回心脏,达到降低门静脉压力控制出血,这就是 TIPS;三是限流,脾脏部分栓塞或脾动脉主干栓塞后脾供血减少,汇入门静脉血液减少,门静脉压力下降,食管-胃底静脉曲张也能得到一定缓解。TIPS 原理就是通过穿刺颈内静脉后插管,经上腔静脉、右心房、下腔静脉,在门静脉和下腔静脉之间开通"隧道"分流,这样门静脉内血液部分直接经支架流入下腔静脉并回流心脏,最终门静脉压力下降,不单单治疗出血,还有腹水或胸腹水、门静脉血栓等与门静脉高压相关的并发症的治疗。

TIPS 术前谈话首先应该将患者的病情详细介绍,目前疾病诊断是什么,处于疾病的什么样的阶段,处理此疾病的相关治疗手段和相关治疗手术的优缺点。就常规的肝硬化门静脉高压而言,治疗手段一般有三类:内科手段、外科手段、介入治疗手段。内科治疗针对出血内镜下治疗、药物保守治疗。内镜治疗优点:可反复进行,无肝性脑病风险。缺点:临时起效,无法降低门静脉压力,无法解决其他门静脉高压状;外科(切脾断流治疗)优点:可降低门静脉压力,同时可以治疗脾大、脾功能亢进。缺点:手术创伤大,容易导致门静脉系统血栓形成,脾同时是人体的免疫器官,切除脾脏势必会对免疫系统产生影响。肝移植手术优点:不但治疗了门静脉高压及相关并发症,而且治疗了肝脏的原发病。缺点:适应证要求严格、肝源少、手术创伤大、风险大、术后持续治疗、费用高。TIPS 治疗:手术创伤小,禁忌证相对较少,适应证宽、可有效降低门静脉压力、分流的同时可断流、止血效果肯定、有效治疗门静脉高压其他症状,如腹水、血栓等。缺点:分流后部分门静脉血不经肝脏解毒直接进入体循环,少部分患者发生肝性脑病(一般都比较轻)。

有关 TIPS 疗效,受许多因素的影响,如术前患者临床情况、肝功能、肾功能、凝血功能、其他实验指标、肝脏影像学、门静脉系统直径、是否通畅、肝脏大小及硬度、基础疾病、肝内疾病、手术是否顺利、门静脉压力、分流前后的压力变化、血流量、肝脏门静脉剩余灌注、围手术期是否发生合并症、严重程度等诸多客观因素,都可能对临床疗效产生影响,术前无法准确预估。因此,术前需要必要的准备,如术前异常指标的调整、肝脏储备功能的评估、高质量影像学评价,以及术中随机应变等,才能将风险降至最低,使患者受益最大化。由于 TIPS 缓解门静脉高压最为理想,而且可控,但是个体差异的不同,每个患者的疗效不完全一致,对于消化道出血的止血一致性更高。对于顽固性腹水或胸腹水的形成机制更加复杂,因此,疗效也不一致,但总体效果是好的,是肯定的。对于门静脉血栓的治疗就更加复杂,与血栓的性质、多少、程度、累及的范围、发生时间长短等诸多因素有关。肝肾综合征、肝肺综合征等大部分患者是受益的,但术前不能准确预估。对于 TIPS 治疗一些疾病或其产生的症状是肯定的,如肝静脉广泛闭塞型巴德-吉亚利综合征、肝小静脉闭塞病、肝窦阻塞综合征、淤血性肝病导致的黄疸、自发性分流导致的肝性脑病等。这些疾病或症状,都是由于门静脉压力增高引起,因此,降低门静脉压力,自然治疗这些疾病或缓解此类疾病的临床症状。

TIPS 手术与肝移植:可以肯定地说 TIPS 术后患者可以正常行肝移植手术,但前提支架的位置不会对肝移植产生影响,这就需要手术医生进行严格的掌控。最好术前询问患者有无肝移植计划。

作为医生,与患者或家属应该坦诚相待,医者父母心,不应该对患者及家属提出的问题产生不耐烦的情绪,更应避免"想做就做,不做出院"类似的言辞,以激发医患矛盾。绝大多数的患者通过 TIPS 治疗是获益的,术中、术后并发症的产生也是相对较低,这与介入治疗的团队经验不无关系。TIPS 术中相关并发症的产生及产生原因,产生相关并发症的应对措施应该有侧重点地给予交代。

腹腔出血是 TIPS 术中的最常见并发症。需要行 TIPS 的门静脉高压的患者大部分是肝硬化失代偿期患者,凝血功能异常、血小板数量异常、肝脏缩小、肝裂增宽。手术创伤容易导致出血。做分流就犹如开通隧道,术中穿刺是相对的盲穿,穿刺针穿出肝外或动脉等易导致腹腔出血,甚至是危及生命的出血。如何发现并及时诊断腹腔出血至关重要。要向患者及家属实事求是地交代清楚腹腔出血的原因,应对腹腔出血的治疗方式包括保守、介入栓塞治疗、必要时外科开腹治疗等进行介绍。

支架的再狭窄也是患者及家属关心的问题。随着科技的不断进步,分流道支架的材质、质地有了进一步的提升。同时随着医生经验的不断提高,支架的位置形态较以前更为理想。抗凝药物的规范化应用等诸多因素使支架的再狭窄率大幅度降低。

许多医生尤其是内科医生对 TIPS 术后肝性脑病到了"谈虎色变"的地步。事实是术后肝性脑病已经显著降低,TIPS 术后肝性脑病的发生情况,应客观地告诉患者及家属,术后肝性脑病的发生在绝大部分患者中可防可控,大部分患者可以通过内科的保守手段进行防治,罕见的严重患者,可以通过介入的手段减小分流道口径,限制分流量。

肝性脊髓病的发生率极低,但谈话时一定要提到此事,肝性脊髓病应该早发现、早诊断、早治疗。在支架的选择上用几枚,何种类型,以及大概的费用也应该向家属及患者交代清楚。术后严格按照要求规律复查,手术前也应该给予交代,术后维护治疗所需要的费用,也应该交代清楚,让患者及家属做到心中有数。

总之,TIPS 术前谈话不同于其他的介入治疗手术,手术的利弊及相关风险、术后并发症均应交代清楚。使患者安心上台,并有应对术中、术后并发症的准备。术前谈话看似是一个小问题,但却蕴含着深奥的艺术、学问和哲理,同时也体现出一个手术医生的医术、医德和责任心。完美的术前谈话可以促进医患交流、改善医患关系、减少医疗纠纷。

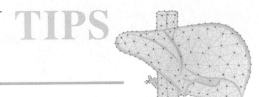

第十一章

术前规范化管理

第一节 凝 血 功 能

一、凝血指标及功能

门静脉高压患者,凝血功能异常,术中、术后发生出血的概率较大,故术前应严格调整凝血指标,降低出血的概率。

1. 止血机制 机体凝血系统包括凝血和抗凝两个方面,两者间的动态平衡是正常机体维持体内血液流动状态和防止血液丢失的关键。机体的正常止凝血,主要依赖于完整的血管壁结构和功能,有效的血小板质量和数量,正常的血浆凝血因子活性。

(1)凝血因子:因子Ⅰ,纤维蛋白原;因子Ⅱ,凝血酶原(凝血素);因子Ⅲ,组织因子(凝血酶原酶);因子Ⅳ,钙离子(Ca^{2+});因子Ⅴ,促凝血球蛋白原,易变因子;因子Ⅶ,转变加速因子前体,促凝血酶原激酶原,辅助促凝血酶原激酶;因子Ⅷ,抗血友病球蛋白 A(antihemophilic globulin A,AHG A),抗血友病因子 A(antihemophilic factor A,AHF A),血小板辅助因子Ⅰ,血友病因子Ⅷ或 A;因子Ⅸ,抗血友病球蛋白 B(AHG B),抗血友病因子 B(AHF B),血友病因子Ⅸ或 B;因子Ⅹ,斯图亚特(Stuart-Prower)因子,自体凝血酶原 C;因子Ⅺ,Rosenthal 因子,抗血友病球蛋白 C;因子Ⅻ,哈格曼(Hageman)因子,表面因子;因子ⅩⅢ,血纤维蛋白稳定因子。

(2)凝血因子所参与的血液凝固过程可划分成三个阶段:①凝血酶原转变成凝血酶。②凝血酶分解纤维蛋白原产生纤维蛋白凝血块。③纤维蛋白溶解系统被激活,纤维蛋白凝血块发生溶解。

(3)凝血因子存在形式与激活:凝血因子都以无活性的酶原形式存在于血浆中。通常以瀑布学说来解释一系列凝血因子的激活。前一个活化的因子激活后一个比它多得多的凝血因子,引起一系列逐步扩大的自动催化反应。只有因子Ⅷ、因子Ⅴ不按此顺序激活,它们是一种辅因子。血浆凝血因子被激活后最终形成的纤维蛋白,包绕血小板血栓,形成纤维蛋白-血小板血栓,使初期止血栓得以加固。

2. 止血具体过程

(1)初期止血过程(3~7 分钟):涉及受损血管的收缩、内皮下胶原组织的暴露以及血小板在受损血管表面的黏附、聚集和形成初期止血栓。临床应用出血时间来判断初期止血功能,它是反映血小板功能的敏感指标。

(2)二期止血(8~10 分钟):是指在形成初期止血栓的部位进一步形成纤维蛋白凝块的过程。

活化的血小板表面在血小板活化时释出膜磷脂和钙,有效地集合参与在凝血酶原激活物中的凝血因子,从而催化凝血酶的形成。临床采用全血凝固时间来衡量二期止血过程。

(3)止血的第三阶段(1小时):是血块的收缩过程,此期需要血小板内肌球蛋白和血栓收缩蛋白的收缩,使血小板发生收缩而压缩凝血块。

3. 凝血过程

通常分为内源性凝血途径、外源性凝血途径、共同凝血途径。

(1)内源性凝血途径:是指参加的凝血因子全部来自血液(内源性)。临床上常以活化部分凝血活酶时间(APTT)来反映体内内源性凝血途径的状况。内源性凝血途径是指从因子Ⅻ激活,到因子Ⅹ激活的过程。当血管壁发生损伤,内皮下组织暴露,带负电荷的内皮下胶原纤维与凝血因子接触,因子Ⅻ即与之结合,在高分子量激肽原(high molecular weight kininogen,HMWK)和激肽释放酶原(prekallikrein,PK)的参与下被活化为Ⅻa。在不依赖钙离子的条件下,因子Ⅻa将因子Ⅺ激活。在钙离子的存在下,活化的Ⅺa又激活了因子Ⅸ。单独的Ⅸa激活因子Ⅹ的效力相当低,它要与Ⅷa结合形成1:1的复合物,又称为因子Ⅹ酶复合物。这一反应还必须有钙离子和磷脂(phospholipid,PL)共同参与。

(2)外源性凝血途径:是指参加的凝血因子并非全部存在于血液中,还有外来的凝血因子参与止血。这一过程是从组织因子暴露于血液而启动,到因子Ⅹ被激活的过程。临床上以凝血酶原时间测定来反映外源性凝血途径的状况。组织因子是存在于多种细胞质膜中的一种特异性跨膜蛋白。当组织损伤后,释放该因子,在钙离子的参与下,组织因子与因子Ⅶ一起形成1:1复合物。一般认为,单独的因子Ⅶ或组织因子均无促凝活性。但因子Ⅶ与组织因子结合会很快被活化的因子Ⅹ激活为Ⅶa,从而形成Ⅶa组织因子复合物,后者比Ⅶa单独激活因子Ⅹ增强16 000倍。外源性凝血所需的时间短,反应迅速。外源性凝血途径主要受组织因子途径抑制物(tissue factor pathway inhibitor,TFPI)调节。TFPI是存在于正常人血浆、血小板和血管内皮细胞中的一种糖蛋白。它通过与因子Ⅹa或因子Ⅶa-组织因子-因子Ⅹa结合形成复合物来抑制因子Ⅹa或因子Ⅶa-组织因子的活性。另外,研究表明,内源凝血和外源凝血途径可以相互活化。

(3)共同凝血途径:从因子Ⅹ被激活至纤维蛋白形成,是内源、外源凝血的共同凝血途径。主要包括凝血酶生成和纤维蛋白形成两个阶段。①凝血酶的生成:即因子Ⅹa、因子Ⅴa在钙离子和磷脂膜的存在下组成凝血酶原酶复合物,即凝血活酶,将凝血酶原转变为凝血酶。②纤维蛋白形成:纤维蛋白原被凝血酶酶解为纤维蛋白单体,并交联形成稳定的纤维蛋白凝块,这一过程可分为三个阶段,纤维蛋白单体的生成,纤维蛋白单体的聚合,纤维蛋白的交联。纤维蛋白原含有三对多肽链,其中纤维蛋白肽A(fibrin peptide A,FPA)和B(FPB)带较多负电荷,凝血酶将带负电荷多的FPA和FPB水解后除去,转变成纤维蛋白单体。从纤维蛋白分子中释放出的FPA和FPB可以反映凝血酶的活化程度,因此FPA和FPB的浓度测定也可用于临床高凝状态的预测。纤维蛋白单体生成后,即以非共价键结合,形成能溶于尿素或氯乙酸中的纤维蛋白多聚体,又称为可溶性纤维蛋白。纤维蛋白生成后,可促使凝血酶对因子ⅩⅢ的激活,在ⅩⅢa与钙离子的参与下,相邻的纤维蛋白发生快速共价交联,形成不溶的稳定的纤维蛋白凝块。纤维蛋白与凝血酶有高亲和力,因此纤维蛋白生成后即能吸附凝血酶,这样不仅有助于局部血凝块的形成,而且可以避免凝血酶向循环中扩散。

4. 止血过程中血小板的具体作用 血小板是唯一由骨髓巨核细胞所产生的凝血因子,直径$1\sim3\mu m$,在血液中寿命10天。血小板在止血过程中的具体作用表现如下:①血小板或血小板成分可以结合在血管内皮,使其脆性减低而起支持作用。②通过血小板在内皮下胶原上的黏附作用和继发血小板聚集而形成初期的白色血小板止血栓。③血小板通过伪足形成并释放出血小板颗粒内容物质,如血小板因子 3、血小板因子 4、二磷酸腺苷、血清素(5-羟色胺)、血栓收缩蛋白等,进一步参与血液凝固及血管收缩过程。

5. 血红蛋白 对于门静脉高压、脾功能亢进的患者来说,他们大多数存在血红蛋白减少,术前应纠正低血红蛋白血症,一方面提高患者体内血红蛋白水平,增加患者对于手术的耐受力。另一方面,患者在术前血红蛋白水平较高的话,即使术中患者出现出血,在短时间内,患者的血红蛋白不会降到一个很低的水平。一般应该维持在 7g/dl 以上。若患者心功能异常时,应提高至 9g/dl。80~90 岁的患者,应提高至 11g/dl。

二、术前常规检查

1. 凝血检查及调整

(1)凝血酶原时间(PT):主要反映外源性凝血系统状况,是用来证实先天性或获得性纤维蛋白原、凝血酶原、和凝血因子 V、VII、X 的缺陷或抑制物的存在,同时用于监测口服抗凝剂的用量,是监测口服抗凝剂的首选指标。据报道,在口服抗凝剂的过程中,维持 PT 在正常对照的 1~2 倍最为适宜。

(2)凝血酶原活动度(PTA):PTA 和 PT 的意义相同,且更能准确地反映凝血因子的活性。PTA(%)=(正常人 PT-8.7)/(患者 PT-8.7)×100。①急性肝炎患者 PTA<40%,常提示肝细胞大片坏死的急性重型肝炎先兆。②肝衰竭早期 30%<PTA<40%;中期 20%<PTA<30%;晚期 PTA<20%。③重型肝炎时,肝细胞严重损害和坏死,常小于 40%。④长期胆道阻塞、胆汁淤积也可使 PT 延长,活动度下降,与胆道阻塞、胆汁淤积影响维生素 K 的吸收有关。但阻塞时间不长,无肝细胞损害时,PT 和 PTA 正常。⑤一般术前调整至 >50%。

(3)凝血酶时间(TT):TT 是反映血浆内纤维蛋白原水平及血浆中肝素样物质的多少。前者增多和后者减少时 TT 缩短,否则延长。①延长:肝素或类肝素物质增多、抗凝血酶(antithrombin,AT)活性增高、纤维蛋白原量和质异常。DIC 纤溶亢进期、低(无)纤维蛋白原血症、异常血红蛋白血症、血中纤维蛋白(原)降解产物(FDPs)增高。②降低无临床意义。

(4)活化部分凝血活酶时间(APTT):主要反映内源性凝血系统状况。反映血浆中凝血因子 VIII、IX、XI、XII 水平,同时,APTT 也可用来评估凝血因子 XII、激肽释放酶原和高分子量激肽释放酶原是否缺乏。由于 APTT 的高度敏感性和肝素的作用途径主要是内源性凝血途径,所以 APTT 成为监测普通肝素的指标。

(5)血浆纤维蛋白原(Fg):主要反映纤维蛋白原含量。血浆纤维蛋白原是所有凝血因子中含量最高的一种凝血蛋白,是一种急性期反应因子。①增高:烧伤、糖尿病、急性感染、急性肺结核、癌肿、亚急性细菌性心内膜炎、妊娠、肺炎、胆囊炎、心包炎、败血症、肾病综合征、尿毒症、急性心肌梗死后。②减低:先天性纤维蛋白原异常、DIC 消耗性低凝溶解期、原发性纤溶症、重症肝炎、肝硬化。③一般术前 <1.5g/L,需要调整。

(6)国际标准化比值(INR):INR 是患者 PT 与正常对照 PT 之比的 ISI 次方(ISI:international sensitivity index,国际敏感度指数,试剂出厂时由厂家标定的)。①同一份在不同的实验室,用不同的 ISI 试剂检测,PT 值结果差异很大,但测得 INR 值相同。目前国际上强调用 INR 来监测口服抗凝剂的用量(华法林)。②一般术前 >1.5,需要调整。

(7)D-二聚体(D-dimer):主要反映纤维蛋白溶解功能,对于体内是否发生血栓具有一定的指导意义。D-二聚体升高不一定有血栓。

2. 血小板 在机体生理止血过程中,血小板起到了至关重要的作用。①初期止血过程中,内皮下胶原组织的暴露,血小板在受损血管表面的黏附、聚集和形成初期止血栓。②血小板含量过低,则术中、术后出血的概率较大。③一般血小板计数 $<40 \times 10^9/L$,根据情况是否调整。

三、术前影像学检查与凝血功能相结合

1. 术前影像学显示良好、预计技术难度低,安全性大的患者。①PTA>70% 可以不调整,血小板计数 $>30 \times 10^9/L$ 可以不输血小板;②PTA:60%~70% 可以不调整。血小板计数 $>40 \times 10^9/L$ 可以不输血小板;③PTA:50%~60% 可以不调整,血小板计数 $>50 \times 10^9/L$ 可以不输血小板;④PTA<50% 需要调整,血小板计数 $<50 \times 10^9/L$ 输血小板。

2. 术前影像学显示不良、预计技术难度大,安全性小的患者。①PTA>70% 可以不调整。血小板计数 $>40 \times 10^9/L$ 可以不输血小板。②PTA:60%~70% 可以不调整。血小板计数 $>50 \times 10^9/L$ 可以不输血小板。③PTA<60% 需要调整。血小板计数 $<50 \times 10^9/L$ 输血小板。

3. 上述方案是基本原则,也要根据临床情况适当调整。另外要根据情况调整其他指标,如纤维蛋白原等、术后根据术中情况及时调整方案。

四、血栓弹力图

血栓弹力图是一种能够动态监测整个凝血过程的分析方法,主要用于对凝血和整个纤溶系统全过程及血小板功能进行全面检测。①在 15~20 分钟内快速诊断患者的凝血情况,有自动诊断的功能。②能判断出血原因,分析是凝血因子、纤维蛋白原或是血小板的原因。③其对高凝状态的诊断,判断患者出现出血时间的风险,是目前其他检测方法所不能代替的。④评估抗血小板药物的效果,指导个性化抗血小板治疗。⑤对于肝硬化、门静脉血栓、肿瘤的患者来说,测定血栓弹力图,有助于测定患者凝血功能、血小板功能,预测患者形成血栓的概率、术中及术后出血发生的概率等。

第二节　肝脏储备功能

一、肝脏储备功能的准确评估

肝脏血清生化试验、Child 评分系统、MELD 评分系统、吲哚菁绿(ICG)排泄试验、影像学肝脏体积测量。临床常用前三种肝脏储备功能评估方法。ICG 排泄试验在肝脏外科和肝移植中广泛应用,而在介入医学领域应用甚少。影像学肝脏体积测量肝脏储备功能临床应用较少。

二、评估肝脏储备功能意义

对于 TIPS 的患者来说,术前肝脏储备功能的准确评估,对是否进行 TIPS 和分流量的多少的重要标准之一。同时对患者预防 TIPS 术后的肝性脑病、肝性脊髓病和肝衰竭的发生具有十分重要的意义。因此,对有条件的医院,应该对患者的肝功能储备进行多种方式和系统化的评估,然后进行综合分析,提高准确性。

三、需要调整的肝功能指标

1. **胆红素**　胆红素升高,不单纯表示肝细胞受损,也体现摄取、结合和排泄功能的障碍,因此,胆红素的持续增高,要十分警惕 TIPS 术后肝衰竭的可能。因此,术前要注重胆红素的调整,一般总胆红素 $<50\mu mol/L$。

2. **白蛋白**　是正常人体血清中的主要蛋白质,在维持血管内正常胶体渗透压和酸碱度、运

输多种代谢物、调节被运输物质的生理作用等多种功能,并与机体的免疫功能有着密切的关系。TIPS 患者常合并存在肝脏合成功能不良、营养摄入及吸收不足、体内白蛋白分布不合理、丢失过多等问题,影响白蛋白应有的生理功能。需要个体化治疗地调控白蛋白的量使其满足机体需要的:动态评估患者白蛋白合成情况,在平稳状态下不出现第三间隙积液;对于腹水患者评估血液白蛋白水平同腹水关系,补充白蛋白的量与腹水不明显增加的水平。

第三节　术前影像学分析

一、分析重点

肝脏结构、实质密度、肝内病变、边缘、肝裂,门静脉、肝静脉、肝动脉解剖结构、侧支循环、血管瘘、是否通畅、粗细、是否有血栓或癌栓,脾脏结构、腹水、肠道缺血等。血管与肝实质、肝裂、肝内病变、胆道等的空间关系。

二、术前影像学显示结果、判断技术难度和安全性

术前影像学质量和空间结构分析,对 TIPS 是否建立合理的分流道和安全性具有十分重要的意义,首先是安全性,然后建立合理的分流道,两者要有机结合,再进一步紧密结合术中造影。因此,根据影像学结果,判断 TIPS 术中的难易程度,把术中风险降至最低,一旦出现问题,并能准确判断问题所在,以便及时、准确处理。本文对全程管理(接触患者开始、术前、术中、术后、随访)的 6 998 例患者,进行了影像学分析,并判断难易程度,结合临床和生化等结果,分析手术风险的高低,采取不完全相同的全程管理措施。6 998 例患者中,经术前影像学系统分析,技术上有难度的患者达 3 527 例,占总病例的 48.7%,这些患者术中会增加风险,主要表现在以下方面。

1. **肝内门静脉主要分支较细**　能够安全穿刺的肝内门静脉,一般直径小于 5mm(图 11-3-1、图 11-3-2)。主要发生在肝脏体积明显缩小、肝脏明显淤血、逆肝血流、门静脉分支血栓等患者的门静脉,占总患者数的 11.2%(784/6 998)。

2. **肝内门静脉主要分支在肝外**　主要发生在明显肝硬化或肝裂增宽或肝脏结构不合理的患者(图 11-3-3、图 11-3-4),穿刺肝内门静脉过程中,肝外穿刺或肝外建立分流的风险明显增加,占总患者数的 9.6%(672/6 998)。

3. **门静脉海绵样变**　根据海绵样变性血管的类型、部位、粗细及交通等情况,是否能够进行 TIPS、难度和患者是否受益。总体而言给 TIPS 带来很大的困难。特别强调的是部分患者门静脉系统完全形成血栓,而在急慢性血栓内就形成了许多侧支,类似海绵样变性,但从血栓影像学表现来看,仍然属于急慢性血栓。另外,有一部分患者在部分海绵样变性的基础上,又形成了急慢性血栓(图 11-3-5~图 11-3-7),对此,要有充分的认识。海绵样变性患者占总患者数的 5.9%(413/6 998)。

脾切除断流术后 3 年余。腹痛、消化道出血及肠道缺血。肝脏 CT 增强。TIPS 门静脉造影(图 11-3-5~图 11-3-7)。

4. **肝血管之间或与肝脏整体结构不合理**　肝内门静脉分支偏前、偏右或偏上,肝静脉近端裸露在肝外(图 11-3-8~图 11-3-11),下腔静脉裸露在肝外过长或角度不合理(图 11-3-12~图 11-3-15),肝段下腔静脉偏下等,这样的患者穿刺针形成的角度会变小,明显增加穿刺的困难和肝外穿刺的风险。该类患者占总患者数的 3.9%(273/6 998)。

消化道出血。肝脏 CT 增强。间接门静脉造影。门静脉穿刺。TIPS 门静脉造影(图 11-3-8~图 11-3-11)。

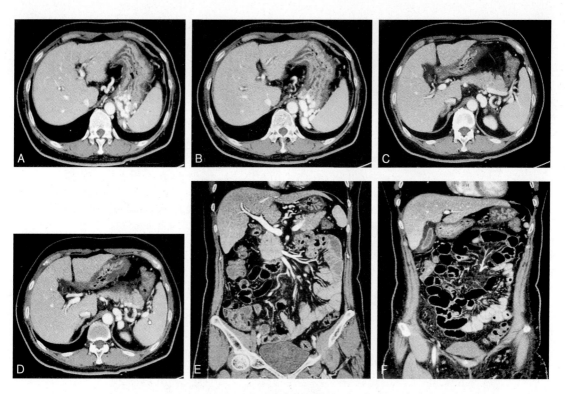

图 11-3-1 肝脏 CT 增强（一）

A. 轴位显示门静脉左支远端在肝裂内，左支分支近端在肝裂内、很细；B. 轴位显示门静脉左支远端在肝裂内，左支分支在肝内部分很细；C. 轴位显示门静脉右支在肝外，右支分支在肝内部分很细；D. 轴位显示门静脉右支在肝外，右支分支近端在肝外，很细；E. 冠状位显示门静脉右支在肝外，且比较细，肝内分支更细；F. 冠状位显示门静脉左支在肝外，肝内分支很细。

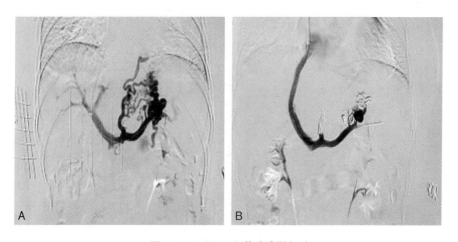

图 11-3-2 TIPS 门静脉造影（一）

A. 分流前门静脉造影：应用门静脉后壁穿刺法，穿刺门静脉左右分叉处，未见穿刺点处造影剂外溢，胃冠状静脉及胃短静脉曲张明显；B. 分流后门静脉造影：分流道通畅，静脉曲张消失。

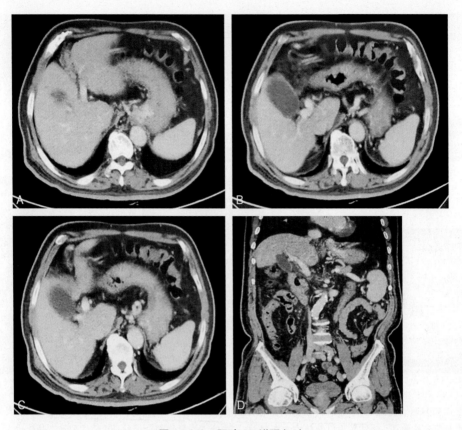

图 11-3-3 肝脏 CT 增强(二)

A.轴位显示门静脉左支裸露在肝裂内;B.轴位显示门静脉左右支近端裸露在腹腔内;C.轴位显示门静脉主干近端裸露在腹腔内;D.冠状位显示门静脉主干及右支裸露在腹腔内。

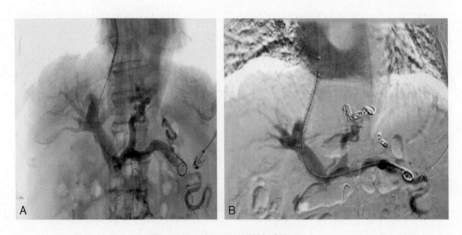

图 11-3-4 TIPS 门静脉造影(二)

A.分流前门静脉造影:应用门静脉后壁穿刺法,穿刺门静脉主干近端,未见穿刺点处造影剂外溢,胃冠状静脉及胃短静脉曲张明显;B.分流后门静脉造影:分流道通畅,胃冠状静脉远端曲张静脉及胃短静脉曲张消失。

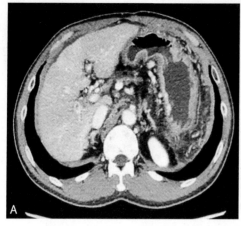
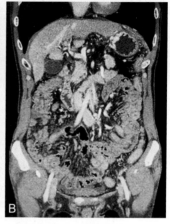

图 11-3-5 肝脏 CT 增强(三)

A.轴位显示门静脉主干及分支海绵样变性,脾缺如;B.冠状位显示门静脉系统正常结构完全消失。

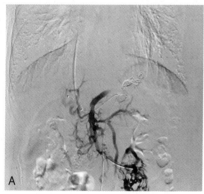
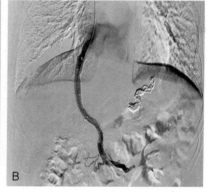

图 11-3-6 TIPS 门静脉造影(三)

A.分流前门静脉造影:经闭塞的门静脉分支和主干,将导管置入肠系膜上静脉远端造影显示肠系膜上静脉、门静脉主干及分支正常结构完全消失,代之以海绵样血管形成,残留脾静脉很细,部分造影剂逆流入肠系膜下静脉;B.分流后门静脉造影:经过局部处理,建立合理的分流道,肠系膜上静脉主干通畅,支架分流道通畅,海绵样血管不显影。

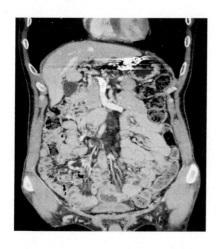

图 11-3-7 TIPS 术后肝脏 CT 增强冠状位

肠系膜上静脉主干完全恢复解剖结构,部分分支显示。

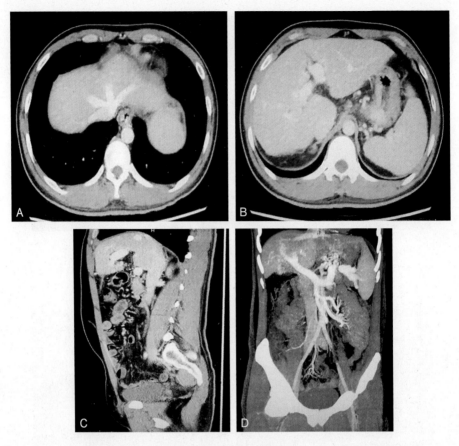

图 11-3-8　肝脏 CT 增强(四)

A. 轴位显示三支肝静脉显示清楚；B. 轴位显示门静脉左右支增粗，与下腔静脉的距离偏前面和外侧；C. 矢状位显示门静脉与下腔静脉的距离较远，且偏前和偏上；D. 冠状位显示门静脉分支及主干偏外侧。

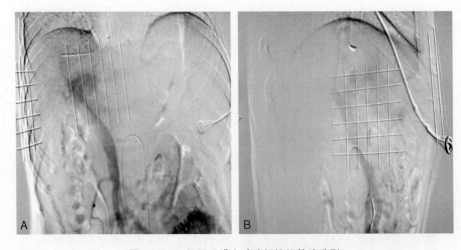

图 11-3-9　经肠系膜上动脉间接门静脉造影

A. 正位可见肝右静脉与下腔静脉之间成直角，门静脉及分支显示清楚，下腔静脉远离门静脉；
B. 侧位可见门静脉及分支显示清楚，位置偏前。

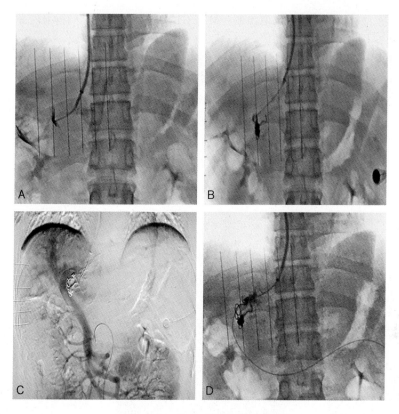

图 11-3-10　TIPS 穿刺门静脉造影

A. 穿刺门静脉正位可见应用"双弯"方法,经下腔静脉穿刺门静脉;B. 穿刺门静脉正位可见穿刺至肝外后,应用弹簧圈栓塞穿刺通道;C. 穿刺门静脉正位可见再次间接门静脉造影显示弹簧圈所在部位在门静脉外面,穿刺通道偏内、下;D. 穿刺门静脉正位可见调整穿刺通道,加大"双弯"力度,导丝进入门静脉显示下腔静脉、肝实质及门静脉之间形成的角度较小。

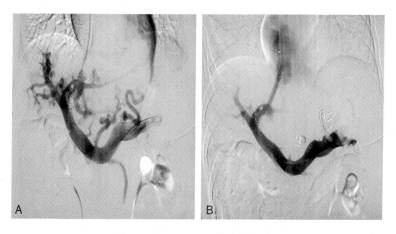

图 11-3-11　TIPS 门静脉造影(四)

A. 分流前门静脉造影:门静脉穿刺点在主干的近端,无造影剂外溢,门静脉通畅,胃冠状静脉及胃短静脉曲张明显;B. 分流后门静脉造影:门静脉偏外侧,支架与门静脉之间成角明显,分流道血流通畅,静脉曲张消失。

原发性肝癌,手术后2年,消化道出血。肝脏CT增强。经股静脉门静脉穿刺。TIPS门静脉造影(图11-3-12~图11-3-15)。

5. 门静脉主干及分支完全性血栓或癌栓　门静脉主干及分支血栓(图11-3-16、图11-3-17)和癌栓(图11-3-18~图11-3-20),特别是肝内门静脉完全闭塞,影像学上看不到血流通过,在TIPS过程中难以辨认是否穿中门静脉,以及导丝、导管是否在门静脉内,因此,给TIPS技术带来难度和风险。本患者占总患者数的6.8%(478/6 998)。

肝硬化门静脉高压消化道出血、顽固性腹水及腹部疼痛(肠道缺血)。肝脏CT增强。TIPS门静脉造影(图11-3-16、图11-3-17)。

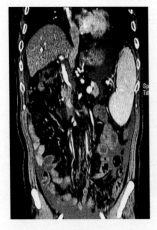

图11-3-12　肝脏CT增强(五)
冠状位显示下腔静脉肝段很短,裸露部分明显增加,门静脉内部分血栓,血流能够通过。

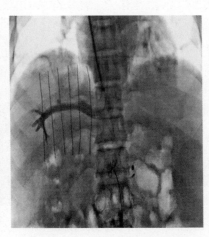

图11-3-13　经颈静脉肝静脉造影
下腔静脉与肝静脉之间成锐角,无法经颈静脉穿刺下腔静脉(或肝静脉)和肝内门静脉。

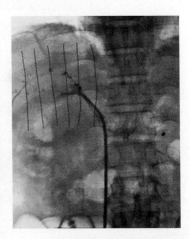

图11-3-14　经股静脉穿刺下腔静脉、肝实质和肝内门静脉

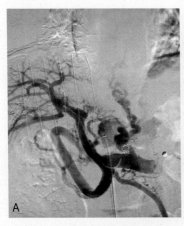

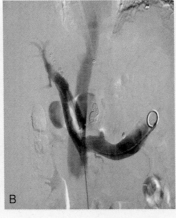

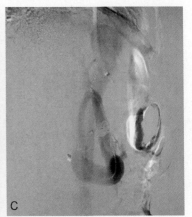

图11-3-15　经股静脉穿刺,成功建立分流道,门静脉造影
A.分流前门静脉造影:门静脉血流通畅,门静脉主干局限性血栓,静脉曲张明显,肠系膜上静脉血流通畅,但位置异常;B.分流后门静脉正位造影:分流道血流通畅,门静脉分支显影,下腔静脉与支架之间和支架与门静脉主干之间形成锐角,静脉曲张消失;C.分流后门静脉侧位造影:分流道血流通畅,下腔静脉、支架、门静脉主干之间均形成锐角。

脾切除断流术后 3 年余,原发性肝癌合并门静脉高压消化道出血。肝脏 CT 增强。TIPS 门静脉造影。癌栓内放射粒子植入(图 11-3-18~图 11-3-20)。

6. 肝静脉和/或肝段下腔静脉闭塞 肝静脉完全闭塞的患者,必须穿刺肝段下腔静脉,经肝实质至肝内门静脉。下腔静脉肝段闭塞,如果闭塞近端下腔静脉裸露,就必须经闭塞段下腔静脉或开通闭塞段下腔静脉后,再经下腔静脉穿刺(图 11-3-21~图 11-3-24)。上述情况给 TIPS 技术带来一定的难度和风险,需要系统阅读影像照片及术中造影有机结合,灵活机动。该情况患者占总患者数的 5.2%(362/6 998)。

下腔静脉复杂型巴德-吉亚利综合征,下腔静脉血栓,门静脉高压顽固性腹水。肝脏 CT 增强。下腔静脉支架植入术、下腔静脉造影、TIPS 门静脉造影(图 11-3-21~图 11-3-24)。

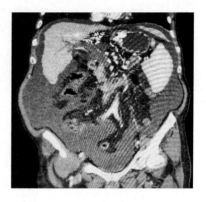

图 11-3-16 肝脏 CT 增强(六)
冠状位显示门静脉主干及分支完全性血栓,几乎无血流通过。

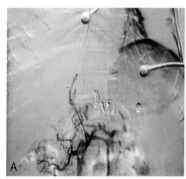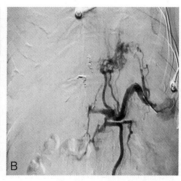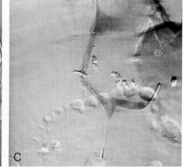

图 11-3-17 TIPS 门静脉造影(五)

A. TIPS 分流前肠系膜上静脉造影:肠系膜上静脉及下静脉近端、门静脉主干和分支闭塞,有一些侧支形成;B. TIPS 分流前脾静脉造影:脾静脉近端、门静脉主干和分支闭塞,通过侧支肠系膜下静脉显影,静脉曲张明显;C. TIPS 分流后肠系膜上和脾静脉造影:肠系膜上静脉、脾静脉和支架分流道通畅,侧支血管及曲张静脉消失。

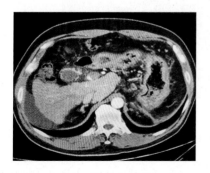

图 11-3-18 肝脏 CT 增强(七)
轴位显示门静脉完全性癌栓,几乎无血流通过。

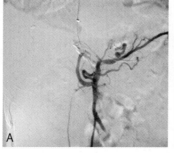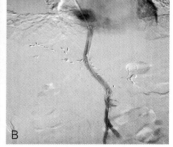

图 11-3-19 TIPS 门静脉造影(六)

A. TIPS 分流前肠系膜上静脉造影:肠系膜上静脉通畅,少许侧支形成,门静脉主干和分支闭塞,见残留脾静脉,明显的静脉曲张;B. TIPS 分流后肠系膜上造影:肠系膜上静脉和支架分流道通畅,侧支血管及曲张静脉消失,门静脉主干及分支内见植入的游离放射粒子排列相对整齐。

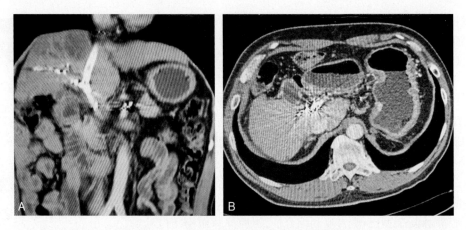

图 11-3-20 TIPS 术后 3 个月,肝脏 CT 增强复查

A. 肝脏 CT 增强冠状位显示支架位置良好,见门静脉分支内高密度粒子,支架外侧偏上见低密度肝癌病灶;B. 肝脏 CT 增强轴位显示门静脉主干癌栓消失。

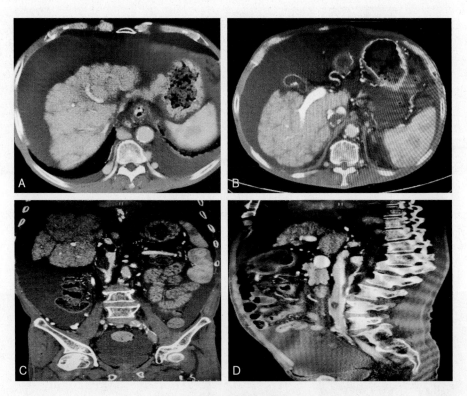

图 11-3-21 肝脏 CT 增强(八)

A. 轴位显示门静脉左支较细,肝脏边缘及实质不均匀,体积小,腹腔大量积液;B. 轴位显示门静脉右支部分裸露在腹腔内,下腔静脉肝段大量充盈缺损,有少许不规则血流;C. 冠状位显示下腔静脉肝段大量充盈缺损,其上下腔静脉未见血流;D. 矢状位:下腔静脉肝段大量充盈缺损,延伸至肝下段下腔静脉。

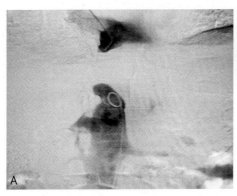
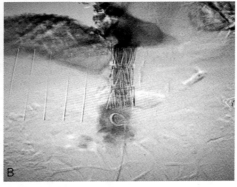

图 11-3-22　下腔静脉造影及下腔静脉支架植入术

A. 下腔静脉造影：经颈静脉和股静脉同时下腔静脉造影显示长段下腔静脉闭塞,闭塞远端充盈缺损,远段增粗,侧支形成,肝静脉未显影;B. 下腔静脉支架植入后造影：支架位置良好,血流通畅,侧支消失。

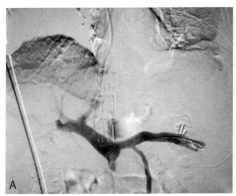
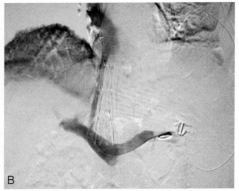

图 11-3-23　TIPS 门静脉造影(七)

A. TIPS 分流前门静脉造影：经下腔静脉支架开窗,穿刺门静脉主干置管至脾静脉造影,门静脉血流通畅,造影剂逆流至肠系膜下静脉,未见曲张静脉,无造影剂外溢;B. TIPS 分流后门静脉造影：支架分流道通畅,肝内门静脉灌注减少,肠系膜下静脉逆流消失。

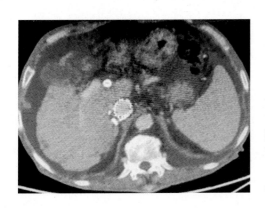

图 11-3-24　TIPS 术后肝脏 CT 增强

TIPS 支架在门静脉主干位置,前面裸露在腹腔内,血流通畅。下腔静脉支架位置良好,血流通畅。

7. 肝内胆管扩张 肝动脉、胆管、门静脉，三者在肝内的分支走行和分布基本一致，外有纤维囊包绕，称为 Glisson 系统，当胆道扩张时，很容易穿中胆道，引起胆道出血，甚至是大出血。良性或恶性胆道扩张占总患者数的 2.5%（175/6 998）。

肝移植后肝内胆管广泛扩张，消化道出血。TIPS 及门静脉造影（图 11-3-25、图 11-3-26）。

8. 侧支血管内建立分流 侧支血管完全偏离了正常门静脉的解剖关系，一般情况下，就 TIPS 技术而言，空间关系和角度不合理，甚至侧支血管大部分是在腹腔内，可想而知，一定给 TIPS 增加了难度和风险。需要在侧支血管内建立分流道的患者占总患者数的 1.7%（119/6 998）。

门静脉海绵样变，门静脉高压消化道出血。肝脏 CT 增强。穿刺门静脉侧支。TIPS 及门静脉造影（图 11-3-27~图 11-3-29）。

9. 其他情况 脊柱侧弯、双颈静脉完全闭塞、肝巨大肿瘤、肝巨大囊肿等情况的患者占总患者数的 3.6%（251/6 998）。

肝窦阻塞综合征。顽固性腹水和黄疸。肝脏 CT 增强。双侧经颈静脉及上腔静脉造影。经股静脉门体分流术及门静脉造影（图 11-3-30~图 11-3-33）。

严重脊柱畸形，乙型肝炎肝硬化门静脉高压消化道出血。肝脏 CT 增强。下腔静脉造影。TIPS 及门静脉造影（图 11-3-34~图 11-3-38）。

10. 上述情况联合存在 经常会遇到上述情况联合存在的患者，给术中技术带来进一步的难度和风险。要综合分析难度、风险和合理建立分流道之间的关系，将风险降至最低的情况下，尽最大努力建立合理的分流道，同时要有充分的及时发现和处理并发症的预案，把风险控制在术中。

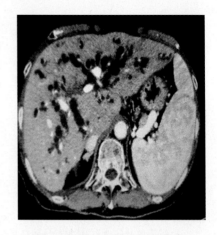

图 11-3-25 肝脏 CT 增强（九）
轴位显示肝内胆管广泛扩张，门静脉左右支包绕在扩张的胆管内。

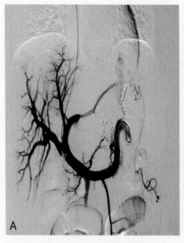
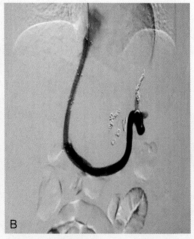

图 11-3-26 TIPS 门静脉造影（八）
A. 分流前门静脉造影：原经皮肝穿刺曲张静脉栓塞术后，静脉曲张再次出现，未见胆道显影，门静脉血流通畅；B. 分流后门静脉造影：分流道通畅，肝内门静脉灌注显著减少，静脉曲张消失。

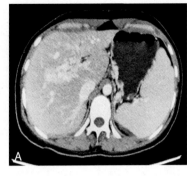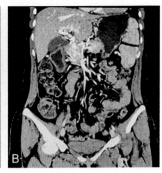

图 11-3-27 肝脏 CT 增强（十）
A. 轴位显示肝内门静脉海绵样变，正常解剖结构完全消失；B. 冠状位显示门静脉主干、分支、脾静脉及大部分肠系膜上静脉海绵样变性，偏外上有大的侧支形成。

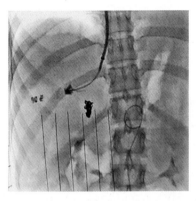

图 11-3-28 穿刺肝内海绵样变性血管：穿刺针弯曲至一定的角度进行穿刺

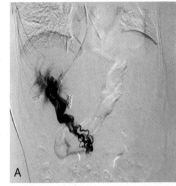

图 11-3-29 门静脉侧支建立分流及造影
A. 分流前造影：侧支血管较粗，向肝血流。测量侧支内血管压力明显增高（29mmHg）；B. 分流后造影：分流道通畅，回流血流速度加快，测量血管压力明显下降（15mmHg）。

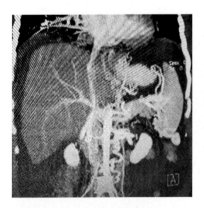

图 11-3-30 肝脏 CT 增强（十一）
冠状位显示门静脉及分支较细，大量腹水。

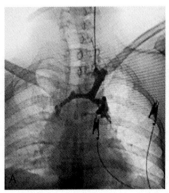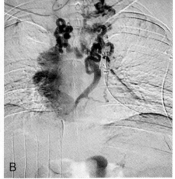

图 11-3-31 双侧经颈静脉及上腔静脉造影
A. 左侧颈静脉造影：左侧颈静脉完全闭塞，代之以侧支形成，导丝导管无法通过；B. 右侧颈静脉造影：右侧颈静脉及上腔静脉完全闭塞，代之以侧支形成，导丝导管无法通过。

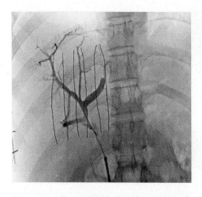

图 11-3-32 经股静脉穿刺下腔静脉至门静脉分支造影

肝内门静脉分支较细,血流通畅,未见造影剂外溢。

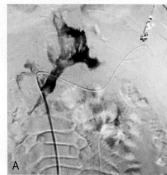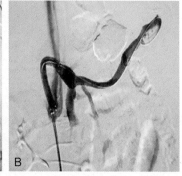

图 11-3-33 经股静脉门体分流术及门静脉造影

A.经外鞘下腔静脉穿刺点造影:大量造影剂外溢至腹腔内;B.立即应用覆膜支架建立分流道,造影显示分流道通畅,分流良好,无造影剂外溢。

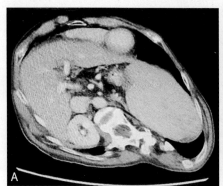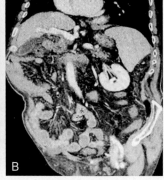

图 11-3-34 肝脏CT增强(十二)

A.轴位显示肝脏、门静脉及下腔静脉解剖关系异常,肝内门静脉大部分在肝外;B.冠状位显示门静脉分支大部分在肝外。

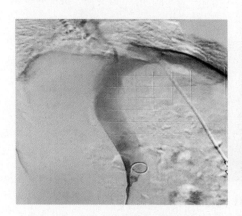

图 11-3-35 下腔静脉造影

下腔静脉通畅,但解剖关系异常。

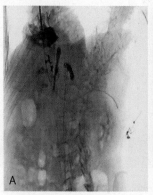

图 11-3-36 TIPS穿刺门静脉成功后,导丝置入脾静脉内,用血管鞘右心房造影

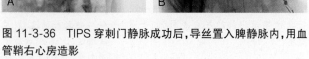

A.正位可见无心包和腹腔造影剂外溢;B.侧位可见无心包和腹腔造影剂外溢。

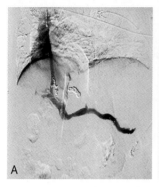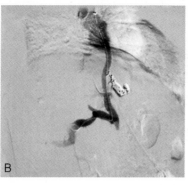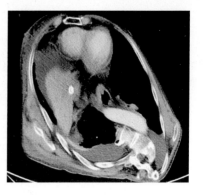

图 11-3-37　TIPS 分流后门静脉造影　　　　　图 11-3-38　TIPS 术后肝脏 CT 增强

A. 正位造影：无心包和腹腔造影剂外溢，支架位置和分流良好；B. 侧位　　　轴位显示分流支架在肝实质内。
造影：无心包和腹腔造影剂外溢，支架位置和分流良好。

第四节　心功能评估

　　术前分析患者的心功能至关重要。有的患者存在潜在的心脏或肺动脉的异常，TIPS 术后回心血量明显增加，以及输入量增加等综合因素导致心力衰竭。有的患者因为明显心功能或肺动脉异常或潜在异常，TIPS 术后，因为分流道分流量较大，大量的血流通过下腔静脉回流入心脏，以及输入量增加等综合因素，无法在短时间内接受大量的血液，导致心力衰竭（包括急性心力衰竭和慢性心力衰竭），若心力衰竭较重，早期处理不及时，可导致多脏器衰竭，甚至死亡。除此之外，有时在 TIPS 过程中，导丝会经过心脏边缘，部分患者比较敏感，会出现心律失常。故术前应完善心电图检查，明确患者有无心律失常，完善超声心动图，明确患者有无房间隔缺损、室间隔缺损、严重的二、三尖瓣反流、肺动脉高压、心力衰竭等。如有异常情况，术中应测量相关肺动脉、心房、心室、下腔静脉、肝静脉压力等。

第五节　术前其他情况

一、术前常规准备

　　术前 4~6 小时禁食水，估计有难度的患者适当延长和插尿管。大量腹水的患者适当放腹水。不能进食水的患者，术前适当补液，以使静脉充盈，减少经颈静脉穿刺的难度。

二、备血

　　术前所有患者必须备血，尤其是术中、术后出血风险较大的患者，如若患者术中、术后出现出血，临时备血来不及，耽误治疗，严重者会危害患者生命。故在术前必须备血，以备不时之需。

三、血管超声

　　除腹部及心脏超声外，门静脉系统、肝动脉和下腔静脉等血管的超声，对门静脉和动脉血供情况进行分析，以及血管的结构、分布及侧支等情况进行诊断，以指导患者的最终诊断和采取的治疗措施。

四、术前心理疏导

改善手术前患者的心理问题是近些年来广泛运用于临床的一种护理模式,可以有效地、有针对性地对患者进行全方位的护理,使得患者在手术前获得放松和愉悦,从而大大降低手术的风险和减少因手术产生的不良情绪。手术前心理问题处理得当和手术的成功之间有着千丝万缕的关系,成为患者手术成功的关键因素。

1. **意义** 临床工作中不难发现,刚入院的患者一般会焦急地询问手术方案、手术时间,部分患者会因为手术安排得过久而产生不良情绪,要求医生尽快手术,缩短等待时间。但是一旦确定了手术时间,近期即将手术时,患者就又会产生一种"望而生畏"的感觉,害怕手术,不由自主联想到手术可能会对自己产生的影响,将其他的失败案例安插到自己身上,通过失败案例使得自己产生对手术的惧怕心理。这种情况在临床中很常见。故改善患者术前心理很重要,关系到患者手术的成功及术后的恢复。

2. **影响因素** 患者手术前心理的调节受多方面因素的影响,除了与自身调节有重要的关系之外,医务人员的心理安慰、引导和疏导也有着重要的关系。如术前谈话时,如果医务人员眉头紧锁、唉声叹气、夸大并发症,以一种与患者病情不相符的消极的态度和患者谈话,则这种情绪会严重影响到患者对于手术的信心,导致患者不信任主治医生,不配合治疗,甚至拒绝进一步治疗。手术前心理问题疏导在我国医学发展过程中逐渐得到重视。值得一提的是,这些不良情绪不仅不利于手术的成功,而且还有可能产生新的问题。对于经历病痛折磨的患者而言,手术前的心理问题及不良情绪直接影响手术的成功,对于病情恢复也是有害无益。解决手术前患者的心理问题,对手术前患者的心理问题进行专业、科学的心理护理和疏导尤为重要和必要。术前与患者沟通,针对手术方案与患者进行沟通,了解患者的想法。

3. **手术告知** 向患者介绍手术的大概过程,告知患者做手术的必要性及对其有利的情况,但同时也应该告知患者手术过程中可能会发生的并发症,各种并发症的发生概率,以及相应的风险预案。如果出现并发症,术中可能会采取哪些治疗手段,是否会改变手术方式,术中应该如何与医生进行配合,术后可能出现的并发症,TIPS 手术的短期以及长期的疗效等,术前均应该向患者一一告知。部分患者之所以术前会产生紧张、害怕、抵触的心理,大部分是因为对手术不了解,如果在术前简单告知手术相关的信息,一来可以减少患者的焦虑,二来让患者对于手术有一定的认识,有一定的心理预期。

通过专业的、科学的心理护理模式对手术前患者心理问题进行疏导和解决,帮助手术成功、患者身体恢复及心理健康方面产生实际意义。

五、术前特殊检查

根据需要,围绕原发疾病进行检查,包括实验室检查、分子及基因检测、术前肝活检、测量不同血管压力等。

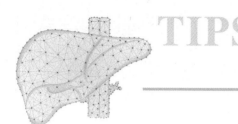

第十二章

术中技术及规范化管理

第一节　术中技术

一、术前预估

（一）基本原则及临床实践

根据患者肝脏影像学解剖结构、肝脏大小、硬度、肝脏病变、肝裂与肝内门静脉的关系,右心房、下腔静脉和肝实质的关系,下腔静脉、肝静脉、肝内门静脉闭塞、部分通畅、完全通畅、侧支的情况,以及之间的空间关系,结合术中门静脉体表定位及门静脉分布情况,决定穿刺肝静脉、下腔静脉和门静脉部位。最关键的是对术前影像的系统分析,并与术中造影有机结合,安全与建立合理分流道有机结合(图 12-1-1)。

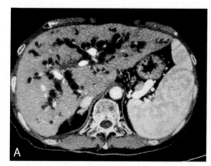
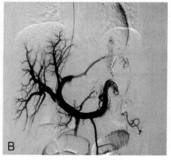
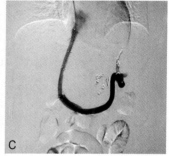

图 12-1-1　肝移植后门静脉高压消化道出血,肝脏 CT 增强、TIPS 门静脉造影

A. CT 增强显示广泛胆道扩张,门静脉左外支后壁胆道不扩张,确定穿刺点;B. 经下腔静脉和肝实质准确穿中左外支,避开胆道,门静脉造影无胆道显影;C. 应用内径 7mm 覆膜支架建立合理的分流道。

（二）建立合理的分流道

分流道直径的大小、分流量、是否通畅、支架的位置、支架与血管的空间关系、支架与血管部位和血管内部结构的关系、支架伸入血管内的长短、血管内压力,以及分流前后的压力变化、患者的基础疾病等,对患者的安全性、预后、长短期疗效和生活质量都有重要的影响。根据患者的年龄、肝功能情况(定性和定量评估)、凝血功能、肝硬化原因、程度、肝脏大小、非肝硬化、门静脉高压原因、是否有顽固性胸腹水、门静脉是否通畅和原因、门静脉压力等,建立合理的分流道。在下腔静脉或肝静脉、肝内门静脉通畅，直径适当，结构合理的情况下，常规分流道最小内径为 8mm，支架突入下腔静脉 10mm 左右，突入过长，会给再处理分流道带来困难，也会给比较细的下腔静脉增加狭窄的机会。伸入门静脉端覆膜部分为 5~10mm，裸支架部分为 20mm 左右，覆膜部分要完全覆盖门静脉穿刺点，保证安全，预防门静脉端狭窄；而且支架长轴与所在的门静脉呈平行状态，如果无法实现平行状态，要适当调整伸入门静脉端的支架的长短，避免支架在自身的整形的过程中成角过大或血管壁堵住支架端口，成为所谓的"盖帽"，增加狭窄的机会，或为分流道再次处理带来困难（图 12-1-2）。

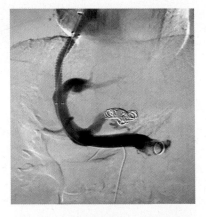

图 12-1-2　经肝右静脉和门静脉分叉部建立分流道，支架与门静脉主干平行，突入门静脉和下腔静脉大约 17mm 和 10mm，建立合理的分流道

年龄 70 岁以上、门静脉压力梯度小于 20mmHg、顽固性腹水、胆汁淤积性肝硬化、急性期淤血性中重度黄疸，以及肝功能 Child-Pugh 分级 C 级和吲哚菁绿 15 分钟滞留率（indocyanine green retention rate at 15min，ICG-R15）大于 65%，特别是门静脉直径小于 10mm 的患者，一般选择比较小的分流直径（如分流道最小直径 7mm 甚至更小），以减少肝衰竭和严重肝性脑病的发生；年龄 50 岁以下、门静脉压力梯度超过 25mmHg，以及肝功能 Child-Pugh 分级 A 级、ICG-R15 小于 30%，特别是门静脉直径大于 16mm 的患者，一般选择比较大的分流直径（如 10mm），以合理降低门静脉压力和分流道再狭窄，当然，以建立合理的分流道为标准。

（三）常见特殊情况建立分流道

1. 急性门静脉血栓

（1）满足 TIPS 适应证者直接进行 TIPS，在不影响门静脉属支回流的情况下，支架尽量完全覆盖门静脉血栓。

（2）完全性血栓（至少门静脉主干完全闭塞），肝功能 C 级、中重度黄疸、重度静脉曲张，无法栓塞或无法找到静脉曲张，门静脉属支正常者，直接进行 TIPS；如果门静脉属支近段血栓，已经严重影响属支血液回流，植入支架打通属支。

（3）门静脉系统完全性血栓（分支、主干、属支完全性血栓），先局部处理（碎栓、取栓、溶栓），部分血栓消失后，再建立分流道。

（4）血小板严重降低（小于 $20 \times 10^9/L$）和/或凝血功能严重障碍［凝血酶原活动度（PTA）小于 40%］，重度静脉曲张，有出血倾向，血栓超过门静脉主干的 1/2，直接进行 TIPS。

（5）在局部处理或溶栓过程中或抗凝治疗过程中血栓进展或肠道明显缺血，进行 TIPS。

上述所有进行 TIPS 的患者，对所有发现的静脉曲张全部栓塞，术后端测孔或溶栓导管留置在血流较差的属支远端内，进行局部处理或溶栓，一般为 2~7 天（图 12-1-3、图 12-1-4）。

2. 慢性门静脉血栓　①有 TIPS 适应证的患者，直接进行 TIPS；②重度静脉曲张有出血倾向，血栓超过门静脉主干 1/2 或 HVPG（或 PPG）>20mmHg 的患者，同时合并显著门静脉高压的患者进行 TIPS；③肠道有缺血症状，局部处理效果不理想（血管局部解剖和临床症状），进行 TIPS（图 12-1-5~图 12-1-8）。

3. 门静脉海绵样变

（1）患者有 TIPS 适应证，或重度静脉曲张有出血倾向，或有肠道缺血症状，术前影像预估能够与远端门静脉建立分流道，就直接进行 TIPS（图 12-1-9、图 12-1-10）。

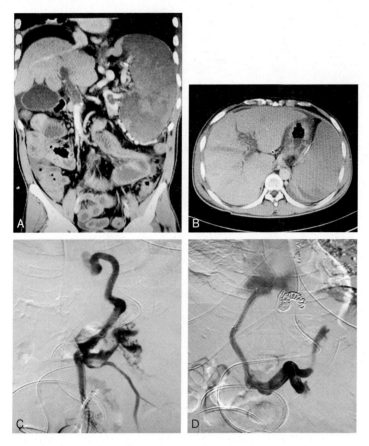

图 12-1-3　保脾断流术后门静脉血栓,重度黄疸,肝脏 CT 增强和 TIPS 门静脉造影

术后 9 天肝脏 CT 增强显示门静脉主干及分支完全性血栓,重度黄疸(图 A、B);冠状位显示门静脉主干完全性血栓,没有血流通过(图 A);轴位显示门静脉分支完全性血栓,未见明显血流(图 B);TIPS 门静脉造影:门静脉及分支无血流,脾静脉少量血流、不规则,血液逆流,肠系膜上静脉血流通畅、规则,肠系膜下静脉开口血栓,胃冠状静脉迂曲扩张(图 C);建立通畅的分流道,对血栓进行局部处理后,脾静脉血栓基本消失,静脉曲张消失(图 D)。

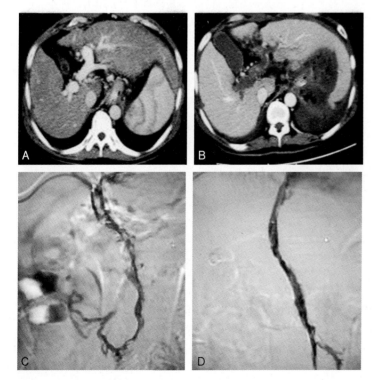

图 12-1-4　脾切除断流术后 3 天门静脉系统完全性血栓,肝脏 CT 增强、经皮肝穿刺和 TIPS 门静脉造影

A. 术前 CT 增强显示门静脉通畅;B. 术后 3 天 CT 增强显示门静脉完全性血栓,无血流;C. 经皮肝穿刺门静脉造影显示门静脉广泛血栓,局部处理后效果不理想;D. 建立 TIPS 分流道,血流通畅,但不规则。

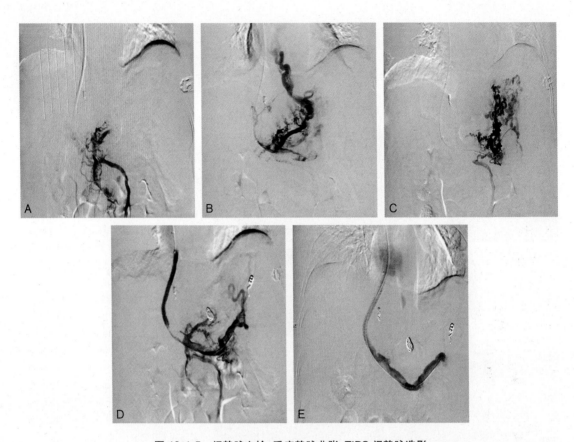

图 12-1-5 门静脉血栓,重度静脉曲张,TIPS 门静脉造影

A. 门静脉慢性血栓,TIPS:肠系膜下静脉显影,比较规则,少许侧支;B. 脾静脉造影:脾静脉无正常结构,胃冠状静脉曲张明显;C. 胃短静脉严重曲张,许多不规则侧支;D. 建立分流后,仍然有明显的静脉曲张,脾静脉部分显影,分流道不通畅;E. 再次局部处理和留置导管溶栓,门静脉造影显示:分流道通畅,脾静脉血栓基本消失,静脉曲张消失。

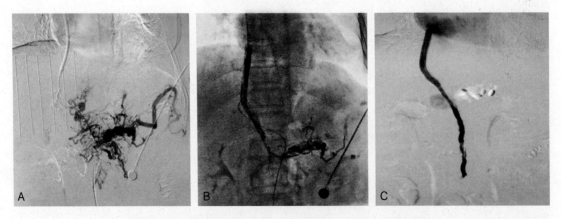

图 12-1-6 脾切除 2 年,慢性血栓,肠道缺血,TIPS 门静脉造影

A. TIPS造影显示门静脉系统结构完全消失代之以许多不规则侧支形成;B. 分流道和残留脾静脉内大量血栓;C. 分流后局部处理,造影显示肠系膜上静脉完全通畅,侧支血管消失。

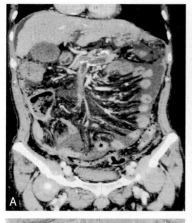
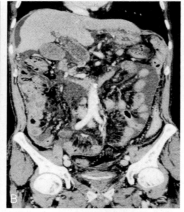
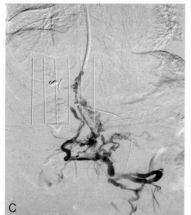
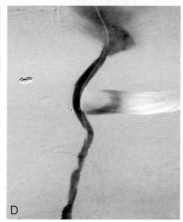

图 12-1-7　脾切除后,肠道缺血和消化道出血,肝脏增强 CT、TIPS 门静脉造影

A. 冠状位显示肠系膜上静脉主干及分支、残留脾静脉完全性血栓,血管铸型形成,血管壁增厚,少许侧支;B. 冠状位显示门静脉主干及分支完全性血栓,血管铸型形成,血管壁增厚,少许侧支,无血流;C. TIPS 造影显示门静脉主干残留不规则造影剂及肠系膜上静脉不显影,侧支形成;D. 分流前后对血栓局部处理后,造影显示肠系膜上静脉及分流道通畅,侧支血管消失。

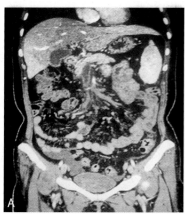
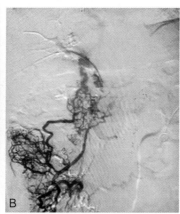
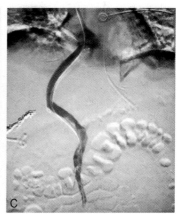

图 12-1-8　非肝硬化门静脉高压,慢性门静脉系统完全性血栓,腹部疼痛,肠道缺血,肝脏 CT 增强,经皮肝穿刺局部处理门静脉血栓,TIPS 门静脉造影

A. 肝脏 CT 增强冠状位显示门静脉系统血栓,可见部分铸型和侧支,血管壁增厚;B. 经皮肝穿刺造影显示门静脉系统正常结构完全消失,门静脉主干残留造影剂,肠系膜上静脉少许侧支形成;C. 分流前后局部处理后,门静脉主干、肠系膜上静脉和分流道完全通畅,侧支血管消失。

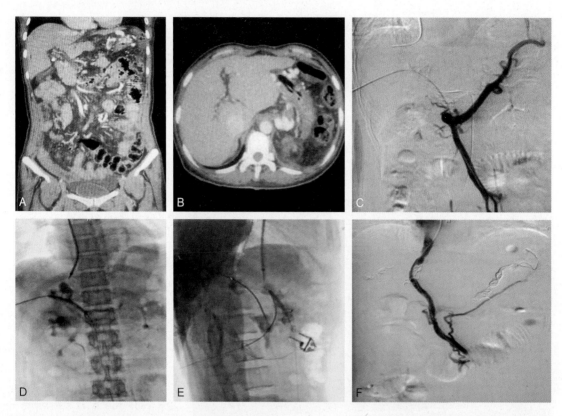

图 12-1-9　脾切除术后 8 年,消化道出血,肝脏 CT 增强,经皮肝穿刺门静脉造影和球囊成形术,TIPS 门静脉造影

肝脏 CT 增强(图 A、B);A.冠状位显示门静脉主干结构完全消失,未见明显血流,少许侧支形成(图 A);轴位显示门静脉分支结构完全消失,未见明显血流,少许侧支形成(图 B);C.经皮肝穿刺门静脉造影:门静脉主干完全闭塞。肠系膜上静脉显影,胃冠状静脉显著增粗、迂曲,基本无侧支形成(图 C);球囊扩张已经闭塞的门静脉,TIPS 穿刺门静脉(图 D、E);正位显示球囊扩张和 TIPS 穿刺针对准球囊穿刺(图 D);侧位显示球囊扩张和 TIPS 穿刺针对准球囊穿刺(图 E);建立通畅的 TIPS 分流道,胃冠状静脉消失(图 F)。

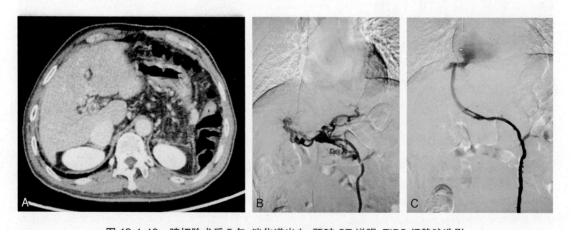

图 12-1-10　脾切除术后 5 年,消化道出血,肝脏 CT 增强,TIPS 门静脉造影

A.肝脏 CT 增强轴位显示门静脉结构完全消失,不规则,代之以小的侧支形成;B.TIPS 肠系膜下静脉造影:血液逆流,门静脉主干、分支和肠系膜上静脉不显影,有大量侧支形成;C.肠系膜下静脉分流,血流通畅,侧支血管消失。

（2）有 TIPS 适应证的患者，无论肝内门静脉是否呈海绵样变性或合并急慢性血栓，远端属支部分正常或有较大侧支血管（一般直径 >5mm），可以通过原海绵样变性的门静脉通道或侧支，进入远端比较大的血管，在正常属支内或大的侧支内建立 TIPS 分流道（图 12-1-11）。

（3）如果脾静脉完全性海绵样变性，合并重度静脉曲张，有出血倾向或已经出血的患者，同时进行或择期进行脾动脉主干栓塞术（图 12-1-12）。

（4）经皮肝穿刺或经颈静脉无法经肝内血管进入完全通畅的脾静脉内，可以经皮穿刺脾静脉，经脾静脉进入闭塞的门静脉主干和肝内分支，球囊辅助下开通闭塞血管，再进行 TIPS 术，该技术谨慎进行（图 12-1-13~图 12-1-15）。

4. 混合性血栓处理的基本原则　主要处理急性部分或慢性部分，当然也要根据临床及影像情况，具体分析（图 12-1-16~图 12-1-18）。

5. 双侧颈静脉完全和/或上腔静脉完全闭塞（图 12-1-19），导丝无法通过或肝静脉和下腔静脉与肝内门静脉之间空间关系严重不合理（图 12-1-20），经颈静脉无法完成 TIPS，可以经股静脉，在下腔静脉和肝内门静脉之间建立分流道，该技术谨慎实施。

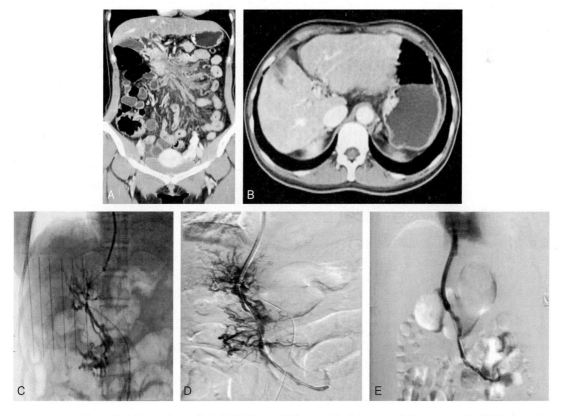

图 12-1-11　脾切除断流术后 3 年，门静脉海绵样变，肠道缺血和消化道出血，肝脏增强 CT，肝动脉插管，TIPS 门静脉造影

肝脏 CT 增强（图 A、B）；冠状位显示门静脉主干及肠系膜上静脉主干海绵样变性，正常结构消失，但肠系膜上静脉分支血管铸型形成，血管壁增厚（图 A）；轴位显示门静脉分支海绵样变性，分支静脉正常结构消失（图 B）；在肝动脉插管引导下，TIPS 穿刺肝内门静脉分支或海绵样血管，导管经闭塞的门静脉和肠系膜上静脉分支造影：正常结构完全消失，代之以大量侧支血管（图 C）；经局部处理后，门静脉主干、肠系膜上静脉主干及分支部分开通，仍有大量海绵样血管（图 D）；建立 TIPS 分流道后，再次局部处理，门静脉主干、肠系膜上静脉主干及分支完全开通，分流道通畅，海绵样血管消失（图 E）。

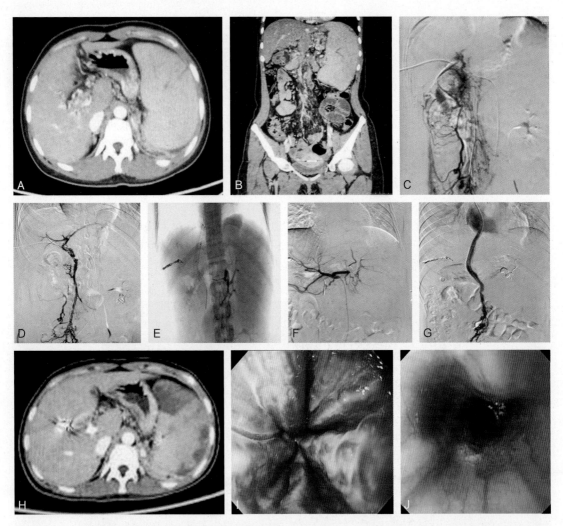

图 12-1-12 非肝硬化门静脉高压，门静脉系统海绵样变性，肠道缺血和消化道出血，肝脏 CT 增强，经皮肝穿刺门静脉造影，TIPS 门静脉造影，腹腔动脉造影，脾动脉主干栓塞术及脾动脉造影，胃镜检查

肝脏增强 CT（图 A、B）；轴位显示脾脏明显增大，门静脉分支解剖结构完全消失，可见细小海绵样变性的血管（图 A）；显示门静脉系统解剖结构完全消失，可见不规则的多数较小的海绵样变性的血管（图 B）；经皮肝穿刺造影显示门静脉系统无正常结构，一些侧支形成（图 C）；局部处理后，部分肠系膜上静脉和门静脉主干及少许肝内分支显影，脾静脉无法开通，不显影（图 D）；建立 TIPS 分流道后，进行脾动脉造影：脾动脉主干及分支分布良好（图 E）；脾动脉主干末端栓塞后，腹腔动脉造影：脾动脉主干末端消失，部分脾动脉分支通过少许侧支显影（图 F）；TIPS 分流道、肠系膜上静脉主干及部分分支血流通畅，侧支消失（图 G）；术后 CT 增强显示脾脏部分不规则坏死，临床无腹部疼痛（图 H）；胃镜检查（图 I、J）；TIPS 和脾动脉主干栓塞术前重度食管胃静脉曲张（图 I）；TIPS 和脾动脉主干栓塞术后，食管胃静脉曲张消失（图 J）。

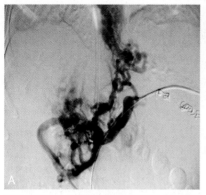
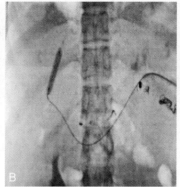
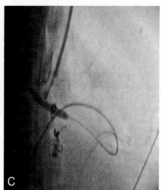

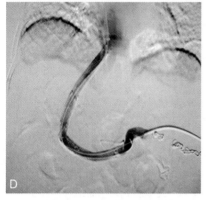

图 12-1-13　门静脉海绵样变,消化道出血,经皮脾静脉造影,球囊扩张开通已经闭塞的门静脉主干和肝内门静脉分支,TIPS 门静脉造影

A. 经皮脾静脉造影:门静脉主干、分支、肠系膜静脉正常结构完全消失,代之以大量海绵样变性血管,肠系膜上静脉见大的侧支血管,胃冠状静脉和胃短静脉曲张明显;B. 球囊导管进入已经闭塞的肝内门静脉,并通道闭塞的血管;C. 联合 TIPS,对准已经扩张的球囊穿刺肝内门静脉;D. 脾静脉建立分流道,分流良好,侧支和静脉曲张消失。

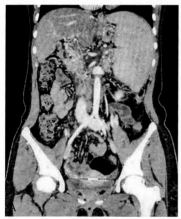
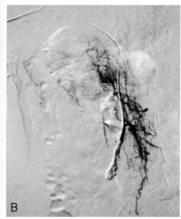
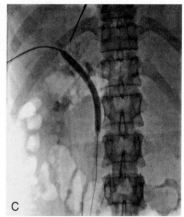

图 12-1-14　门静脉海绵样变性,肠道缺血,肝脏 CT 增强,经皮肝穿刺门静脉造影,球囊扩张和定位,TIPS 门静脉造影

CT 增强冠状位显示脾脏明显增大,门静脉系统解剖结构完全消失,少许海绵样血管(图 A);经皮肝穿刺造影显示门静脉系统无正常结构,少许侧支形成(图 B);球囊扩张和定位(图 C、D);正位可见球囊导管置入肝内门静脉,门静脉主干和肠系膜上静脉进行扩张,TIPS 穿刺针正位对准肝内已扩张的球囊导管进行穿刺(图 C)

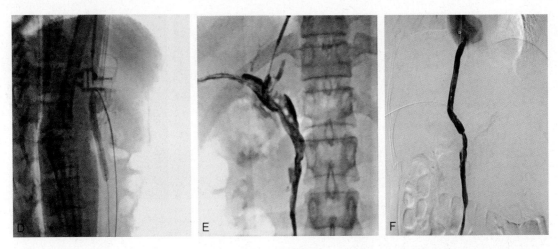

图 12-1-14(续)

侧位可见 TIPS 穿刺针侧位对准球囊导管进行穿刺(图 D);TIPS 导管置入门静脉内,肠系膜上静脉和门静脉部分通畅(图 E);TIPS 分流道和肠系膜上静脉血流通畅,海绵样血管消失(图 F)。

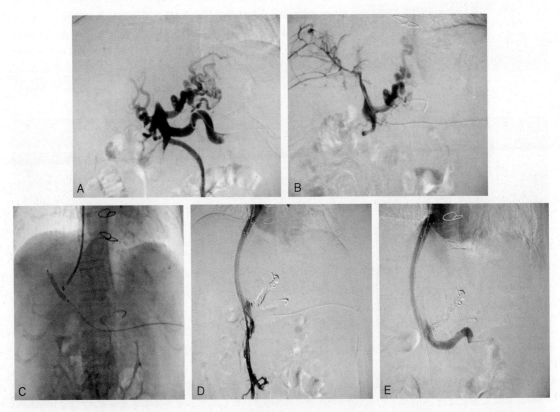

图 12-1-15 门静脉海绵样变性,消化道出血和腹部疼痛,经皮穿刺脾静脉造影,门静脉主干及分支球囊成形术和定位,TIPS 门静脉造影

A. 经皮穿刺脾静脉造影:门静脉主干近中段、分支、肠系膜上静脉近段完全闭塞,胃冠状静脉曲张明显,少许侧支形成;B. 导管通过闭塞段进入门静脉分支,肝内部分门静脉分支显影;C. TIPS 穿刺套件对准肝内门静脉球囊;D. 建立通畅的 TIPS 分流道,肠系膜上静脉血流通畅,近端残留部分血栓;E. 脾静脉及分流道血流良好,侧支和静脉曲张消失。

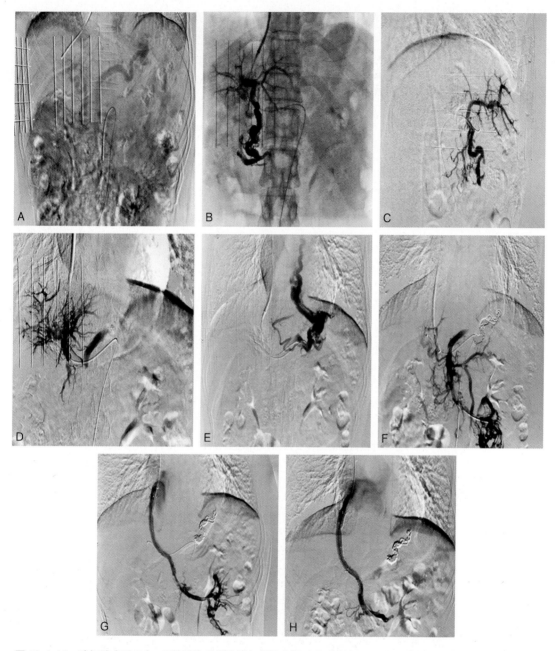

图 12-1-16　脾切除术后 3 年,门静脉海绵样变性加慢性血栓消化道再出血,间接门静脉造影,TIPS 门静脉造影
间接门静脉造影:肠系膜上静脉和门静脉主干闭塞,胃冠状静脉明显增粗、迂曲,有一侧支进入肝区(图 A);TIPS 插
管至向肝的侧支血管内造影(图 B、C);正位可见侧支和门静脉左支显影(图 B);侧位可见侧支和门静脉左支显影,
并直接相连(图 C);加压近端造影:肝内大量细小分支,门静脉主干近端血栓边缘条状显影,胃冠状静脉近段显影
(图 D);重新穿刺和调整导管至胃冠状静脉远端造影和栓塞(图 E);导管经闭塞的门静脉主干至肠系膜上静脉分支
造影:部分血液通过一些侧支血管至肠系膜下静脉和胃冠状静脉(图 F);经过局部处理后仍然留有局限性血栓,分
流道通畅,仍有侧支(图 G);留置导管,溶栓后,血栓消失,肠系膜上静脉和分流道血流通畅,侧支血管消失(图 H)。

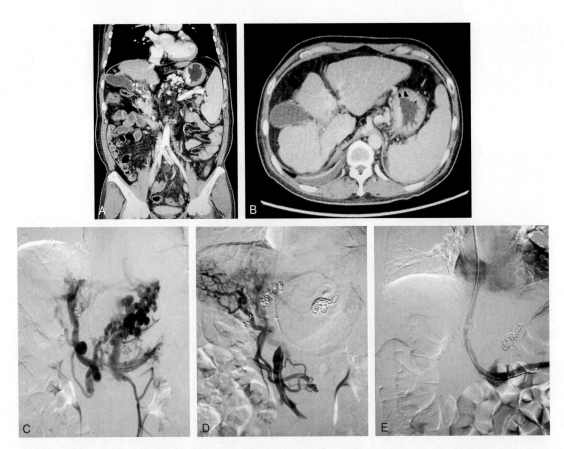

图 12-1-17　门静脉慢性血栓加海绵样变性,消化道出血,肝脏 CT 增强,TIPS 门静脉造影

肝脏 CT 增强(图 A、B);冠状位显示门静脉主干部分血管铸型形成,少许海绵样血管,脾静脉远段通畅(图 A);轴位显示门静脉分支解剖结构完全消失,少许海绵样血管(图 B);TIPS:导管经闭塞的门静脉至脾静脉远端造影:大量的静脉曲张血管,有一大的侧支进入肝左叶方向,肠系膜下静脉显影(图 C);经闭塞的肠系膜上静脉近端至血管远端造影:肠系膜上静脉中远段血流通畅,回流的血经过侧支至肝右叶和部分肝左叶(经脾静脉侧支)(图 D);经脾静脉建立通畅的 TIPS 分流道,侧支和曲张静脉消失(图 E)。

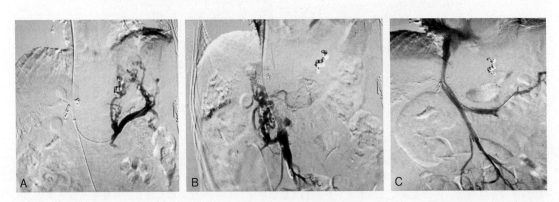

图 12-1-18　肝癌合并门静脉癌栓(海绵样变性加部分癌栓和急性血栓),消化道出血和顽固性腹水,TIPS 门静脉造影,游离放射粒子植入术

TIPS 门静脉造影(图 A、B);TIPS 脾静脉造影:门静脉主干、分支、脾静脉近段癌栓,完全闭塞,明显静脉曲张(图 A);TIPS 肠系膜上静脉造影:肠系膜上静脉近段癌栓,完全闭塞,侧支形成(图 B);建立通畅的 TIPS 分流道,开通脾静脉和肠系膜上静脉近段,侧支和静脉曲张消失,癌栓内植入游离放射粒子(图 C)。

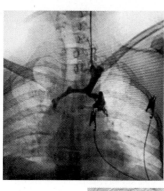
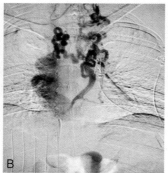
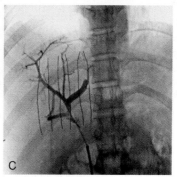
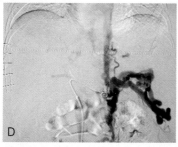
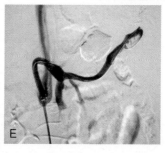

图 12-1-19　双侧颈静脉及上腔静脉闭塞，肝小静脉闭塞症，顽固性腹水，黄疸，颈静脉及上腔静脉造影，经股静脉门体分流术，门静脉造影

A. 左颈静脉穿刺造影，侧支形成，上腔静脉未显影；B. 上腔静脉造影显示双侧颈静脉和上腔静脉结构完全消失，代之以大量的侧支形成，导丝无法通过颈静脉和上腔静脉；C. 股静脉插管，经下腔静脉穿刺肝内门静脉分支；D. 脾静脉造影显示逆肝血流，见较多的侧支血管；E. 建立通畅的分流道，造影剂顺利回流至下腔静脉，支架与门静脉主干形成的角度很小，侧支静脉消失。

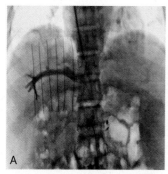
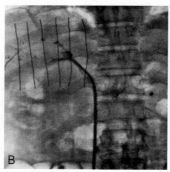
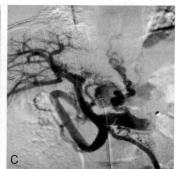
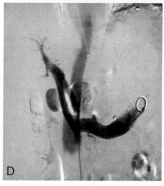

图 12-1-20　肝癌外科肝部分切除术后 3 年，乙型肝炎肝硬化门静脉高压消化道出血，TIPS 肝静脉造影，经股静脉门体分流术门静脉造影

A. TIPS 肝静脉造影：下腔静脉与肝静脉形成锐角，下腔静脉与肝脏纵向向内成角，两者之间空间关系不合理，不能进行 TIPS；B. 股静脉插管，经下腔静脉穿刺肝内门静脉分支，向上、外和前反穿刺；C. 造影显示门静脉系统，导管的方向与经颈静脉不同，导管向上、外和前反至内、下、后，在脾静脉内造影；D. 建立通畅的分流道，造影剂顺利回流至下腔静脉，支架与门静脉主干形成的角度很小。静脉曲张消失。

6. 肝静脉广泛闭塞型巴德-吉亚利综合征、肝小静脉闭塞病、肝窦阻塞综合征等肝脏淤血性病变的患者，往往肝脏体积增大和/或合并腹水，甚至大量腹水，压迫下腔静脉引起狭窄。因此，在进行 TIPS 时，建立的分流道，要在正常的下腔静脉或比较粗的下腔静脉部位，近端支架要在不同的角度准确定位，突出下腔静脉内要短(一般 10mm 以内)。远端支架突入门静脉，一般要小于 20mm，尽量与所在的血管处于平行位置或最大的角度，以免肝脏淤血减轻或消失，肝脏缩小，下腔静脉、支架与肝脏空间结构变化明显，分流道和下腔静脉狭窄机会增加(图 12-1-21)。肝脏淤血严重、肝功能损伤明显、大量腹水、中重度黄疸的患者，一般选择直径小的分流道(如 7mm)，以免分流量过大，引起肝功能进一步损伤(图 12-1-22)。

7. 需要 TIPS 和下腔静脉联合处理的巴德-吉亚利综合征，一般先处理下腔静脉(球囊成形或支架植入)，再进行 TIPS，TIPS 分流道近端支架要突入下腔静脉支架内，但不宜过长，一般 10mm 左右。下腔静脉与 TIPS 先后处理问题，上述是一般规律，特殊情况也要根据个体情况处理(图 12-1-23)。

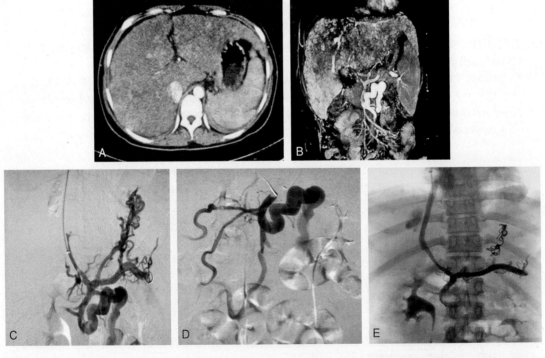

图 12-1-21 肝静脉广泛弥漫闭塞型巴德-吉亚利综合征，顽固性腹水，消化道出血，黄疸，肝脏 CT 增强，TIPS 门静脉造影
肝脏 CT 增强(图 A、B)；轴位显示肝淤血、增大，肝内门静脉显示不清楚(图 A)；冠状位显示肝淤血、增大，不规则增强，肝内可见侧支血管，肠系膜上静脉有一大侧支(图 B)；门静脉造影显示门静脉很细，血液逆流，静脉曲张明显，肠系膜上静脉侧支迂曲扩张(图 C)；肠系膜上静脉造影显示无正常分支，大量侧支形成(图 D)；建立通畅的分流道，向肝血流，静脉曲张消失(图 E)。

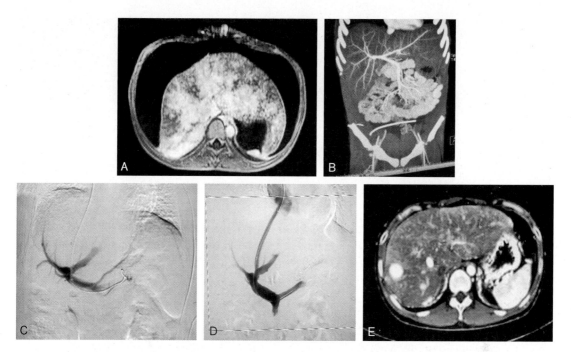

图 12-1-22 肝小静脉闭塞症,严重黄疸,大量腹水,肝脏 CT 增强,TIPS 门静脉造影

肝脏 CT 增强(图 A、B);轴位显示肝淤血明显、体积增大,门静脉细,大量腹水(图 A);冠状位重建图像:门静脉系统血管普遍变细,二、三级分支显示清楚,分布比较直,淤血状态(图 B);经下腔静脉穿刺门静脉分叉部位,造影显示门静脉主干及分支(图 C);应用直径 7mm 覆膜支架建立合理的分流道,分流和肝内门静脉灌注良好(图 D);复查肝脏增强 CT:肝脏淤血消失、肝脏变小,恢复正常,腹水完全消失,胆红素恢复正常,肝内有供血丰富的增生结节(病理证实)(图 E)。

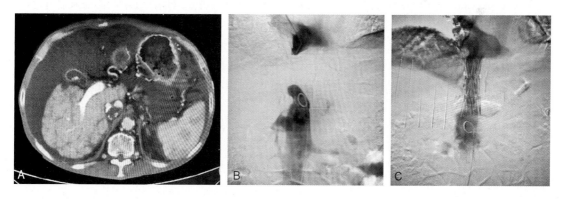

图 12-1-23 下腔静脉复杂型巴德-吉亚利综合征,肝硬化门静脉高压合并顽固性腹水,肝脏 CT 增强,下腔静脉造影及支架植入术,TIPS 门静脉造影

肝脏 CT 增强轴位显示下腔静脉明显充盈缺损,其内见少许不规则造影剂,肝脏缩小,肝硬化,大量腹水,门静脉通畅,部分在肝外(图 A);下腔静脉远近端造影:下腔静脉长段中断,肝静脉不显影(图 B);闭塞段植入下腔静脉支架,血流通畅(图 C)

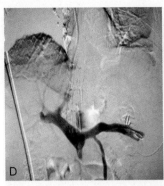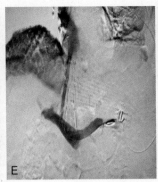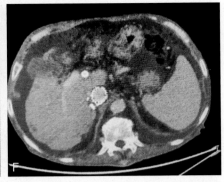

图 12-1-23(续)

TIPS 门静脉造影(图 D、E);经下腔静脉支架穿刺门静脉造影显示穿刺点在门静脉主干,门静脉增粗,血流通畅(图 D);建立 TIPS 分流道,造影分流道通畅,肝内门静脉灌注良好,TIPS 支架近端在下腔静脉支架内(图 E);住院期间复查肝脏增强 CT:腹水明显减少,TIPS 支架在肝外门静脉内,血流通畅,下腔静脉支架扩张良好,血流通畅(图 F)。

8. TIPS 联合放射粒子植入术治疗门静脉癌栓合并门静脉高压

(1)常规进行 TIPS 程序,当外鞘置入肝内门静脉时,经外鞘置入 2 根(当门静脉主干癌栓直径超过 20mm 时,置入 3 根导丝)超滑长导丝,脾静脉和肠系膜上静脉内各一根。留置导丝,拔出外鞘,经 1 根(或 2 根)导丝插入 4F 造影导管至癌栓的远端血管内,经另一根导丝重新置入外鞘至门静脉内,进行门静脉造影及测量门静脉压力,栓塞曲张静脉。再沿导丝引入合适的球囊(7mm、8mm、10mm)进行扩张预分流道,然后植入适当的覆膜支架(直径为 7mm、8mm、10mm、12mm)建立分流道。

(2)如果癌栓远端门静脉直径超过 12mm,远端植入直径 12mm 支架,覆盖癌栓,肝实质及近端植入 8mm(Child 分级 C 级或 ICG-R15 超过 60%,应用 7mm);如果癌栓远端门静脉直径小于或等于 12mm,远端植入 10mm,肝实质和近端同上。支架的远端要超过癌栓至少 1cm,分流道全程应用覆膜支架,成功建立分流道后,将支架与癌栓之间的导管与粒子释放枪链接,缓慢后退导管的同时,经导管释放碘-125 放射粒子,直至门静脉主干及分支癌栓的近端,然后拔管。放射粒子在全部癌栓内尽可能连续整齐排列和均匀分布;另外,可以将在体外安放好的粒子条植入门静脉癌栓内。

(3)一种方式是上述的植入粒子的导管,更换为 6F 导引导管,然后经导引导管,植入粒子条。另外一种方式就是常规进行 TIPS,外鞘置入门静脉后,置入两根导丝,一根导丝置入导引导管,经导管植入粒子条,再经另一根导丝植入支架。特别注意的是,在球囊扩张和支架植入过程中,预防粒子条移位(图 12-1-24~图 12-1-28)。

9. 对初学者或不熟练的术者而言,经常会遇到穿刺点、方位和角度选择不合理,虽然手术成功,但难以达到建立合理的分流道,使门静脉压力缓解不理想和分流道狭窄机会增加,严重影响短长期疗效。如果手术有一定难度,直接选择最小内径 10mm 支架分流,并应用直径 10mm 球囊进行后扩张,以免支架无法完全打开。另外,如果手术没有难度,将两根长导丝分别留置在门静脉(或留置导管)和下腔静脉内,拔出外鞘,再经下腔静脉导丝置入下腔静脉内,重新进行 TIPS。此时,适当调整穿刺角度,直接穿刺肝内门静脉,建立合理的分流道后,再拔出已留置在门静脉的导丝。角度不合理,一般发生在肝右静脉穿刺点较深或肝静脉、下腔静脉、门静脉和肝实质之间的空间结构不合理的基础上。

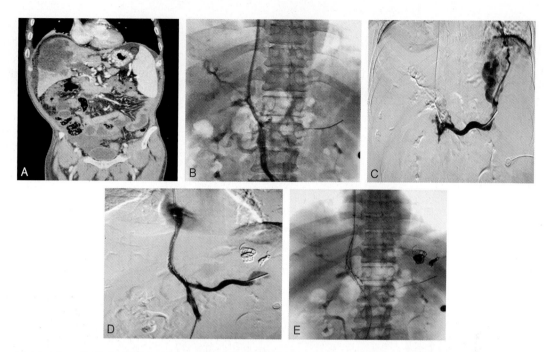

图 12-1-24　肝癌,门静脉主干癌栓,冷冻消融后,消化道出血,肝脏 CT 增强,TIPS 门静脉造影,游离放射粒子植入术

A.肝脏 CT 增强冠状位显示肝癌冷冻消融后低密度改变和门静脉主干癌栓;B.癌栓累及肠系膜上静脉近端;C.癌栓累及脾静脉近端,胃短静脉曲张明显;D.直径 7mm 建立分流道,开通肠系膜上静脉和脾静脉近端,经导管植入游离放射粒子;E.平片显示在支架和癌栓之间排列整齐放射粒子。

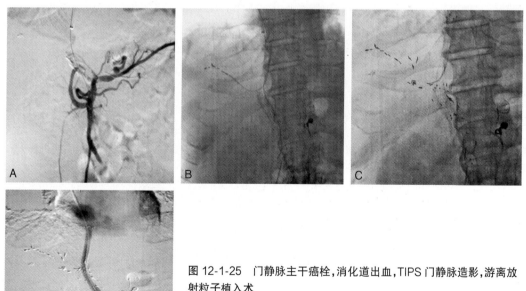

图 12-1-25　门静脉主干癌栓,消化道出血,TIPS 门静脉造影,游离放射粒子植入术

A.TIPS 门静脉造影:门静脉主干及分支闭塞,肠系膜上静脉和脾静脉通畅;B.TIPS 术中,导管超选至门静脉右支癌栓内植入放射粒子;C.平片显示放射粒子分布情况,部分均匀;D.建立通畅的 TIPS 分流道,见门静脉右支及门静脉主干内植入的游离放射粒子。

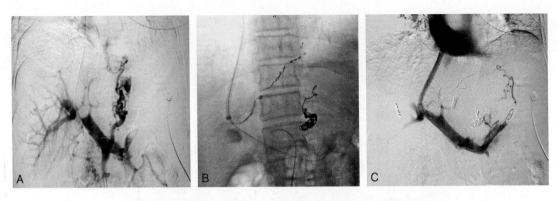

图 12-1-26 肝癌,门静脉主干癌栓,消化道出血,TIPS 门静脉造影

A. TIPS 门静脉造影:门静脉主干近端和左支癌栓,静脉曲张;B.脾静脉内留置导丝,门静脉左支内植入游离放射粒子;C.建立通畅的分流道,静脉曲张消失,门静脉左支及门静脉主干近端植入游离放射粒子,排列比较均匀。

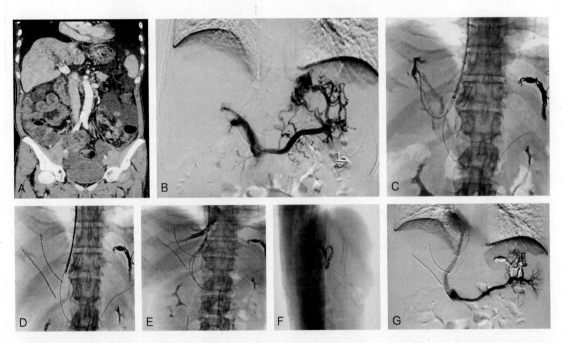

图 12-1-27 肝癌,门静脉主干癌栓,消化道出血,肝脏 CT 增强,TIPS 门静脉造影,粒子条植入术,肝组织及癌栓活检

肝脏 CT 增强冠状位显示门静脉主干及分支癌栓(图 A);门静脉主干及分支充盈缺损,静脉曲张明显(图 B);导管超选至门静脉右支癌栓内,留置导丝在脾静脉内(图 C);门静脉右上下支分别植入粒子条,同时获取肝组织和癌栓组织(图 D);植入支架和门静脉主干粒子条(图 E、F);正位平片清楚显示 TIPS 支架和三条粒子条之间的关系,同时显示支架近端在肝实质内(图 E);侧位平片清楚显示 TIPS 支架和三条粒子条之间的关系(图 F);支架近端再接一枚支架,伸入下腔静脉内,造影显示分流道通畅,仍然显示少许静脉曲张(图 G)。

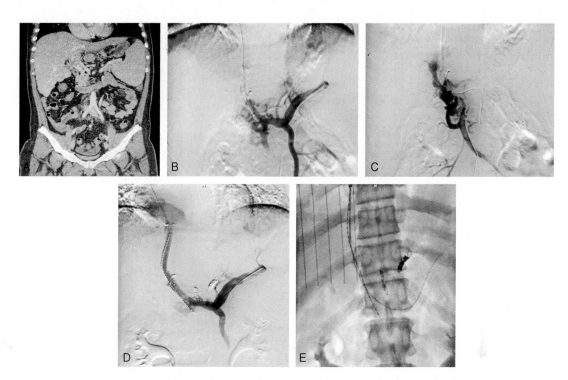

图 12-1-28 肝癌,门静脉主干癌栓,消化道出血,肝脏 CT 增强,TIPS 门静脉造影,放射粒子条植入术

A. 肝脏 CT 增强冠状位显示门静脉主干癌栓,肠系膜静脉及脾静脉未见明显显影;B. TIPS 脾静脉造影:门静脉主干近中段闭塞,远端有部分血流,脾静脉和肠系膜下静脉显影,肠系膜上静脉近端显影;C. TIPS 肠系膜上静脉造影:肠系膜上静脉显影,侧支形成,入肝;D. 门静脉主干植入粒子条,建立通畅的 TIPS 分流道,静脉曲张消失;E. 平片清楚显示门静脉癌栓内粒子条。

二、术中精准技术

1. 肝静脉或下腔静脉穿刺点定位 根据术前影像学显示肝静脉完全被肝实质包绕的位置和下腔静脉肝段的位置,以及右心房至肝段下腔静脉上缘的距离,初步选择穿刺点。术中进行肝静脉和下腔静脉造影(手推或高压注射器),证实与术前预估是否吻合,留有图像。另外,穿刺点在透视下投影在骨性标志上,如椎体、椎间隙、椎间孔、椎体边缘、肋间隙等。如果肝右静脉完全被肝组织包绕,一般以肝静脉入下腔静脉口作为安全标记,穿刺下腔静脉。选择肝右静脉穿刺点,一般进入肝静脉内后,根据进入深度,建立分流道的合理角度。选择肝中静脉或肝左静脉穿刺点,一般在开口部位。

2. 门静脉体表正侧位定位 体表正侧位固定定位标记,常规经肠系膜上动脉间接门静脉正侧位造影,应该应用足够量的造影剂(除外肾功能异常),一般 5ml/s,总量 25ml,根据门静脉血流速度、血流量、粗细、血流方向,适当调整每秒量和总量,以正侧位看清楚门静脉的最小造影剂量为原则。如果显示不清(门静脉完全性血栓、大量腹水、肥胖、门静脉完全性海绵样变性、门静脉逆行血流等),应用肝动脉插管,将导丝或导管留置在靶肝内门静脉最近的动脉内,一般门静脉右支在相应肝动脉后下方,门静脉左支在肝左动脉右侧。但要特别注意的是门静脉分支与相应肝动脉分支的空间关系变异比较大,术前要详细阅读和分析影像学资料(图 12-1-29)。

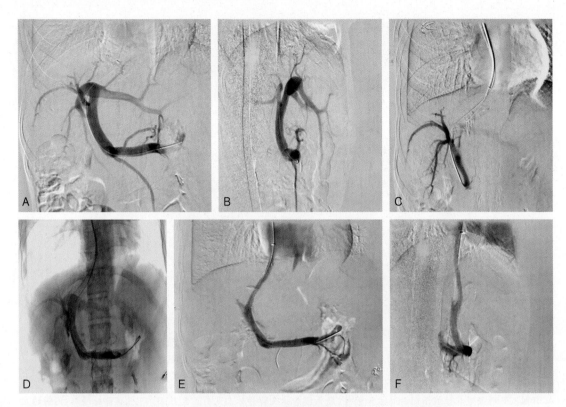

图 12-1-29 门静脉高压,消化道出血和顽固性腹水,TIPS 门静脉造影

A. 正位门静脉造影:经肝右静脉穿刺门静脉右支,穿刺通道角度较小,造影见门静脉右支细,左支粗,静脉曲张明显;B. 侧位门静脉造影:穿刺通道角度大,与门静脉右支呈平行状态;C. 在门静脉内留置导管,作为定位标记,重新进行 TIPS 穿刺,门静脉与下腔静脉之间结构不合理,门静脉分支偏外,偏前,经下腔静脉穿刺门静脉左支,见原来的导管和重新穿刺的角度;D. 重新穿刺门静脉左支成功,此时,穿刺通道的角度合理;E. 建立合理的 TIPS 分流道正位,门静脉造影显示支架近远端完全游离在所在的静脉内,伸入门静脉的支架部分与门静脉左支远端呈平行状态,分流道通畅,仍然有适当的门静脉血流入肝;F. 建立合理的 TIPS 分流道侧位,门静脉造影显示支架近远端完全游离在所在的静脉内,伸入门静脉的支架部分与门静脉主干和左支远端呈平行状态,分流道通畅,仍然有适当的门静脉血流入肝。

在穿刺过程中,经常会穿中胆道分支,胆道显影,门静脉一般在胆道的后方,可以将胆道作为标记,进行穿刺,胆道的解剖结构变异较少。另外,也可用椎体、椎间隙、椎弓根、肋骨头等作为标记。无论是哪种体表定位方法,准确是核心,而且要排除呼吸移位因素。

3. 穿刺的方式和目标

(1)传统的"固定式"穿刺方式:金属导向管进入肝静脉内,主要是肝右静脉,进入一定深度后固定,穿刺预定肝内门静脉,称为"固定式"穿刺方法。优点在于无论肝脏硬度如何,易于穿刺,肝外穿刺机会少,安全性大。不足在于进入肝静脉一定的深度,特别是下腔静脉较粗或偏右侧或肝静脉较粗的情况下,进入较深,才可固定金属导向管。又由于肝右静脉偏后,主要与门静脉右支建立分流道,因此,分流角度大,部分患者门静脉压力缓解不理想和分流道狭窄机会增加(图 12-1-30)。另外,可以在肝中或肝左静脉开口部位固定穿刺,优点在于主要与门静脉左支建立分流道,大部分患者分流角度也比较合理。不足在于金属导向管不容易固定,穿刺位置也比较高,注意穿刺心包和裸露部位,引起心包和腹腔出血。

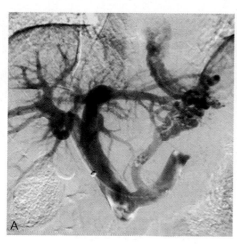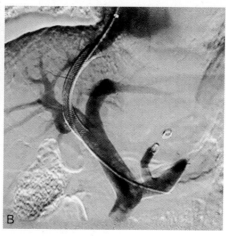

图 12-1-30 乙型肝炎肝硬化门静脉高压,消化道出血,TIPS 门静脉造影

A. 经肝右静脉穿刺门静脉右支,造影见静脉曲张明显;B. 肝右静脉和门静脉右支之间建立分流道,形成多个分流角度,为合理的分流道。

（2）非"固定式"穿刺方式:主要用于直接下腔静脉的穿刺,金属导向管难于固定在下腔静脉壁或不稳定,主要以穿刺针作为支撑,反复穿刺同一点,力量要适当,称为"啄木鸟式"。另一种穿刺方式,称为"锥刺式",主要用于无法固定金属导向管,而且下腔静脉壁厚和肝组织硬化比较严重的患者,以反复旋转前进穿刺针的方式进行穿刺,往往能够成功。非"固定式"穿刺方式的优点在于选择穿刺点的范围相对较大,根据术前和术中影像学可以选择门静脉左支、右支、分叉,甚至门静脉主干建立合理的分流道。不足在于对于初学者或不熟练的医生,掌握可能有一定的难度,另外,尽管穿刺点选择范围较大,但一般情况下,选择高位穿刺,特别注意心包和肝外穿刺,引起心包和腹腔大出血。

（3）预定的穿刺目标的实现:又称为"双弯"技术。目前常用的 TIPS 穿刺套装并不完全适合国人门静脉高压患者。所预定的方案,要在术中实现,但每个患者都有不同的心脏、下腔静脉、肝静脉、肝实质和肝裂的空间结构,这就需要所使用的器械适合相应的结构。常用器械中有两个金属部件——导向管和穿刺针,都可以进行适当的弯曲。对前者要特别注意,由于是空心,弯曲时可以折损,为了避免打折,在弯曲时,将穿刺针和外套插入金属导向管内;后者反复弯曲后,穿刺针会疲劳,支撑力会下降。因此,遇到技术难度较大的患者时,要多备几套穿刺器械。

4. 联合技术

（1）提高 TIPS 成功率:经皮肝穿刺门静脉联合 TIPS 是常用技术方法。一般用于客观存在的右心房、下腔静脉、肝静脉、肝实质、肝内门静脉不合理的患者(图 12-1-31),门静脉主干完全性海绵样变性、肝内门静脉和门静脉主干完全性血栓和癌栓患者;主观因素中为了建立合理的分流道,门静脉内留置导管后,TIPS 时直接选择穿刺合理的门静脉穿刺点。初学者或不熟练者,在常规 TIPS 遇到困难时,可能采取该技术;急性门静脉血栓时,需要局部溶栓或局部处理时(碎栓、取栓、溶栓)或门静脉高压急性消化道出血,需要急性止血时,曲张静脉栓塞后,留置导管在门静脉内,然后进行 TIPS 术。另外,经皮脾静脉穿刺联合 TIPS,在特殊情况下应用。

（2）提高 TIPS 疗效:平行 TIPS 分流道(不包括异常分流道的再处理)。极少数患者,由于特殊情况,如广泛的动脉-门静脉瘘、门静脉直接压力或门静脉压力梯度很高,一个分流道难以将门静脉压力降至合理的程度,需要两个分流道。至于分流道的直径和位置,要系统分析临床和影像学情

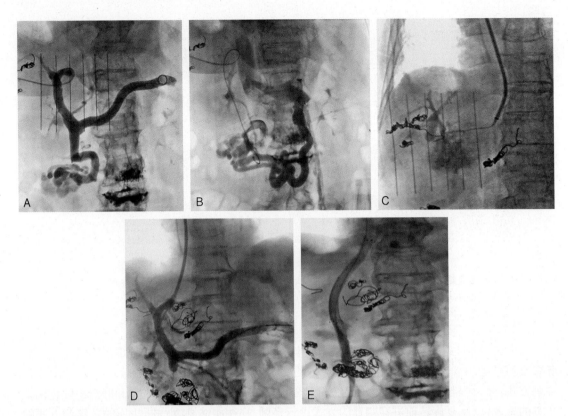

图 12-1-31 丙型肝炎肝硬化门静脉高压，异位静脉曲张破裂出血，反复发作的自发分流性脑病，经皮肝穿刺门静脉造影，异位静脉曲张栓塞术，TIPS 门静脉造影

A. 经皮肝穿刺门静脉造影：肠系膜上静脉大的侧支形成；B. 肠系膜上静脉大的侧支经左肾静脉进入下腔静脉，形成肠肾分流；C. 肝、下腔、肝内门静脉和肝实质空间结构不合理，TIPS 术中，难以穿中门静脉分支，穿刺针几乎弯成直角穿中门静脉主干；D. 造影清晰显示经门静脉主干穿刺进入门静脉系统；E. TIPS 分流道通畅，就该患者相关空间结构而言，已经是合理的分流道。

况，才能达到预期的效果。TIPS 术中各种压力测定，包括心房、下腔静脉、肝静脉游离压和楔压、门静脉分流前后和曲张静脉栓塞后压力，通过术前压力和术后压力的变化，作为评估临床疗效和预后的重要指标之一。对于门静脉血栓的患者，除贴壁局限性血栓，而且完全被支架压迫，同时分流道及其远端、属支血流完全通畅外，其他情况，根据血栓的性质、程度、范围，分流前后对血栓进行局部处理或留置导管溶栓，直至血流良好；分流前后对所有静脉曲张进行完全性栓塞，栓塞末梢效果更理想，一般选择分流前栓塞；术中获取肝组织活检，在球囊扩张前或分流前，应用活检钳或活检针获取肝组织，前者安全性大，费用低，但有时获取的肝组织不足以明确诊断肝硬化或非肝硬化，后者有一定安全风险，费用高，有时获取的肝组织能够明确诊断门静脉高压原因。通过病理学了解肝组织的改变，以及与临床之间的关系，分析和预测患者的中长期疗效（图 12-1-32）。

（3）TIPS 与原发病变的介入诊疗：由于门静脉高压是急慢性肝脏及相关疾病引起的综合征，必然有产生病症的原发疾病，因此，既要缓解门静脉高压，也要对原发病变进行诊疗，部分原发病变，需要介入诊疗，涉及诊疗的先后次序，用缜密的临床和影像学思维，分析患者的整体情况，使患者利益最大化。如肝癌或癌栓合并门静脉高压急性消化道出血及梗阻性黄疸患者，这个患者需要解决诸多复杂问题，必须厘清思路，从临床角度首先要解决危及生命的最重要临床问题，但要符合影像学的规则。就这个患者而言，可能要先解决出血（TIPS 或其他方法）、黄疸次之，最后解决癌栓或肝

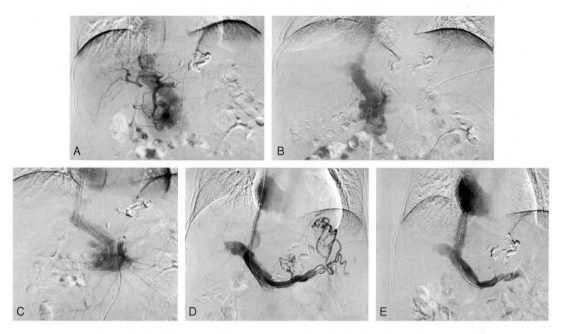

图 12-1-32 非肝硬化门静脉高压,动脉-门静脉瘘,消化道出血,肝动脉造影,TIPS 双分流道,门静脉造影
肝总动脉造影(图 A、B);造影早期:门静脉显影,胃十二指肠动脉-门静脉瘘,部分造影剂进入第一分流道(图 A);造影静脉期:门静脉增宽,第一分流道血流良好,肝内有门静脉血流(图 B);肠系膜上动脉造影早期:门静脉和第一分流道显影,肠系膜上动脉-门静脉瘘,肠系膜上动脉分支血流减少(图 C);门静脉造影:静脉曲张再次出现(第一次 TIPS 完全通畅),分流道通畅,门静脉压力仍然很高(图 D);建立第二 TIPS 分流道,双分流道血流通畅,静脉曲张消失,门静脉压力降至合理水平(图 E)。

癌病灶。复杂的病例要具体情况,具体分析。还有一些非复杂联合技术,如 TIPS 联合游离放射粒子植入、肝动脉化疗栓塞术(transcatheter arterial chemoembolization,TACE)、消融术、经皮肝穿刺胆道引流术(或支架植入术)、肝静脉或腔静脉支架植入术、脾动脉主干栓塞术等。

第二节 术中规范化管理

一、术中抗凝问题

抗凝是术中安全的重要组成部分。抗凝是预防术中操作过程中或术后,下腔静脉、肝静脉、门静脉和器械内形成血栓或血栓增加的重要组成部分,但也要预防出现腹腔、胸腔等出血合并症发生后出血增加的可能性。因此,术中抗凝时机或是否抗凝就显得很重要,与术中手术操作是否顺利、术前的凝血功能和血小板的数量及血管内是否有血栓和程度等有关。在手术操作过程中始终保持外鞘内肝素钠盐水。在手术操作过程中比较顺利、不怀疑有出血合并症、球囊扩张预分流道后,证实没有造影剂外溢(如果有明显的腹水,抽腹水再证实),门静脉有影响血流的血栓、无论术前的凝血功能和血小板的数量如何,按患者的公斤体重,给足量的肝素钠,如果门静脉没有血栓或有不影响血流的血栓,肝素钠减半;在手术操作过程中不顺利、怀疑有出血合并症,在术中已经处理、通过预分流道造影、肝动脉造影、抽腹水等证实没有出血,门静脉有影响血流的血栓、无论术前的凝血功能和血小板的数量如何,肝素钠减半,如果门静脉没有血栓或有不影响血流的血栓,术中不抗凝;术中已经有出血,而且不能证实出血已经停止或已经进行充分的处理,术中不抗凝;术中已经抗凝的患者,术后证实没有出血倾向,继续常规抗凝。术中没有抗凝的患者,证实一直没有出血倾向,24小时后,再抗凝。证实有出血的患者,停止出血24小时后,再考虑抗凝。

二、术中安全性

1. 术中安全是全程管理的重中之重,也是术前管理的延续,在术前充分准备的同时,由局部麻醉开始至手术结束返回病房都涉及安全性问题。比如在局部麻醉和穿刺颈静脉过程,可以引起突然的血压下降和意识障碍,可能与麻醉药过敏、局部压迫过紧,引起颈动脉窦反应或穿刺过程中刺激颈动脉窦、过度紧张等因素有关,尽管是一过性的,但处理不当,可能会引起严重后果。在穿刺过程中,可能穿中颈动脉,必须适当压迫止血,防止出现血肿。另外,经颈静脉插入穿刺外鞘至下腔静脉的过程中,一定在导丝的引导下完成,在穿刺下腔静脉或肝静脉的过程中,需要金属导向管进行定位,经常会移动,重新定位。在这个过程中,也可能在距离右心房很近的下腔静脉内(解剖上心包的外膜与下腔静脉外膜相连,长短并不固定),在穿刺的过程中或金属导向管滑动的过程中,穿破心包,因此,进行下腔静脉穿刺时,准确定位后再穿刺,而且要注意没有特殊情况不要把金属导向管突出外鞘。

2. 穿刺针穿入肝实质和进入门静脉过程中,根据术前预定的穿刺部位和术中实际情况,进行接近靶点的渐进性穿刺。每一步都要注射少量造影剂证实是否穿中门静脉或其他部位,根据造影剂的形状和流动的情况,判断穿刺的部位。如造影剂在肝实质内是分散状,不流动,缓慢吸收。在Glisson系统内,造影剂呈长条状、边缘整齐、均匀、不流动,往往在此基础上,稍微增加穿刺深度,就进入门静脉。穿至肝被膜下,表现为造影剂在肝脏边缘分布广泛,在固定的范围内,随着呼吸移动。穿至腹腔表现为造影剂在腹腔内分散,没有固定的形状,分散消失。其他还包括如肝裂、胆道、肝动脉、肝外门静脉、肝静脉、下腔静脉等,这些结构都有特殊的表现,都应该充分认清。除穿中肝实质和Glisson系统内,都应立即进行处理,对穿刺通道严格栓塞(明胶海绵和/或弹簧圈或其他栓塞物质)。在穿刺过程中,尽量保持金属导向管在同一穿刺通道内,如果需要改变角度和方向,首先调整金属导向管,不能完成操作的,再弯曲穿刺针和/或金属导向管;仍然不能完成手术,再重新改变穿刺点和穿刺通道,降低术中的风险(图12-2-1)。

3. 门静脉穿刺成功后,将金属导向管和外鞘置入门静脉内是整体手术操作的重要一环,外鞘在门静脉内,便于交换器械。有一些患者,特别经下腔静脉穿刺的患者,金属导向管难以通过下腔静脉部位,在不能确定肝外肝静脉和门静脉情况下,应用小球囊(一般直径5mm)扩张下腔静脉和肝实质;然后将金属导向管和外鞘顺着穿刺的角度推入门静脉主干内,测量门静脉压力和造影后,需要获取预分流道肝组织(诊断和研究)的患者,应用活检钳或活检针进行获取。分析安全的情况下,直接应用适当的球囊扩张预分流道全程后,后退外鞘,立即对门静脉和下腔静脉或肝静脉穿刺点,进行手推加压注射造影,如果无造影剂外溢,常规植入支架。

三、术中紧急或异常情况发生与处理

1. 心包出血

(1)心包解剖:心包有内、外两层,包裹在心脏和出入心脏的大血管根部外面。外层由致密结缔组织构成,上方附着于大血管的根部并与血管外膜相续,下方附着于膈的中心腱,前方与胸骨体间有胸骨心包上、下韧带,以固定心包。内层为浆膜心包,分为脏、壁两层。壁层衬于纤维心包的内面,脏层附于心肌层外面,即心外膜。脏、壁两层在大血管根部相互移行。两层间的腔隙为心包腔,内含少量浆液,心脏搏动时起润滑作用。心包腔在一些部位腔隙较大,叫作心包窦,主

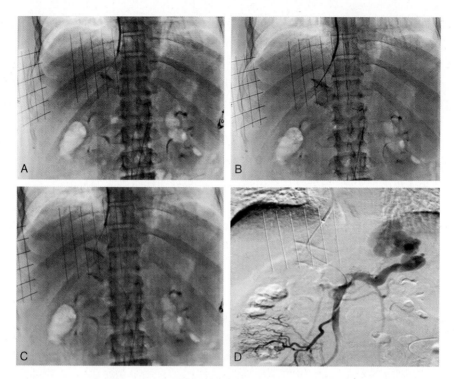

图 12-2-1　门静脉主干及分支完全性癌栓,消化道出血,TIPS 穿刺过程及门静脉造影

A. TIPS 时穿中 Glisson 系统内;B. 穿刺针向下外深入 5mm 左右;C. 导丝进入门静脉系统内;
D. 肠系膜上静脉造影:门静脉主干及分支完全闭塞,脾静脉和肠系膜上静脉近端癌栓,严重胃底静脉曲张。

要有位于左、右肺静脉根部及下腔静脉的左侧与心包后壁之间的心包斜窦,位于升主动脉和肺动脉后方与上腔静脉和左心房前壁之间的心包横窦。另外,浆膜心包壁层的前部移行于下部处与心尖之间形成的隐窝,即使心脏搏动时亦不进入其内,称为心包前下窦,其深度 1~2cm,为心包积液时进行穿刺的部位。

（2）原因及预防:在 TIPS 几十年发展过程中,为建立合理的分流道,近穿刺点也在发生改变,由传统肝静脉穿刺发展为以穿刺下腔静脉为主。遇到肝内门静脉位置高、下腔静脉与门静脉空间结构不合理、下腔静脉上段裸露部分较长、右心房与下腔静脉之间的角度不合理、心包外层与下腔静脉延续部分或心包内层脏、壁两层移行部分较长的患者,有可能穿刺至心包,引起心包出血。预防心包穿刺出血主要在于术前预定穿刺点与实际穿刺点有机结合,术前选定穿刺点注重的是血管与肝组织的关系,避免肝外穿刺。术中注重的是尽最大努力选择避免心包穿刺的安全距离和建立合理的分流道;除了上述原因外,上腔静脉完全闭塞型巴德-吉亚利综合征,特别是近端接近心房或肝段上部下腔静脉闭塞的患者,在进行 TIPS 时穿刺心包的风险很大。预防心包穿刺的主要措施有:病情需要时,植入下腔静脉支架后,进行 TIPS;下腔静脉不需要植入支架时,应用球囊(一般选择直径小于 15mm)扩张下腔静脉闭塞段,目的是将 TIPS 穿刺系统置入下腔静脉肝段内完成 TIPS。导丝能够由下腔静脉近端通过闭塞段进入远端,在保证安全的情况下,直接置入 TIPS 穿刺系统;不能置入,在球囊扩张后置入,完成 TIPS。

（3）少量出血的处理:患者凝血功能较好,仅穿刺针穿过,早期发现心包少量出血(透视下心脏边缘局限性阴影)、生命体征稳定,停止手术或 TIPS 已经完成的,密切观察,停止抗凝;患者凝血功能较差的或出血有增加趋势的患者,采取一切保守止血措施,生命体征不稳定的,立即进行心包引流。

（4）大量出血的抢救:在 TIPS 操作过程中,没有发现心包出血或穿刺针穿过心包没有出血,继续操作至球囊扩张预分流道或建立分流道后,立即出现心包大量出血,主要临床表现为患者突然疼痛或疼痛加重、血压下降、心率加快、躁动,甚至很快意识障碍。特别注意的是心包外层由致密结缔组织构成,球囊扩张时显示组织非常坚硬,用最大的压力也难以完全扩张。出现此种情况立即原地进行抢救,维持生命体征和心肺复苏的同时,在透视下进行心包穿刺,置入引流管,进行引流和气管插管等。然后,应用覆膜支架建立分流道。如果近端应用裸支架已经建立分流道或近端支架建立在心包外层的边缘,近端再植入覆膜支架。如果建立的分流道在心包外层的边缘,完成手术或由于患者的躁动,导丝已从分流道中拔出,导丝无法再进入原分流道,避开心包,重新穿刺下腔静脉,再穿过原分流道的中下段支架至门静脉内,建立另一个分流道,即封闭了原分流道的上段,阻止门静脉血进入心包,也引流了门静脉血进入下腔静脉,缓解门静脉压力。如果不能完成这种"双赢"的手术,也要完成建立另一个分流量相对较大的分流道,明显减少或阻止原分流道的血流(图 12-2-2)。

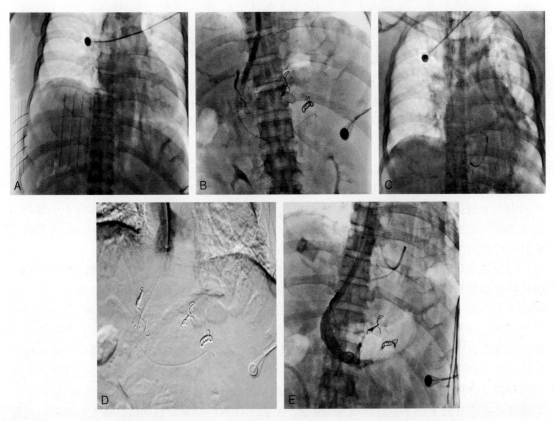

图 12-2-2 肝硬化门静脉高压消化道出血、顽固性腹水,胸部 X 线,TIPS 门静脉造影,心包引流,再建立 TIPS 分流道

A. 胸部 X 线:术前心脏大小正常;B. 建立 TIPS 分流道,近端支架没有打开,后扩张,应用最大压力,球囊打开 30%,说明扩张的是由致密结缔组织构成的心包外层;C. 抽空球囊后,心影立即增大,心包大量出血,血压下降,意识障碍,躁动,抢救的同时心包穿刺,置入引流管引流;D. TIPS 外鞘在支架外下腔静脉加压造影:未见支架显影,尽管支架近端距离心房有一段距离,但分流建立在心包内;E. 抢救的同时,经下腔静脉穿刺支架下段,在原支架内建立另一 TIPS 分流道,同时阻断进入心包的血液;患者 2 天后清醒,现随访 3 年,生存良好。

2. **肝外门静脉、肝外肝静脉和下腔静脉建立分流道过程中的大出血**　肝外建立分流可以发生在门静脉分支、主干,肝外肝静脉和下腔静脉。危及生命的腹腔大出血,主要发生在操作过程中的球囊扩张或建立分流道时。有客观因素,也有主观因素,后者是重要因素。

（1）客观因素:凝血功能明显异常和血小板严重低或功能异常、肝静脉或肝内门静脉裸露部分多、肝脏血管与肝实质空间关系不合理等。

（2）主观因素:对凝血功能和血小板异常等调整不到位、对术前影像学分析不系统、没有充分预估穿刺点的安全性、缺乏对血管与肝实质空间关系的理解、术前选择的预穿刺点与术中影像学选择的穿刺点有错位、没有重叠或未在术前预估的安全范围内、肝外血管的穿刺没有及时发现、没有充分证实穿刺点的安全性等这些主观因素都可能造成危及生命的风险。

（3）预防、及时发现和紧急处理:术前通过影像学选择安全预穿刺范围。术中选择固定影像参照或造影参照,如椎体、椎弓根、肋骨头、肝静脉开口、间接门静脉造影等。在穿刺过程中,已经发现肝实质外穿刺,及时处理(前述)。穿刺过程中,导丝已经进入门静脉,如果怀疑肝实质外穿刺,先将外鞘置入门静脉,植入支架前,将外鞘后退至穿刺点,进行造影,发现出血,如果出血量大,血压明显下降,直接植入覆膜支架,支架超出出血点至少10mm,再用适当的球囊后扩张(一般,直径10mm支架,应用8mm球囊;8mm和7mm支架,用7mm球囊),造影无出血后,方可结束手术,术后密切观察。一般情况,不用球囊扩张或先用小球囊(直径≤5mm)扩张后,立即植入覆膜支架,再用适当直径的球囊后扩张。如果没有怀疑肝实质外穿刺,退鞘后证实没有出血,直接用适当的球囊预扩张分流道(或直接植入支架进行后扩张),植入覆膜支架建立分流道,造影再次证明无出血后,结束手术(图12-2-3、图12-2-4)。

3. **胸腔大出血**

（1）原因:主要发生在经皮肝穿刺联合TIPS,以及肝内有经过TIPS穿刺通道,并靠近肝脏边缘有病灶的患者,在手术操作过程中或结束后发生胸腔大出血。门静脉高压,特别是肝硬化门静脉高压患者,肝脏变硬、变小,后肋膈角和侧肋膈角都变深,透视下所见的肋膈角与实际情况有差距,有可能在经皮肝穿刺时,通过胸腔及膈肌进入肝脏。由于穿刺通道粗细不同、术后对穿刺通道封堵是否彻底、患者的凝血功能,是否避开动脉,以及胸腔的负压吸引,都给胸腔大出血留有可能性。因此,从穿刺点选择开始到手术结束,每一步都要十分谨慎,特别是封堵穿刺通道,严格进

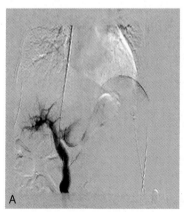 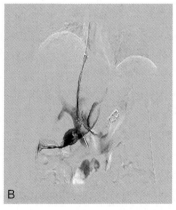 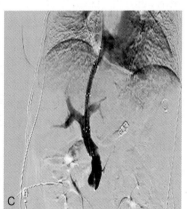

图 12-2-3　肝硬化门静脉高压,消化道出血和顽固性腹水,TIPS门静脉造影

A. TIPS门静脉主干近端(误认为是左支穿刺)穿刺插管造影:造影剂外溢,腹腔出血;B.植入第一枚覆膜支架,造影仍然见造影剂外溢;C.植入第二枚覆膜支架后造影见门静脉及分支规则显影,无造影剂外溢,无腹腔出血。

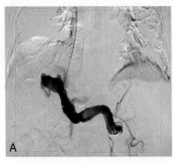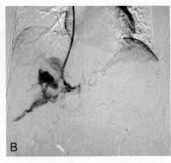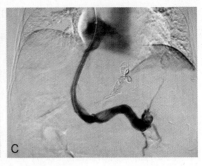

图 12-2-4　肝硬化门静脉高压，消化道出血，TIPS 门静脉造影

A. 门静脉主干穿刺插管造影：脾静脉、门静脉主干及分支显影良好，分布正常，无造影剂外溢；B. 外鞘回撤至门静脉穿刺点造影见造影剂外溢，腹腔出血；C. 立即植入覆膜支架后造影见分流道血流良好，无造影剂外溢，无腹腔出血。

行，由血管外至肝脏边缘全程封堵（栓塞物质可以选择弹簧圈加明胶海绵或其他物质）。如果不小心栓塞过程导管或穿刺鞘脱出，要密切观察穿刺口是否流血及胸腹腔的情况，如果局部压迫后继续流血，应该对穿刺道进行再封堵或用射频针对穿刺通道进行电凝或射频消融，否则密切观察。对于肝脏有病灶的患者，进行 TIPS 时，要把控好穿刺的角度，尽量避开病灶，不能避开的，不要穿透肝脏边缘；对已经穿透的，要及时发现和封堵。

（2）紧急处理：术中透视下发现肺外侧带密度增高、没有肺纹理、纵隔移位，并有增加趋势，进行胸腔穿刺，证实胸腔出血，立即胸腔引流和穿刺通道再封堵或消融；仍然出血，进行肝动脉及相关动脉造影和处理，同步请胸外科和相关科室会诊。一般情况下，在这个过程中，已经完成了 TIPS 手术，如果没有完成的，在条件允许的情况下，继续完成 TIPS 手术，降低门静脉压力后，对缓解胸腔出血有意义。经皮肝穿刺联合 TIPS，提高 TIPS 成功率和建立合理的分流道机会的同时，也增加了整体手术的风险和患者的费用。另外，对于肝脏有病灶的患者，发生胸腔大出血，进行上述紧急处理外，还要对肝脏病灶进行处理，根据病灶的性质，行病灶供血动脉或静脉栓塞、病灶直接栓塞或消融等（图 12-2-5、图 12-2-6）。

4. 肝动脉出血　在 TIPS 穿刺或经皮肝穿刺过程中，可以穿中肝动脉，发现动脉出血，要及时行动脉栓塞术或穿刺道完全性封堵。在 TIPS 反复穿刺中，如果怀疑肝动脉穿刺，应该在 TIPS 结束后，进行肝动脉造影，证实是否出血。在栓塞时，要特别注意，导管超选出出血点，然后将出血点的远近端血管完全栓塞，如果不能完成该栓塞方法，也要完成所有出血点最近的所有血管的栓塞，以避免在抗凝过程中和侧支循环的建立过程中再次出血（图 12-2-7）。

5. 脾破裂大出血　肝硬化门静脉高压或非肝硬化门静脉高压时，脾脏明显淤血增大，脾组织明显比肝组织脆，破裂出血时，不容易控制。在 TIPS 过程中，导丝或导管过深，可以穿破脾静脉或脾组织引起腹腔出血。此时，将导管超选至破裂的静脉进行栓塞，如果仍然没有达到完全止血，进行脾动脉造影，并对相关分支进行栓塞；经皮脾静脉穿刺技术谨慎应用。严格和准确选择体表定位穿刺点。穿刺的全部过程不要穿透脾组织，一旦穿透，必须封堵穿透口。尽量用小直径血管鞘完成操作，在进行 TIPS 时，肝内已闭塞的血管阻力大，以及脾静脉血管的长度比较长，弯曲多，在置入超滑超长硬导丝，开通门静脉分支过程中，可能会增加脾组织破裂的风险，要十分谨慎，不可强行操作。手术必须进行时，可以采用长鞘置入，增加支撑力，减少风险，手术结束拔鞘过程中，必须严格封堵脾组织穿刺道全程。如果发生紧急脾破裂大出血，除上述措施外，可以加强封堵穿刺道或消融穿刺道，仍然无法止血的，行脾动脉相关分支或末梢动脉栓塞术。再进一步行球囊压迫出血部位（手术没有结束的情况），采取外科手术或直接外科手术（图 12-2-8）。

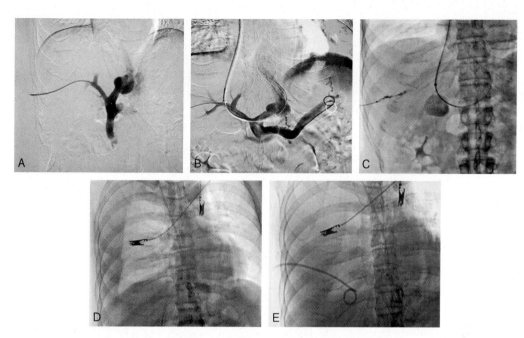

图 12-2-5 肝硬化门静脉高压消化道出血,严重凝血功能障碍,经皮肝穿刺门静脉造,联合 TIPS 门静脉造影
A. 经皮肝穿刺门静脉造影:门静脉主干及分支比较细,严重静脉曲张;B. TIPS 对准留置导管穿刺肝内门静脉,造影显示脾静脉、门静脉主干及分支通畅,胃冠状静脉曲张明显;C. 平片显示穿刺通道较低,距离右侧肋膈角较远,应用弹簧圈和明胶海绵严格封堵经皮肝穿刺通道;D. 手术结束时见右肺外带宽条状密度增高影,纵隔左移;E. 右肺外带高密度影明显增宽,纵隔左移明显,立即进行胸腔引流,引出鲜红色血液,证实胸腔出血(尽管严格封堵了穿刺通道);术后急诊进行了胸外科手术,证实穿刺经过右侧膈肌(尽管距离右肋膈角有一定距离)入肝脏。

图 12-2-6 肝硬化门脉高压,消化道出血,肝脏 CT 增强,TIPS 门静脉造影,畸形血管栓塞术,胸部 X 线
A. 术前正常胸部 X 线,双肺野清晰,双肋膈角正常;B. 肝脏 CT 增强轴位显示肝右叶后下门静脉期有一异常增强区域,不规则,靠近胸腔;C. 肝脏 CT 增强冠状位显示异常增强区域,偏后,靠近胸腔;D. 肝脏 CT 增强矢状位显示异常增强区域,偏后下,靠近胸腔

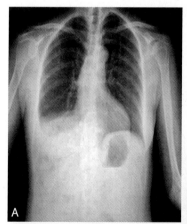

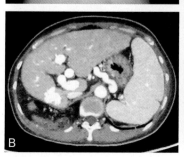

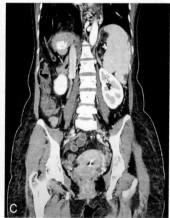

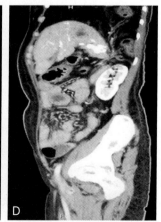

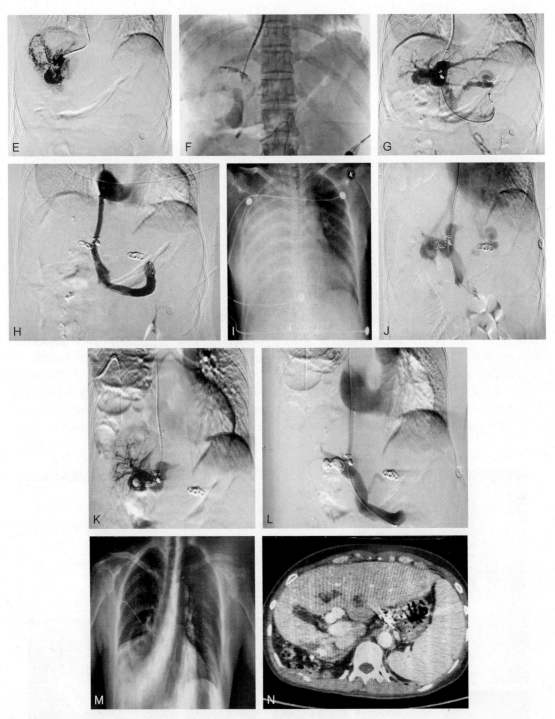

图 12-2-6(续)

E. 肝右静脉造影:肝静脉血管畸形团,与 CT 相符,周围分散的血管畸形;F. TIPS 术后下穿刺,穿中血管畸形团;
G. 门静脉造影:血管畸形团与门静脉右支相连,与肝静脉造影和 CT 相符,胃冠状静脉曲张明显;H. 建立通畅的
TIPS 分流道,静脉曲张消失,血管畸形团未显影;I. 术后发现右侧肺野完全密度增高,肋膈角消失,纵隔严重左移,
胸腔出血,立即胸腔引流;J. 立即进行门静脉造影:血管畸形团再次显影,并与肝右静脉相连,部分静脉曲张再次出
现,分流道血流欠佳;K. 经 TIPS 分流道将导管置入畸形团内,进行栓塞;L. 门静脉再次造影:血管畸形团和静脉曲
张消失,分流道通畅;M. 胸部 X 线显示:双肺野清晰,双肋膈角基本正常,纵隔居中;N. 肝脏 CT 增强:畸形团消失。

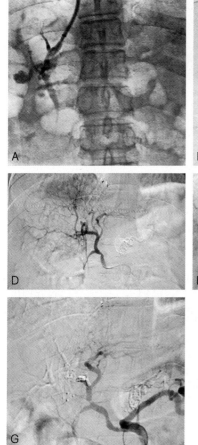
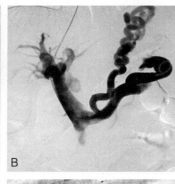
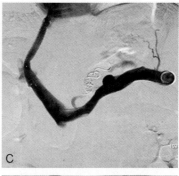
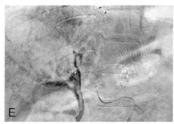
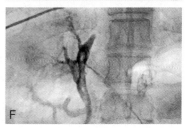
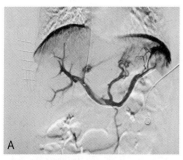
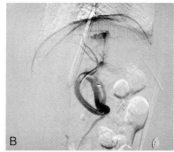
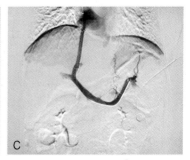
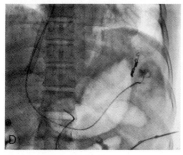

图 12-2-7 肝硬化门静脉高压,消化道出血,TIPS 门静脉造影,肝动脉造影及栓塞术

TIPS 穿刺过程,穿中胆道分支,胆道显影(图 A);门静脉造影:门静脉系统分布良好,静脉曲张明显(图 B);建立通畅的 TIPS 分流道,静脉曲张消失(图 C);TIPS 分流后肝动脉造影(图 D、E);肝总动脉造影早期:少许造影剂进入胆道(图 D);肝总动脉造影实质期:大量造影剂进入胆道(图 E);超选择性动脉造影,动脉血直接进入胆道(图 F);出血动脉和肝右动脉栓塞后动脉造影胆道未显影,胆道动脉出血停止(图 G)。

图 12-2-8 非肝硬化门静脉高压,消化道出血和腹水,TIPS 门静脉造影,脾动脉造影及栓塞术,脾静脉分支栓塞术

TIPS 门静脉造影(图 A、B);门静脉正位造影:插入导管过深,引起脾静脉分支和脾组织破裂出血,静脉曲张明显,门静脉系统分布正常(图 A);门静脉侧位造影:脾静脉分支明显造影剂外溢(图 B);建立合理的 TIPS 分流道(图 C、D、E);分流后降低门静脉压力,将出血的脾静脉分支进行栓塞(图 C);栓塞另一支出血的脾静脉分支(图 D)

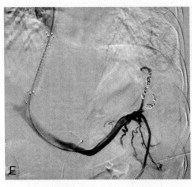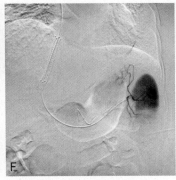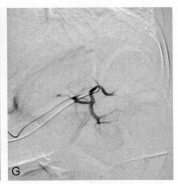

图 12-2-8(续)

栓塞后门静脉造影显示脾静脉分支停止出血(图 E);脾动脉造影及栓塞(图 F、G);超选择性脾动脉分支(回流至出血静脉)造影及栓塞(图 F);栓塞后脾动脉造影见分支完全栓塞(图 G)。

6. 海绵样变性血管破裂出血 海绵状变性的血管绝大部分位于腹腔和肝裂内,部分患者合并门静脉性胆道病,进行 TIPS 时,难度明显增加,腹腔出血的机会增大,特别是完全裸露在腹腔内的海绵状血管,在导丝没有进入远端血管(植入支架血管)之前发现肝外穿刺,严格掌握肝外穿刺的处理。先用小球囊(直径≤5mm)扩张预分流道,但一般不超过预植入支架的远端,以避免球囊扩张过程中血管破裂出血,而支架无法阻隔出血,或能够阻隔出血但分流道失去功能。如果支架直径小于或等于远端血管直径,可以应用与支架相同或小于支架直径的球囊后扩张支架;如果支架直径大于远端血管支架,后扩张球囊要小于或等于远端血管直径,而且扩张时不突出支架覆膜部分。海绵状血管远端向肝血流,同时远端保证安全的情况下,分流道远端可以部分裸支架分流,否则应用覆膜支架建立全程分流道。建立分流道后,腹腔仍有出血的患者,在完全排除分流道出血(已进行充分处理)、肝动脉出血、经皮肝穿刺通道(部分患者联合应用)出血等介入治疗能够处理的出血情况外,应该考虑腹腔内海绵样变性血管破裂出血,应立即请外科会诊,根据外科意见进行急诊手术。

7. 术中急性消化道出血 术中急性消化道出血主要发生在急诊 TIPS 中,术前必备的检查有:凝血功能、血常规、肝肾功能、肝脏及血管超声、肝脏增强 CT 等。血压不稳定的患者,先行经皮肝穿刺曲张静脉栓塞术,血压稳定的患者直接 TIPS,在手术操作的过程中,可能会遇到消化道急性出血或出血量加大,出血的形式为吐血和/或便血。可以通过血管鞘快速输注液体或血液进行抢救的同时,立即进行分流,迅速降低门静脉压力,减少操作的程序,争取时间(图 12-2-11)。

8. 溶栓过程的腹腔或消化道出血 合并门静脉血栓患者,在进行 TIPS 过程中,建立分流道前后,对血栓进行局部处理或局部溶栓过程中可能会发生腹腔或消化道出血,最为重要的处理方式就是建立血流良好的分流道,降低门静脉压力。另外,如果与经皮肝穿刺联合,严格封堵穿刺通道和栓塞曲张静脉。根据出血是否停止、分流是否通畅和血栓对分流的影响,决定是否继续抗凝和局部溶栓。

9. 胆汁漏、胆道和腹腔出血 在穿刺过程中胆道显影和胆道或腹腔出血,要及时进行穿刺道封堵,注意应用弹簧圈栓塞时,禁止弹簧圈进入胆道。建立分流道后进行肝动脉造影,胆道和腹腔出血是否与肝动脉有关,如果和门静脉有关,及时处理(图 12-2-9)。术后有局限性胆汁性腹膜炎或合并腹腔出血,保守无效的情况下,要进行经皮肝穿刺胆道引流术(图 12-2-10)。

10. 肺栓塞

(1)门静脉血栓:近些年来,门静脉血栓已经成为常见疾病,是非肝硬化门静脉高压常见疾病谱中的重要组成部分。门静脉血栓及其引起的门静脉高压治疗方式上,根据血栓的性质、程度、范围、肝功能状态、门静脉高压程度、静脉曲张情况、基础疾病、临床症状、凝血功能等采取观

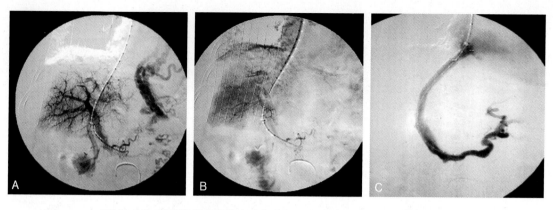

图 12-2-9　肝硬化门静脉高压消化道出血，顽固性腹水，TIPS 门静脉造影

TIPS 门静脉造影（图 A、B）；早期：门静脉血液进入胆道和十二指肠（图 A）；晚期：胆道内血液进入十二指肠（图 B）；立即建立合理的 TIPS 分流道，门静脉端支架 10mm，近端 8mm 覆膜支架，合理降低门静脉压力，同时支架尽可能阻挡出血部位，造影显示分流道通畅，出血停止，静脉曲张消失（图 C）。

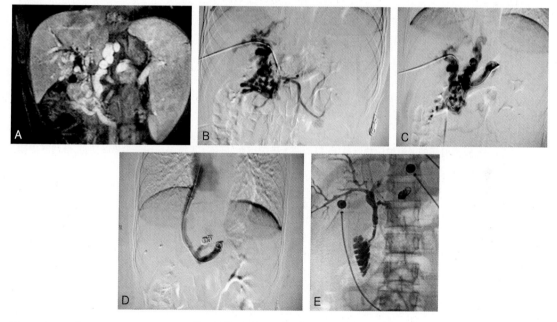

图 12-2-10　非肝硬化门静脉高压，门静脉海绵样变，消化道出血，门静脉性胆道病，肝脏核磁增强，经皮肝穿刺门静脉造影，TIPS 门静脉造影，经皮肝穿刺胆道引流术

A. 肝脏核磁增强冠状位显示门静脉系统大量侧支，门静脉海绵样变，胆道扩张；B. 经皮肝穿刺造影显示门静脉主干及分支正常结构完全消失，代之以大量侧支血管；C. 脾静脉显影、大量海绵样血管、胃冠状静脉显示曲张；D. 脾静脉造影显示分流道通畅，侧支血管消失，静脉曲张消失；E. TIPS 穿刺过程中穿中肝总管，引起胆瘘及腹腔出血，及时进行胆道引流。

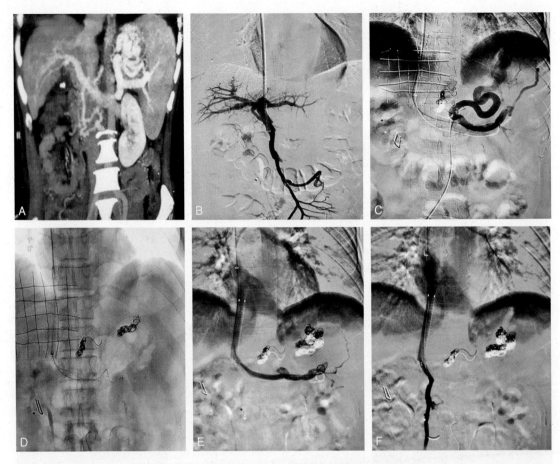

图 12-2-11 胰腺炎引起的区域性门静脉高压，静脉曲张破裂出血，肝脏 CT 增强，TIPS 门静脉造影，脾静脉支架，栓塞物质取出术

A. 肝脏 CT 增强冠状位显示门静脉主干及分支通畅，但显影比较淡，脾静脉中远段及胃静脉曲张显影很浓，脾静脉近段未见明显显影；B. TIPS 肠系膜上静脉造影；肠系膜上静脉、门静脉主干及分支血流通畅，未见明显增粗；C. 建立 TIPS 分流道后，导管经近段闭塞的脾静脉至远端造影显示中远段脾静脉通畅，血液全部进入明显增粗的静脉曲张内，同时静脉曲张破裂出血至胃内，患者术中大量呕血，约 2 000ml；D. 栓塞静脉曲张过程中，选择弹簧圈过大，导管及弹簧圈从静脉曲张中弹出，应用活检钳取出弹簧圈；E. 植入脾静脉支架，脾静脉造影显示脾静脉和分流道通畅；F. 肠系膜上静脉造影显示肠系膜上静脉和分流道通畅。

察、保守、抗凝、局部处理、局部溶栓、TIPS、外科手术、肝移植、联合技术等治疗手段，TIPS 已经成为重要的组成部分。在 TIPS 的过程中，血栓是否影响分流道、血栓减少到何种程度是合理的、血栓是否引起肺梗死，是门静脉血栓进行 TIPS 的核心要素。预防肺梗死或致死性梗死的发生，在分流之前，预估支架能够完全或大部分覆盖血栓，而且不明显影响属支血流和后续治疗的，直接建立分流道，根据血栓残留情况，留置导管进行局部处理或溶栓。如果术前预估支架不能大部分覆盖血栓，残留的血栓较多，无论采取进入门静脉的何种方式，都要对分流前的急性血栓或慢加急性血栓进行局部处理或溶栓，分流后继续此项处理，直至分流道及远端血管血流良好。特殊情况下，合并属支血栓的患者，难以达到上述结果，可以单属支植入支架或穿支架双属支植入术。通过上述处理方式，使大血栓脱落的机会大大降低。一旦发生大血栓脱落引起生命体征不稳定的肺梗死，立即进行介入性碎栓和取栓，同时加大溶栓的力度。

（2）肝静脉和下腔静脉血栓：在进行 TIPS 时也是肺梗死的重要原因，处理不当可能会产生严重后果。预防肝静脉急性血栓的脱落，最好经颈静脉途径插管，先局部处理，然后插管溶栓，如果血栓进展，远端有正常的血管，植入肝静脉支架。肝静脉全程血栓，处理过程中无效，肝淤血明显和引起门静脉高压症，进行 TIPS。在 TIPS 过程中选择穿刺点在肝静脉内或肝静脉开口的下腔静脉，将外鞘固定在肝实质内适当位置，穿刺方向和深度最好由穿刺针调整，仍不能穿中预定的肝内门静脉，再与金属导向管联合调整，避免外鞘反复进入不同部位的肝实质，引起血栓脱落；预防下腔静脉血栓在进行 TIPS 时引起血栓的脱落。血栓主要在肝段下腔静脉内。下腔静脉有血流通过，但存在引起血流障碍的急性血栓时，行下腔静脉支架植入，压迫血栓贴壁，根据支架打开的程度，决定是否进行后扩张，再进行 TIPS。下腔静脉严重狭窄或闭塞远端血栓形成，如果是急性血栓，溶栓后植入下腔静脉支架，再行 TIPS。为了预防血栓脱落，在植入下腔静脉支架前，先将 TIPS 穿刺外鞘置入血栓的近端，其至经外鞘置入球囊（大的急性血栓，有脱落风险时），扩张后留置在近端；然后经股静脉，应用较小的球囊扩张闭塞段，植入下腔静脉支架，用适宜直径的球囊后扩张支架；最后拔出近端球体。原则上，支架应完全覆盖血栓。

（3）曲张静脉和穿刺通道栓塞物质脱落：门静脉高压形成自发性门体分流，血流量和直径每个患者都不相同，原则上栓塞物质越接近末梢（破裂出血的部位），效果越好，但选择的栓塞物质不能通过末梢曲张血管进入体循环，否则会引起肺栓塞。可以多种栓塞物质联合应用，如在栓塞大的脾肾分流或胃肾分流时，可以先选择大的电解可回收弹簧圈（20mm×50mm 或其他大小），然后普通弹簧圈，最后应用明胶海绵，这样既安全，费用降低，又达到很好的栓塞效果。在 TIPS 穿刺过程中，特别注意的是遇到肝脏硬度大、角度不合理、进入肝组织深度比较浅，穿刺针外套管固定不牢固，同时又穿刺至肝外，需要栓塞穿刺通道。此时，如果选择弹簧圈栓塞，要特别注意弹簧圈完全弹出至下腔静脉可能，随血流至肺动脉内。弹簧圈大部分弹出至下腔静脉，尽量取出，以免日后脱落。弹簧圈小部分弹出至下腔静脉，穿刺点选择原通道，到肝实质内改变方向和深度或穿刺点选择弹簧圈附近，植入支架后起到固定作用，术后要密切观察和随访（图 12-2-12）。

11. 肝组织梗死 肝组织梗死不会在术中发生，但与术中对门静脉和肝动脉的处理直接相关。由于肝脏有双重血供，梗死发生相对少见。任何引起肝血流阻断又未建立有效的侧支循环的因素，均可导致肝组织梗死。TIPS 术后发生的梗死，可能与术前就有缺血表现（CT 表现相对密度低），术中分流量大，肝脏门静脉灌注减少，特别是术中栓塞肝动脉面积较大等因素有关。另外，也有可能微小栓塞物质（如镜下静脉曲张硬化或组织胶注射治疗，硬化剂或组织胶逆流）广泛栓塞肝窦水平，侧支无法建立和分流后门静脉灌注减少，引起肝组织梗死。梗死可以表现为大面积，可累及或超过一个肝叶；也可表现为多发均匀或不均匀点状或局限性梗死。临床可表现为上腹部疼痛、发热、白细胞计数升高，黄疸，血清转氨酶水平短时间内快速升高、肝功能受损等。早期及时诊断和保肝治疗十分重要。肝组织梗死的基本病理是肝实质广泛肝细胞坏死。对于大面积坏死的中后期治疗主要是将坏死组织或合并感染的坏死组织，进行充分的引流和抗感染（图 12-2-13）。

12. 支架异常 支架植入异常，对初学或不熟练的术者并不少见。主要表现有以下形式：近远端支架突出过长或过短、直径选择不合理、支架移位、角度不合理、分流道过长、分流道无功能或分流道分流不流畅、支架与血栓之间的关系处理不当、TIPS 支架与其他支架的关系处理不合理等。支架异常引起的后果，对于临床而言就是无效、短期有效、长期效果不理想，从技术层面就是无法再处理原通道或带来困难或处理后效果不理想，也可能对再建立平行分流道带来相同的结果。

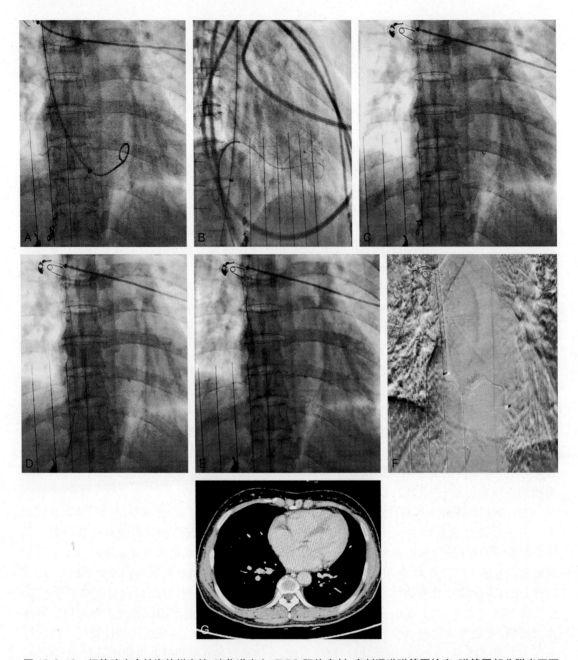

图 12-2-12 门静脉完全性海绵样变性,消化道出血,TIPS 肝外穿刺,穿刺通道弹簧圈栓塞,弹簧圈部分脱出至下腔静脉和心脏,异物(弹簧圈)取出术,胸部 CT 增强

A. 胸腹部平片正位可见弹簧圈取出过程中,破坏弹簧圈结构,拉丝变长,脱漏至下腔静脉和右心室内,应用猪尾导管在右心室取异物过程;B. 胸腹部平片侧位可见在导丝的上部,弹簧圈拉丝在右心室内与穿刺通道的弹簧圈相连;C. 胸腹部平片正位可见应用活检钳将穿刺通道内大部分弹簧圈取出,残留小部分(包括心腔内的)没有取出;D. 胸腹部平片正位可见穿刺道的弹簧圈取出过程,部分弹簧圈(已经拉直)在 TIPS 鞘外;E. 胸腹部平片正位可见已经将弹簧圈拉入 TIPS 鞘内;F. 胸腹部平片正位可见取出剩余的心室内已经拉丝的弹簧圈过程;G. 胸部增强 CT 轴位显示脱落的弹簧圈已被全部取出。

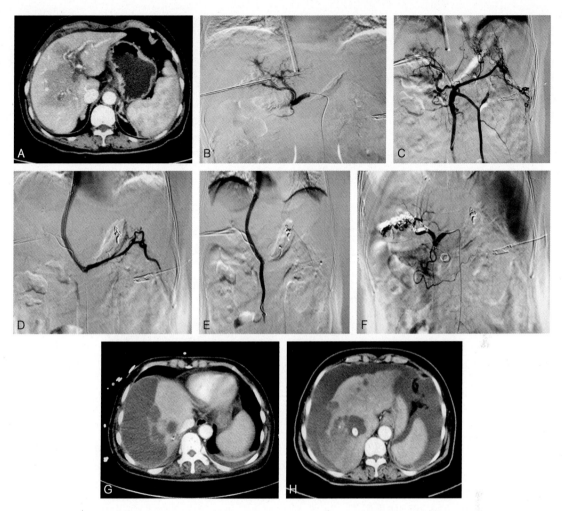

图 12-2-13　非肝硬化门静脉高压,门静脉广泛性血栓,消化道出血,经皮肝穿刺门静脉造影,TIPS 门静脉造影,肝动脉造影及栓塞术,肝脏 CT 增强

肝脏 CT 增强轴位显示门静脉主干及分支慢加急性血栓,肝右叶大面积低密度区(图 A);经皮肝穿刺穿入肝动脉右支插管,拔出导管,并栓塞肝右动脉(图 B);经皮肝穿刺,调整穿刺方向和角度,穿入肝内门静脉插管造影:脾、肠系膜下和上静脉血流通畅,门静脉主干及分支闭塞,有一些侧支和静脉曲张形成,部分侧支入肝(图 C);TIPS 门静脉造影(图 D、E);建立 TIPS 分流道脾静脉造影,分流道血流通畅,侧支和静脉曲张消失(图 D);建立 TIPS 分流道肠系膜上静脉造影,分流道血流通畅,侧支消失(图 E);分流后肝动脉造影:肝动脉完全闭塞,肝左动脉血流有减少(图 F);术后肝脏增强 CT(图 G、H);肝脏上部轴位显示肝右叶大面积坏死,液化(图 G);肝脏中部轴位显示肝右叶不规则坏死,支架周围液化,大量腹水(图 H)。

　　预防支架异常,根据术前影像学与术中造影的改变有机结合,选择合理的穿刺点和支架植入点,骨性标志主要作为透视下的标记,但要具体情况,个体分析,最终确定最佳标记;然后选择合理的支架长度,植入支架时,嘱患者屏住呼吸,控制和缓慢释放支架。如果需要第二枚支架或最后一枚支架,直径应该是预定的分流直径,基本原则是先粗后细、先远后近(特殊情况也可能相反),先裸后膜、远裸近膜。选择最小分流直径是根据患者的肝功能状态、年龄、基础疾病等,一般选择直径 8mm,需要时可以选择 7mm 和 10mm,特殊情况也可能选择两个完全通畅的分流道。严格处理好支架与血栓、TIPS 支架与其他支架等的关系。在术中预估可能会支架异常,如角度大或

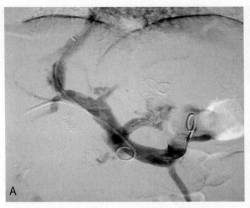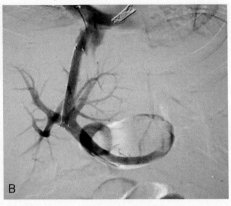

图 12-2-14　门静脉高压 TIPS 植入支架异常，分流道与主血流方向成角

A.肝右静脉中下段与肝实质成角，肝实质与门静脉右支远端成角，支架近端在肝静脉内，因此，整体分流道不合理，分流量不足的同时，分流道狭窄或闭塞的机会也会明显增加；B.支架纵径与门静脉长径成角明显，支架远端与门静脉壁紧贴，支架近端在肝静脉穿刺点边缘，明显不合理分流道，中长期效果不良，甚至术中门静脉压力下降不理想或短期有可能狭窄。

再植入支架等，应该选择大直径的支架。植入支架后发现支架异常，能够纠正的，最好即时处理（图 12-2-14）。

四、术中诊断技术的应用及意义

1. 术中造影　肝动脉、脾动脉、肠系膜上动脉、间接门静脉、门静脉、下腔静脉、肝静脉、肝实质等造影，可以作为金标准诊断巴德-吉亚利综合征、动静脉瘘、动脉出血、血栓、癌栓、异常血管、肝内和肝外侧支建立等，也可评估血流方向、血流量、血流和血管分布等。分析其临床意义，指导临床进一步诊断、治疗和评估预后等。

2. 压力的测定　常规测量右心房和下腔静脉压力、肝静脉游离压和楔压、门静脉分流前后压力。超声心动图显示肺动脉高压或有肺动脉高压临床症状时，导管直接测量肺动脉压力。有脾肾分流、胃肾分流、脐静脉开放，以及其他大的门体分流栓塞前后测量门静脉压力。各种压力的测定对诊断门静脉高压来源于肝前型、肝内型、肝后型具有一定的意义，对 TIPS 患者后续治疗的指导和预后评估也具有较好的临床价值。特别是对心脏疾病引起的肝后型门静脉高压，不但诊断意义较大，而且可以决定是否进行 TIPS，以及精准评估 TIPS 预后。

对于不重视临床系统分析或缺乏临床经验的医生来说，往往会忽略这一情况。例如有这样一例患者，临床明确诊断门静脉高压合并重度食管-胃底静脉曲张破裂反复出血，其他条件允许，是 TIPS 适应证，心脏功能没有明显的障碍，测量右心房和下腔静脉压力、肝静脉游离压和楔压都在 30mmHg 左右，上下相差在 5mmHg 以内，经皮肝穿刺测量门静脉压力 33mmHg。此例患者以 HVPG 作为标准，诊断门静脉高压不成立，而以门静脉直接压力做标准诊断门静脉高压是明确的。如果不测量压力，贸然进行 TIPS，门静脉压力不能有效缓解，回心血量增加，不但无效，很可能发生难以控制的心力衰竭，可见对心脏疾病引起的门静脉高压进行各种压力检测的重要性。这样的患者适合经皮肝穿刺曲张静脉栓塞术。肺动脉高压是一种血流动力学异常和病理生理状态，可以是一种独立的疾病或疾病并发症或综合征，可导致右心心力衰竭。作为金标准导管法直接测量肺动脉压力，一般情况下，导管法实测的肺动脉压力要低于超声测得的压力数据。获得准确压力数据,可以明确是否进行 TIPS 及评估 TIPS 预后,因此,为了避免严重后果发生,压力测定应引起管理者和术者的高度重视。

3. 肝组织获取　部分门静脉高压患者需要组织病理学明确诊断,如肝小静脉闭塞症、肝窦阻塞综合征、特发性门静脉高压等,特殊患者需要肝组织,对基因或分子水平的诊断。另外,通过对肝组织病理学的分型和炎症程度的评估,预测患者的疗效和预后。

获得肝组织的途径有:经皮经肝穿刺和经颈静脉方法,两种方法有不同的适应证,后者相对复杂。在 TIPS 过程中用活检针(第十四章有详细论述)或活检钳获取,前者费用高、获取的组织大部分符合病理学诊断要求、风险大;后者费用很低、获取的组织部分符合病理学诊断要求、安全。应用活检钳获取肝组织方法:回撤外鞘至肝实质,立即手推造影剂,证实没有造影剂外溢,导丝留置在脾静脉或肠系膜上静脉内,活检钳经外鞘至肝实质,打开活检钳抓取组织,可以反复进行,直至获取足够的肝组织。特别注意预分流道肝实质部分比较短时,外鞘前端有可能出肝实质,抓取肝组织时,抓到下腔静脉、肝静脉或门静脉壁,不能强行获取组织,以避免导致血管破裂,产生严重后果,遇到此种情况,应造影再次证实外鞘前端的位置,再重新获取组织(图 12-2-15)。

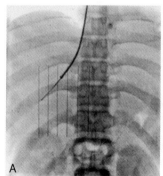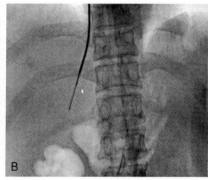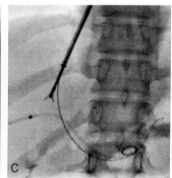

图 12-2-15　非肝硬化门静脉高压,原因不明,经颈静脉活检获取肝组织,平片

A. 平片可见为了安全和获取足够的肝组织,根据术前影像学肝组织厚度和安全部位的分布,结合术中情况,穿刺肝右叶外下部位获取组织;B. 平片可见调整针的方向和角度,穿刺肝右叶前下部位获取组织;C. TIPS 过程中:应用活检钳在 TIPS 术中获取预分流道肝组织。

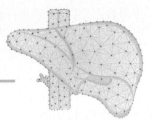

第十三章

经颈静脉肝活检术及压力测定

第一节　经颈静脉肝活检术

一、概述

肝脏是人体内最重要的实质性脏器之一,也是人体内最大的消化腺体,具有体积大、物质代谢活跃的特点,参与体内糖类、蛋白质、脂肪的多种物质的代谢并具有解毒、分泌胆汁和吞噬防御等其他多种重要的生理功能。

肝脏的任何病变和功能失调会给机体带来严重的损伤,肝脏不仅本身的发病率较高,而且它的结构特点和生理功能决定了体内其他系统和器官的病变也经常会影响到肝脏。

中国是世界上的人口大国,也是肝脏疾病高发国家之一,不仅病毒性肝炎及其相关的肝硬化、肝癌发病率高,而且随着经济发展、生活方式的改变,酒精性肝病和非酒精性脂肪性肝病的发病人数逐年升高。化学物质和药品对肝脏的损伤越来越受到重视,以前认为很安全的中草药导致的肝病时有发生,一些过去认为发病率不高的肝病,如自身免疫性肝炎、原发性胆汁性肝硬化、特发性门静脉高压等的发病率大幅度提高,成为临床的常见病。

各种肝脏疾病的诊断和鉴别诊断依靠病史的采集、体格检查、生化检查、各种影像学检查等。肝组织活检已广泛应用于临床,肝脏病理检查被公认是肝脏病变诊断的金标准,对一些少见病和先天性疾病的诊断具有决定性意义,对多数常见疾病的诊断、分级、分期、疗效判定及预后有重要意义。经皮穿刺肝组织活检(percutaneous liver biopsy,PLB)是获取肝组织标本的首选方法。该技术是 1883 年由 Paul Ehrlich 首次提出,1958 年 Menghini 报道快速 PLB 技术后被临床广泛应用,目前多数是在超声引导下进行,偶尔在 CT 引导下穿刺,因具有简单易行、安全、准确的特点,临床常规应用。

二、肝组织活检的意义

临床上做肝穿刺活检,进行病理检查、诊断、预测、研究和指导治疗等,根据文献报道,其主要意义有以下方面。

(1)肝大的鉴别诊断:肝大但原因不明者。

(2)寻找黄疸的原因:约有 15% 的黄疸患者通过病史和影像检查仍不能准确判断,肝穿刺活检可能对确诊会有一定的帮助。

(3)各种肝脏疾病的鉴别:可用于帮助判断是病毒性肝炎还是中毒性肝损害及其他肝损害;

是慢性肝炎还是已发展成肝硬化;是肝硬化还是肝肿瘤等。

（4）原因不明的脾大:怀疑由肝内病变引起者,或肝脾均肿大而又原因不明者。

（5）了解肝病的演变过程:例如确定肝炎为急性、慢性期;慢性肝炎的活动程度及是否演变成肝硬化或肝癌等。

（6）观察治疗效果及判断预后:观察药物治疗及其他治疗后的效果。

（7）确定肿瘤的来源:通过肝穿刺活检来判断肝癌是原发的还是继发的;是肝细胞性还是胆管细胞性。

（8）肝移植后的排斥反应及治疗效果和药物调整。

（9）门静脉高压的鉴别,寻找或鉴别门静脉高压的原因。

（10）进行临床和基础研究,如发病机制研究等。

三、经颈静脉肝组织活检的应用过程

虽然 PLB 是微创技术,操作方便,临床常规应用,但有一部分患者是 PLB 的禁忌证,如:肝硬化合并门静脉高压、脾功能亢进患者,凝血功能差,血小板低。PLB 术中及术后仍有腹腔出血的可能性,对这样的患者则可选用经颈静脉肝组织活检术（transjugular liver biopsy,TJLB）。该技术于 1964 年首次由 Dotter 对实验动物狗行 TJLB 取得成功,1967 年 Hanafee 和 Wenier 详细描述了经颈静脉肝插管术,并于 3 年后报道了 TJLB 的一组病例。TJLB 最初使用抽吸式活检针,标本小,容易碎,成功率低,近年来应用切割式活检针,标本大小和 PLB 基本一致,诊断成功率大幅度提高。

四、TJLB 的临床应用

1. **适用范围**　TJLB 较 PLB 具有较高的技术难度、更多的费用和医疗成本,它的适用范围主要针对临床需要病理结果而又不适合 PLB 的病例。

（1）凝血障碍（血小板计数 $<50 \times 10^9/L$,凝血酶原时间延长 >4 秒）。

（2）大量腹水。

（3）严重肥胖。

（4）血管性肿瘤或肝紫癜症。

（5）需要进行其他血管操作（血流动力学研究、门静脉造影等）。

（6）PLB 失败。

（7）同时行 TIPS。

（8）同时行肝、肾活检。

（9）肝脏、肾脏、心脏移植前后的评估。

（10）巴德-吉亚利综合征等肝脏淤血性疾病。

（11）严重肝萎缩。其中严重凝血功能障碍、大量腹水和肝脏明显淤血肿大是临床最常见的行 TJLB 的指征。

2. **注意事项**　由于是血管内的操作,肝穿刺出血的风险较低,临床上 TJLB 的禁忌证非常少,但遇到以下情况时行 TJLB 要十分注意。

（1）肝包虫囊肿和其他的囊肿性病变,由于一次偶然的穿刺,可能会导致过敏性休克。

（2）胆总管阻塞,肝内胆管扩张,穿中胆管的概率增加,存在胆管出血的风险。

（3）心脏异常,穿刺系统经过心脏时,可能会引起心律失常。

（4）颈部有创伤瘢痕者,穿刺颈静脉时要注意。

3. **手术准备**　TJLB 的操作要求在 X 线透视的监视下进行,目前多数在拥有数字减影血管造影(DSA)设备的介入手术室(导管室)内完成,导管室内需配备各种监护仪器、抢救设施和各种必需的抢救药物。

(1)常规准备:术前检查血常规、肝肾功能、凝血功能、肝脏超声及增强 CT(或 MR),必要时备血。术前培训患者的呼吸,按照口令憋气和呼吸,尽量避免大的呼吸运动造成不必要的损伤。

(2)所需活检器材:9F 或以上的血管鞘、TJLB 专用套装、必要的导管、导丝。

(3)术中用药及监护:根据患者情况,可以适量使用镇静药物,可减缓患者的紧张和不适,也避免药物过量影响患者的配合。进行心电、血氧、血压等各项监护。

4. **手术过程**

(1)患者仰卧位,常规穿刺右侧颈内静脉,头转向左侧,局部常规消毒、铺手术单,局部麻醉后采用改良 Seldinger 技术穿刺右侧颈内静脉,置入导管鞘。穿刺困难时可以经股静脉插管引导,也可以在超声引导下穿刺。

(2)透视下导丝、导管经导管鞘进入上腔静脉,经右心房进入下腔静脉,如果进入下腔静脉困难,可以调整透视角度,应用斜位或侧位透视引导。经下腔静脉进入肝右静脉,由于肝右静脉直径较肝中静脉和肝左静脉粗大,同时肝右静脉开口于下腔静脉的右后方,其主干向右向后向下走行,经肝右静脉向前下穿刺肝组织成功率和安全性高,所以尽量选用肝右静脉作为肝穿刺活检的目标血管。

(3)经肝右静脉造影后,确定肝右静脉形态和直径,此时也可以测量肝静脉楔压和游离压从而计算肝静脉压力梯度(HVPG),引导导向器进入肝右静脉后退出导管,插入切割式活检枪准备获取肝组织标本,此时最好嘱患者屏住呼吸,将金属导向管略向前方旋转后,将置于击发状态活检枪快速插入肝实质近端后迅速击发以获取肝组织标本。如果未取得标本或标本不充足,则重复上述步骤直至满意。根据肝组织检测的内容,放入固定液或低温保存。

(4)TJLB 术后,压迫穿刺点一般 2~10 分钟,不用压迫过紧,以不出血和避免颈部血肿为原则。患者卧床休息至少 4 小时,并进行心电、血氧等监护,必要时行 24 小时监测,如果出现腹痛、血红蛋白水平降低、尿少等,应连续监测血红蛋白水平,进行腹部超声检查有无腹水或原积液增加,及时抽腹水。必要时腹部 CT 检查。

实际上,TJLB 的全过程相当于 TIPS 的一部分工作,区别在于,TJLB 是经肝静脉穿刺肝组织并获取肝组织,TIPS 是经肝静脉或下腔静脉穿刺门静脉建立分流道。对于肝静脉正常显影的患者,不建议 TJLB 经下腔静脉穿刺,原因是下腔静脉内穿刺没有肝静脉的支撑,如果没有一定的经验和技术功底,难度很大而且安全性差。如果能熟练掌握了 TIPS 穿刺技术,TJLB 就非常容易;如果熟练掌握 TJLB 技术,对于学习 TIPS 穿刺门静脉技术很有帮助。

5. **获得肝组织情况**　TJLB 技术掌握后,成功率比较高,报道技术成功率达 99.1%~100%,病理诊断率 97.3%~100%。早期使用抽吸针 TJLB 的病理诊断率较低,为 64%~77%,而使用切割式活检针的病理诊断率高达 98% 以上。PLB 的技术成功率和病理诊断率几乎达到 100%,但两种方式之间并没有统计学差异。TJLB 一般要求标本长度 >15mm 和/或汇管区数目 >6 个。达到以上要求穿刺平均次数一般为 3 次,最少穿刺 1 次,最多也有穿刺 6 次的报道,多针穿刺并没有增加并发症,如有病理科医生在现场,确认标本足够后诊断最佳。

6. **并发症及处理**　同任何有创的操作一样,TJLB 也会产生相关的并发症,可以分为轻微和严重并发症。虽然本技术是血管内操作,但由于 TJLB 常用于严重凝血功能障碍、肝淤血肿大和大量腹水患者,任何穿刺都会存在出血的风险。

(1)并发症:Kalambokis 等系统分析了 64 篇文献共 7 649 例 TJLB,总的并发症发生率为 7.1%,

轻微并发症的发生率为 6.5%，主要有发热、颈部血肿、颈部出血、误穿颈动脉、霍纳（Horner）综合征、发音困难、上臂麻木或麻痹、室上性心律失常、低血压、腹痛、肝包膜穿孔、肝内小血肿、肝静脉门静脉瘘、肝动脉瘤、胆瘘、胆管出血；其中最多见的为腹痛（1.6%）和肝包膜穿孔（1.4%）。严重并发症的发生率为 0.5%，主要有大的肝内血肿、腹腔内出血、下腔静脉损伤、肾静脉损伤、室性心律失常、气胸、呼吸抑制。因 TJLB 导致死亡的发生率为 0.1%，死亡原因是腹腔内出血、室性心律失常。严重的出血多发生在术后数小时，延迟的出血可以发生在术后几天或十几天，存在较高的死亡风险。Kim 等对照研究报道 PLB 的并发症发生率为 5.3%，TJLB 的并发症发生率为 1.8%，可见两种操作在并发症的发生率上有明显差异，TJLB 的并发症发生率明显低于 PLB。

（2）处理：轻微的并发症，对症处理。严重的并发症需要准确和积极的处理，如腹腔出血、肝内出血和胆道出血，保守治疗的同时，进行肝动脉造影，发现出血及时行动脉栓塞术。严重的胆瘘，需要胆道引流术。特殊情况需要外科干预。有些并发症以预防为主。

7. 注意事项 尽管 TJLB 操作的成功率非常高，但是在极少数情况下由于种种原因不能成功。有时需要特殊处理。

（1）TJLB 操作失败的原因：颈内静脉穿刺不成功、导管及活检枪未能进入肝静脉、出现解剖变异、未能取得肝组织、因患者不能配合或出现并发症终止操作等。不能成功最常见原因是导管未能进入肝静脉，其次是肝硬化严重导致未能取到肝组织，这在一定程度上与术者的经验有关。

（2）手术操作者的经验、控制导向管和穿刺针的能力，是关系标本质量和安全的重要因素。操作者熟练程度、肝实质硬度、肝脏体积大小和纤维化程度都对是否获取足够标本量和安全性产生影响。能够熟练做 TIPS 的操作者，一般 TJLB 的成功率会非常高。

（3）术前详细阅读影像检查报告和不同层面的影像，特别是肝脏血管与肝脏组织的整体空间关系、穿刺的血管与肝组织的安全距离和部位的关系的确定，对获取理想的肝组织和安全性十分重要。

（4）特殊情况

1）一般情况，获取肝组织是经过肝静脉，特别是肝右静脉，但有时会遇到肝静脉分布比较平直，导向管难以置入肝静脉内（图 13-1-1A），此时需要经肝段下腔静脉或肝静脉开口穿入肝实质（图 13-1-1B、C）获取肝组织。

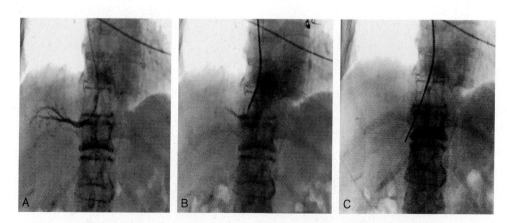

图 13-1-1 顽固性腹水，凝血功能异常，血小板明显低，经颈静脉肝静脉造影和获取肝组织
A. 经颈静脉肝静脉造影显示肝右静脉走行平直，导向管无法进入肝静脉；B. 导向管在肝静脉开口部位；C. 直接经肝静脉开口部位的下腔静脉肝段穿刺获取肝组织。

2）肝脏体积较小,肝硬化明显或者难以经过较厚的肝组织部位时,术前或术中要预估穿刺的安全深度(图 13-1-2A),一般穿刺过程中,不要超过这一深度(图 13-1-2B),以保证安全,当然要平衡好获取足够的肝组织与安全性的关系,也可以多次穿刺。

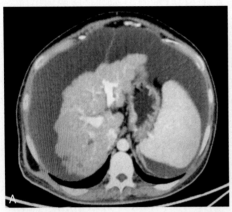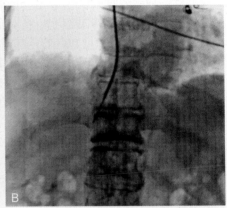

图 13-1-2　大量腹水,肝硬化明显,凝血功能异常,血小板低,肝脏增强 CT 和经颈静脉获取肝组织

A. 肝脏增强 CT 轴位显示下腔静脉与门静脉近端距离比较短,穿刺中向前的深度不要超过这一距离;B. 直接经下腔静脉肝段穿刺,穿刺针伸出全部长度的大约 2/3 获取肝组织。

3）有时为了临床诊断目的,通过多次不同方向的穿刺(图 13-1-3),仍不能获取足够的肝组织或无法获取肝组织。可以用 TIPS 的金属导向管和外鞘置入肝组织内,用活检钳反复抓取肝组织(图 13-1-4),以进行病理学诊断。

4）在 TIPS 术中,在球囊扩张预分流道前或后,应用活检钳(图 13-1-5)或活检针获取肝组织,前者获取的肝组织,能够作出病理学诊断的比率总体要低于后者,但也与肝组织硬度、纤维化轻重、预分流道长短和术者的经验有关。

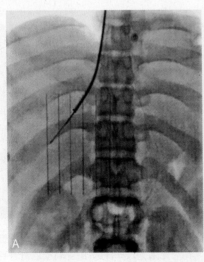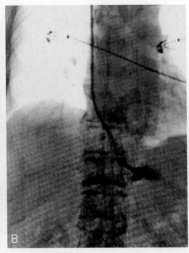

图 13-1-3　经肝右静脉穿刺活检,经肝左静脉开口处穿刺活检

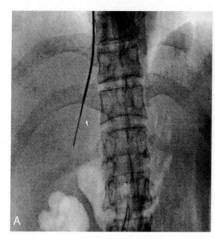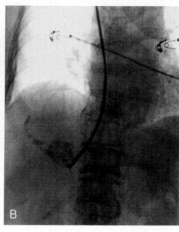

图 13-1-4　凝血功能严重异常,血小板明显低,经颈静脉活检针和活检钳获取肝组织

A. 应用穿刺针反复穿刺获取肝组织,但获得的组织不足;B. TIPS 的导向管外鞘置入肝组织近端,通过外鞘用活检钳获取足够的肝组织。

5)值得注意的是,尽管 TJLB 是非常实用的技术,经常应用于 PLB 禁忌的患者,是 PLB 技术的补充;但该技术一般情况下应用于弥漫性肝脏疾病,而对于肝脏的局部病变 TJLB 没有优势,除非病灶位置特殊而且 PLB 有禁忌的情况下建议应用。另外,TJLB 需要有一定技术和经验的专业人员操作,引导设备和所需材料都比较昂贵,费用偏高。

6)TJLB 的穿刺针没有套管(与 TIPS 穿刺针不同),术中无法发现可能出现的风险,如肝外、胆道、动脉、门静脉穿刺等。必须以预防为主。通过术前和术中造影相结合,分析后认为风险很高的患者,可以将金属导向管置入肝实质近端安全部位,活检后可以通过导向管注入造影剂,观察造影剂流向。如果造影剂至肝组织外,适当注入栓塞剂,如明胶海绵等,以确保安全。

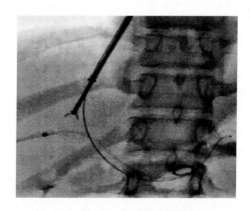

图 13-1-5　不明原因肝硬化门静脉高压消化道出血,在 TIPS 过程中,在球囊扩张预分流道前后,通过外鞘,应用活检钳获取肝组织

7)术中置入导丝、导管、血管鞘、导向管和穿刺针的过程中,全程透视下跟踪,以避免引起心律失常等。

总之,TJLB 是一种实用的肝组织活检技术,具有和 PLB 相同的效果,用于 PLB 禁忌证或风险大的患者。操作得当,安全性高,有较大的临床意义。

对于需要肝穿刺活检的肝病患者,取到符合病理诊断要求的标本,只是成功的一半,还需要病理科医生的“火眼金睛”进行诊断。肝脏病理是病理学的分支之一,由于肝脏结构和功能的特殊性,全身各系统的疾病都有可能累及肝脏,先天性疾病不少见,原发和继发性疾病病种繁多,因此,作出正确的病理诊断,需要有多年从事肝脏病理的有经验的医生。同时,作出正确的诊断还需要密切结合临床,包括病史、体格检查、生化检查、影像学检查等。

第二节 门静脉高压相关压力的测定

一、概述

门静脉高压（portal hypertension，PHT）是临床常见的综合征，常见的原因是多种原因导致的肝硬化，部分原因是非肝硬化门静脉高压。门静脉系统血流受阻和/或血流量增加时，门静脉及其属支的压力进行性升高，可出现一系列临床症状，如食管胃静脉曲张破裂出血、脾功能亢进和胸腹水等。脾大通常是最早出现的并发症，消化道出血是最严重的并发症，死亡率高，临床治疗困难，尽管近10年来药物及内镜治疗成绩显著，但其6周内病死率达15%~20%，肝功能Child-Pugh C 级合并食管静脉曲张破裂出血（esophageal variceal bleeding，EVB）患者病死率高达30%~40%。门静脉高压的诊断和治疗非常重要，门静脉的位置和结构特点决定了它的压力测定非常困难，以前门静脉压力需在开腹手术过程中进行，创伤较大且易受麻醉等影响。目前，随着介入技术的发展，有多条途径经皮穿刺进入门静脉测压、造影和治疗。这些技术本身有一定的难度和较高的门槛，而且门静脉高压的患者多数合并较严重的肝病，凝血功能较差，经皮穿刺有一定的风险，如何安全、快速、精确地测量门静脉压力对于临床有重要意义。虽然有创伤和一定的出血等风险，但目前经皮穿刺门静脉压力测定是最直接、最精确的方法。临床上常用的进入门静脉的穿刺途径有：经皮肝穿刺门静脉造影测压及治疗（图13-2-1A）、经颈静脉穿刺插管肝静脉测压（图13-2-1B、C）、经皮脾静脉穿刺途径测压（图13-2-1D）、经股静脉穿刺插管肝静脉测压（图13-2-1E、F）、经股静脉穿刺下腔静脉及门静脉测压和分流（图13-2-1G）、经颈静脉的TIPS途径门静脉测压（图13-2-1H）及经皮穿刺或切开脐静脉插管技术等。以上这些技术和方法多用于门静脉高压的治疗，以诊断为目的的插管测压技术因难度和风险，临床推广困难。

临床工作中，门静脉高压多是基于病史、临床表现和影像学变化进行诊断，有很大的主观性、滞后性，缺乏精确性和量化标准。如何像测量血压一样，快速安全检测门静脉压力？人们进行了不断的尝试和探索。20世纪50年代，Myers等就首次提出通过测量肝血窦的肝静脉楔压（WHVP）来间接反映门静脉压力。其方法是将端孔导管尽可能插到肝静脉的细小分支内，测得的肝静脉楔压代表肝窦压。肝硬化患者，肝窦正常结构破坏，肝窦内血液不能通过正常的肝窦间交通进入其他血管，同时肝窦内皮和肝静脉小血管内皮收缩，使肝窦压升高，门静脉压被动升高，肝硬化患者的WHVP等于肝窦压，并几乎等于门静脉压；研究发现在正常肝脏和肝前型门静脉高压患者中测得的WHVP也等于肝窦压，但较实际门静脉压力略偏低，约1mmHg。因此，正常人和肝硬化患者都可以用楔压间接代表门静脉压力。

1. **基本情况** WHVP能够在很大程度上代表门静脉压力（PVP），而且WHVP测量的操作比较方便，安全性也高。但PVP以及代表它的WHVP，受到腹腔内压力变化等因素的影响较大，导致测量偏差较大，消除了腹腔压力影响的门静脉压力更能反映出门静脉压力与并发症及临床症状等的对应关系。故随后又提出了肝静脉压力梯度（HVPG）的概念，即分别测得肝静脉游离压（FHVP）及WHVP，然后将两者相减得到的差值即为HVPG（HVPG=WHVP−FHVP），正常值为1~5mmHg，超过这个范围的上限即被视为门静脉高压。肝静脉游离压的测量，要求将导管放至肝静脉内靠近下腔静脉开口1~2cm处测得的压力。

临床常用、经常测量的与肝硬化及门静脉高压相关的压力指标有：门静脉压力（PVP）、肝静脉楔压（WHVP）、肝静脉游离压（FHVP）、肝静脉压力梯度（HVPG）、中心静脉压（central venous pressure，CVP）和门静脉压力梯度（PPG）。

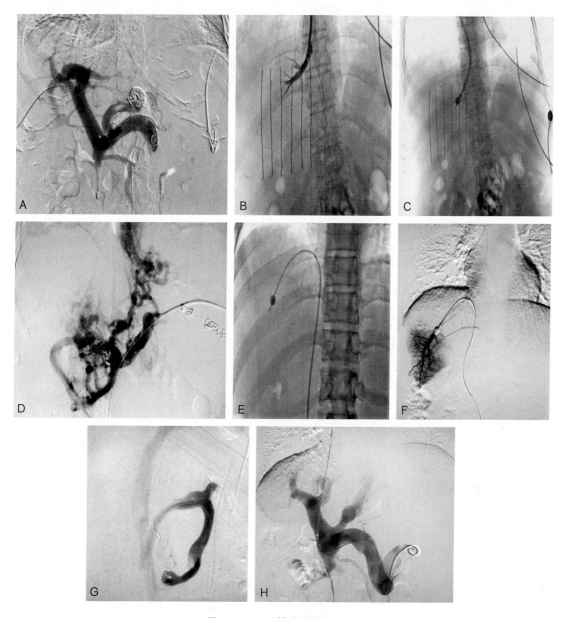

图 13-2-1　门静脉的穿刺途径

经皮肝穿刺门静脉造影测压及曲张静脉栓塞术(图 A);经颈静脉肝静脉压力测定(图 B、C);肝静脉游离压测定(图 B);肝静脉楔压测定(图 C);经皮经脾静脉门静脉压力测定(图 D);经股静脉肝静脉压力测定及造影(图 E、F);测量肝静脉楔压(图 E);球囊阻断肝静脉后造影(图 F);经股静脉穿刺下腔静脉和肝内门静脉,测量门静脉压力和建立分流道(图 G);经 TIPS 途径测量门静脉压力(图 H)。

　　2. 测量方法　检测 HVPG 等各种压力的操作与经颈静脉肝活检技术大致相似,一般在 X 线透视下进行。目前多数在拥有数字减影血管造影(DSA)设备的介入手术室(导管室)内完成,导管室内需配备测压监护仪器、抢救设施和各种必需的抢救药物。所需器材包括 5F~6F 血管鞘、猪尾导管、C2 导管、导丝及闭塞球囊导管。根据患者紧张情况,可以使用适量镇静药物,以减缓患者的紧张对压力造成的影响,避免药物过量,影响患者术中配合及对压力的影响。操作过程如下。

（1）在心电、血氧、血压等各项监护下，患者仰卧位，术前培训患者的呼吸，按照口令憋气和呼吸，尽量避免大的呼吸运动影响压力指标和图像质量。经双侧颈静脉和双侧股静脉途径都可以行压力测定，右侧颈内静脉是最常用的入路，操作方便、安全，必要时还能同时行 TJLB 和 TIPS。

（2）患者头转向左侧，局部常规消毒、铺手术单，局部麻醉后采用改良 Seldinger 技术穿刺右侧颈内静脉，置入导管鞘，如果颈静脉穿刺困难时可以经股静脉插管测压。透视下导丝、导管经上腔静脉，进入右心房测量右心房的压力，此处的压力就是 CVP。CVP 在临床上对于输液量的判断及心脏功能的了解有重要意义，如果 CVP 明显高于正常值应该行右心和肺动脉的造影及压力测定。对于可疑有肺动脉高压的患者，特别是术前超声心动图收缩性肺动脉压 >50mmHg，以及充血性心力衰竭、三尖瓣反流、心肌病、心包积液的患者，都应该行肺动脉造影及压力测定，导管经三尖瓣到右心室，在血流的带动下很容易进入肺动脉，必要时导丝引导下进入肺动脉主干造影测压。

（3）CVP 和肺动脉压力测定结束后，导管进入下腔静脉，如果进入下腔静脉困难，可以调整透视角度，应用斜位或侧位透视引导。下腔静脉压力测定前，可以根据需要行下腔静脉造影术。由于肝右静脉直径较肝中静脉和肝左静脉粗大，同时肝右静脉开口于下腔静脉的右后方，其主干向右向后向下走行，选用肝右静脉作为测压和造影的目标血管更方便、直观并更具有代表性。导丝引导下将球囊测压导管进入肝右静脉，在肝静脉近心端距离开口 2cm 左右测量的压力为肝静脉游离压即 FHVP，将导管放到肝静脉较远端的主干内，扩张球囊后，造影证实血流完全阻断后测量肝静脉楔压即 WHVP。WHVP−FHVP=HVPG。为了使测得的 HVPG 更加准确，可以测量 3 次 WHVP 和 FHVP，计算平均值。测压结束后，压迫颈部穿刺点 5 分钟左右以避免颈部血肿，患者卧床休息至少 4 小时，并进行心电、血氧等监护。

肝静脉楔压的测量有 2 种方法，最早应用的是导管法，即在透视下将端孔导管送入肝静脉中，尽可能插到并嵌入肝静脉的细小分支内测压。随着技术的发展，在 20 世纪 70 年代末出现了球囊导管，目前普遍应用球囊导管法来测量 WHVP，该方法在测量 WHVP 时，球囊导管只需置入肝静脉稍远处，在球囊充盈阻断肝静脉血流时测压。

导管法测得的 WHVP 只代表局部的肝组织楔压，测量位置不同导致 WHVP 有偏差，计算出的 HVPG 代表性和可重复性差。球囊导管测得的 WHVP 反映的是多个肝段的平均压力，且不必插入到细小的肝静脉分支，与导管法相比具有简单、快速、重复性好的优点，鉴于此优点，球囊导管法被广泛应用于 HVPG 的测量。

PVP 测量难度较大，球囊导管法测量的 WHVP 在很大程度上代表了 PVP，减去 FHVP 的 HVPG 将腹腔压力、循环血量、测量装置等系统和非系统性误差排除。因此，HVPG 虽然不能直接替代 PVP，但与其有很好的相关性，是一个能够准确反映 PVP 程度及变化的指标。测量方法虽然有创，但对于多数临床医生而言，该技术门槛不高，稍加培训就能掌握，严格掌握操作规范，则发生并发症的情况少见，被认为是诊断门静脉高压的"金标准"。

HVPG 的测量是比较安全的操作，一般情况下无严重并发症发生，技术不熟练的术者，术中可能发生的并发症有：颈静脉穿刺导致的颈部血肿、颈部出血、误穿颈动脉、Horner 综合征、发音困难、上臂麻木或麻痹等；导管刺激心脏导致的室上性心律失常、低血压等；导丝、导管对肝部的损伤导致的腹痛、肝包膜穿孔、肝内小血肿等；腹腔内出血、下腔静脉损伤、肾静脉损伤、室性心律失常、气胸、呼吸抑制、死亡等严重并发症罕见。

3. HVPG 临床意义

（1）正常情况下，HVPG<5mmHg，HVPG>5mmHg 提示存在门静脉高压，HVPG>10mmHg 是多数门静脉高压患者出现临床表现的临界值；HVPG>12mmHg 时，曲张静脉破裂出血等严重并发症的发生率增加，1 年病死率为 10%~30%；HVPG>16mmHg 提示曲张静脉破裂出血的概率及病死率进一步增加,可达 60%~100%;HVPG>20mmHg 是曲张静脉破裂出血治疗失败的重要预测因子,提示有必要早期行 TIPS 治疗,以尽快降低 PVP、终止出血和减少死亡风险。

(2)HVPG 检测还有助于门静脉高压类型鉴别。门静脉高压症按病因不同可分为肝前型、肝内型和肝后型,而肝内型门静脉高压又可根据病变部位不同进一步分为窦前型、窦型及窦后型。各型门静脉高压病因不同,其 WHVP、FHVP、HVPG 测量结果不同。

(3)HVPG 不仅可以用于门静脉高压的诊断和鉴别诊断,其在肝纤维化和肝细胞癌的预测、手术风险和疗效的评估、预后的判断、个体化方案的制定以及特殊人群的应用等方面均有较为广阔的前景。

(4)HVPG 测定可较好地反映肝纤维化、肝硬化发展程度,并对患者的预后作出预测,指导下一步治疗。研究结果表明,HVPG 是预测肝癌发生的独立因素,其发病机制可能与肝脏内微循环改变有关,肝硬化形成的再生结节可影响肝脏内血流变化,还可直接变异形成肝癌,再生结节越多,对肝脏微循环和 HVPG 的影响越大,发生肝癌可能性越高。因此,HVPG 可有效预测肝癌发病情况;肝移植后的患者 HVPG 升高,则意味着肝功能失代偿或将需要再次移植。非选择性 β 受体阻滞剂已在临床广泛应用于预防门静脉高压食管-胃底静脉曲张患者的首次出血及出血控制后再次出血。HVPG 的检测被认为是评估药物治疗效果的金标准,经过治疗 HVPG 降至 12mmHg 以下或者 HVPG 降低至基线水平超过 20% 者被认为药物应答。作为一项选择治疗方案的重要参考指标,HVPG 指导下的 TIPS 治疗可能改善一部分患者的预后,即对于显著升高的 HVPG 患者尽早采取 TIPS 治疗预防出血,可能是一种更加合理的选择,这还需要更多的高质量的前瞻性研究。

4. HVPG 局限性　HVPG 是测量 PVP 或者 PPG 的替代方法,HVPG 尽管与 PVP 有较好的相关性,但它的局限性是显而易见的,主要体现在以下方面。

(1)HVPG 不等于 PVP。在肝前型、肝后型、窦前型门静脉高压时,HVPG 并不升高。此时,HVPG 与 PVP 无相关性。因此,在判断是否有门静脉高压症时一定要充分结合临床病例特点。在窦型和窦后型(各种原因肝硬化、肝窦阻塞综合征、肝小静脉闭塞病)时,HVPG 与 PVP 有很好的相关性。

(2)HVPG 具有不均一性。在不同的肝静脉测得的值有一定范围的变化,如采用直管测量时应将导管置入多条肝静脉分支内进行重复测量,再取平均值,这样算出的 HVPG 更加可靠、精准。

(3)HVPG 是一项有创性检查,对测量者技术和所用器械的要求较高,这在一定程度上限制了 HVPG 测量的普遍开展。现在有人正在研究基于影像学的无创 HVPG 测量方法,但它的准确性和可靠性还有很长的路要走。

(4)肝脏疾病经常导致肝脏血管的损伤或者"短路",临床上测量 HVPG 发现肝静脉侧支或者与第三肝门等其他血管的交通非常普遍,这部分病例 HVPG 不能代表 PPG,不能准确反映门静脉高压的程度。

5. TIPS 术中压力测量　TIPS 术中测量分流前后的 PVP 是常规步骤,分流前后 PPG 数值很容易得到,对于衡量 TIPS 分流效果、判断患者的预后等有重要意义,此时 HVPG 的意义就不大了。一般要求 TIPS 术后 PPG 降到 12mmHg 以下或者比基线水平下降 30% 以上,但要紧密结合临床情况。对于顽固性腹水的患者,特别是肝脏储备功能较差的患者,PPG 不宜降得过低。不建议采用 PVP 与右心房压力的差值作为 PPG,因为右心房的压力代表胸腔的压力,比腹压略低,不能很好地体现跨肝脏的压力梯度。

二、笔者的研究

各种压力的测量建议在患者稳定、清醒或轻度镇静的状态下进行,尽量避免药物或精神状态对于数值的影响,CVP 的正常值临床多采用 6~12cmH_2O,如果采用测压监护仪,压力单位应该是 mmHg,需要换算。肺动脉压力是 TIPS 的制约因素,平均肺动脉压 25~34mmHg 是轻度肺动脉高压;平均肺动脉压 35~45mmHg 是中度肺动脉高压,是 TIPS 的相对禁忌证;平均肺动脉压 >45mmHg 是重度肺动脉高压,是 TIPS 的绝对禁忌证。

1. 基本材料 2016 年 1 月至 2019 年 12 月 TIPS 手术中测量各种压力 1 419 例,符合入组标准 752 例患者,年龄 18~75 岁。平均(52.44 ± 13.02)岁,其中男 476 例,占 63.3%;女 276 例,占 36.7%。门静脉高压原因:乙型肝炎肝硬化 390 例、丙型肝炎肝硬化 55 例、酒精性肝硬化 115 例、自身免疫性肝硬化 47 例、胆汁淤积性肝硬化 33 例、药物性肝硬化 24 例、门静脉高压原因不明 50 例、特发性门静脉高压 17 例、肝小静脉闭塞病 18 例、动脉门静脉瘘 3 例。消化道出血 552 例,占 73.4%;顽固性腹水/胸腹水 128 例,占 17.0%;消化道出血合并顽固性腹水 56 例 7.4%;其他情况 16 例。Child-Pugh 分级:A 级 312 例、B 级 338 例、C 级 102 例。

2. 入组标准 ①TIPS 适应证患者。②年龄 18~75 岁。③择期手术的 TIPS 患者。④肝静脉及下腔静脉正常。

3. 排除标准 ①肿瘤患者。②门静脉血栓影响血流的患者(一般超过门静脉主干 1/3)。③一周内应用影响 PVP 的药物。④术中影响测压准确性的因素,如:胆心反射、球囊封闭不全等。

4. 各种压力测量方法 ①常规消毒铺巾、局部麻醉,穿刺右颈内静脉,插管,更换 RUPS-100 套装至右心房和下腔静脉,并测量压力。②经 RUPS-100 外鞘(10F)插入 Fogarty 球囊导管,在导丝导引下经上腔静脉,通过右心房、下腔静脉,随后插入肝静脉,球囊导管头端置于肝静脉距下腔静脉开口 3~5cm 处,在扩张球囊闭塞肝静脉前后(注射 5ml 造影剂)分别测量 WHVP 和 FHVP,待压力值稳定后做记录,测压 3 次,取其平均值,随后计算 HVPG 值。③测量结束后,进行球囊阻断加压肝静脉造影(造影剂总量 15ml,5ml/s,压力 300psi),造影后再次测量 WHVP 和 FHVP。④观察球囊导管在球囊扩张后的封堵情况,如有封堵不良,则调整球囊导管位置重测及造影;经肝静脉或下腔静脉穿刺肝实质及门静脉,门静脉穿刺成功后,将猪尾导管送入脾静脉或肠系膜上静脉内造影。⑤分流前测量门静脉主干压力(测量 3 次,取其平均值),计算 PPG 值。之后,获取预分流道的肝组织,然后建立分流道,再次测量分流后门静脉主干压力(测量 3 次,取其平均值),计算 PPG 值。⑥术后门静脉内留置导管至少 48 小时,每天测量 PVP 至少 3 次。拔管时测量下腔静脉压力和右心房压力各 3 次,取平均值。

5. 结果

(1)平均 WHVP 为(27.98 ± 8.95)mmHg,平均 PVP 为(33.85 ± 7.33)mmHg(图 13-2-2A)。通过 Pearson 相关性分析,WHVP 与 PVP 的相关性系数为 0.329($P<0.001$),决定系数为 0.108(图 13-2-2B)。WHVP 高于 PVP 最大为 37mmHg,PVP 高于 WHVP 最大为 43.67mmHg。WHVP 高于 PVP 5mmHg 以上的患者 66 例,占 8.8%,WHVP 低于 PVP 5mmHg 以上的患者 384 例,占 51.1%,总的占 59.8%(450/752);WHVP 高于 PVP 范围在 >1~5mmHg 的患者 130 例,占 17.3%,WHVP 与 PVP 基本相等的患者 48 例,占 6.4%,WHVP 低于 PVP 范围在 >1~5mmHg 的患者 124 例,占 16.5%,总的占 40.2%(302/752)(图 13-2-2C)。

(2)平均 HVPG 为(16.84 ± 7.97)mmHg,平均 PPG 为(25.11 ± 6.95)mmHg,差别有统计学意义($P<0.001$,图 13-2-3A)。相关性分析发现 HVPG 与 PPG 的相关性系数为 0.145,决定系数为 0.021($P<0.001$, 图 13-2-3B)。HVPG 高于 PPG 最大为 23mmHg,PPG 高于 HVPG 最大为 43.67mmHg。HVPG 低于 PPG 5mmHg 以上的患者 471 例,占 62.6%,HVPG 高于 PPG 5mmHg 以上的患者 53 例,占 7.0%,总的占 69.7%(524/752);HVPG 低于 PPG 范围在 >1~5mmHg 的患者 134 例,占 17.86%,HVPG 与 PPG 基本相等 26 例,占 3.46%,HVPG 高于 PPG 范围在 >1~5mmHg 的患者 68 例,占 9.06%,总的占 30.3%(228/752)(图 13-2-3C)。

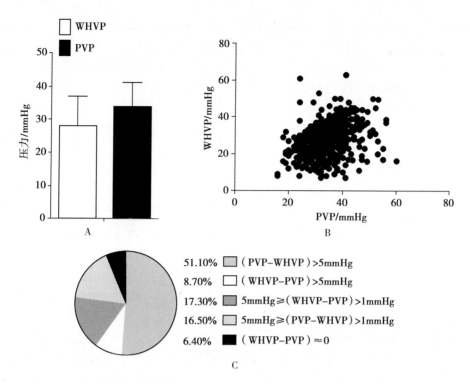

图 13-2-2　肝静脉楔压（WHVP）与门静脉压力（PVP）的分布和相关性
A. WHVP 与 PVP 的分布；B. WHVP 与 PVP 的关系；C. WHVP 与 PVP 差值的分布。

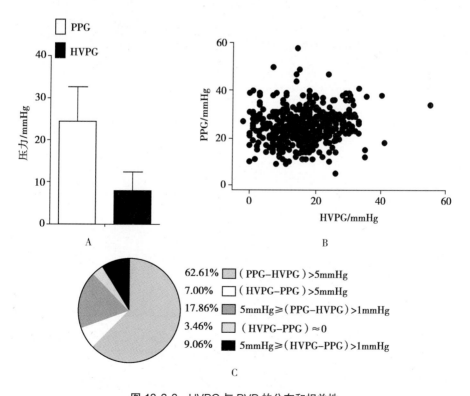

图 13-2-3　HVPG 与 PVP 的分布和相关性
A. HVPG 与 PPG 的分布；B. HVPG 与 PPG 的关系；C. HVPG 与 PPG 差值的分布。

（3）FHVP 与下腔静脉压力（inferior vena cava pressure，IVCP）相关性：通过 Pearson 相关性分析，FHVP 与 IVCP 的相关性系数为 0.568（$P<0.001$），决定系数为 0.323。

（4）球囊阻断肝静脉造影有肝静脉侧支（图 13-2-4）：157（20.9%）例，平均 PPG 为（24.24±8.11）mmHg，平均 HVPG 为（7.18±4.40）mmHg（$P<0.001$，图 13-2-5A）；平均 WHVP 为（15.73±3.63）mmHg，平均 PVP 为（31.69±8.70）mmHg，差别有统计学意义（$P<0.001$，图 13-2-5A）；平均 FHVP 为（8.58±3.37）mmHg，平均 IVCP 为（7.45±3.29）mmHg，差别有统计学意义（$P<0.001$，图 13-2-5A）。

（5）球囊阻断肝静脉无肝静脉侧支：595（79.1%）例，平均 WHVP 为（31.22±6.90）mmHg，平均 PVP 为（34.42±6.81）mmHg，差别有统计学意义（$P<0.001$，图 13-2-5B）；平均 FHVP 为（11.82±5.07）mmHg，平均 IVCP 为（9.09±4.14）mmHg，差别有统计学意义（$P<0.001$，图 13-2-5B）；平均 HVPG 为（19.40±6.62）mmHg，平均 PPG 为（25.34±6.60）mmHg，差别有统计学意义（$P<0.001$，图 13-2-5B）。

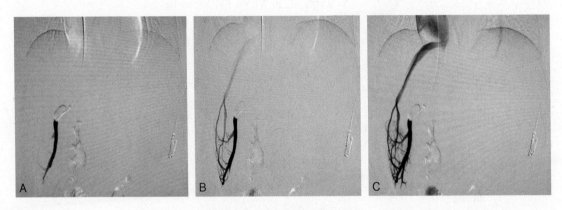

图 13-2-4　球囊阻断肝静脉造影

A. 造影早期无侧支显示；B. 造影中期显示少许侧支；C. 随着造影剂的增加，造影晚期清晰显示肝静脉之间的大量侧支。

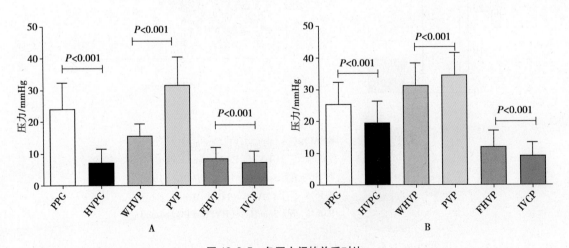

图 13-2-5　各压力间的关系对比

A. 球囊阻断肝静脉造影有肝静脉侧支；B. 球囊阻断肝静脉造影无肝静脉侧支。

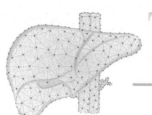

第十四章

TIPS 术后规范化管理及随访

TIPS 是治疗门静脉高压的主要治疗手段,具有良好的治疗效果,有效降低门静脉压力,缓解患者的临床症状。但 TIPS 手术过程复杂,难度较大,术中、术后可能出现不同的风险。部分患者可能手术过程很顺利,但术后出现各种严重的并发症,并因此威胁到了生命安全。所以,单纯手术的成功不算成功,只有患者在术后同样安全,才能算成功。因此,术后需要对患者进行规范化管理和随访,以防范可能出现的问题、及时发现潜在的风险和已经出现的并发症,并准确地进行处理,以提高患者的长期疗效。

第一节 TIPS 术后住院期间常规管理

一、一般管理

术后监护 24 小时。记出入量,禁食水的患者,特别注意营养和出入量平衡,一般术后尿量明显增加。术后至少检查一次超声,观察血管、分流道和肝脏等情况。24 小时内至少检查两次血常规。根据情况增加次数。术中造影剂用量大的情况下,适当的静脉补液。

在预估没有出血的情况下,24 小时后开始抗凝(低分子量肝素)或根据患者情况尽早抗凝。患者有明显的胸腹水,需要抽腹水观察颜色、腹水常规检查和培养(不除外感染)。门静脉留置端侧孔导管至少 24 小时。隔天检查一次血常规、肝功能、凝血、血氨等。不除外腹腔出血时,及时进行腹部超声检查,抗凝要延迟至出血完全停止后。患者出院之前,再检查肝脏 CT 增强、胃镜等、肝脏血管超声。

二、门静脉常规留置导管的管理

一般将端侧孔导管留置在脾静脉的远端至少 24 小时,每天早、中、晚至少各测量一次门静脉压力(同一位置术中分流前后已经测量压力),并记录。术中如果没有肝外、被膜下、胸腔等出血(或有出血,已进行严格处理后显示没有出血),同时门静脉压力降至合理范围(静脉曲张消失),导管内连续泵入适量的肝素盐水(一般 12 小时半支肝素钠)。否则,只泵入盐水,24 小时后根据情况再决定是否泵入肝素盐水。导管在体外裸露部分,要严格无菌包扎和操作。

三、支架分流道的管理

建立合理的分流道(相关章节论述)的患者,进行常规管理即可。对于有血栓或容易形成血栓,以及分流道不合理(除外分流后果异常)的患者,在保证安全的情况下,尽早进行抗凝和纠正不合理(当然在可能的情况下)的分流道。对于分流道不合理的患者,通过临床症状的改善情况、实验室检查结果和影像学等,进行系统分析后,决定是否实行进一步处理,以使患者受益最大化。

四、术后局部处理血栓(溶栓)的管理

留置导管进行碎栓、取栓、溶栓,严格说是手术的延续,不但涉及术后的安全性,更为重要的是术中的情况对术后的影响。

1. 留置导管　分流前留置导管,可以选择TIPS外鞘与导管一起留置在门静脉内,但要足够地深入门静脉内,以避免脱出。分流后单独留置导管。导管可以选择端侧孔导管或溶栓导管,但要证实侧孔位置完全在血栓内。留置导管的位置,一般选择血栓远端的血管分支内,注射造影剂证实血液回流至血栓内,而不是侧支循环内,如果是血流相反,需要用适当直径的球囊进行碎栓或应用导引导管和闭塞球囊取栓,开辟血流通道。留置导管期间,灌注溶栓剂后,连续缓慢泵入抗凝剂。

2. 重点观察事项　重点观察留置导管的位置,一般1~3天观察一次,如腹部平片或直接门静脉造影。注意裸露外面的导管严格包扎,灌注液体和测压时的无菌操作。局部处理,特别是溶栓过程中,腹腔出血、消化道出血、脑出血是核心观察的内容。血压高的患者严格控制血压。密切观察临床、实验室检查和影像学等情况,综合分析是否出血,一旦明确出血,立即停止抗凝和溶栓,并根据出血部位和出血量,决定是否采取有创的止血方法。另外,注意局部处理后肺栓塞的发生,一般不会发生危及生命的大的肺栓塞。有临床症状的小的栓塞会偶有发生,常规处理即可,但要注意大的栓塞发生。术后需要局部处理的患者,一部分患者门静脉系统完全性血栓,引起胃肠道蠕动减弱或动力性肠梗阻,甚至是肠道严重的缺血状态,有时需要口服或胃肠减压管注入造影剂,观察全消化道蠕动和排泄情况。处理血栓的同时,有时需要胃肠减压和/或经鼻腔插管至空肠,行肠内营养,直至能够正常饮食。同时准确判断肠道是否坏死或坏死穿孔,如果发生,及时外科干预。留置导管局部处理血栓拔管的基本标准就是达到或由于病情的原因,接近合理分流道的标准,才能够拔管。

第二节　出血的管理

有些患者肝脏的血管通畅、肝脏组织和肝脏整体结构合理,术前凝血功能和血小板数量适当,术中手术顺利,这样的患者术后无须特殊管理;另一些患者,由于种种原因,如门静脉血栓、整体结构不合理、凝血功能严重障碍、血小板严重低等,给手术带来困难或风险,特别是出血的风险会增加。笔者的患者近一半是有一定难度的患者。TIPS术中、术后出血是较为常见的并发症,包括腹腔出血、胸腔出血、胆道出血等,根据出血部位的不同,可出现不同的临床症状。

一、腹腔出血

腹腔是体腔的一部分。在人体,上有横膈膜与胸腔隔开,下连盆腔,前面和两侧是腹壁,后面是脊柱和腰部肌肉。腹腔容纳胃、肠、胰、肾、肝、脾等器官。男性腹腔完全封闭,女性通过输卵管、子宫和阴道与外界相通。

肝病患者,因为肝功能异常、肝细胞代谢能力降低、脾大、脾功能亢进等,一般都会出现凝血功能异常、纤维蛋白原减少、血小板减少等,造成基础的止血功能差,相较于正常人来说,这一类患者容易发生出血,且出血后不易止血。除此之外,在TIPS过程中,如若损伤肝内外血管,造成

血液流入腹腔,不易止血,则进一步造成腹腔出血、腹水、休克等表现。

　　在 TIPS 手术过程中,所涉及的可能会导致腹腔出血的血管分别为肝内肝静脉、门静脉、肝动脉和肝组织穿通至腹腔。肝外肝静脉、肝外门静脉穿破、肝段下腔静脉(裸露)穿透、穿透胆道或胆囊-胆汁瘘/或出血。肝外门静脉建立分流道、穿通门静脉海绵样变血管或穿透侧支循环的血管、穿透肠系膜上静脉或脾静脉分支出血、经皮肝穿刺门静脉或肝动脉或肋间动脉出血、脾破裂腹腔出血、经皮肝穿刺溶栓、动脉-门静脉瘘腹腔出血等。若出血量较大,而无法及时止血时,可产生严重的后果,威胁患者的生命,故及时发现、及时治疗至关重要。

　　腹腔出血分为早期、中期、晚期,不同的时期其表现不同,在临床工作中,应该注意区分。

　　1. 早期腹腔出血判断

　　(1)症状:在腹腔出血早期,由于腹腔内血液不多,临床症状尚无明显症状,腹部胀痛不明显,且此刻尿少亦无明显体现。

　　(2)体征:在出血早期,因腹水量不多,或部分腹水存在于肝被膜下或腹膜后,腹部可无明显异常体征。

　　(3)心电监护:出血早期,患者就可出现心率加快的表现,但心率快应该与患者基础心率相比较。如若患者基础心率只有 50 次/min 左右,术后如果患者心率长期维持在 90 次/min 以上,应该警惕患者是否出现出血;在出血早期,由于交感神经的兴奋、血管反射性收缩,患者可出现短暂的血压升高。

　　(4)生化检查:血红蛋白进行性降低,血小板可因手术或出血的刺激暂时性升高,凝血酶原时间升高,凝血酶原活动度降低。

　　(5)腹部超声:术后完善腹部超声的目的为与术前进行对比,如若患者术前腹腔内无积液,术后患者出现了腹水,对于出血的判定具有一定的指导意义。如果患者术前存在腹水,术后通过超声,估算腹水的多少,也可与术前进行对比,但有几点需要注意,在出血早期,由于出血量较少,或者出血存在于肝被膜下、腹膜后,超声显影欠佳,可能会出现假阴性。

　　(6)腹腔穿刺:腹腔诊断性穿刺对于判定腹腔出血具有很大的指导意义,如果从腹腔中抽出不凝血,基本可判定为腹腔出血。但在某些情况下,腹腔穿刺亦可为阴性,如出血量较少、局限于肝被膜下、腹膜后等时可为阴性,在这些情况下,患者确实出现了出血的表现,但腹腔穿刺为阴性,容易漏诊,临床工作中需要注意。

　　2. 中期腹腔出血判断

　　(1)症状:腹部胀痛进行性加重、腰背部疼痛、尿少(与入量明显不平衡)。

　　(2)体征:腹部叩诊浊音、肝区叩诊浊音范围增大(肝被膜下出血)、腰背部按压痛(腹膜后按压痛)。

　　(3)心电监护:心率快(较患者的基础心率相比,长时间维持高水平心率),血压逐渐降低,血氧饱和度降低。

　　(4)生化检查:血红蛋白和血小板进行性降低,输注红细胞后血红蛋白不升反降或者上升程度与输注的量不成正比。2U 的红细胞能补充血红蛋白 10g/L,1U 的血小板能补充血小板 (30~60)×10⁹/L。术中输注红细胞和血小板后患者指标改善不佳,凝血酶原时间升高,凝血酶原活动度降低,输注血浆后指标改善不佳。

　　(5)腹部超声:相较于早期来说,此时患者腹水量较前明显增多,超声可检出的概率相较于早期来说增大,超声下可见液性暗区,若为肝被膜下出血,可见肝被膜下与肝实质不同回声的液性暗区。

　　(6)腹腔穿刺:阴性,即使处于出血的中期,如果患者的血液集聚在肝被膜下、腹膜后等,一般的腹腔诊断性穿刺无法确诊,临床中应注意结合影像学检查来判定。淡红色:如果穿刺出的为淡红色,可能是出血量较少,或者此前出血,目前已经停止。鲜红色:如果穿刺出的液体颜色较深,则表明目前存在活动性大量出血。

3. 晚期腹腔出血判定

(1)症状:腹胀、腹痛、尿少等症状进行性加重,周身湿冷,呼吸急促,神志不清等。

(2)体征:皮肤苍白、外周静脉不充盈、腹部叩诊浊音、移动性浊音阳性、肝区叩痛、腰背部叩击痛等。

(3)心电监护:失血性休克(短时间内失血量超过总血量的 30%~35%,且没有得到及时的补充),收缩压<90mmHg,心率快,血氧饱和度降低。

(4)生化检查:血红蛋白降低超过一半,血小板明显降低,凝血酶原时间及活动度等生化明显异常,难以纠正,转氨酶明显升高。

(5)腹部超声:可于腹腔、肝周、脾周等部位见液性暗区,量较大。

(6)腹腔穿刺:阴性(局限于肝被膜下、腹膜后等)、鲜红色。

4. 紧急治疗措施

一旦判定为腹腔出血,应结合患者术前影像学、生化检查、术中手术情况,分析患者出血的原因。根据患者出血情况,决定下一步治疗措施。治疗方式通常包括介入术、外科手术、保守治疗。

(1)介入治疗:肝外肝静脉及其分支穿透-覆膜支架建立分流、肝外门静脉穿破-覆膜支架建立分流或栓塞出血血管、肝段下腔静脉(裸露)穿透-覆膜支架建立分流、穿透胆道或胆囊-胆汁瘘/或出血-胆道引流或栓塞肝动脉出血血管(或门静脉出血,建立分流道,降低门静脉压力)、穿透肝动脉-动脉栓塞止血、穿透门静脉-栓塞分支血管或建立分流道、肝外门静脉建立分流道-覆膜支架建立分流道、穿通门静脉海绵样变血管或穿透侧支循环的血管-栓塞出血血管或建立分流道。

(2)外科治疗:介入操作无法止血时,应考虑外科手术。主要有以下情况:肝外海绵样变性血管破裂、肝外门静脉破裂、肝外肝静脉破裂、经皮肝穿刺门静脉或肝动脉或肋间动脉出血等,在这些情况下,如果介入止血效果欠佳,在积极采取临时止血措施的情况下,应实施外科治疗。

二、胸腔出血

健康情况下,肺脏和胸壁之间存在着一个腔隙,称为胸膜腔。其中含有少量液体,起到润滑作用。病理情况下,胸膜腔内的液体超过了正常的润滑剂量,称之为胸腔积液。若胸腔内存在的液体为血液时,称之为血胸。

1. 病因

当 TIPS 术前预估有难度时,经常与经皮肝穿刺门静脉联合应用,以提高 TIPS 的成功率,但也给整体手术操作带来了一定的风险,特别是胸腔出血的风险。主要原因有肝硬化明显的患者,潜在的肋膈角较深,有可能穿刺经过膈肌(胸腔),由于胸腔的负压吸引作用和/或穿刺通道封堵不理想,而引起胸腔出血。另外,肋间动脉受损、血管的异常、凝血功能严重异常、血小板明显减少等,都可引起胸腔出血。

2. 临床症状

在不同的情况下,患者的临床症状不同,与胸腔内液体的量和形成的速度存在一定的相关性。如果胸腔积液缓慢形成,给予患者足够的适应时间,则患者不会有特别明显的症状。如果患者胸腔内的液体形成的速度比较快,并且量比较大,则患者在短时间内会产生非常明显的症状,如胸闷憋气、喘憋困难;胸腔积液量比较大时,会造成纵隔移位,心脏移位,严重者会影响患者的血液循环,造成心律失常、血压异常等;失血量较大时,还会产生休克的表现,如心率快、血压低、血氧饱和度降低、少尿、冷汗等。特别注意的是早期可能出现腹部疼痛、血压升高的表现。

3. **诊断**　主要根据以下情况进行诊断。

（1）生命体征的变化。胸部疼痛、胸闷憋气、喘憋困难等。

（2）肺和纵隔受压症状逐渐加重，严重者影响呼吸循环功能。X 线检查胸内阴影不断增加，叩诊浊音界不断上升，一般胸腔内积血每增高一个肋间，胸内积血量可增加 150~200ml。

（3）反复测定血红蛋白、血小板等，其逐渐降低。

（4）失血性休克不断加重。

（5）胸腔引流每小时引流量约 200ml，持续 3 小时以上，可诊断活动性出血。

4. **治疗**　在治疗方面，主要分为三大类，分别为：介入治疗、外科治疗、内科基础保守治疗。

（1）介入治疗：在保守治疗同时，立即进行胸腔引流，对原穿刺通道进行处理，再次严格封堵穿刺通道，如果无法准确对准原来通道的，应用射频针穿刺相当于原通道，对通道扩大射频进行止血。不能除外动脉出血的情况下，立即进行肝动脉造影，根据情况进行动脉栓塞。

（2）外科手术：在介入治疗无效的患者，进行外科手术。

（3）内科保守治疗：基本治疗原理同腹腔出血的治疗，在此不再赘述。

三、胆道出血

胆道出血是由于各种原因导致胆管与伴行血管间形成异常通道引起的上消化道出血。胆道出血是胆道疾病和手术后严重的并发症，也是上消化道出血的常见原因，常由于肝、胆、胰疾病、创伤、手术或全身性因素导致的。TIPS 术中穿中胆道或胆囊可引起胆道出血。

1. **诊断**　腹痛、黄疸及消化道出血，即 Quinckes 三联征。上述症状可间歇发作，其机制为：出血后，血凝块形成并堵塞胆管使出血停止，因胆道内压力升高及血凝块刺激，会出现腹痛及黄疸症状；随着血凝块被胆汁溶解胆道再通，腹痛及黄疸随之缓解，但出血再次出现。此过程反复出现，具有周期性特点（7~14 天）。严重的胆道出血会危及患者的生命安全，必须严肃对待。

根据血块梗阻部位的不同，可出现胆囊炎、胆管炎或胰腺炎。缓慢的胆道出血可非常隐匿，可无典型的临床表现，仅有黑便或大便潜血试验阳性。缓慢的胆道出血很难被及时发现，最后可导致慢性贫血。残留在胆道中的血凝块可逐渐发展成结石。

大量出血时，患者更多地表现为腹痛、上消化道出血（黑便、呕血等），甚至危及生命。但实际上很少胆道出血病例会出现呕血，除非出血量非常大，因为幽门括约肌可以阻止血液从十二指肠反流进胃，因此也常被误认为是下消化道出血。

2. **治疗**

（1）介入治疗：胆道动脉出血，立即进行肝动脉造影和出血动脉栓塞术；胆道门静脉出血，一般建立 TIPS 分流道和保守治疗就会起到良好的止血效果；穿中胆道或胆囊胆道出血的同时，可能引起腹膜炎和/或黄疸，需要胆道引流术。

（2）保守治疗：胆道出血缓慢或量小，生命体征平稳者，首先应采取内科保守治疗。根据病情，可联合或单一采取以下措施：扩容、补液以维持循环血容量，维持水电解质平衡；全身应用止血药、生长抑素等治疗；联合、足量应用抗生素治疗。

（3）手术治疗：经积极非手术治疗不能控制胆道出血；胆道大出血而致失血性休克者；胆道大出血。

四、出血的保守治疗

内科治疗是基础治疗，无论是否采取介入治疗和外科治疗，都应先给予患者内科基础治疗。

1. **一般治疗**　心电监护，吸氧，监测出入量。

2. 输血制品

（1）悬浮红细胞：通常输注 2U 的悬浮红细胞可以提高患者的血细胞比容约 3%，血红蛋白浓度 10g/L。

（2）血小板：发生腹腔出血时，若血小板进行性降低，则需尽早给予患者输注血小板，以促进止血。单采浓缩血小板 1U 可以提高成人外周血小板计数（30~60）×10⁹/L。血小板输注的疗效观察及影响血小板输注效果的因素：①临床出血症状的改善情况。②血小板计数增高指数（corrected count increment，CCI）：CCI>10 有效。CCI=[输注后 1 小时血小板计数（×10⁹/L）–输注前血小板计数（×10⁹/L）]×体表面积（m²）/输注的血小板总数（×10⁹/L）。③输注血小板后的峰值决定其输注效果，缓慢输注的效果差，输血小板时应快速输注，一次性足量使用。④同种免疫：患者体内存在血小板抗体时，输注的血小板遭到破坏。⑤脾大伴功能亢进：正常脾脏滞留和破坏约 30% 输入的血小板，脾大伴功能亢进会破坏更多输入的血小板。⑥发热、感染、DIC、出血时消耗和破坏大量的血小板，血小板的输注计量要加大。

（3）血浆：①补充凝血因子（Ⅱ、Ⅴ、Ⅶ、Ⅸ、Ⅹ、Ⅺ等）。②输注指征：PT>3 秒、APTT>正常值的 1.5 倍。

（4）输血注意事项：首先输注红细胞，需要注意的是，若大量出血，除了输注红细胞，应配合输注血小板及血浆，因为若只输注红细胞，会导致血小板、凝血因子等消耗掉，加重出血。在大量输注血制品的同时应注意补充钙离子，防止低钙血症。

3. 止血药物及血制品制剂

（1）卡络磺钠：本品能降低毛细血管的通透性，增进毛细血管断裂端的回缩作用，增加毛细血管对损伤的抵抗力，常用于毛细血管通透性增加而产生的多种出血。

（2）氨甲环酸（捷凝注射液）：本品主要用于急性或慢性、局限性或全身性原发性纤维蛋白溶解亢进所致的各种出血。

（3）尖吻蝮蛇血凝酶（苏灵粉针）：通过水解纤维蛋白原使其变为纤维蛋白而增强机体凝血功能；缺乏血小板或某些凝血因子时，宜在补充血小板和缺乏的凝血因子或输注新鲜血液的基础上应用本品。

（4）凝血酶原复合物（康舒宁粉针）：主要成分是人凝血因子Ⅱ、Ⅶ、Ⅸ、Ⅹ。本品主要用于治疗先天性和获得性凝血因子Ⅱ、Ⅶ、Ⅸ、Ⅹ缺乏症（单独或联合缺乏）。本品含有维生素 K 依赖的在肝脏合成的四种凝血因子Ⅱ、Ⅶ、Ⅸ、Ⅹ。

（5）人纤维蛋白原：①先天性纤维蛋白原减少或缺乏症。②获得性纤维蛋白原减少症：严重肝脏损伤、肝硬化、DIC、产后大出血和因大手术、外伤或内出血等引起的纤维蛋白原缺乏而造成的凝血障碍。③一般情况为人凝血酶原复合物联合人纤维蛋白原应用，成对使用（1 支人凝血酶原复合物+1 支纤维蛋白原），每天可用 3~4 对。

（6）粒细胞刺激因子：重组人白介素-11（巨和粒粉针），刺激造血干细胞分化，着重刺激血小板的生成，但作用较慢，一般 14 天左右可见效。

4. 补液　对于标准体重 50kg 的患者，除外其他所有因素，一般禁食的情况下，每天需要的生理量为 2 500~3 000ml。

（1）补液量。①根据体重：50~60ml/kg。②根据体温：大于 37℃，每升高 1℃，多补 3~5ml/kg。③特别丢失的液体：胃肠减压，腹泻，肠瘘，胆汁引流，各种引流管，呼吸机支持（经呼吸道蒸发增多）。

（2）补液种类。①糖：一般指葡萄糖（5% 葡萄糖注射液，规格 100ml：5g，250ml：12.5g，500ml：25g。10% 葡萄糖注射液，规格 100ml：10g，250ml：25g，500ml：50g）。②盐：一般指氯化钠，

每天需要量 4~5g（0.9% 氯化钠，规格 100ml:0.9g,250ml:2.25g,500ml:4.5g）。③钾：一般指氯化钾 3~4g（10% 氯化钾溶液，规格 10ml:1g）。轻度缺钾 3.0~3.5mmoL/h，全天补钾量为 6~8g。中度缺钾 2.5~3.0mmol/h，全天补钾量为 8~12g。重度缺钾<2.5mmol/h，全天补钾量为 12~18g。补钾以口服较安全。见尿补钾，尿量需>30ml/h。低钾时不宜给糖，糖 100g=消耗钾 2.8g。

（3）具体补液方法。①补液程序：先扩容，后调整电解质和酸碱平衡；扩容时，先用晶体后用胶体。②补液速度：先快后慢。注意：心、脑、肾功能障碍者补液应慢；抢救休克时速度应快。③复苏早期晶体：胶体=1:1，必要时可使用血管活性药物及多巴胺等。

（4）安全补液的监测指标。①中心静脉压（CVP）：正常为 5~10cmH$_2$O。若 CVP 和血压同时降低，表示血容量不足，应加快补液。若 CVP 增高，血压降低表示心功能不全，应减慢补液并加强心药。若 CVP 正常，血压降低，表示血容量不足或心功能不全，应做补液试验 10 分钟内静脉注入生理盐水 250ml，若血压升高，CVP 不变，为血容量不足；若血压不变，而 CVP 升高为心功能不全。②颈静脉充盈程度：平卧时两侧静脉充盈不明显，表示血容量不足；若充盈明显，甚至呈怒张状态，表示心功能不全或补液过多。③脉搏：补液后脉搏逐渐恢复正常，表示补液适当；若变快或变弱，预示病情加重或发生心功能不全。末梢循环良好、脉搏心跳有力。④尿量适宜：肾功能正常时，尿量大都能反映循环情况。一般要求成人均匀地维持每小时尿量 30~40ml。低于 20ml 应加快补液；高于 50ml 则应减慢。⑤安静、神志清楚、合作，为循环良好的表现。若患者烦躁不安，多为血容量不足，脑缺氧所致，应加快补液。如果补液量已达到或超过一般水平，而出现烦躁不安，应警惕脑水肿的可能。⑥如有烦渴，应加快补液。⑦一般要求维持收缩压在 90mmHg 以上，脉压在 20mmHg 以上，心率每分钟 120 次以下。⑧如果出现呼吸增快，要查明原因，如缺氧、代谢性酸中毒、肺水肿、急性肺功能不全等，及时调整输液量。

五、出血停止判断

出现下述症状、体征和检验变化可有助于判断出血是否停止：①腹部胀痛、胸闷憋气等症状好转；②腹部较前缩小，或未再继续膨隆；③尿量增多，出入量基本持平；④心率恢复正常，血压升高，血氧饱和度上升等；⑤影像学显示腹水或肝周、脾周积液减少或未再增多；⑥生化检查显示血红蛋白、血小板维持稳定，未再持续降低，输注红细胞或血小板后持续或波动上升。

六、注意事项

1. 心力衰竭

（1）诱因：前负荷过大（液体相对性输注过多）。

（2）临床表现：胸闷憋气、呼吸困难、粉红色泡沫样痰。

（3）体征：双肺可闻及湿啰音、喘鸣音，偶可闻及三尖瓣奔马律。

（4）生化检查：脑钠肽（brain natriuretic peptide,BNP）升高（针对急性心力衰竭:<50 岁,450ng/L;50~70 岁,900ng/L;>75 岁,1 800ng/L）。

（5）辅助检查：胸部 X 线显示肺淤血和肺水肿。超声心动图提示射血分数降低（正常50%~70%）、瓣膜活动障碍等。

（6）治疗：端坐位、腿下垂、强心、利尿、皮下注射吗啡、血管扩张、吸氧气。

2. 下肢血栓

（1）腹腔出血的患者若腹部制动，应嘱咐患者家属给予定期按摩患者的双下肢肌肉，或嘱咐患者自动收缩下肢肌肉。

（2）制动期间定期给予患者完善双下肢血管超声，明确是否有血栓的形成。

（3）患者下地活动前应完善下肢血管超声。

第三节　肝性脑病的管理

一、肝性脑病的概念

肝性脑病（HE）是由急性、慢性肝衰竭或各种门体分流引起、以代谢紊乱为基础、并排除了其他已知脑病的中枢神经系统功能失调综合征。该综合征具有潜在的可逆性。临床上可以表现为程度和范围较广的神经精神异常，从只有用智力测验或电生理检测方法才能检测到的轻微异常，到人格改变、行为异常、智力减退，甚至发生不同程度的意识障碍。过去所称的肝性昏迷，在现在看来只是HE中程度严重的一期，并不能代表HE的全部。

二、HE发病机制

HE发病机制迄今尚未完全阐明，目前已提出多种学说。其发生的疾病基础是急性、慢性肝衰竭和/或门体分流，致肠道吸收的毒性物质不能由（或不经过）肝脏解毒、清除，直接进入体循环，透过血脑屏障到达脑组织而引起中枢神经系统功能紊乱，是多种因素综合作用的结果。

高血氨是公认的最关键因素之一，特别是在慢性肝病、肝硬化（和/或有门体分流）相关的HE。各种原因所致氨生成增多及清除减少均可引起血氨升高。氨对中枢系统的毒性作用主要是干扰脑能量代谢，其次还可影响中枢兴奋性神经递质如谷氨酸及抑制性神经递质谷氨酰胺、γ-氨基丁酸的平衡而产生中枢抑制效应。

三、HE分期（表14-3-1）

表14-3-1　肝性脑病分期

分期	认知功能障碍及性格、行为异常的程度	神经系统体征	脑电图改变
0期（轻微型肝性脑病）	无行为、性格的异常，只在心理测试或智力测试时有轻微异常	无	正常α波节律
1期（前驱期）	轻度性格改变或行为异常，如欣快激动或沮丧少语。衣冠不整或随地便溺、应答尚准确但吐字不清且缓慢、注意力不集中或睡眠时间倒错（昼睡夜醒）	可测到扑翼样震颤	不规则的本底活动（α和θ节律）
2期（昏迷前期）	睡眠障碍和精神错乱为主、反应迟钝、定向障碍、计算力及理解力均减退、言语不清、书写障碍、行为反常、睡眠时间倒错明显，甚至出现幻觉、恐惧、狂躁。可有不随意运动或运动失调	腱反射亢进、肌张力增高、踝阵挛阳性、巴宾斯基征阳性、扑翼征（扑翼样震颤）明显阳性	持续的θ波，偶有δ波
3期（昏睡期）	以昏睡和精神错乱为主，但能唤醒，醒时尚能应答，但常有神志不清或有幻觉	仍可引出扑翼征阳性、踝阵挛阳性、腱反射亢进、四肢肌张力增高，锥体束征阳性	普通的θ波，一过性含有棘波和慢波的多相综合波
4期（昏迷期）	神志完全丧失，不能被唤醒。浅昏迷时对疼痛刺激有反应；深昏迷时对各种刺激均无反应	浅昏迷时腱反射和肌张力仍亢进、踝阵挛阳性，由于不合作扑翼征无法检查；深昏迷时各种反射消失	持续的δ波，大量的含棘波和慢波的综合波

四、鉴别诊断

1. 其他代谢性脑病

（1）酮症酸中毒：患者有糖尿病病史，常因感染、应急或暴饮暴食、酗酒等诱发，表现为糖尿病症状加重、并出现食欲缺乏、恶心、呕吐、腹痛、头晕、头痛、神志模糊、嗜睡，测血糖常大于 16.7mmol/L（300mg/dl），尿酮体阳性。

（2）低血糖：血糖过低可致昏迷，常伴有交感神经兴奋，头晕、心悸、出冷汗等。血糖检测常低于 2.8mmol/L，补充糖后症状可消失。

（3）肾性脑病：亦可有智力障碍、谵妄、幻觉、扑翼样震颤、嗜睡，甚至昏迷等。但患者有急性、慢性肾脏疾病的基础，有氮质血症的证据，内生肌酐清除率下降，血尿素氮、肌酐升高，或有肾脏器质性损害。

（4）肺性脑病：可表现为头痛、头昏、记忆力减退、精神不振、工作能力降低等症状。继之可出现不同程度的意识障碍，轻者呈嗜睡、昏睡状态，重则昏迷。扑翼样震颤、踝阵挛阳性等。但患者有呼吸系统疾病的基础，伴有缺氧及二氧化碳潴留的表现。血 PaO_2 下降、$PaCO_2$ 增高，二氧化碳结合力增高及血 pH 降低。

2. 神经系统疾病　①颅内出血、颅内肿瘤。②颅内感染。③中毒性脑病，药物和毒物如一氧化碳、酒精、重金属如汞、锰等可引起中毒性脑病。④瑞氏综合征（Reye syndrome，又称脑病合并内脏脂肪变性综合征），由脏器脂肪浸润所引起的以脑水肿和肝功能障碍为特征的一组综合征，突出的临床表现为肝损害和脑损害，生化检查常有血氨高、血糖低、凝血酶原时间延长、血清转氨酶升高、血胆红素不高等，易被误诊为急性 HE。但瑞氏综合征常常发生在上呼吸道感染，并服用水杨酸盐（阿司匹林）制剂后的儿童。肝脏的活体组织检查见肝细胞内有大量脂肪滴有助于确诊。

五、治疗

1. 一般治疗　①调整饮食结构，适当减少蛋白摄入量。②锌的补充：锌是催化尿素循环酶的重要的辅助因子，肝硬化患者，尤其是合并营养不良时常常存在锌缺乏。但迄今所进行的临床研究尚不能确定锌对改善 HE 有积极的治疗作用，还需有严格的临床对照研究来探讨其应用价值。③水、电解质和酸碱平衡。④有低蛋白血症者可静脉输注人血清白蛋白。

2. 针对发病机制采取的治疗　①减少肠道内氨及其他有害物质的生成和吸收。②降低肠道 pH，抑制肠道细菌生长。③促进氨的代谢、拮抗假性神经递质、改善氨基酸平衡。

3. 基础疾病的治疗　①改善肝功能。②人工肝支持系统。③肝移植术。④阻断门体分流。

第四节　肝 衰 竭

一、基本概念

肝衰竭是多种因素引起的严重肝脏损害，导致合成、解毒、代谢和生物转化功能严重障碍或失代偿，出现以黄疸、凝血功能障碍、肝肾综合征、肝性脑病、腹水等为主要表现的一组临床综合征。

二、肝衰竭分级分类和诊断

基于病史、起病特点及病情进展速度，肝衰竭可分为四类：急性肝衰竭、亚急性肝衰竭、慢加急性肝衰竭和慢性肝衰竭(表 14-4-1)。

表 14-4-1　肝衰竭分类

分类	定义
急性肝衰竭	急性起病,无基础肝病史,2 周内出现以Ⅱ度以上肝性脑病为特征的肝衰竭
亚急性肝衰竭	起病较急,无基础肝病史,2~26 周出现肝衰竭的临床表现
慢加急性(亚急性)肝衰竭	在慢性肝病基础上,短期内出现急性肝功能失代偿和肝衰竭的临床表现
慢性肝衰竭	在肝硬化基础上,缓慢出现肝功能进行性减退导致的以反复腹水和/或肝性脑病等为主要表现的慢性肝功能失代偿

1. 急性肝衰竭

急性起病,2 周内出现Ⅱ度及以上肝性脑病(按Ⅳ级分类法划分)并有以下表现者。

(1)极度乏力,并伴有明显厌食、腹胀、恶心、呕吐等严重消化道症状。

(2)短期内黄疸进行性加深,血清总胆红素(TB)≥10×正常值上限(ULN)或每天上升≥17.1μmol/L。

(3)有出血倾向,凝血酶原活动度(PTA)≤40%,或国际标准化比值(INR)≥1.5,且排除其他原因。

2. 亚急性肝衰竭　起病较急,2~26 周出现以下表现者。

(1)极度乏力,有明显的消化道症状。

(2)黄疸迅速加深,血清 TB≥10×ULN 或每天上升≥17.1μmol/L。

(3)伴或不伴肝性脑病。

(4)有出血表现,PTA≤40%(或 INR≥1.5),并排除其他原因。

3. 慢加急性肝衰竭　在慢性肝病基础上,由各种诱因引起以急性黄疸加深、凝血功能障碍为肝衰竭表现的综合征,可合并包括肝性脑病、腹水、电解质紊乱、感染、肝肾综合征、肝肺综合征等并发症,以及肝外器官功能衰竭。患者黄疸迅速加深,血清 TB≥10×ULN 或每天上升≥17.1μmol/L;有出血表现,PTA≤40%(或 INR≥1.5),并排除其他原因。

4. 慢性肝衰竭　在肝硬化基础上,缓慢出现肝功能进行性减退和失代偿。

(1)血清 TB 升高,常<10×ULN。

(2)白蛋白(Alb)明显降低。

(3)血小板明显下降,PTA≤40%(或 INR≥1.5),并排除其他原因。

(4)有顽固性腹水或门静脉高压等表现。

(5)肝性脑病。

三、治疗

治疗需要从以下方面循序治疗。

(1)治疗原则:早诊断、早治疗,积极防治并发症,必要时肝移植。

(2)药物治疗:抗病毒、保肝、免疫调节。

(3)手术治疗:内科治疗效果欠佳,可行人工肝治疗,直至肝移植。

(4)其他:卧床休息,给予高糖、低脂、适量蛋白质饮食,纠正电解质紊乱及酸碱平衡失调,纠正低蛋白血症等。

第五节　感　染

TIPS 术后感染常有发生,不同的感染灶可产生不同的临床症状,常见的感染为:肺部感染、腹腔感染、胆系感染、泌尿系感染、菌血症等。

一、肺部感染

肺部感染在术后发生率较高,常见于长期卧床、免疫力低下、基础肺病等,部分患者在 TIPS 术后因为肠道细菌移位,也会导致肺部感染。除此之外,部分患者因为存在门静脉高压、低蛋白血症等,会存在胸腔积液,长期的胸腔积液以及胸腔引流管长期置入,会增加患者出现胸腔感染的风险。

二、腹腔感染

由于长期门静脉高压、低蛋白血症,会存在腹水,腹水分为漏出液和渗出液,腹水长期存在于腹腔中,或者腹腔引流管长期存在于腹腔中,会加重腹腔感染的风险。由于感染的部位及发展过程不同,腹腔感染的临床表现各不相同。典型的临床表现是发热、呕吐、腹痛、腹泻、腹部压痛及反跳痛、腹肌紧张,腹腔引流物为脓性等。腹腔感染可导致机体的血流动力学、呼吸、微循环及代谢紊乱,如果治疗不及时,可发展为感染性休克、败血症、弥散性血管内凝血(DIC),甚至多器官功能衰竭,严重时可以危及患者的生命。故当发现患者存在腹腔感染时,应该及时治疗。

三、胆系感染

对于门静脉、肠系膜上静脉血栓的患者来说,可能部分患者肠功能较差,肠鸣音较弱,饭后会出现腹痛、腹胀等症状。故部分患者在 TIPS 术前会存在长期不进食水,胆囊会逐渐增大,导致胆囊破裂,胆囊周围会出现脓肿,患者会出现右上腹痛、发热等症状;但部分患者腹痛症状不明显,主要以发热为主,故针对这样的患者,应完善腹部影像学检查。

四、泌尿系感染

前列腺增生、术后插尿管等原因会造成患者泌尿系感染。临床中可表现出尿频、尿急、尿痛、腹痛、发热等,尿常规中白细胞增多,部分患者亦可出现尿红细胞高于正常,通过症状、体征及生化检查,可明确诊断。

五、菌血症

长期门静脉高压、肠道淤血、肠道屏障通透性增强和细菌移位,以及肠道细菌的代谢产物等,TIPS 术后降低门静脉压力,血流速度加快,肠道淤血减轻,肠道细菌及其代谢产物可能进入体循环系统引起菌血症,使患者发热、白细胞增高、肝功能受损等。

第六节　出院后随访

一、概况

很多患者和家属认为,手术在疾病治疗过程中很重要,一进医院就想方设法要求医生尽快手术,但是对于术后的随访治疗往往忽视了。对于很多肝脏疾病来说,并不是手术结束后所有的治疗就结束了。门静脉高压的原因不同、建立的分流道是否合理、肝脏疾病的变化等因素对 TIPS 术后患者的长期疗效都有特别重要的影响。而且,无论支架的组织相容性的质量有多好,发生支架的狭窄或闭塞都只是时间问题。但是理想的随访会延长分流道出问题的时间,也会延迟肝脏病变的进展,以及及时发现其他问题和处理。因此,手术成功只是第一步,后续的随访至关重要。

二、随访时间

关于随访时间,针对不同的患者,有不同的随访时间。基本目的为保持长期的疗效。

1. **常规随访** 一般在术后 3、6、12 个月,以后每半年随访 1 次,根据情况是否缩短随访时间。随访的对象是建立合理分流道、门静脉没有血栓或不影响血流的贴壁血栓、没有容易形成血栓的基础疾病、肝脏储备功能良好、血氨正常、分流直径≥8mm 等患者。

2. **特殊随访** 在术后 1、3、6、9、12 个月,以后根据情况,每半年随访 1 次,是否再缩短随访时间,根据当时患者的情况,甚至前 3 个月,每个月都需要复查(图 14-6-1、图 14-6-2)。随访的对象是建立异常分流道、门静脉明显血栓或影响血流的血栓、有容易形成血栓的基础疾病、肝脏储备功能不良、血氨增高、住院期间发生肝性脑病和肝衰竭、总胆红素超过 60μmol/L、分流直径<8mm 等患者。

三、随访内容

1. **临床** 是否有胸腹水、消化道出血或其他部位的出血、黄疸、肝性脑病、贫血、双下肢活动及全身情况等,食欲、大小便是否正常,临床症状及体征是否复发或是新出现。

2. **生化检查** 肝肾功能、凝血、血常规、血氨等检查,肝功能储备的评估,Child 和 MELD 评分等。

3. **影像学** CT 或 MR 影像学检查、肝脏超声、胃镜检查等。重点关注的指标有支架通畅程度、支架的形态、食管-胃底静脉曲张变化情况、门静脉高压性胃病的变化、食管及胃其他变化、血管结构变化、血管内血流及血栓、胸腹水的吸收情况、肝脏血流灌注的变化、肝硬化进展和肝脏体积的变化、肝内病变等。

4. **特殊情况**

(1)只要是核心临床症状(当时 TIPS 主要解决的问题)复发、加重或新出现的患者,无论是影像学是否显示分流道狭窄或闭塞,都需要分流道造影,发现问题同时处理。

(2)随访过程中影像学复查,特别是超声诊断,仅做参考。临床症状更为重要。

(3)是否对分流道进行处理,主要以临床症状和门静脉压力有机结合为标准,参考其他指标,如术前影像学、术中造影等。特别注意的是术中门静脉造影显示分流道通畅,不等于分流道没问题。

(4)部分患者肝功能下降、黄疸升高等,可能是由于分流道狭窄或闭塞(或急性血栓)导致,开通分流道,门静脉压力下降后,症状会随之改善。

四、随访注意的关系

1. **分流与临床的关系** 两者之间有紧密的关系,分流的主要目的是要解决或缓解患者的临床症状,但随之而来的,可能会出现新的临床症状。有可能解决问题,不出问题;解决大问题,出现小问题;解决大问题,出现大问题;解决小问题,出现大问题;解决小问题,出现小问题。笔者的目标是前两者,因此,术后随访十分重要,要及时发现和解决问题。

2. **影像学与临床的关系**　随访过程影像学的变化与临床症状之间有很大的关系,如分流道是否异常、肝硬化是否加重、门静脉是否有血栓、肝动脉或门静脉肝内灌注的变化、静脉曲张是否加重、肝脏体积的变化等,都可能产生不同临床症状。如门静脉供血优势型的患者,即使是常规分流,也可能产生肝组织坏死和肝衰竭的严重后果。

3. **生化结果与临床的关系**　两者直接相关,甚至可以准确预测预后,如 Child 和 MELD 评分等。在随访过程中肝脏储备功能、凝血功能的综合评估和血氨的检测等十分重要,对患者的预后具有重要影响。一定要把握好两者之间的因果关系。

4. **各种压力与临床的关系**　分流前和分流后的门静脉、下腔静脉、心房等压力的变化会影响到治疗的效果和预后。如分流前门静脉压力过高,分流后不能合理降低门静脉压力,临床症状就不会满意改善,特殊情况下需要两个分流道;分流后门静脉压力过低,肝脏门静脉灌注锐减,有些患者适应性较差,而且恢复较慢,可能会加重肝功能的异常、血氨增加和肝性脑病的发生。另外,心房和下腔静脉分流后压力明显增加的患者,拔管前要测量肺动脉压力,如果肺动脉压力同步增加,要注意心力衰竭的发生。总之,这些情况,在随访期要特别注意。

5. **病理学与临床的关系**　术中获取肝组织并不作为常规程序,但获取的过程简单、安全,也不增加 TIPS 手术的程序。部分患者可以作出病理学诊断。另外,一些可以作为预测合并症和预后的指标之一,如分流道狭窄(或闭塞)、肝性脑病、肝功能变化、血氨的变化与肝组织的炎症和肝硬化轻重有关。

五、对问题患者的处理

对问题患者的处理,首先要系统分析临床症状的出现是否与 TIPS 手术、分流道有关,还是疾病自然发展的结果。如果是前者,在保守治疗的同时,根据患者的不同情况,采取不同的介入治疗措施(相关章节有论述)。

六、实例

患者,男,55 岁,乙型肝炎肝硬化 10 余年,主要症状为反复发生呕血、黑便。4 年前行脾切除,3 个月前腹痛,排气排便困难,肠鸣音弱,1 次/(1~2)min,腹部 CT 示:门静脉系统完全性血栓,血管铸型形成,血管壁增厚,周围少许侧支,属于慢性血栓,无血流。至来院就诊已禁食水 3 个月,静脉营养维持治疗。实验室检查:ALT 86U/L,AST 55U/L,TB 84μmol/L,PT 18.9 秒,PTA 45%。经 TIPS 前后局部处理及溶栓后,症状明显改善:能够正常进食水,腹痛消失,正常排气排便,肠蠕动 4 次/min。实验室检查:ALT 10U/L,AST 26U/L,TB 30μmol/L,PT 14 秒,PTA 71%。

患者 TIPS 术前、术后肝脏 CT 增强(图 14-6-1、图 14-6-2)。

该患者术后每个月复查 1 次,在 2 个月复查时,支架门静脉端形成血栓,且门静脉内存在新形成的血栓,进行了局部处理,分流道再次通畅。由于这种特殊患者缩短了定期复查的时间,及时发现了支架内的血栓,因此得到了及时的治疗。3 个月复查时分流道血流恢复良好,支架通畅。3 个月后可以适当延长至每 3 个月复查 1 次,术后已随访 2 年,分流道通畅,无特殊临床症状。若遇到特殊患者,不缩短复查时间,可能会出现无法处理的严重后果。故术后根据患者的情况,确定复查时间很重要。

通过上述病例不难发现术后定期复查的必要性。手术成功只是第一步,只有术后患者持续维持在良好、稳定的状态才能算真正的成功。故手术结束后,应该反复告知患者,术后要定期复查,告知其术后规律复查的必要性。只有这样,才能动态检测患者术后的变化趋势。

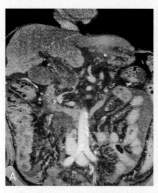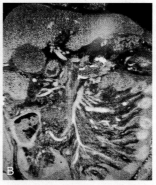

图 14-6-1　TIPS 术前肝脏 CT 增强

A. 冠状位显示门静脉主干及分支完全性血栓,无血流,周围少许侧支;B. 冠状位显示肠系膜上静脉及残留脾静脉完全性血栓,无血流,周围有些侧支。

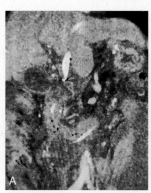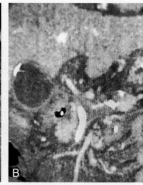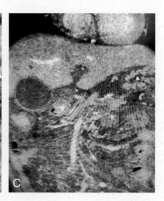

图 14-6-2　TIPS 术后 3 个月肝脏 CT 增强

A. 冠状位显示支架远端有血流通过,门静脉分支仍然有血栓;B. 冠状位显示肠系膜上静脉主干血流通畅,侧支消失;C. 冠状位显示肠系膜上静脉部分分支血流通畅。

第七节　患者资料库和标本库的建立

一、资料库和标本库建立的意义

建立门静脉高压患者的资料库和标本库,对临床、基础研究,以及对临床的指导作用和评估患者预后有重要意义。当然,这一工作不是随访程序中必须做的,但是对于学科建设和学科的可持续发展,以及以患者为核心的整体医疗过程中,应该是重中之重的一环。有条件的学科和单位,应该有专人的统一管理,保证数据的准确性、完整性和最大的应用价值。

二、资料库和标本库相关内容

资料库为收集所有患者的临床资料,包括在院临床、影像学、生化检查、特殊检查等;另外,非住院的自觉临床情况、外院和门诊的检查等。

标本库包括门静脉、外周静脉、肝静脉的血液,肝组织及尿便。

特殊需要留取的标本等。

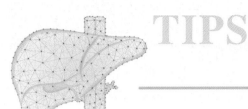

第十五章

TIPS 围手术期护理

第一节　概　　述

一、基本概念

围手术期是指手术前、手术中及手术后的一段时间,一般在术前5~7天至术后7~12天。根据患者个体情况的不同,围手术期整体时间也不一致,基本时间是从患者术前决定接受手术治疗开始至手术全过程,再到手术后基本康复的整体时间。围手术期护理,原则上从患者入院就已经开始,对每一个患者来说,既有普遍的护理概念,也有个体化和不同手术的护理概念。如术前患者的心理准备,使患者心情放松,避免紧张情绪;生理准备,即停止吸烟、饮酒,预防感染;胃肠道准备包括术前12小时禁食、4小时禁水等都是普通护理。个体化包括年龄、性别、临床不同症状等。不同的手术,有不同的护理,如肝动脉化疗栓塞术(TACE),应用局部麻醉,给药时可能会有轻微的肝区局部疼痛感,术中可能会有恶心;术中需要血管内注射造影剂,可能有发热的感觉等,需要患者的积极配合。

门静脉高压行TIPS的患者,由于其技术和管理的复杂性,对围手术期护理的要求也是特殊的,因为关系到患者的安全、合并症的及时发现和处理,以及术后的早期康复,甚至是患者预后。因此,对术前要求全面评估手术患者的生理、心理状态、了解患者的行为和饮食情况等,提供身心整体护理,增加患者对手术的耐受性和依从性,以最佳状态顺利渡过手术期,预防或减少术后并发症,促进早日康复,重返家庭和社会。

二、手术方式

TIPS手术方式一般分为择期手术和急诊手术、单纯和联合手术。择期手术是术前做好充分准备以便于手术顺利进行,减少术后并发症的发生,有利于术后恢复。急诊手术是患者出现消化道大出血,为抢救患者生命时进行的手术。单纯和联合手术,前者技术上不难,直接进行TIPS;后者技术上有较大的难度,需要联合经皮肝穿刺或经皮脾静脉穿刺等联合应用,才能完成TIPS,或经股静脉进行门体分流术。

第二节 手术前患者的护理

一、患者心理护理

门静脉高压严重影响患者的生活质量,尤其是反复出血和顽固性腹水(或顽固性胸腹水),对患者及家属造成经济上、心理上不同程度的影响。应加强与患者及家属的沟通,减轻患者的心理负担,增强患者战胜疾病的信心。

二、预防消化道再出血

1. **饮食护理** 由于患者大多有食管-胃底静脉曲张,术前为避免再次出现消化道出血,造成患者不能如期进行手术,要求患者术前禁止食用带骨刺、粗糙干硬、辛辣、过冷过热、油炸的食物,食用易消化的软食。禁烟酒。

2. **减少腹压升高** 避免剧烈咳嗽、打喷嚏、用力排便、抱重物、过量运动,以免造成出血的风险。积极给予对症治疗,如给予镇咳药物、通便药物等。

3. **充分休息保证患者安全** 患者大多有不同程度的贫血,容易出现体位性低血压等症状。告知患者缓慢更换体位,一旦出现头晕、心慌和出汗等不适,应立即卧床休息避免跌倒。

4. **纠正凝血功能** 术前输血、补充凝血因子、补液纠正患者失血状态和电解质紊乱。

5. **血小板严重异常** 术前输血小板,根据血小板的指标,调整输注的量和输注时机。

三、减少腹水的形成

1. 注意休息 大量腹水的患者以卧床休息为主,观察腹腔引流后有无不适主诉。若有下肢水肿,可抬高双下肢减轻水肿。

2. 限制钠盐的摄入,可适量饮水。可每天测量体重和腹围。测量腹围要在同一部位、同一体位、同一时间进行测量。

3. 遵医嘱使用利尿剂治疗,准确记录 24 小时尿量,观察有无低钾血症、低钠血症。

四、保肝治疗

肝脏储备功能的评估需要多种方法,其中应用特殊设备定量评估是肝脏储备功能的重要组成部分,需要熟练操作机器,准确评估。肝功能尚好者可给予高蛋白、高热量、高维生素、低脂软食。肝功能明显异常,出现严重贫血或凝血功能障碍者,遵医嘱给予输血或药物治疗,改善肝功能。

五、急性出血护理

有部分患者术前仍处于出血期,可出现少量呕血、黑便等现象,做好患者及家属的心理护理,避免患者及家属因出血造成的紧张和焦虑。严格卧床、呕血时头偏向一侧,注意不要吸入肺内,禁食水。要求密切监测患者的神志、生命体征,保持呼吸道通畅,保证静脉通路有效。准确记录 24 小时出入量、做好补液、输血、止血、口腔护理等工作,观察呕血、黑便的量、性质、颜色,及时汇报。给予患者舒适体位,避免压疮的发生,加强基础护理。做好护理文书的书写。详细做好床边交接班。

六、术前安全护理

入院患者做好常规安全风险评估,如跌倒/坠床、压疮、非计划性拔管、生活能力评估等。门静脉高压患者判断是否在失代偿期,有无出现腹水、贫血、出血、肝性脑病、肝性脊髓病等症状。对入院患者的心理、生活习惯有一定了解,避免由环境因素带来的危险因素,造成患者意外。注意患者病情的随时变化。对于处于中高安全风险的患者要求按照评分标准放置风险标识、动态评估、做好交接班。给予患者及家属相应的健康安全宣教。

七、术前常规准备

1. 接到手术医嘱后护士协助患者进行床上排便训练和术中屏气训练,保证手术的顺利进行。

2. 术前做好备血准备,以便于术中病情变化时需要输血。遵医嘱进行补液治疗,给予抗生素皮试实验。

3. 皮肤区域准备,嘱患者做好右颈部及右侧腹股沟处皮肤清洁,必要时进行备皮。要求患者充分暴露右颈部手术区域,长头发要全部梳起,必要时给予修剪头发。如有涂抹指甲油的患者要求擦去指甲油。易发生压疮患者术前给予防压疮敷料保护。

4. 术前观察患者双下肢皮温皮色、足背动脉波动情况,以便于术后进行比较,及时发现病情变化。

5. 胃肠道准备,非禁食患者要求手术前 6 小时开始禁食。

6. 手术当天测量生命体征并做好记录,可在左侧手臂建立两条静脉通路,保证术中补液顺利进行。询问患者状况,如有发热、女性月经来潮等,要及时通知医生。

7. 物品准备,病房备有带 CVP 模块的心电监护仪、吸氧装置、加压输液袋、压力套装、测压导线。患者备有一次性尿垫、便盆、吸管。

8. 手术前其他准备,根据患者情况留置导尿管,术前协助排尿、取下活动义齿及手表首饰。准备好病例、影像资料及术中带药。填写介入手术交接单,与介入手术室护士进行交接。

9. 术前宣教,对年龄偏大、偏小和敏感的患者,进行系统的术前宣教十分重要,使其充分配合医生手术全过程,包括手术的固定位置,术前进行适应性培训。术中采取的麻醉方式,优缺点。告知患者大致穿刺置管的部位,特殊情况可能会增加置管及位置。术中穿刺部位如腹部、剑突下等部位在手术操作的不同时间,会有轻微或较明显的疼痛感。造影时,局部或全身可能会有发热的感觉。术中可能会恶心,甚至呕吐,头要偏向一侧。手术在颈部操作,手术无菌单可能会盖住脸,有时会有憋闷的感觉,要及时吸氧。有关手术持续的时间,根据每个人的情况不同,有不同的时间,如果时间长,不能因此着急或恐惧。嘱患者有特殊不适时,及时告知医生。总之,术前进行常规宣教,消除恐惧心理,积极配合手术。

八、急诊手术的准备

1. 介入手术室护士接到急诊手术通知,立即进行手术准备。

2. 病区责任护士进行术前准备,建立至少两条有效静脉通路,嘱患者禁食水、留置尿管、做皮肤准备,遵医嘱给予止血、备血、补液治疗。必要时,直接在病房进行经静脉和股动脉穿刺置入血管鞘,以便在出血量大时,直接由血管鞘内灌注液体或血液;另外,可以加快手术速度。

3. 责任护士与介入手术室护士进行床边交接,介入手术室护士与主管医生携带抢救设备转运患者至介入手术室进行手术。

第三节 手术中患者的护理

TIPS 手术要求至少两名介入手术室护士配合,非抢救时介入手术室护士按照台上护士、台下护士分工合作,患者发生病情变化或手术复杂需台上两人以上护士共同配合完成,在抢救患者时,可能需要更多护士(病房调配)。要求介入手术室护士充分熟知单纯 TIPS 和联合 TIPS 手术操作程序,每一步需要的器械和器械功能,精准配合医生的每一步操作。充分准备好抢救设备、药物和熟练掌握护士操作的仪器。另外,熟练掌握 DSA 设备和附属设备的操作及使用功能。护士与医生共同密切关注监护设备和患者的反应及变化,以便发现问题及时处理。

一、术前交接

台下护士前往病房,与责任护士进行手术前的交接。交接患者基本信息,包括姓名、性别、年龄、病案号、术式、查看腕带、静脉通路、皮肤、病历、影像资料、手术交接单,与家属共同将患者运送到介入手术室。

二、术前核对

台下护士与台上护士及操作医生共同进行患者姓名、性别、年龄、病案号、腕带及术式的核对。

三、术中配合

台上护士术前进行手术台准备、器械准备、机器准备。配合医生递送器械及材料。术中协助医生定位、测压、术中治疗。术后用物整理。台下护士协助患者摆体位,去枕平卧,头偏向左侧略后仰,颈腰部垫软垫,双下肢自然分开。头戴一次性帽子,连接心电监护。指导患者出现不适时、不能耐受时,轻抬左手示意。术中及时记录影像。术中密切观察患者病情变化。保证静脉通路有效。术后协助医生进行加压包扎。

四、病情观察

1. **疼痛** 局部穿刺插管,穿刺和开通肝内分流道,进行胃底静脉硬化。根据患者的疼痛感觉,遵医嘱给予止痛药物,观察患者疼痛程度和表现。

2. **出血** 腹腔出血、胸腔出血、胆道出血、动脉出血等,主要是肝外穿刺、肝外门静脉、肝静脉、腔静脉、肝动脉、肋间动脉、胆道、膈肌等损伤导致。密切观察穿刺的每一针、整体手术操作过程、肺部及造影情况等,密切注意患者生命体征变化,备好抢救物品及器械,随时配合抢救。有时护士比医生更早发现异常,由于医生的注意力在手术操作上,有时会忽视突然发生的变化。

3. **支架植入异常** 台下护士术前再次进行正确指导呼吸及屏气,告知患者避免身体移动,以避免患者依从性差,导致植入支架异常。

4. **心脏压塞** 是术中严重的并发症之一,出血量大会危及生命,操作时器械损伤右心房或心包所致。密切关注患者生命体征变化及手术过程,及时配合医生抢救,需要时及时配合医生进行心包引流,这是维持有效循环的重要一步。

五、安全运送

在患者稳定,没有特殊的情况下,台上护士、台下护士及医生将患者转移至病床,由台下护士与家属共同将患者运送至病房,运送途中观察患者病情变化,保证运送平稳安全。

六、术后交接

台下护士与责任护士进行床边交接。包括患者姓名、床号、年龄、性别、术式、术中情况、穿刺点、皮肤、管路及特殊治疗等。

第四节　手术后患者的护理

一、穿刺点观察

1. **颈静脉穿刺**　TIPS 手术常规从右颈静脉穿刺,术后留置颈静脉鞘管及门静脉留置导管,以无菌敷料包扎,注意包扎不可过紧,以不出血为原则。观察穿刺点有无渗血、皮下淤血及血肿。留置导管内输注肝素盐水或盐水是否通畅或回血,不同时间测量门静脉压力,并记录。拔除鞘管及导管,进行局部的包扎。第二天给予更换无菌敷料观察穿刺处有无硬结,硬结较小可自行吸收,如硬结较大可给予薄型泡沫敷料覆盖,促进吸收。仍然观察局部情况,直至出院。

2. **右季肋或左季肋区(经皮脾静脉)穿刺**　观察左右季肋敷料有无渗血,穿刺点周围有无肿胀。如无异常 3 天后可自行摘除。

3. **股动脉穿刺**　TIPS 需要从股动脉穿刺进行间接门静脉造影,以便更精准地显示门静脉体表位置。术后右侧股动脉穿刺处加压包扎,根据患者的凝血功能、血小板情况,以及是否应用缝合器械等,一般加压包扎时间为 4~24 小时不等。沙袋压迫 2 小时左右,右侧肢体制动 2 小时,不能弯曲,可以左右移动。沙袋压迫撤除后可向左侧翻身,但右侧肢体要保持伸直。观察穿刺点有无渗血、皮下淤血及血肿,双下肢皮温皮色及双侧足背动脉与术前对比有无异常,如右下肢皮温降低,足背动脉搏动变弱,要及时告知医生是否为包扎过紧造成。如患者术前无双下肢静脉血栓,嘱其做踝泵运动,每次 30 秒,反复多次,预防血栓形成。术后拆除包扎后给予无菌敷料覆盖,如无异常,3 天后可自行摘除。如患者出现股动脉处血肿或包块,应判断有无假性动脉瘤的可能。假性动脉瘤(pseudoaneurysm,PSA)指动脉管壁被撕裂或穿破,血液自此破口流出被动脉邻近的组织包裹而形成血肿,通常表现为有压痛的波动性包块,常伴发感染、出血以及局部压迫、疼痛等症状。其发生率在 0.03%~0.3%,常见原因为拔鞘后不正确的压迫,并与高血压、动脉硬化、凝血功能差、血小板严重异常、使用抗凝药等有关。治疗包括保守治疗:加压包扎,加压至足背搏动良好为原则,嘱家属对下肢进行适当的按摩,加快静脉血液回流。如果上述办法效果不理想,超声引导下行假性动脉瘤穿刺,局部注射凝血酶,使腔内形成血凝块。仍然无效,需要外科手术缝合瘘口。在这个过程中,也要注意下肢动脉和静脉的血栓形成。

二、尿量的观察

术后记录患者 24 小时尿量,并与术前进行对比,同样条件下,观察手术后尿量是否有所增加。绝大多数患者,分流道建立后,回心血量增加,尿量增加,一般尿量增加 500~2 000ml,大量排尿及使用利尿剂后,注意监测电解质情况,特别是血钾变化,部分患者会出现血钾降低,应遵医嘱给予适当补钾。观察血钾指标做好饮食的指导。

三、留置通路的护理

1. **留置导管测量中心静脉压**　术后右颈静脉留置导管监测中心静脉压(CVP),CVP 正常值为 0.05~0.12kPa（5~12cmH$_2$O）。监测中心静脉压的意义在于观察患者术后的血容量变化及心功能情况，提供适当的输液量指标。CVP 与血压结合分析，具有很好的临床意义：当 CVP 降低同时血压降低时表示为血容量严重不足，处理原则是充分补液。当 CVP 降低而血压正常时，表示血容量不足，处理原则是适当补液。当 CVP 增高而血压降低时，表示心功能不全或血容量相对过多，处理原则是给予强心药，并纠正酸中毒和舒张血管。当 CVP 正常而血压降低时，表示心功能不全或血容量不足，处理原则是补液试验。护士要根据患者的 CVP 和血压进行输液速度的调节，并将监测结果及时汇报给医生。

2. 留置导管测量门静脉压力　正常门静脉压力 5~10mmHg（13~24mmH$_2$O）。一般分流后门静脉压力即时下降 20% 以上，24 小时后下降 30% 以上，但每个患者下降的程度不同，而且密切结合临床症状的改善。术后留置导管期间，常规监测门静脉压力，观察压力值的变化，稳定后门静脉压力是真实的压力下降情况，而且每天早中晚至少测量一次，必须为患者血压稳定一段时间的测量值，最后取平均值。一般情况下门静脉压力的数值与术中监测压力比，稳定下降一定数值后，变化不大，一般术后 24 小时左右稳定。如遇压力数值突然增高，观察导管是否有打折、阻塞的情况。

3. 穿刺局部观察　观察穿刺处敷料是否包扎完好，术后留置鞘管进行测压会降低患者的舒适度，部分患者会出现敷料处皮肤瘙痒、发红。患者会不自主地抓挠，尤其是夜间患者在睡梦中会有拔出鞘管的风险，所以对右颈静脉穿刺处的敷料要妥善固定，避免连接测压管影响患者活动引起的拖拽，造成鞘管部分脱出，导致导管移位。如果敷料有卷边或渗血要及时更换，做好二次固定。

4. 预防导管相关血行感染　使用一次性压力传感器，有效期为 3 天，长期监测按有效期时间更换。不提倡通过压力监测系统管路输液，各项操作时注意手卫生，防止敷料污染。在留置导管过程中一旦确认感染，应及时拔出 CVP 导管并剪下导管近心端 2~3cm 进行细菌培养。保持导管通畅，避免管路扭曲，保持正压。预防意外拔管，预防栓塞，防止中心静脉导管与压力传感器脱落。

5. 溶栓导管的护理　患者合并门静脉血栓时，门静脉内留置导管进行溶栓，与留置导管测量压力不同的是，留置导管时间长，一般为 3~7 天甚至更长时间，另外，导管灌注液体开放的时间也较长。因此，出现局部和血液感染的机会增加，局部和其他部位出血的机会也增加。故需要密切观察局部和全身状态，特别要注意，根据医嘱详细记录血压的变化，在溶栓期间，严格控制血压，以预防出血，特别是脑出血的发生。

四、抗凝药物的应用与护理

1. 注射剂　术后遵医嘱给予患者低分子量肝素皮下注射，注射部位为脐周 5cm 处，观察注射部位有无硬结和血肿，避免反复在同一部位进行注射。

2. 口服剂　患者口服抗凝药，指导服用方法，告知每天按时服用，避免漏服，出院后如出现当天漏服则第二天及时补服，如 2 天以上漏服药物，应联系主管医生，遵医嘱进行服药。

3. 抗凝药副作用　①皮下出血：指导患者避免磕碰，轻者可出现皮下血肿，形成片状淤紫，此现象可自行消退，告知患者及家属不必紧张。②牙龈出血：患者可出现牙龈出血，嘱患者使用软毛牙刷，勤漱口。③鼻出血：患者可出现一侧或双侧鼻出血，给予冰袋外敷，必要时请耳鼻喉科进行止血棉球填塞。告知患者及家属避免仰头止血，以免血液进入咽喉部引起呛咳和恶心。④球结膜出血：患者可出现不同程度的球结膜出血，需告知主管医生，观察出血的程度，遵医嘱调整抗凝药剂量。必要时前往眼科就诊。⑤脑出血：为最严重的副作用，出现脑出血要立即停药，积极救治，药物服用必须遵照医嘱执行。

五、栓塞综合征护理

门静脉分流,曲张静脉栓塞后,患者可有不同程度的恶心、呕吐、发热、疼痛等症状,遵医嘱给予止吐、止痛、保护胃黏膜的药物治疗,观察用药后效果。术后患者出现呕吐时嘱患者头偏向一侧,防止窒息。

六、放射粒子植入术护理

放射粒子植入术已广泛用于肿瘤的治疗,但由于其具有放射性,护理具有特殊的要求。TIPS联合放射粒子植入术是近些年来我科首创的治疗门静脉主干癌栓及其合并症的新技术。其具体方法是进行 TIPS 同时,门静脉主干及分支癌栓或属支癌栓内植入游离放射粒子或粒子条治疗门静脉高压消化道出血和/或顽固性腹水(或胸腹水),同时治疗或抑制癌栓。因此,也给护理工作带来新的挑战和创新机会。此项目是联合治疗肿瘤的新技术,患者及家属对此技术并不了解,部分患者及家属听到有放射性就会担心对身体有伤害,对此项技术可能会产生恐惧心理。部分患者不知晓关于粒子的相关内容,不重视,可能造成不必要的伤害。做好相关内容的宣教,要介绍放射性粒子植入的目的、方法、效果、安全防护,减轻患者的顾虑,保证患者及家属的安全。

放射护理:碘-125 粒子的射线能量低,穿透力较弱,对于操作的医护人员及患者的安全性较高,医务人员操作时要集中操作,尽量不要站在粒子植入一侧。患者术后回病房后,尽量安排在单间,减少与其他人走动,如在多人房间,患者床间距在 1m 以上,有条件的患者可以佩戴铅毯进行遮挡。告知患者及家属出院后半年内避免搂抱儿童,与孕妇和儿童保持 1m 以上距离。

七、并发症的观察

1. **腹腔出血** 为最严重的并发症,与肝动脉穿刺、肝外穿刺或肝外建立分流道有关。观察腹部是否有压痛、反跳痛、肌紧张等情况。根据临床表现判断出血程度。当失血量达 500ml 时,患者表现为皮肤苍白、怕冷、头晕、颈静脉塌陷;当失血量达 1 000ml 时,患者表现为口渴、尿少、血压下降至 90mmHg,脉搏增快,血红蛋白下降;当失血量达 1 500ml 时,患者表现为躁动不安、尿少、出冷汗、血压下降至 60~80mmHg 以下,脉搏明显增快,血红蛋白明显下降。由于门静脉高压患者的特殊性(一般术前都处于贫血状态),每个患者对早期出血的反应明显不同。据此,护士发现的异常,及时汇报给主管医生,医生立即根据临床、影像学和术中手术操作的情况,特别是术后的尿量、生化结果、腹部超声、腹腔穿刺、胸部 X 线等综合准确判断是否有早期出血、出血量和出血部位。确定出血,立即停止抗凝、根据出血情况,及时采取保守治疗、介入治疗或外科治疗,以避免对患者产生严重伤害,甚至危及生命。

(1)早期出血的表现:腹胀不明显,稍有腹痛或腹部无明显的异常体征,尿量减少,心电监护显示心率增快,血压可高于正常。实验室检查显示血红蛋白降低,血细胞比容降低。腹部超声有或无腹水,医生行腹腔穿刺可能抽出不凝血。

(2)中期出血表现:腹部胀痛可有进行性加重,腰背部疼痛、尿量减少,入出量不平衡。腹部叩诊浊音,腰背部有按压痛。心电监护显示心率增快并长时间维持高水平心率,血压逐渐降低,血氧饱和度降低。实验室检查显示血红蛋白和血小板进行性降低。腹部超声提示有液性征象,医生行腹腔穿刺可见鲜红色为活动性大量出血;淡红色为少量渗血或出过血,但出血现已止住;阴性可为出血局限于肝被膜下、腹膜后。

(3)晚期出血表现:腹胀、腹痛、尿少等症状进行性加重,周身湿冷,呼吸急促,神志不清。患者皮肤苍白、外周静脉不充盈、腹部叩诊浊音、移动性浊音阳性、肝区叩痛、腰背部叩击痛。心电监护显示失血性休克症状(收缩压<90mmHg)。实验室检查显示血红蛋白降低超过一半,血小板明显降低,转氨酶明显升高。腹部超声提示可于腹腔、肝周、脾周等部位见液性暗区,量较大。医生行腹腔穿刺可见鲜红色为活动性大量出血,阴性可为出血局限于肝被膜下、腹膜后。

(4)腹腔出血停止表现:腹部胀痛、胸闷憋气等症状好转。腹部较前缩小,或未再继续膨隆。尿量增多,出入量基本持平。心电监护显示心率恢复正常,血压升高,血氧饱和度上升等。影像学检查提示积液减少或未增多。实验室检查显示血红蛋白、血小板维持稳定,未再持续降低。

2. 胸腔出血 一般在经皮肝穿刺后发生。胸腔出血早期,可有胸闷、胸疼或无特殊症状,血压升高,心率快或无变化,血氧饱和度稍下降或正常,胸部X线有异常。中晚期患者,出现胸闷、憋气、心率增快、胸廓增大等症状。胸部X线、肺CT严重异常。少量胸腔出血可自行吸收,大量胸腔出血需留置胸腔引流管,引出血性液体。做好胸腔闭式引流的护理,准确记录引流量、颜色。密切观察生命体征,给予氧气吸入,遵医嘱及时准确对症治疗。持续出血,采取穿刺通道消融止血或胸外科手术,此时,需要进行术前护理的准备。

3. 胆道出血 一般发生在TIPS穿刺过程中穿中胆道导致,术中处理不及时或没有处理,可能继续出血,如果胆道门静脉出血,门静脉压力下降后,保守治疗得当,出血会停止。如果胆道动脉出血,要及时进行肝动脉栓塞术止血。出血主要表现为术后腹痛、腹部不适、心率快、血压下降、尿少等常见症状外,可能还有高热、黄疸、呕血、便血、感染性休克等症状。

4. 肝功能损害 肝脏具有合成、解毒、代谢、分泌、生物转化以及免疫防御等功能。肝脏也是唯一双重血液的器官,其3/4来自门静脉,1/4来自肝动脉。进行TIPS的患者,一般是肝硬化失代偿期的患者或严重的门静脉高压患者,肝脏功能已经受到不同程度的损害,在此基础上,穿刺过程中及分流后,又受到一定的损害,导致肝细胞部分坏死,发生肝功能障碍或紊乱而出现的凝血机制障碍、转氨酶增高、黄疸、蛋白降低等。如果肝功能储备良好,这一改变是暂时的,会很快恢复;如果肝功能储备很差,术中或术后肝脏损伤明显,上述症状会继续加重,出现肝性脑病、腹水或腹水增加等,这组表现明显的临床综合征,称之为肝衰竭。术后密切关注相关临床症状的改变和肝功能变化,不但常规进行肝功能定性评估,而且对术前肝功能储备不良、肝脏体积很小、Child-Pugh C级、年龄70岁以上、大量腹水或胸腹水、胆红素高、严重凝血功能障碍、低钠血症、难以调整的低蛋白血症、近期大量失血、肝动脉供血相对少(门静脉供血优势型)、肝癌较大介入后肝动脉供血明显减少或大面积消融后、术中出现严重并发症和术后分流量过大、肝脏门静脉灌注锐减(门静脉供血优势型)等患者,术后进行肝功能定量动态检测(ICG检测)评估,注意要准确操作ICG检测设备,排除干扰因素。遵医嘱提前药物干预或特殊干预,减少肝衰竭的发生。

5. 心力衰竭 心力衰竭是由于心脏的收缩功能和/或舒张功能发生障碍,导致静脉系统血液淤积,动脉系统血液灌注不足,从而引起心脏循环障碍的综合征,主要表现为肺淤血、腔静脉淤血。部分门静脉高压患者,术前有潜在的心脏异常或肺动脉压力增高,但临床症状轻微,在TIPS前没有进行相关检查和系统评估,直接进行TIPS,术后回心血量明显增加,同时输液增加,心脏和肺动脉负荷增加,引起心力衰竭。预防心力衰竭主要是术前进行相关检查,术中测量各种压力,包括肺动脉、右心房、下腔静脉、肝静脉等压力,如果压力都一致增高的情况下,且基本相同的情况下,要详细评估心力衰竭的风险,谨慎进行TIPS,否则,可能会导致无法恢复的心力衰竭。患者出现胸闷、双下肢肿胀、尿少等症状,注意发生心力衰竭的前兆。心力衰竭主要表现为胸闷憋气、呼吸困难、咳粉红色泡沫样痰、双肺可闻及湿啰音、喘鸣音等症状、体征。指导患者半卧位,双腿下垂,给予氧气吸入,减轻呼吸困难,降低机体耗氧量,遵医嘱应用强心、扩血管药物,必要时给予吗啡注射。

6. 下肢血栓 观察凝血指标、双下肢皮温皮色、粗细有无变化、足背动脉搏动等。必要时进行血管超声。

7. **感染**　与医务人员操作不规范,患者免疫力低下有关。要求严格无菌操作,遵医嘱给予抗生素预防用药。

第五节　肝 性 脑 病

肝性脑病是 TIPS 常见并发症,发生率 10%~30%,以代谢紊乱为基础、轻重程度不同的神经精神异常综合征,是影响 TIPS 术后生活质量原因之一。

一、TIPS 术后诱发肝性脑病的原因

1. 门体分流后,部分门静脉血流不经过肝脏解毒直接进入体循环,肠内吸收进入门静脉的代谢产物,不经过肝脏代谢直接进入体循环,导致血氨或其他物质升高,引起脑功能的紊乱,诱发肝性脑病。

2. 肝性脑病的发生主要与分流道的口径有关,口径过大导致分流量增多,含氨物质增多,超过中枢神经系统的承受能力,最终引起肝性脑病的发生。

3. 术前肝脏储备功能差,以及手术穿刺本身使肝功能受损引起肝性脑病的发生。

二、肝性脑病分期

临床无症状的隐性肝性脑病患者在肝硬化人群中普遍存在,其发病率被严重低估。由于其可以直接影响患者从事精细工作的能力,对于驾驶等行为造成危害,并且可在短时间内发展为显性肝性脑病,有较大潜在危害,并可能持续存在。故肝性脑病的预防和干预尤为重要。(具体分期详见第十五章第三节)

三、临床常用判断肝性脑病的方法

1. **计算法**　护士在平日与患者进行交流时发现患者反应迟缓,要求患者进行简单的加减乘除数学运算,以判断患者的计算力有无异常。如遇从事计算类相关专业的患者可提高难度进行判断。

2. **提问法**　询问患者简单问题,如:陪护人姓名、关系,患者自己所在的位置等。判断患者的定向力和辨别能力。

3. **签名法**　肝性脑病患者书写签名时会出现手部抖动,字体与以往不同。

4. **数字连线试验**　受检者以最快的速度将试验纸上特定的杂乱分布的 1 至 25 共 25 个数字按从小到大的顺序逐个连接起来,工作人员记录受检者连接完成的时间。如果受检者在连接数字的过程中出现连接错误,工作人员将指出错误,受检者从发生错误处继续连接。记录受检者最终完成数字连接的时间,一般认为大于 60 秒被认为是异常,也就是数字连接试验结果为阳性,但具体的测试结果要参考患者的年龄和受教育程度。

5. **动物命名测试(animal naming test,ANT)法**　2018 年对隐性肝性脑病的诊断要求的精细化程度更高,并提出新的测试方法:ANT指 1 分钟内列出尽可能多的动物名称,1 个名称记 1 分,并提出三级评分标准,大于 15 分为 0 级,10~15 分为 1 级,10 分以下为 2 级。

四、肝性脑病护理

1. **心理护理**　当出现肝性脑病时,患者无自我照顾能力。照顾者在时间、体力、经济、心理

受到损失及压力。护理人员要给予足够的信心,要与照顾者共同制订照顾计划,对于患者清醒后提供感情支持,鼓励其增加战胜疾病的信心。并指导患者做好饮食、生活上的自我管理。

2. 生活护理　护士做好患者的基础护理,保持床单位整洁,协助照顾者做好皮肤护理。观察患者神志变化,如昏迷患者按照昏迷护理常规进行护理。对烦躁、谵妄患者应注意保护,加床栏,适情况使用约束带或乒乓球手套,防止发生坠床、撞伤、拔管等意外发生。

3. 用药护理　①给予醒脑降血氨类药物,其中门冬氨酸鸟氨酸静脉输注,输注时间大于4小时,避免出现恶心、头晕、呕吐等不适。②口服乳果糖可促进排便减少氨的吸收,乳果糖大剂量可能会出现腹痛和腹泻,半乳糖或果糖不耐受者禁忌,糖尿病患者可正常服用。指导患者个性化口服。观察用药后排便次数、量、颜色、性质。③出现肝性脑病患者,遵医嘱给予药物灌肠,观察患者排便量、性质及颜色,做好交班及记录。

4. 饮食护理　推荐每天理想的能量摄入为35~40kcal/kg(1kcal=4.186kJ)。传统观念认为对于肝性脑病患者应严格限制蛋白质饮食的摄入,然而长时间过度限制蛋白饮食可造成肌肉群减少,更容易出现肝性脑病。蛋白质补充原则,明确3~4级肝性脑病患者禁止从肠道补充蛋白质;轻微型肝性脑病(minimal hepatic encephalopathy,MHE)、1~2级肝性脑病患者开始数天应限制蛋白质,控制在20g/d,随着症状的改善,每2~3天可增加10~20g蛋白;植物蛋白优于动物蛋白;静脉补充白蛋白安全;慢性肝性脑病患者,鼓励少食多餐,掺入蛋白宜个体化,逐渐增加蛋白总量,对于提高患者生活质量,避免MHE/肝性脑病复发具有重要意义。

(1)蛋白质:肝性脑病患者暂停摄入,待患者神志清楚后,逐步增加蛋白质饮食,每天20g,然后每2~3天增加10~20g,逐渐增加至每天35~40g,以植物蛋白为主。

(2)热量:每天5 000~6 700kJ,主食以碳水化合物为主,昏迷者鼻饲或静脉滴注25%葡萄糖液。

(3)维生素:提供丰富维生素,多食新鲜蔬菜和水果,但禁用维生素B_6(与氨基酸代谢有关,影响血氨和其他毒性物质的清除)。

(4)脂肪:减少摄入。

(5)水、钠:腹水者限制钠的摄入。

(6)教会患者及家属查看蛋白质含量表,选择同类食物中含蛋白质量少的食物,原则是少食多餐,少量多种,营养搭配。饮食要点:水果、蔬菜摄入维持正常,增加谷薯类的摄入,限制蛋白质的摄入。

第六节　安全护理、宣教与延续护理

安全护理是指护理人员在进行护理工作中,要严格遵循护理制度和操作规程,准确无误地执行医嘱,实施护理计划,确保患者在治疗和康复中获得身心安全。健康宣教是护理工作的重要组成部分,让患者及家属了解病情,熟知应知应会的医疗护理相关内容,积极配合手术和治疗。延续护理主要指随访期护理,也是围手术期的延续,对患者的生活质量的提高和延长生存期,具有一定的指导意义。

一、术前安全

入院患者进行常规生活能力、跌倒/坠床、压疮、非计划拔管等相关内容的评估,给予患者相应的护理措施。对于中高危的患者需进行标识警示,并加强宣教。做好环境宣教,避免造成意外伤害。根据患者病情安排陪护,对陪护也要进行相应的安全宣教。术前准确执行医嘱,保证患者用药安全。按时巡视病房,观察患者病情变化,交接班详细有重点,准确书写护理记录。及时做好术前宣教,充分做好术前准备。

二、术中安全

做好安全核查,平稳接送患者,安排合理舒适体位,密切观察患者生命体征,观察患者有无不适表现。严格遵守无菌原则。配合医生完成手术,仔细清点物品,做好术中记录。与责任护士做好详细交接。

三、术后安全

密切观察患者生命体征,观察患者有无并发症表现,准确及时执行医嘱,关注各项检查结果,重新对患者进行风险评估,给予相应宣教。关注患者皮肤、管路的护理。关注患者饮食习惯,给予患者术后宣教。

四、出院安全

对于肝性脑病患者的在院护理提出"三防三护"的概念,"三防"指防走失、防伤人、防自残,"三护"指床挡、约束带、乒乓球手套。强调医护工作者在治疗之外,还应密切关注患者精神症状的变化、饮食结构是否合理、生命体征的变化等,并指出睡眠障碍及注意力下降是HE最早表现,应指导家属密切观察。为该病的早期预警和发病后护理提供了细化的指导意见。患者术后3个月内是肝性脑病的高发时间段,此时患者处于专科与非专科治疗及出院状态,在非专科及出院的最初一段时间是治疗不能很好延续或一些潜在不良事件发生的危险时期。肝性脑病影响患者的预后,是导致患者死亡的重要危险因素之一。国外报道显示,肝性脑病的病死率接近25%。肝性脑病相关的临床安全事件有跌倒、坠床、烫伤、走失、压疮、管路滑脱、自伤、伤人等。所有出院后的安全管理是延续护理必不可少的一部分。确保围手术期患者的护理安全,是防范和减少医疗纠纷、实现优质护理服务的关键,是提供高质量护理的关键环节。

五、健康宣教

1. 保持患者心情舒畅,避免紧张情绪,减少负面情绪带来的不良影响,避免做高强度、驾驶类的工作。

2. 养成良好的生活习惯,保证充足睡眠,避免做剧烈、危险性强的运动,以散步、广场舞、瑜伽等运动为宜。

3. 按时服药,观察抗凝药副作用,避免随意停药或改变剂量,服用抗凝药物期间使用软毛牙刷刷牙,避免磕碰,减少可以导致出血的因素。观察有无副作用,如有疑问要及时与主管医生沟通。

4. 与家属共同做好饮食管理,避免油炸、坚硬、刺激性的食物。以植物蛋白为主,营养搭配,养成健康的个性化的饮食习惯。

5. 关注小便的性质、量,保持患者大便通畅,按时服用乳果糖类药物。

6. 定时复诊,如出现水肿、腹水、肝性脑病、呕血、黑便等不适症状及时就诊。

六、肝性脊髓病

肝性脊髓病是肝病患者并发的一种特殊类型的神经系统并发症,以缓慢进行性痉挛性截瘫为特征。以双下肢先后出现沉重感,走路自感费力,双下肢肌肉发抖,活动不灵活等表现,逐渐发展成两侧对称痉挛性截瘫。早期呈伸直性痉挛性截瘫，肌张力增加，呈强直状，膝部和踝部直伸，有"折刀现象"，行走呈痉挛步态、剪刀步态。晚期呈屈曲性痉挛性截瘫，少数可出现四肢截瘫，但仍以下肢为重。TIPS 术后肝性脊髓病发病率很低，部分患者反复发生肝性脑病后，逐渐患有此病，需要与脑缺血性病变或其他脑部疾病鉴别，护理工作在该病的发病不同阶段，有不同的护理重点。要做到准确用药、预防跌倒，保证患者安全并加强患者的基础护理。介入干预时机，可能越早越好。

七、分流道功能异常

TIPS 分流道的质量直接影响患者的生活质量和生存期。分流道的质量受诸多客观因素影响外，受主观因素的影响更多，如术中造影质量、对造影的判断、术者空间意识、术前影像与术中造影的有机结合、选择远近穿刺点、穿刺是否顺利、门静脉压力、支架的选择、分流部位、支架伸入下腔静脉和门静脉长度、血流量、分流角度、直径、形态、肝脏门静脉剩余灌注、术者及助手整体技术水平、术后的管理、围手术期是否发生合并症、严重程度、随访期是否规范化管理等因素，都对分流道质量产生影响，小到功能不全，大到无功能，甚至是致命。因此，建立高质量、合理的分流道是 TIPS 整体技术和管理中核心问题，所有的工作都是为了这个核心在运行，包括护理工作。规范的临床管理、高质量影像和高水平的阅读能力、精益求精的技术、随机应变的能力和良好的医护配合等因素的高度一致和融合才能完成一台完美的手术。

1. 分流道功能异常分类 ①围手术期原始分流道异常；②随访期分流道异常；③分流后异常后果。

2. 处理原则 ①无功能分流道：建立有功能分流道。②原始通道：局部处理或溶栓、球囊成形、支架植入、联合处理。③平行分流道建立：肝静脉+肝静脉分流道、肝静脉+下腔静脉分流道、下腔静脉+下腔静脉分流道、外科分流+TIPS 分流道、多分流道。④支架开窗建立分流道：原始+平行分流道（TIPS+TIPS）、门静脉支架+TIPS、TIPS 门静脉属支+属支。⑤经股静脉分流+经颈静脉 TIPS。⑥预防及治疗分流后异常后果。

3. 分流道功能异常护理 根据异常分流道的不同，实施不同的护理。如分流道无功能，重点观察分流前临床症状，分流后临床症状的变化，有无特殊临床症状出现，分析与分流道无功能的关系，配合医生或遵医嘱加强护理，重点是心理的护理。原始分流道闭塞的局部处理或溶栓，以局部出血、腹腔出血和消化道出血的护理作为重点。

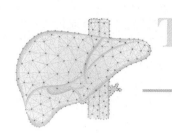

第十六章

TIPS 起步

第一节　开展 TIPS 的基本条件和术前准备

一、概况

介入医学是一门新兴的科学。国内介入诊疗开始于 20 世纪 80 年代初,至今不到 40 年的时间,经过日新月异的发展,如今介入医学已经全面普及到几乎全部县级及以上的医院,介入技术渗透到临床医学的各个专业和科室。目前,介入医学已经成为继内科和外科之后的第三大医疗手段。

TIPS 技术传到中国不到 30 年的时间,成为治疗门静脉高压的支架分流技术,特点如下。

1. **手术复杂性**　几乎用到了所有的介入技术,如穿刺、栓塞、血管成形、支架植入、组织活检、超选、交换等技术。

2. **最理想的缓解门静脉压力的方法**　根据患者的情况,选择合适的分流直径。当然,由于技术和管理的参差不齐,距离理想的分流还有很长的路要走。然而,现有临床技术而言,TIPS 应该是缓解门静脉压力最理想的方法。对于门静脉高压导致的食管胃静脉曲张破裂出血和/或顽固性胸腹水等有确切的治疗效果。

3. **微创性**　该技术虽然复杂,但是在皮肤上行 2~3mm 的切口,就能完成全部手术。在内部,特别是肝脏仍然有一定的创伤,与外科的开腹手术或腔镜手术比较,其创伤小、恢复快。目前已经基本代替了外科分流手术。

4. **并发症**　有可能发生严重并发症,虽然是微创治疗,但较其他介入技术发生腹腔出血等并发症的概率要高。因为门静脉高压的患者多数合并肝硬化,凝血功能差、血小板低,术中盲穿门静脉,如果技术不熟练会引起出血。

5. **副作用**　门腔静脉分流降低门静脉压力的同时,完全避免肝性脑病或肝性脊髓病是不可能的,但是可以通过病例选择和优化围手术期管理,尽量减少副作用的发生率并减轻并发症的程度。基于以上特点,TIPS 在临床"爱恨交加"中走到了今天,成为门静脉高压不可或缺的治疗选项之一。

二、踏入 TIPS 的门槛

1. **基本情况**　TIPS 治疗门静脉高压的短长期疗效确切,得到了业内人士的认可。熟练掌握该技术成为外周介入尤其是肝胆介入医生的梦想和追求。因为技术复杂,培训周期长,要求介入医生有踏实的临床、影像学、介入手术操作基本功,良好的心理素质、抗压能力和沟通技巧。因此,培养一个熟练的 TIPS 医生非常困难,部分技术不够熟练的医生,如果遇到严重的并发症可能会造成心理阴影,影响进一步提高和发展。

在国内经过 20 余年的发展,真正能够熟练掌握该技术(合理建立分流道)和全程规范化管理的专家非常少,应用 TIPS 技术为主系统治疗门静脉高压及其并发症的介入中心也屈指可数。这与乙型肝炎大国的国情不匹配,与大量门静脉高压等待治疗的患者数量不匹配。随着国力的增强,经济的发展,如何更好地为国人的健康服务,如何减少门静脉高压导致的并发症和病死率?TIPS 技术需要更加普及。那么对于多数未开展此技术的医院、科室和医生来说,该如何起步呢?

TIPS 的使命就是通过微创的方法降低门静脉压力,从而治疗门静脉高压导致的食管胃静脉曲张破裂出血、顽固性胸腹水、门静脉血栓、脾功能亢进、肝肾综合征等,其适应证还在不断扩大,禁忌证不断减少。对于门静脉高压的患者,80% 左右合并肝硬化、肝功能、凝血功能差、血小板低,内科治疗部分患者有效,外科手术适应范围窄,且创伤大、风险高。介入治疗的优势越来越明显。对于三级以上的综合医院或者肝病专科医院来说,TIPS 技术不可或缺。

2. 具备的成熟条件 TIPS 是目前为止最复杂的介入技术,并不仅仅是肝内穿刺一针放一个支架这么简单,它是一个系统工程,要长期顺利开展 TIPS 技术,应该具备的理想条件包括以下方面。

(1)配备大型 X 线引导设备的介入手术室,也叫导管室,是介入治疗的场所,绝大多数介入手术包括 TIPS 是在 X 线引导下完成的。目前常用的设备是大型固定的数字减影血管造影机,即 DSA "大 C"。按照设备的固定方式,C 型臂固定在天花板上的叫悬吊式 DSA,固定在地上的叫落地式 DSA。TIPS 技术的特点是头侧操作为主,多角度旋转引导穿刺,所以悬吊式 DSA 是最佳选择,落地式 DSA 的机座和大臂会影响头侧的操作,现在的大型平板 DSA 都有类 CT 功能,对于判断位置和引导穿刺有一定的帮助。

(2)其他配套设备和设施。为了明确患者的肝脏形态、血管走行和结构,几乎所有的 TIPS 患者术前都要做腹部增强 CT、超声或者磁共振,这些大型医疗设备二级以上的医院都具备。门静脉的结构和功能决定了它的显像与其他的血管有较大的差异,所以除了以上的硬件设备以外,还需要有经验的操作医生或技师,才能把门静脉显示满意并能进行多位置重建。为了引导穿刺的方便性,有条件的导管室可备有超声引导设备及熟悉该设备的超声医生。

(3)技术力量及人员配备。TIPS 技术复杂,是四级手术,要求至少有一名具备较熟练介入基本功的外周介入医生,职称副高级以上,有一定的影像学基础、临床基本功扎实,该介入医生需要具备在 TIPS 中心系统培训半年以上或在老师指导下完成 10 台以上手术的条件。至少有 2 名训练有素的导管室护士,除了具备临床护理和操作基本功之外,还要熟悉介入所需的各种材料的型号和用途,熟悉监护仪器和抢救仪器的使用,在不配备技师的导管室,护士还要了解 DSA 设备的初步操作和常见故障的识别。此外,TIPS 手术医生应与肝胆外科和 ICU 专家有良好的合作关系,有他们做后盾,帮助救治发生在术中和术后的损伤和并发症。

(4)介入及相关器材。由于 TIPS 技术的特殊性,除了常规的介入材料如各种型号的导管、导丝、球囊、门静脉穿刺系统等,还必须准备不同型号的全覆膜支架、部分覆膜支架和裸支架,个体化选择不同类型和型号的支架,建立合理的分流道和保证安全。应该准备不同类型和各种型号的栓塞物质或栓塞剂。导管室还必须配有抢救车、常规抢救设备和药品,以及含有氧气、负压吸引等的设备带。

3. 具备的基本条件 如果不具备以上所有的条件,开展 TIPS 手术至少应具备以下基本条件。

（1）三级以上综合医院或肝病专科医院，具备一定可以处理疑难重症肝病患者的肝病内外科、ICU 和能够完成镜下诊治的团队。

（2）拥有能够显示清楚（能够明确诊断）肝脏血管（门静脉系统、下腔静脉、肝静脉、肝动脉等）的结构、血流、分布、与周围的关系、肝脏整体结构和病变等的 CT 和/或 MR 设备。能够完成和作出常规诊断的肝脏、心脏超声设备及人员。

（3）肝脏介入团队中至少有一名副高职称的医生，多年从事临床介入工作，在 TIPS 中心（拥有一定规模的住院病房、手术室、门诊和每年至少 50 例 TIPS 的新患者等）经过半年以上的培训。导管室配有 90° 旋转功能的 DSA 设备、基本的抢救设施和介入材料。

（4）介入团队中的所有医生都应该有在病房管理肝病患者及 ICU 学习的经验，一般半年以上，同时全程管理患者的医生和术者要高度统一，不能有分离状态。

4. 选择患者　TIPS 起步阶段，适应证必须掌握好，各种指南、专家共识及教科书的适应证是 TIPS 的传统适应证，最常见的适应证是门静脉高压导致的消化道出血、顽固性腹水和门静脉血栓等肝脏血管性疾病。

（1）临床症状：建议初学者病例选择从严，疗效与安全兼顾，在一定意义上安全性更重要，最好选择消化道出血的患者。这类患者及家属对再次出血具有恐惧感，手术后止血效果好，对于术中的并发症及术后的肝性脑病等副作用容易接受。另外有两种情况需要注意，一是对于门静脉高压严重静脉曲张的患者，虽然消化道出血的风险非常大，但目前的指南和专家共识没有推荐 TIPS 针对静脉曲张破裂出血的一级预防。二是对于急性大出血的患者，急诊 TIPS 必须慎重，原因为急诊患者各项检查不一定充分，初学者经验欠缺，成功率低；另外，急性大出血的患者，虽然经过内科治疗，但多个器官血供不稳定，特别是肝脏缺血功能受损，术后肝衰竭的风险增加，肠道内的血液再吸收也加重肝损伤和肝性脑病。

（2）影像学：门静脉、肝静脉和下腔静脉无血栓、血流通畅，肝内门静脉分支增粗，肝脏整体解剖与血管的空间结构合理，肝叶之间比例协调，肝裂无明显增宽，肝内门静脉主要分支和肝静脉被肝组织包绕。

（3）生化检查：肝功能 A、B 级，肾功能正常，凝血功能无严重异常，血小板 $>50 \times 10^9/L$。

（4）门静脉高压原因：无容易形成血栓的基础疾病患者。

5. 慎选病例

（1）顽固性腹水：是 TIPS 的传统适应证，建议初学者经验积累到一定程度时再去尝试。腹水程度轻的患者可以依靠药物控制，利尿药物用量大、疗效差的顽固性腹水患者的中位生存率只有 6~12 个月，对有心脏舒张功能障碍（二尖瓣口舒张早期血流峰值/舒张晚期血流峰值 ≤1）、年龄 >60 岁、胆红素 >3g/L、血小板计数 $<75 \times 10^9/L$ 或血钠浓度 <130mmol/L 的顽固性腹水患者，预后较差，应仔细权衡 TIPS 的风险和获益，这类患者及家属对手术风险及副作用接受能力差。

（2）其他患者：对于没有出血的、有 TIPS 传统适应证的患者，如：门静脉血栓、巴德-吉亚利综合征、肝肾综合征、凝血功能差、胆红素高、肝脏小、有肝衰竭趋势的患者，术前需充分沟通，并慎重手术，以防疗效不佳或出现严重并发症影响信心，对以后的发展和成长不利。

（3）禁忌证患者：TIPS 的禁忌证分为绝对禁忌证和相对禁忌证，随着医学的发展，有的绝对禁忌证已经成为相对禁忌证，相对禁忌证已成为适应证。对于初学者来说，一定要将手术安全放到首要的位置，建议有相对禁忌证和绝对禁忌证的病例都不要尝试。

（4）其他注意的情况：经济条件较差的患者，因治疗费用的限制，对于治疗的预期往往较高，需要耐心解释大概的医疗费用和可能达到的治疗效果；家庭成员多，意见不统一，对疾病的严重性和预后没有正确认识的患者需要反复交谈，达到意见统一才能手术。

三、术前准备

术者所在的科室必须组建团队，避免单打独斗，科室人员各有侧重和分工，共同完成工作任务。具体工作大概包括在门诊与患者和家属的简单交流、对适应证和禁忌证的初步判断、术前常规检查并收住医院、详细的病史采集、体格检查和全面的实验室及影像学检查、术前准备及异常指标的适当调整、术前病例讨论及必要的会诊、与患者及家属详细的病情交代和医疗文书的签署。

TIPS 是一个系统工程，术者一定要走向前台，术前亲自与家属和患者交代病情，介绍手术过程和可能出现的并发症、术后注意事项和预后，根据患者的身体和病情特点制定个性化的手术方案。

1. 基本知识储备　要求从事 TIPS 治疗的医生不能只是一个"手术匠"。除了一般外周介入的知识、理论、操作外，还需要基础知识储备，熟知正常肝脏的解剖和生理功能、各种肝脏疾病的病理表现和病理生理变化、肝脏各种功能相关生化指标的意义及判读、肝脏相关药物及作用机制、TIPS 相关器材的特点、型号及应用、出血的常规治疗和休克的抢救、肝性脑病和肝性脊髓病的治疗措施等。

2. 心理准备　俗话说"万事开头难"，开始的几台 TIPS 手术非常重要。不要过于重视或轻视，最关键是要做好各个方面的充分准备，既要有可能成功的喜悦，也要做好失败的准备。术者应该亲自与患者本人和家属交代病情，详细讲解 TIPS 手术的必要性、基本步骤、手术难点、预期效果、术中和术后可能出现的并发症及预案、替代的治疗方案及各自的优缺点等，使医患双方对病情有统一的认识，按规定签署知情同意书。

3. 患者准备　除了严格掌握适应证和禁忌证，签知情同意书外，术者在术前应该详细了解患者的情况，做到心中有数，包括以下方面。

（1）患者的基本情况：除了性别、年龄、生命指征外，还需了解有无糖尿病、高血压、冠心病、心力衰竭、肾衰竭等基础疾病；患者的社会关系和家庭成员情况；有无医保及经济情况。

（2）患者的影像资料：TIPS 的关键步骤是经下腔静脉或肝静脉向门静脉的穿刺，这在一定程度上是一个盲穿的过程，理论上，穿到肝动脉或胆道不可能完全避免，术者经验不足时穿到肝外也不少见。为了避免穿刺损伤的严重并发症，术前对患者的影像学资料，特别是 CT 和磁共振图像进行仔细判读，了解肝脏的大小和形态的变化，门静脉的直径、走行及与肝静脉和下腔静脉的空间关系，预判手术的难点和风险点，对于术中可能出现的问题有充分的准备和预案。

（3）对于一些无 TIPS 绝对禁忌证，但某些指标不太理想的患者，术前需要进行指标的调整。如肝硬化凝血功能差、血小板低的患者，可以适当用药物或者输注新鲜血浆或血小板调整；对于心脏功能不全的患者，术前应该控制出入量并应用药物调整心功能。

（4）TIPS 起步阶段，某些必要的器材如果准备不充分，这有可能对手术造成影响。如国内 TIPS 必用的穿刺系统和覆膜支架，尽量准备两套（个）以上，遇到肝脏特别硬和结构不合理的患者，穿刺过程中有时会损伤穿刺系统，如果没有备用的器材会影响手术进程；TIPS 穿刺过程中，有可能损伤门静脉引起出血，覆膜支架压迫止血很有必要，特别是术中穿刺点过低，门静脉主干穿刺分流，经常需要两个合适直径的覆膜支架，如果支架准备不充分，轻则影响分流效果，重则有腹腔大出血的风险。

（5）TIPS 是最复杂的四级介入手术，初学者术前一定把困难和风险充分估计到并有应急预案。术前一定按照规范常规备血，术中一旦发生腹腔大出血，能够及时足量输血，为后期止血治疗争取时间。必须能够熟练掌握肝动脉的造影及超选技术，一旦发生肝动脉损伤出血能够及时栓塞止血。

（6）TIPS 术前肝功能及其储备评估非常重要。因为,即使 TIPS 术中非常顺利,术后肝衰竭的发生并不罕见,主要原因是肝功能及储备差,分流导致肝脏的血供减少所致。目前临床经常应用的评价肝功能及储备的种类繁多,不下几十种,临床常用的有:Child-Pugh 分级、MELD 评分、吲哚菁绿(ICG)浓度检测、肝脏体积测量、前白蛋白(prealbumin,PA)、胆碱酯酶(ChE)、血栓弹力图(TEG)等。每一种肝功能检测只能探查肝脏的某一方面的某一种功能,到现在为止仍然没有一种试验能反映肝脏的全部功能。如临床最常应用的 Child-Pugh 分级中的肝性脑病和腹水有较大的主观性,没有纳入肾功能指标,同时纳入相关性较大的腹水和白蛋白似有不妥之处;MELD 评分中没有包含门静脉高压的参数;ICG-R15 受肝脏的血流影响较大,任何影响肝脏血流的因素和黄疸等都会影响数据的准确性。比较客观的肝功能储备结论,应当选择多种肝功能试验组合,必要时要多次复查,同时在对肝功能试验的结果进行评价时,必须结合临床症状全面考虑肝功能,避免片面性及主观性。

第二节　TIPS 关键技术及术中注意事项

一、关键步骤

众所周知,TIPS 的关键技术是经下腔静脉或肝右静脉向门静脉的穿刺,这个步骤是难度最大、风险最高的,如何才能用最少的穿刺针数安全地完成这个过程是 TIPS 的重点,也是初学者最关注的问题。对于初学者来说,安全地实现分流是第一要务。一般而言,伸入肝静脉后(主要是肝右静脉)在进行穿刺肝实质和门静脉是相对安全的,一直以来都是主流穿刺方式,但对于熟练的术者来说,已经不是主流。

二、术前再次细化

择期 TIPS,能够进入到介入手术室的患者,应该都是有适应证、无禁忌证的,各项生化和影像学检查都已经完成,异常指标已经进行了适当调整。即便如此,术者进入介入手术室之前,应该再次仔细阅片,特别是肝脏的 CT 或磁共振图像,充分了解肝脏的结构和形态。因为长期肝硬化的患者,肝脏往往会移位和变形、有的肝脏非常小、肝裂明显变宽;短期肝淤血的患者,肝脏肿大、门静脉不粗,但压力高。除了肝脏的形态和位置外,穿刺前还必须了解血管的空间关系,包括下腔静脉的走行和直径,肝静脉特别是肝右静脉的走行,门静脉的走行和直径以及与肝脏的关系。根据肝脏的形态、血管的结构和空间关系初步设计穿刺路径,穿刺时做到心中有数。

三、门静脉体表准确定位

间接门静脉造影曾经是 TIPS 的基本步骤,优点是显示门静脉的形态和走行以及与某些骨性标志的关系。虽然不是实时引导穿刺,但根据穿刺进针点与门静脉靶点在正侧位上的关系进行穿刺,减少了盲目性。即使不能一针命中,距离门静脉靶点也不会距离太远,这样穿刺到肝外的机会减少,提高了安全性。目前也有不少术者不进行间接门静脉造影,根据术前的影像资料判断门静脉与骨性标志的关系,凭个人经验进行穿刺。对于有经验的术者遇到门静脉粗大的患者这是可行的,但对于初学者来说"磨刀不误砍柴工",进行间接门静脉造影还是必不可少的步骤。

为了更好地根据间接门静脉造影引导门静脉穿刺,笔者自己设计并手工制作了简易的"定位网",应用废旧的金属导丝或曲别针制作而成,金属丝之间的距离为 1cm 左右,术前牢固粘贴在患者肝脏前和右侧的皮肤上。间接门静脉造影后,根据金属网格与门静脉的关系,在正侧位上同时定位引导穿刺。需要注意的是,粘贴于患者皮肤表面的金属网会随着患者的呼吸和体位变动而移位,因此,不能完全依赖金属网的定位穿刺。同时要结合门静脉与患者的骨性标志引导,因为骨性标志位置相对固定、变化小。

TIPS 的魅力在于穿刺的刺激性和不确定性,尽管进行了门静脉的间接造影,但门静脉显影不是实时的,穿刺时仍然是盲穿,也有一定的难度和偶然性。为了更加直观实时地引导穿刺,有的术者采用了 DSA 的 X 线引导或者超声引导下的经皮肝穿刺门静脉置管直接门静脉造影并引导穿刺。理论上,经皮门静脉插管引导下,经肝静脉或下腔静脉向有标记的门静脉穿刺非常容易,增加了一个手术,提高了 TIPS 的成功率,同时也增加了风险。因此,对于术前预估 TIPS 有较大的难度、手术过程中反复穿刺门静脉无法成功及急性消化道出血急诊止血等情况下,该技术与 TIPS 联合应用,是有必要的。

四、建立分流道

1. 选择穿刺点 建立 TIPS 分流道是成功的标志。首先要定位穿刺点,包括近端和远端两个穿刺点。术前影像和术中造影有机结合,选择穿刺点,前者主要看穿刺点的安全性,后者主要看建立分流道的合理性。术前确定的预穿刺点与术中的实际穿刺点是否吻合,不吻合就要适当的调整,基本原则是安全第一,成功第二。初学者一般选择肝右静脉,伸入肝右静脉 2~3cm,然后调整导向管向前下方向穿刺肝实质至门静脉右支,建立分流道。其优点在于这种固定导向,无论遇到多硬的肝脏都能穿刺成功,安全性高;缺点是大部分患者分流道成角明显,可能建立的是不合理的分流道,门静脉压力缓解至理想情况不好掌握,分流道狭窄或闭塞率会增加。对于走向平直的肝右静脉,TIPS 穿刺系统难以进入,应该在肝静脉开口或下腔静脉肝段穿刺。当然,无论是初学者或是熟练者,穿刺点没有固定的模式,都是个体化的,理想的情况是既安全又能建立合理的分流道。

初学者穿刺门静脉经验不足,有较大的盲目性,穿刺针数较多,出现并发症的概率就越高,应该尽量避免同一方向盲目反复穿刺。如果没有穿到门静脉,应该仔细研究穿刺进针点、穿刺方向和角度与门静脉的关系,下一针穿刺时注意纠正,这样会增大穿中门静脉的机会。另外,门静脉穿刺是三维的空间关系,一定要利用 DSA 设备的优势多角度定位,至少要正侧位同时定位,引导穿刺针的前后和左右角度。

2. 术中风险处理 ①尽量避免穿刺肝外门静脉,如果进针点的门静脉位于肝脏外,术中出血的风险很大,术后肝性脑病的发生概率也会变高。证实术中穿到肝外门静脉时,一般不要退出穿刺针,置入导丝穿刺外鞘后,直接植入覆膜支架,覆膜部分全覆盖穿刺点,应用适当的球囊后扩张支架。②应用小球囊(直径≤5mm)先封堵,后拔出球囊,立即植入覆膜支架,再扩张。③在手术过程中,可能会遇到特殊情况,如肝外门静脉穿刺没有及时发现,而且已经用适当的球囊扩张了预分流道,腹腔出血量会明显增加,甚至是致命的出血,生命体征会有明显的变化。此时,立即置入球囊,堵住出血的门静脉,准备好全覆膜支架(直径>球囊直径),抽空球囊的同时置入外鞘(减少出血),立即植入支架,再后扩张,确保支架紧贴门静脉壁预防出血。④如果术中穿到肝外门静脉,但已经退出门静脉后证实,立即原通道再穿刺。无法原通道穿刺的,立即再进行穿刺门静脉,成功后,根据凝血功能、血小板、肝功能储备、分流前门静脉压力和腹腔出血情况,选择分流直径,尽量将门静脉压力降得稍低一些。压力降低明显,出血的机会会下降,但也要预防急性肝衰竭的可能。

穿刺过程中,穿到肝外比较常见,如果凝血功能、血小板没有严重异常和肝脏储备功能好,多数情况是安全的。但如果损伤肝内小动脉,可能会导致难以控制的腹腔出血。安全起见,穿刺到肝外都应该进行处理,将穿刺针外套管退回到肝实质内栓塞,不推荐应用细小的颗粒栓塞剂如明胶海绵颗粒或聚乙烯醇(polyvinyl alcohol,PVA)颗粒等,建议应用支撑力大一点的弹簧圈栓塞(图 16-2-1、图 16-2-2)。为适应穿刺针套管的直径,弹簧圈的直径也应尽量小,如果一个弹簧圈栓塞不满意,可以重复栓塞。TIPS 结束后,再次行肝动脉造影很有必要,如果发现有出血现象或假性动脉瘤,需要再次栓塞,术后密切观察。

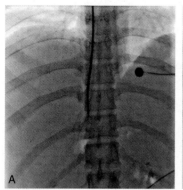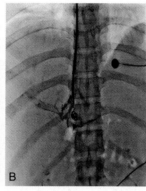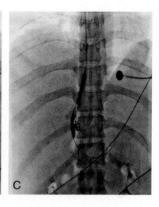

图 16-2-1　原 TIPS 分流道闭塞,支架远端贴在门静脉壁,支架远端开窗及门静脉造影

A. 应用 TIPS 穿刺针经支架远端穿刺支架开窗;B. 穿刺针穿过支架造影显示肝外穿刺,造影剂外溢,应用弹簧圈栓塞穿刺通道;C. 再次穿刺支架进入门静脉,应用球囊扩张支架开窗。

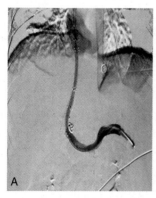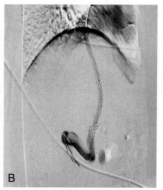

图 16-2-2　建立新的分流道,门静脉造影

A. 正位造影显示分流道通畅,原支架下端在分流道外侧,无血流通过,无造影剂外溢;B. 侧位造影显示分流道通畅,原支架下端在分流道后面,无血流通过,无造影剂外溢。

3. 分流道的建立　安全建立分流道是术中的目标。建立分流道的基本程序是在导丝已经置入门静脉远端时,首先将 TIPS 穿刺外鞘置入门静脉内,如果置入有困难,在证实(在近远端穿刺点注射造影剂)没有肝外血管穿刺的情况下,用适当直径的球囊扩张的同时,把外鞘置入门静脉;如果不能排除或已经证实肝外血管穿刺,先用小球囊扩张(直径≤5mm),同时把外鞘置入门静脉。无论如何处理,都无法将外鞘置入门静脉内时,说明穿刺通道与穿刺部位的门静脉形成的角度较小,外鞘无法转弯进入门静脉。此时,根据术前肝功能储备情况,如储备好,可以选择直径大一些的支架(如10mm),以抵消一些因为角度的问题导致的门静脉回流不良,再用等直径的球囊后扩张。其他情况,根据术前和术中预定的个体化特点,选择适当的球囊和支架,一般选择的球囊直径要小于支架直径,一般小于1~2mm。特别注意的是有些术者放支架过程中,对支架控制不好或定位不准确,导致支架植入异常。

因此,术者一定要学会控制支架,嘱患者屏住呼吸,按预定好的门静脉和下腔静脉位置或肝静脉位置,准确定位。不能单独应用裸支架。如果是裸支架+覆膜支架联合,一般先裸支架后覆膜支架,前者直径大于后者1~2mm。覆膜+覆膜联合支架,根据患者需求和特点,直径先粗后细或先细后粗,如门静脉主干癌栓的患者,联合放射粒子植入术,一般是门静脉端先植入粗支架,后植入下腔静脉端细支架。总之,应该建立合理的分流道(其他章节论述)。

4. 术中配合与监护　TIPS 过程中患者的配合非常重要,术者最好亲自与患者沟通,让患者了解手术的大致过程和注意事项。间接门静脉造影需要患者较长时间憋气,术前对患者进行呼吸和憋气训练,以免造影过程中呼吸运动导致图像不清楚。术中患者的体位也会因为疼痛等原因发生变化,影响穿刺和支架的定位。为了减轻穿刺过程和球囊扩张过程中患者疼痛,在不影响患者意识清醒的条件下,适当应用镇静、止疼药物很有必要。TIPS 通常是在局部麻醉下进行的介入手术,患者意识清醒,术者在操作过程中应该经常与患者沟通,了解患者的身体状况与意识状态。

TIPS 过程中的监护非常重要,包括心率、血压、血氧饱和度、呼吸和尿量等的持续监测,发现异常情况及时停止操作,进行排查和处理。

第三节　TIPS 术后管理和随访

对于初学者来说,TIPS 术中穿刺门静脉成功,通常认为手术成功了一大半,支架植入并造影通畅就非常满意了,但对于长期从事门静脉高压研究和诊治的介入医生以及门静脉高压的患者来说远远不够。介入医生不应该只是“手术匠”,应该对患者进行全程管理,在某种程度上,术后的管理和随访更有意义。

术后术者亲自观察和随访,获得第一手的资料,包括不同部位的出血、肝性脑病等并发症的预防和处理、术后恢复和检查、出院前患者教育(如饮食和服药等)、出院后的电话随访及定期再入院或门诊检查、病例资料及随访信息等。总结成功的经验和出现并发症的教训,提高对疾病的整体认识水平。

开展 TIPS 工作,除了组建自己的团队以外,还应该与兄弟科室建立良好的合作关系,如消化科、感染科、肝胆外科和 ICU 等。因为术中或术后出现的多种并发症,如出血、感染、肝衰竭等都需要相关科室的密切合作和配合。

TIPS 是比较复杂的介入手术,较其他常规介入手术如肝动脉化疗栓塞术(TACE)有较大的差别。术后护理和生活指导也有自己的特点,除了医疗团队外,护理单元也很重要。因为护理人员深入病房一线,密切接触患者,如果患者术后出现并发症,护理人员能第一时间发现,给抢救和治疗争取了时间。护理人员将一些口头医嘱和术后的生活细节传递给患者,还会定期对患者和家属进行健康和康复宣教。因此培养业务能力强、善于沟通、有奉献精神的护理队伍很有意义。

围手术期的安全非常重要。TIPS 最常见、最严重的早期并发症是腹腔出血,部分患者腹腔出血术中不能发现,术后数小时发现出血,个别病例术后数天出现腹腔出血。术后应该严密监测生命体征,详细记录尿量的变化,必要时导尿并记录每小时的尿量;多次复查血常规,对比血红蛋白和血小板的变化趋势。如果考虑腹腔出血,除了超声等影像学检查外,及时的腹腔穿刺是非常必要的。一旦腹腔出血确诊,详细分析出血部位,确定后立即处理,有的患者需要进入 ICU 继续治疗。

尽管 TIPS 是无菌手术,但部分患者有术后发热、感染的情况。部分原因可能与该操作在患者的头侧进行,消毒不彻底不规范有关;另外可能与 TIPS 术后肠道菌群的移位等有关;还有部分患者术前就存在腹水的感染。因此,建议 TIPS 术后常规应用抗生素 2~3 天。

肝性脑病是 TIPS 最常见的并发症。随着肝功能储备的系统评估、技术的进步和合理分流道的建立,肝性脑病的发病率明显降低,而且程度较轻,多数是 1 期到 2 期,适当药物预防及饮食控制很有必要。随着时间的延长,如术后半年以上,肝性脑病的发病率已经非常低,多数患者仅仅靠低蛋白的饮食控制即可。程度较轻的肝性脑病,症状不典型,应该提醒患者家属注意观察,发现异常及时用药治疗,防止症状进一步加重。当然,对于初学者来说,技术和患者的全程规范化管理还不完善,需要从多方面重视肝性脑病。

肝性脊髓病是 TIPS 的少见并发症,严重影响患者的生活质量。术前知情同意书签署时一定要告知患者。关于肝性脊髓病的基本原则是预防为主,早期发现和早期治疗。

根据患者的情况,采取常规随访时间和内容,以及特殊随访时间和内容(相关章节有详细论述)。要特别指出,有些患者在随访过程中可能发生肝癌,要特别注意影像学和肿瘤标志物,如甲胎蛋白等。

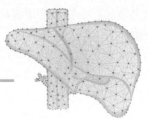

第十七章

TIPS 相关并发症及处理

经颈静脉肝内门体分流术（TIPS）应用于肝硬化门静脉高压及非肝硬化门静脉高压的治疗，已经取得了非常满意的疗效。该技术国内开展近30年，但目前熟练操作的医生不是太多，大规模开展 TIPS 的医院也非常少，临床上有大量门静脉高压的患者得不到及时的治疗。TIPS 没有大面积开展的原因除了技术的难度造成的门槛外，还有术中及术后出现的一些并发症并非少见，特别是一些严重的并发症，如腹腔内出血、胸腔出血、反复出现的分流性肝性脑病等限制了技术的普及和发展。随着病例数的增加，少见的严重并发症不断出现，如 TIPS 术后肝性脊髓病、TIPS 术中心脏损伤、急性肺栓塞等报道增多，这些都是困扰临床的棘手问题。因此，了解 TIPS 并发症及其防范十分必要。

第一节　操作相关的并发症

TIPS 的复杂性决定了它的并发症并不少见。文献报道最常见的是腹腔内出血，初学术者行手术后其发生率20%~30%，熟练者行手术后其发生率1%~2%。致死性并发症的发生率为0.6%~4.3%，主要为腹腔内出血和急性肺栓塞，与手术相关的死亡率1%~2%。胆道穿刺相关损伤<5%，主要有胆道出血、胆道瘘、胆道阻塞、胆汁瘤、胆道-血管瘘、胆道-支架瘘、胆管炎。另外，TIPS 其他并发症还有肝梗死、假性动脉瘤、心脏压塞、继发感染、支架移位导致主动脉-右心房瘘、巴德-吉亚利综合征、体-肺循环的交叉栓塞、右心房血栓形成、脾脏损伤出血、肠道损伤出血、气胸以及颈部血肿等。

笔者已经完成全程管理的 TIPS 患者6 998例，技术成功率99.8%（6 984/6 998），严重合并症发生率1.0%（73/6 998），其中死亡率0.18%（13/6 998）。技术上有难度的3 527例，占总病例的50.4%（3 527/6 998），这些患者术中会增加风险，技术成功率99.7%（351/3 527），严重合并症发生率1.7%（59/3 527），其中死亡率0.3%（10/3 527）；技术上无难度的患者3 471例，占总病例的49.6%（3 471/6 998），这些患者术中风险比较小，技术成功率99.9%（3 468/3 471），严重合并症发生率0.40%（14/3 471），其中死亡率0.09%（3/3 471）。主要的严重并发症有肝外门静脉破裂腹腔大出血、经皮肝穿刺（联合 TIPS）胸腔大出血和经皮肝穿刺肝动脉出血、颈静脉穿刺胸腔大出血、脾静脉穿刺脾破裂大出血、导丝穿透脾静脉分支出血、导丝穿透肠系膜上静脉分支出血、肝动脉假性动脉瘤出血、心包出血+腹腔出血、心脏压塞、胆道动脉出血、股动脉穿孔大出血、局部溶栓腹腔出血、动脉-门静脉瘘腹腔出血、海绵样变性血管破裂出血、肝外穿刺引起腹腔出血、胆汁漏+腹腔出血、脑出血、术中急性消化道大出血、肺梗死、胃穿孔、脓毒血症、急性肝衰竭、股动脉闭塞、颈静脉穿刺喉返神经损伤、心力衰竭、窒息等。严重并发症 73 例,其中死亡 13 例,与出血相关的死亡 12 例。73 例中,与出血相关 55 例,占 75.3%,其他 18 例,占 24.7%。合并症的发生主要与全程管理,影像学(术前和术中)和临床结合及术中技术直接相关。十多年来,笔者进行了患者的全程规范化管理及术中精准技术后,合并症的发生已经明显下降。

一、颈静脉穿刺并发症

经皮右侧颈内静脉穿刺是 TIPS 的第一个基本步骤。如果右侧颈内静脉闭塞可以选择左侧颈内静脉,如果双侧颈内静脉都阻塞或者无名静脉闭塞时可以应用股静脉途径行 TIPS。颈外静脉较细小一般不作为 TIPS 的途径。

穿刺右侧颈内静脉最常见的并发症是颈部血肿,主要原因是多次穿刺或者穿到颈内动脉或其他小动脉所致。门静脉高压的患者多数合并肝硬化,凝血功能不正常、血小板低下,因此出现颈部血肿的情况并不少见,但多数程度较轻且多无须特殊处理,如果血肿较大需要停止操作,压迫止血,必要时用细针抽吸血肿。颈部血肿较大者,可以压迫颈动脉窦,导致血压低、心率慢(颈动脉窦反应),也可压迫周围神经等。发现颈部血肿,要及时处理,局部抽吸和压迫(适当,以不再出血为原则)。颈静脉的穿刺或者局部麻醉过程中有可能损伤神经引起疼痛,还可能引起喉返神经损伤,导致声音嘶哑,一般都能恢复正常。

减少穿刺的次数,提高穿刺的成功率是减少或避免血肿发生的关键。穿刺过程中左手寻找颈动脉外侧缘,并固定,有利于颈静脉的定位并避免损伤颈动脉。穿刺点尽量高(下颌角水平),避免穿刺过程中损伤胸膜引起气胸。穿刺方向平行于颈内静脉的走行方向经过胸锁乳突肌,在颈静脉的正前方与颈部成15°左右向后下进针,这样既有利于压迫止血,又为后续的操作提供了方便。反复穿刺右侧颈内静脉不能成功的病例大概有以下情况。

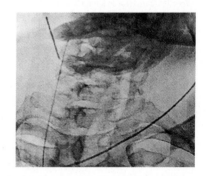

图 17-1-1　经股静脉插管到右侧颈内静脉引导穿刺

(1)肿瘤、血液病或高凝状态的患者静脉血栓闭塞。

(2)长期或者反复颈内静脉置管导致的闭塞。

(3)进食不足或血容量不足导致的颈静脉充盈不佳。

(4)体位所致的颈静脉充盈不良。为了提高穿刺的准确性,减少血肿的发生,有条件的可以应用超声引导穿刺颈静脉,没有条件超声引导的可以经股静脉插管到颈内静脉引导穿刺(图 17-1-1)。

二、心脏损伤

1. 概况　TIPS 的过程一般都要经过心脏,只要严格规范操作,一般不会损伤心脏。文献报道的心脏损伤或心包出血造成的心脏压塞比较少,如果发生操作不当导致心脏压塞,一定积极处理,否则会危及患者的生命。

2. 心律失常　TIPS 术中的各种导管、导丝和穿刺针等介入材料经过心脏时一定要在透视下进行。从右心房到下腔静脉不是直线,而是有一个向后向右的角度,导丝、导管等容易在血流的带动下进入到右心室,反复在心腔内操作有可能诱发心律失常。如果患者有心脏病的基础,心律失常不容易恢复,此时必须中断操作,必要时药物治疗或请心脏内科医生会诊。

3. 心包出血　心包出血是少见并发症,根据出血量的多少,引起的临床症状不同,重者危及生命。

（1）症状轻微的出血：根据心脏的结构和性能，介入器材造成心脏破裂的发生率很低，但术中操作失误导致心脏损伤、心包积血、心脏压塞的发生并不罕见，需要高度重视。穿刺过程中误穿心脏造成少量心包积血，如果患者无特殊症状，出血量少，可以停止操作密切观察；如果出现症状，应该及时超声检查，必要时插管心包引流。大量胸腔积液的患者，心脏外形不清楚，穿刺过程中有可能损伤心脏，如果术中发现心脏周围与心脏外形一致的高密度造影剂影像，说明穿刺损伤心脏(图 17-1-2)，应立即停止操作，请心脏科医生会诊。患者无任何症状，心率、血压等无变化，短期观察心脏外

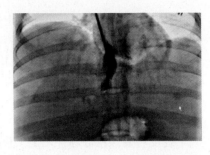

图 17-1-2 TIPS 术中损伤心脏，心包出血

形也无明显变化，返回病房密切监护，多次复查心脏超声无明显变化，方可再次行 TIPS。

（2）心脏压塞：随着 TIPS 技术的不断进步，熟练的术者，追求的不单纯是成功，重点转移到建立合理的分流道，进而追求长期的临床效果，因此，选择合理的近远端穿刺点。往往由下腔静脉肝段高位或肝静脉开口处穿刺，有可能穿过心包(每个人心包解剖结构不一样)，导致心包出血，如果没有及时发现，穿刺套装的金属导向器穿过或球囊扩张或植入支架，会导致严重的心包出血、心包压塞。其他可引起心脏压塞的原因有：①高龄，反复手术史；②自身病变，存在不同程度的扩张型心肌病，或者肺动脉高压导致右心房及心室处于扩张状态，导致心房肌肉菲薄；③医源性因素，术中操作不当，手法粗暴以及器械原因等。心脏压塞早期症状如胸闷、心慌、胸痛，容易与其他疾病的主诉相混淆，而当出现明显血压下降、意识障碍时病情已十分危急。出现如此危险情况，在保守抢救的同时，立即进行心包引流及介入相关操作。有关救治措施，有关章节有详细论述。

三、出血

出血是 TIPS 最常见的并发症，严重地危及生命。特别注意的是有些潜在的出血，术中没有被发现或当时没有出血，术后发生出血，甚至是几天后出血。因此，术后出血，应该是术中出血的延续，必须要加以重视。

1. **胸腔出血** 胸腔出血是 TIPS 的少见并发症，因为 TIPS 常规途径是经颈静脉、上腔静脉、右心房和下腔静脉，在肝静脉或下腔静脉穿刺门静脉，损伤胸腔导致胸腔出血的概率比较低。但是一旦发生胸腔出血，容易引起严重的后果，必须十分注意。一般情况下，TIPS 过程中导致胸腔出血的步骤有以下三种情况。

（1）颈静脉穿刺过程中损伤胸膜引起气胸或血气胸，为了避免发生这种情况，颈部穿刺点适当高一点即可。

（2）TIPS 过程中经肝右静脉穿刺门静脉时，如果技术不熟练，穿刺针控制不好有可能穿向后上方进入胸腔，引起胸腔出血。

（3）经皮肝穿刺门静脉置管造影引导 TIPS 穿刺可能会发生胸腔出血。经皮肝穿刺置管并不是 TIPS 的必需步骤，但对于门静脉血栓等 TIPS 难度较大的患者或术者 TIPS 经验不足时会采用这种辅助技术，穿刺进针点位置不当经过胸腔会导致胸腔出血(图 17-1-3)。

肝内病变，如血管畸形、肿瘤等靠近胸腔，TIPS 穿刺过程中可能经过病变至胸腔，导致出血。

2. **腹腔出血** 腹腔内出血是 TIPS 操作最严重的并发症之一，发生率较高，严重者危及生命。预防为主，如术前异常指标的调整、术中及时发现和处理，这是重中之重，最好控制在仅需要保守治疗就能解决的范围。一旦腹腔出血，早期就要判断准确，不要等到中晚期才能明确，即使出血

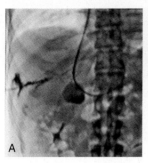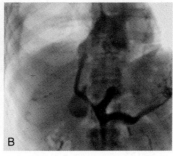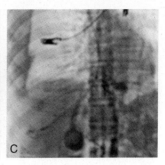

图 17-1-3　穿刺进针点位置不当经过胸腔会导致胸腔出血

A. 经皮肝穿刺造影定位下,穿刺门静脉成功后,拔除肝穿刺导管封闭穿刺道;B. TIPS 支架植入后发现右侧胸腔积液,胸腔出血;C. 右侧胸腔积液进行性加重。

停止,也可能会给患者带来严重后果,如肝衰竭、肾功能不全、严重肝性脑病等。以下情况是穿刺过程中常见的出血原因及处理措施。

(1)肝外下腔静脉:关于近端穿刺点,为了建立合理的分流道或必须经下腔静脉穿刺的患者,成熟的术者,已经由主要穿刺肝静脉转移至主要穿刺下腔静脉。根据患者个体化情况不同,一些患者需要高位穿刺,术者没有充分分析术前影像学,以及与术中造影(主要是下腔静脉和肝静脉造影)有机结合,导致肝外穿刺出血。一旦发现出血,立即进行跨血管壁栓塞;另一种方式,一旦发现出血,将 TIPS 外鞘置入肝实质,然后通过金属导向管和穿刺针进行调整方向穿刺门静脉,所谓的"单孔道"穿刺成功后,应用覆膜支架建立分流道止血。同时与外科联系,请外科评估后是否需要手术。

(2)肝外肝静脉:重点是术前影像学肝静脉全程是否裸露在肝实质外,以及裸露的长度,必须分析明白,确定安全的穿刺点后,与术中造影必须吻合,不能穿刺裸露的部位,否则会导致严重的出血,一旦发现出血,与肝外下腔静脉处理方式一致。另外,球囊阻断肝静脉部位,特别偏外时,注射造影剂或高压注射器造影时,导致肝被膜下出血,由于血液流动的方向是向心性和肝静脉压力比较低,一般不会引起大出血。操作时要谨慎。

(3)肝外门静脉:肝外门静脉穿刺和建立分流道是腹腔大出血和危及生命的重要原因。预防的重要措施,将传统的穿透门静脉后退的方式,改为渐进性门静脉后壁穿刺方式。当根据门静脉体表定位,接近门静脉时或感觉不安全时,要时时注射少量造影剂,监控针尖的位置是否在肝外,一旦在肝外,立即回撤至肝实质,并进行栓塞通道;穿刺多针时,往往经过多穿刺孔道,肝外穿刺的机会增加,应该改为"单孔道"穿刺;球囊扩张前,回撤 TIPS 外鞘至门静脉穿刺点,造影证实是否肝外门静脉穿刺。一旦发现肝外门静脉穿刺,如果导丝无法进入门静脉,立即紧贴门静脉壁栓塞穿刺通道。如果导丝已经进入门静脉,直接覆膜支架或小球囊扩张后腹膜支架建立分流道(图 17-1-4),再用适当的球囊后扩张。术中整体手术操作过程中,已经采取必要措施,没有发现出血,而术后发现腹腔出血,应该与肝外门静脉仅部分裸露在肝外或建立的分流道裸支架部分裸露肝外有关。本中心遇到一病例,TIPS 过程顺利,术后第二天患者腹胀明显、心率加快、血红蛋白下降,考虑有腹腔出血,经颈静脉支架内造影发现有造影剂外溢,TIPS 支架裸端部分位于门静脉之外,应用覆膜支架覆盖后造影复查,出血停止(图 17-1-5)。

另外,可能还与导丝或导管穿破肠系膜上静脉或脾静脉细小分支、联合经皮脾静脉穿刺脾破裂或经皮肝穿刺门静脉穿刺通道等导致腹腔出血有关。

(4)肝外穿刺:主要包括直接经肝穿刺至腹腔内、肝裂内和肝被膜下等。也可以经过门静脉、

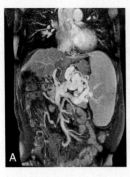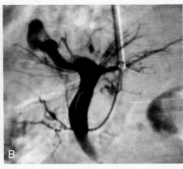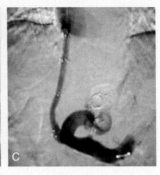

图 17-1-4 腹膜支架肝外建立分流道

A. 肝硬化严重、肝脏体积缩小,门静脉主干大部裸露在肝外;B. 肝外门静脉主干远端穿刺;C. 覆膜支架肝外建立分流道。

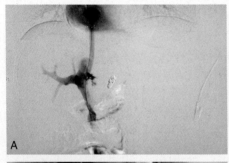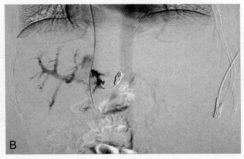

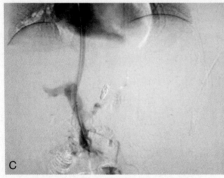

图 17-1-5 覆膜支架覆盖止血

A. 经颈静脉支架内造影发现有造影剂外溢;
B. TIPS 支架裸端部分位于门静脉之外,出血点位于支架裸膜交界处;C. 应用覆膜支架覆盖出血部位后造影复查,出血停止。

肝动脉、胆管和胆囊等穿至肝外。如果在术中发现出血,立即进行穿刺道栓塞止血(图 17-1-6);如果术后发现,进行综合分析后,根据不同的出血源头,积极采取不同的措施,不能等待和存在侥幸心理。

(5)肝动脉穿刺:肝动脉较细、壁厚、弹性好,穿刺损伤的机会较少,多次穿刺可能会损伤肝动脉。动脉损伤可导致肝实质内假性动脉瘤形成、肝被膜下血肿、腹腔内大出血及胆道出血等,较粗大的肝动脉损伤或动脉损伤同时伴有肝被膜穿破都会有腹腔大出血。特别注意的是部分穿刺造成的假性动脉瘤破裂出血,可以发生在术后几天,甚至更长时间,动脉出血,一般出血速度快,而且量大,发现动脉出血,立即行肝动脉栓塞(图 17-1-7)。根据分流后肝脏门静脉灌注情况、术前的肝功能储备和术前肝组织是否有缺血情况,决定栓塞的范围,以不出血和保证一定的肝内灌注为原则。另外,在 TIPS 过程中,不能保证肝动脉不受损伤的情况下,术后立即进行肝动脉造

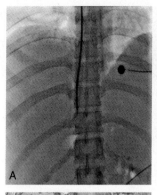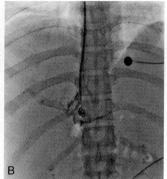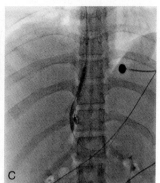

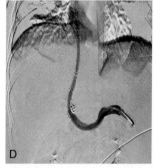

图 17-1-6 肝外穿刺道栓塞止血
A. TIPS 术后支架闭塞,导丝不能通过,穿刺支架远端开窗;B. 肝外穿刺,造影剂外溢,弹簧圈栓塞;C. 穿刺成功后,球囊扩张穿刺道及支架开窗;D. 再次植入支架,分流满意。

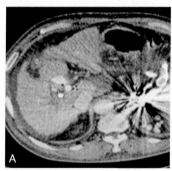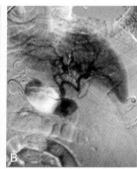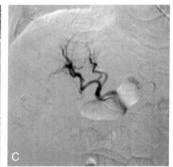

图 17-1-7 肝动脉栓塞
A. TIPS 术后 CT 扫描见假性动脉瘤;B. 术后腹腔出血,造影见假性动脉瘤染色;C. 肝动脉分支栓塞后造影,异常染色的假性动脉瘤消失。

影除外假性动脉瘤、出血和动脉瘘等。

四、胆道系统并发症

1. **胆道系统出血** 胆道、门静脉和肝动脉关系密切,它们共同在 Glisson 鞘内,门静脉在后方,胆管在右前,肝动脉在左前方,这是正常解剖关系,有解剖变异的情况。TIPS 穿刺过程中穿中或者损伤胆管比较常见,但出现严重并发症的并不多见。一旦穿刺针进入胆管,有可能抽到墨绿色的胆汁,注入造影剂时胆道显影(图 17-1-8),此时应该拔出穿刺针,一般能自然闭合,如果穿到较粗的胆管或者担心出血可以栓塞通道,注意不要栓塞胆道。进入胆管的造影剂一般不会立即消失进入肠道,会在胆管滞留一段时间,在此期间穿刺,显影的胆管具有引导的作用。一方面引导穿刺其后方的门静脉,另一方面避免再次穿到胆管引起不必要的并发症。如果胆道或胆囊持续出血或大出血,应该是与动脉或门静脉相通导致的,前者需要动脉栓塞止血,后者需要及时分流降低门静脉压力止血。另外,胆道或胆囊出血可以合并胆汁性腹膜炎,必要时行胆道引流术。

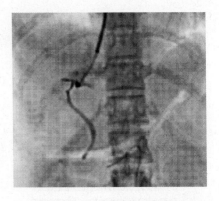

图 17-1-8　TIPS 过程中误穿胆道,注入造影剂胆道显影

2. 梗阻性黄疸　TIPS 术后可能会导致梗阻性黄疸,很少见。主要原因是胆道与门静脉在同一个鞘内,空间有限,门静脉植入支架后可能压迫胆道引起,特别是发生在门静脉海绵样变引起门静脉性胆病的患者。由于围绕胆管的静脉丛曲张和纤维化,压迫胆管,使之不规则,甚至形成结石,加上金属支架的持续压力,而引起梗阻。治疗的方式是胆道内外引流,根据黄疸的情况,引流管逐渐增粗(如 8F 至 10F,甚至更粗),根据引流情况,决定是否用适当的球囊扩张。一般情况经过一段时间的引流和扩张,胆道恢复通畅。特殊情况无法恢复通畅的,请外科干预或行经内镜逆行胆胰管成像(endoscopic retrograde cholangiopancreatography,ERCP)置入可取出支架。不要植入不可取出的支架。

3. 胆囊淤胆性黄疸　门静脉系统广泛血栓的患者,往往会导致肠道缺血,腹部疼痛,肠蠕动缓慢或动力性肠梗阻,需要患者长期禁食水。对血栓的局部处理或联合 TIPS,门静脉恢复血流,但肠道需要长期才能恢复正常蠕动和进食水。在这个过程中,胆囊分泌的胆汁和进入的胆汁,难以排出,淤积在胆囊内,进入血液循环,引起黄疸和感染。处理的方式为胆囊引流,直至恢复正常进食水,拔出引流管,一般需要 2 个月左右。当然对血栓处理适当 TIPS 术后,对肠道的功能恢复具有重要意义,但要特别注意的是,黄疸和感染可能就发生在 TIPS 术后。

五、急性肺栓塞

1. 概述　TIPS 是在下腔静脉、肝静脉和门静脉之间的操作,这些血管都是血栓的好发部位,下腔静脉和肝静脉血栓或闭塞导致的巴德-吉亚利综合征比较多见,肝硬化、脾切除等原因诱发的门静脉血栓更是普遍,上述疾病多是 TIPS 的适应证。在 TIPS 的操作过程中,门静脉、肝静脉和下腔静脉的血栓有可能经右心房、右心室进入肺动脉。

众所周知,急性肺动脉血栓栓塞是临床急症,死亡率非常高。发生急性肺栓塞的血栓多数来自下腔静脉和下肢深静脉,抗凝、溶栓、腔静脉滤器植入等措施临床普遍应用。尽管如此,急性肺栓塞致死病例时有发生和报道,急性肺栓塞也是 TIPS 操作相关的另一少见的致死性并发症。

理论上下腔静脉、肝静脉及门静脉血栓在 TIPS 过程中脱落进入肺动脉是可能的,实际工作中发生急性肺栓塞的概率也是比较高。笔者的经验是分流后需要留置导管进行局部处理的患者,部分患者会发生急性肺栓塞,但没有发生过肺栓塞致死病例。同时笔者进行的近 7 000 多例患者中,也没有因急性肺栓塞死亡的病例。

2. 急性肺栓塞临床表现　轻者表现为不同程度的心率加快,部分表现为血氧饱和度的下降,未发现胸痛、咯血的患者,多数患者短期观察后心率恢复正常,部分患者需要抗凝或联合溶栓治疗后缓解;重者表现为突发意识丧失、抽搐、呼吸减弱、血压下降及氧饱和度下降等。立即静脉推注备用的尿激酶并持续静脉滴注,全身肝素化,多巴胺快速升压,并人工或机器辅助呼吸,有条件的进行血栓抽吸和碎栓。在患者恢复自主呼吸或意识转清后转入专科或 ICU 继续治疗。

3. 预防肺栓塞　不同血管的血栓,采取不同预防措施。

（1）门静脉血栓：术前超声和血管成像对评估门静脉系统血栓有重要价值。若超声或血管成像发现门静脉有松动的血栓或急性血栓，TIPS 操作时要格外小心。门静脉穿刺成功后沿导丝将 TIPS 穿刺系统整体送入门静脉主干，切忌外鞘管单独强行推入，根据血栓的多少和程度，以及支架是否完全覆盖血栓，采取分流前局部处理和/或分流后处理，应用全覆膜或部分覆膜支架建立分流道（图 17-1-9）。特殊情况下，门静脉血栓较多完全堵塞支架，先用合适直径的球囊扩张分流道及血栓，实际是碎栓的过程。需要的情况下，再应用取栓球囊导管将支架内和支架远端的血栓拉到右心和肺动脉内，这种情况下一般不会出现严重的临床后果，多数患者仅表现为心率加快，有的患者为一过性血氧饱和度下降，因为 TIPS 支架常规应用 8mm 的直径，经过球囊的压迫碎栓和支架的阻挡，进入肺动脉的血栓是小的血栓，一般无症状或症状轻微。尽管如此，TIPS 术中，一定要避免大块血栓进入肺动脉。总之，既要预防大血栓的脱落，又要建立合理的分流道。

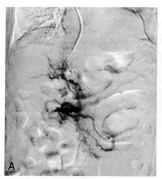
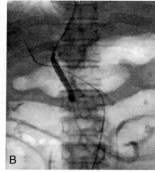
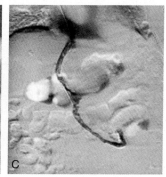
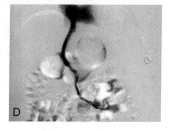

图 17-1-9　建立分流道
A. 穿刺门静脉成功后造影，门静脉内大量血栓合并海绵样变性；
B. 应用球囊扩张处理分流道及门静脉内血栓；C. 支架内及门静脉可见大量血栓；D. 经球囊处理和血流冲刷后，血栓明显减少，血流通畅。

（2）下腔静脉血栓：对于下腔静脉的血栓，要根据病史和影像区分血栓的性质，是慢性血栓还是急性血栓。根据血栓的性质、程度、血流通畅的情况，决定采取的措施。慢性血栓可以直接行 TIPS 或者先行下腔静脉支架覆盖血栓后再行 TIPS；急性血栓操作时必须慎重。下腔静脉近端闭塞或狭窄，远端有急性血栓，可以先局部插管溶栓，仍残留有较大的血栓，应用支架覆盖，然后TIPS。残留少许血栓或血栓完全溶解，开通下腔静脉（球囊或支架），然后 TIPS；下腔静脉近端无闭塞或严重狭窄的急性血栓，直接支架覆盖，再进行 TIPS（图 17-1-10）。

（3）肝静脉血栓：肝静脉大量血栓行 TIPS 时，避开肝静脉，直接经下腔静脉穿刺门静脉。也可以经肝静脉开口部位穿刺门静脉。另外，需要伸入肝静脉内穿刺门静脉时，特别注意一定要"单孔"穿刺，外鞘和金属导向管不要出肝静脉，以免血栓脱落。

六、支架移位

支架移位是 TIPS 过程中常见的并发症，多见于经验较少的初学者，与术者的经验有很大关系。所谓支架移位多数情况下是指由于技术原因或判断失误导致支架释放后与预想的位置

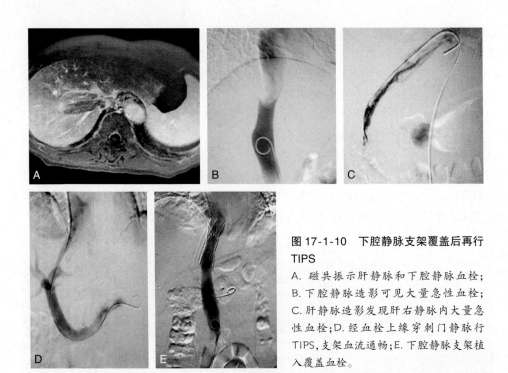

图 17-1-10 下腔静脉支架覆盖后再行 TIPS

A. 磁共振示肝静脉和下腔静脉血栓；B. 下腔静脉造影可见大量急性血栓；C. 肝静脉造影发现肝右静脉内大量急性血栓；D. 经血栓上缘穿刺门静脉行 TIPS，支架血流通畅；E. 下腔静脉支架植入覆盖血栓。

有较大的变化，包括两种情况，一是门静脉端进入过多，二是下腔静脉端过长，甚至进入右心房（图 17-1-11）。为了防止支架进一步移位或分流道功能异常，通常需要在门静脉端或下腔静脉端再植入一枚支架，其后果是两个支架的衔接处或门静脉内过长的支架是术后支架再狭窄或闭塞的根源，影响了支架的长期通畅性。除非特殊情况（如门静脉主干内大量广泛血栓、肝脏明显淤血肿大等），TIPS 术中在适当位置植入一个适当直径和长度的支架是最优选择，也就是建立合理的分流道。在极少数的情况下会发生支架脱落现象，多见于穿刺道过长或选用的支架太短需要植入第二枚支架，如果选用的覆膜支架直径小与原来的支架不匹配，可能会脱落到心脏内，引起心律失常或心内血栓。如果脱落至门静脉内，可能会影响血液回流并导致门静脉血栓形成，也可能给肝移植带来困难。进入心脏的支架，必要时可以取出。

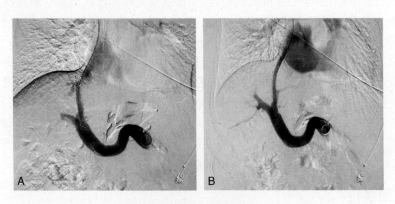

图 17-1-11 支架移位

A. TIPS 支架释放过程移位，远端进入门静脉过长，肝静脉端"盖帽"；B. 肝静脉端植入支架，近端过长进入右心房。

TIPS 手术最终目的是应用合适直径和长度的支架建立合理的分流道。为了防止支架的移位或脱落,对于经验少的术者,选用一个透视下可视性好、支撑力强、顺应性好、定位简单、释放容易、对肝脏血流影响小的支架非常重要(图 17-1-11)。

第二节　TIPS 术后并发症

TIPS 患者的管理是一个系统工程,从患者入院的病史采集、体格检查和其他一系列检查评估,到手术过程、术后观察恢复以及出院后的定期随访都必须规范化。患者的全程管理主管医生必须是 TIPS 手术的参与者,只当“手术匠”不管患者的介入医生永远不知道 TIPS 真正的意义所在,只能算作半个 TIPS 医生。即使是建立了合理的分流道,也只是“万里长征”的第一步。TIPS 使肝脏的血流动力学发生了改变,以及术中潜在的风险有时术后才能表现出来。保持分流道的长期通畅,充分认识和发现术后和随访期潜在的风险,避免出现严重并发症是术后规范化管理的重要任务。TIPS 术后常见的并发症有肝性脑病、肝性脊髓病、支架再狭窄、心力衰竭、肝衰竭、肾衰竭等。

一、肝性脑病

肝性脑病的发生,特别是反复发作的三期以上肝性脑病,严重影响患者的生活质量和生存期,给家庭带来较大的经济负担,成为术者、患者和家属共同担心的问题;也是限制 TIPS 大规模开展的瓶颈之一;同时也是 TIPS 未能进入门静脉高压消化道出血一级预防专家共识和指南的原因之一;另外,也是影响对门静脉高压其他症状提前干预的重要因素,如腹水、淤血性黄疸、自发分流性脑病和门静脉血栓等。

1. 原因　肝性脑病是肝脏功能严重失调和/或门静脉-体循环分流导致神经精神紊乱的一种综合征。TIPS 术后肝性脑病发病率较高,10%~30% 的 TIPS 术后患者发生过显性肝性脑病(overt hepatic encephalopathy,OHE),轻微型肝性脑病(MHE)发病率为 30%~84%。TIPS 术后肝性脑病发生可能与肝血供锐减,使肝细胞功能进一步受损和肠源性毒物未经肝脏解毒直接进入体循环入脑有关。

肝功能储备差、分流量大、分流严重失调(门静脉供血优势型)的患者发生肝性脑病的风险明显增加;另外,脾切除断流、已有肝性脑病、年龄增大、高肌酐、低血钠、低蛋白、高胆红素及脑病的患者等均是肝性脑病的高风险因素。尽管大部分肝性脑病的症状经饮食调整、药物治疗等可以得到有效纠正,但仍有 3%~7% 的患者会出现不能纠正的顽固性肝性脑病。有证据显示支架分流量越大,发生肝性脑病的机会越高,因此,如何根据患者的术前整体情况,进行术中的个体化分流和建立合理的分流道至关重要。

目前,真正做到这一点的科室和术者少之又少,基本是无论何种情况的患者,统一应用最小直径 8mm 支架建立分流道;更有甚者,还有术者单独应用裸支架建立分流道,这样做法是极为不规范和不被允许的,也是不负责任的。另外,技术上支架植入建立了分流,不等于这个分流道就是合理的,笔者在临床工作中,经常遇到外院 TIPS 术后这种情况的患者,这也是 TIPS 术后肝性脑病居高不下的重要原因之一。

2. 预防　目前 TIPS 术后肝性脑病的发生难以预测。肝性脑病的治疗和护理已经有较为完整的方案。临床研究的重点是降低肝性脑病的发生率和减少严重肝性脑病的发生率,这就必然与患者的全程管理密切相关。预防措施主要有:术前异常指标的调整,功能储备定量和定性评估,肝脏血供的检测,预估门静脉分流后肝脏血供变化,肝硬化程度和肝脏体积大小等,通过术前各种情况的综合分析,决定术中穿刺和分流的部位,个体化分流的直径(10、8、7甚至6mm)和角度,最终建立合理的分流道,适当分流门静脉血液。术后加强肝功能保护、预防肝性脑病、预防感染、调整饮食和肝脏营养、保持分流道通畅、常规和个体化随访。对肝脏门静脉供血锐减的患者,根据患者情况采取介入方法增加肝脏动脉供血的方式,预防或治疗肝性脑病。

经过笔者的规范化全程管理,术前异常指标调整和肝脏储备功能准确评估,术中精准技术、个体化分流和建立合理分流道,术后常规和个体化规范化管理和随访,6 998例TIPS患者中,总的显性肝性脑病发病率约21.0%(1 469/6 998)。1994年至2009年之间行TIPS的患者,没有实施全程规范化管理和术中精准TIPS技术,肝性脑病发病率约31.1%(304/979)。2010年以后,对TIPS患者进行了全程规范化管理和术中精准TIPS技术,显性肝性脑病发病率进行了统计分析,已降至11.2%(172/1 537)。

3. 肝性脑病发病机制 肝性脑病的发生是多种病理生理机制的结果,如炎症、氧化应激、血脑屏障(blood brain barrier,BBB)通透性受损、神经毒素、脑能量代谢受损等,但其具体发病机制至今尚未完全阐明。在氨中毒学说中,机体血氨进入脑组织使星形胶质细胞合成谷氨酰胺增多,ATP消耗使脑细胞供能不足,进而引起脑水肿。然而临床上,部分肝性脑病患者不存在高氨血症。同时,肝性脑病的严重程度与血氨水平相关性较差。因此,肝性脑病的发病机制中单有氨中毒学说是不完整的。

(1)炎性因子与BBB:目前倾向认为,炎症介质与高氨血症相互作用促进肝性脑病的发生发展。炎症反应损伤在肝性脑病发病机制中的作用越来越受重视。在肝性脑病炎症学说中,多种肝脏疾病触发机体免疫系统产生大量炎性因子,进入体循环引起外周系统炎症和脑内神经炎症。同时,肝硬化长期门静脉高压导致的血管淤血破坏肠道黏膜,使肠道细菌移位、肠道吸收毒素增加,进而加重全身系统炎症。体循环中的炎性因子,如高迁移率族蛋白B1(high mobility group protein,HMGB1)、TNF-α、白介素-1β(interleukin-1β,IL-1β)、IL-6、CC趋化因子配体2(CC chemokine ligand 2,CCL2)等,作用于中枢神经系统可能的三种方式归纳如下:①炎性因子介导破坏BBB通透性,并经由破坏的BBB入脑直接作用于脑实质;②炎性因子与脑血管内皮细胞表面受体结合,产生第二信使传递信号释放舒血管物质(如NO和前列腺素类);③外周组织通过激活迷走神经的传入神经元向大脑传递炎症信号。进入脑内的炎性因子可诱导脑内神经炎症,包括小胶质细胞激活和星形胶质细胞肿胀,引起脑水肿。中枢神经系统的炎症反应及氨增高还会引起神经递质功能障碍、脑内能量代谢障碍、氧化应激与硝化应激,进一步损害神经系统功能,从而形成肝性脑病。

可见,BBB通透性增加是肝性脑病的关键环节之一。BBB严格控制大脑与外周组织的物质交通以维持中枢神经系统的动态平衡。在肝性脑病临床和动物研究当中都发现了肝性脑病存在BBB通透性的改变。临床研究显示,肝性脑病患者的脑脊液或脑实质中存在多种物质,如芳香族氨基酸、胆汁酸、甚至外源性物质,这间接证明了肝性脑病存在BBB受损。脑水肿是肝性脑病的标志之一,也是BBB通透性破坏的直接证据:脑内血管源性水肿常见于急性和急-慢性肝衰竭,而肝硬化较少见;细胞毒性水肿均可见于急性和慢性肝病。

BBB由单个神经血管单元(neurovascular unit,NVU)组成,每个NVU由神经元、星形胶质细胞、小胶质细胞、周细胞和脑微血管内皮细胞(brain microvascular endothelial cell,BMEC)组成。其屏障功能主要依赖于BMEC的紧密连接(tight junction,TJ)。TJ由跨膜组分组成,包括连接黏附分子(junctional adhesion molecule,JAM)、claudins、occludin,其中claudins和occludin通过ZO-1/2/3衔接蛋白、JAM通过ZO-1或afadin-6(AF-6)与肌动蛋白微丝(F-actin)连接,从而改善TJ的稳定性和功能;位于TJ下方基底区域的黏附连接(adherent junction,AJ)也有助于屏障功能：钙黏蛋白（VE-cadherin）稳定邻近 BMEC 之间的黏附，其胞内偶联蛋白（catenin）；膜突蛋白（moesin）是埃兹蛋白/根蛋白/膜突蛋白（ezrin/radixin/moesin，ERM）家族中主要表达于内皮细胞的蛋白成员，其磷酸化（Thr558）后可充当交联蛋白结合于 F-actin 与 ZO-1 或 catenin 之间。TJ 蛋白结构破坏或表达下调，可使 BBB 通透性增加：在乙氧基甲烷诱导的肝性脑病模型小鼠和胆管结扎的肝性脑病模型大鼠中，可见 TJ 相关蛋白 ZO-1、claudin-5、occludin 表达下调而 BBB 通透性增加。AJ 蛋白解偶联，亦可使 BBB 通透性增加。同时，发现炎性因子起着不可忽视的作用。

（2）笔者的研究：在前期工作中，以 TIPS 术后并发的肝性脑病为研究对象，探讨了外周血及门静脉血 HMGB1 水平与肝性脑病的相关性。发现 TIPS 术后肝性脑病患者中外周血 HMGB1 水平明显高于非肝性脑病患者。而门静脉血 HMGB1 水平和 TIPS 术前术后 HMGB1 变化量是 TIPS 术后肝性脑病的危险因素，尤其是高水平 HMGB1 与 TIPS 术后肝性脑病的发生呈高度正相关；门静脉血高水平 HMGB1 是肝性脑病发生的独立预测因子，使 TIPS 术后发生肝性脑病的风险增加 2.746 倍。因此，门静脉血 HMGB1 是 TIPS 术后发生肝性脑病有价值的预测生物标志物。另外，由于获取肝脏穿刺通道原始肝组织的成熟开展，经课题组多项研究发现，随肝硬化晚期进展炎症程度和纤维化加重，肝组织炎症及纤维化病理分级、线粒体超微结构病理损伤程度与 TIPS 术后肝性脑病发生呈正相关。

4. 肝性脑病的治疗　对于普通的 TIPS 术后的患者，采用低蛋白饮食，保持大便通畅，慎用镇静剂，长期口服门冬氨酸鸟氨酸、乳果糖、利福昔明等药物，是预防和治疗显性肝性脑病发生的重要环节。对于经以上保守治疗仍不能缓解的显性肝性脑病，可以静脉输注支链氨基酸、门冬氨酸鸟氨酸等药物，配合米醋和乳果糖灌肠，多数可以得到控制。苯丁酸钠已被美国食品药品管理局（U.S. Food and Drug Administration，FDA）批准上市用于治疗高血氨症，有望改善肝性脑病症状及减少 TIPS 患者因肝性脑病住院的可能。对于极少数经保守治疗仍不能缓解的难治性肝性脑病，可采用分流道阻塞或是缩小支架等方法（图 17-2-1），考虑到支架缩小限流后门静脉压力升高，导致消化道出血和顽固性胸腹水再发的风险，必须与家属和患者充分沟通慎重进行。具体方法很多，如植入一个漏斗形的自膨式 PTFE 覆膜支架或者直接对分流道进行封闭，可以立即升高门静脉压力梯度。另外还可以重新植入小口径支架以减少分流（图 17-2-1）。

关于分流道限流的效率资料很少，有限的病例报道显示 43%~100% 的肝性脑病患者可以获得全部或部分缓解。在尝试调整分流道前，胃食管曲张静脉完全栓塞，则术后有较低的再出血

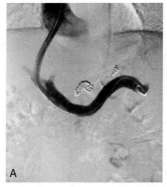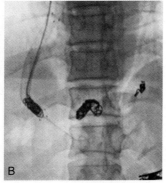

图 17-2-1　TIPS 术后肝性脑病再限流和封堵

A. TIPS 术后支架分流通畅；B. TIPS 术后肝性脑病反复发作，行支架限流后效果不佳，分流道完全堵塞。

率。腹水在分流道调整后仍有近 50% 的复发率。

闭塞分流道可能会引起患者的死亡。有的报道达 8.6%（3/35），35 例患者中，死亡原因有肠系膜静脉栓塞引起的肠坏死和通道闭塞后数小时内的感染性休克。

分流道缩小限流较为安全，但有引起致命性的血流动力学变化，如有报道称存在心排血量的降低及低血压等潜在风险。由于缩小分流道的并发症少，因此与闭塞分流道相比较，要优先考虑分流道的缩小限流。对于 TIPS 术后严重的难治性肝性脑病，支架的堵塞或是分流道的限流操作能在短时间内控制症状，最终最有效的治疗手段仍是肝移植。

二、肝性脊髓病

1. 概述 肝性脊髓病（hepatic myelopathy，HM）又称门-腔分流性脊髓病，表现为双下肢慢性、进行性、对称性、痉挛性截瘫，病理以脊髓侧索和后索发生脱髓鞘改变为主。肝性脊髓病的表现和发病情况如下。

（1）运动障碍：双下肢无力，步态不稳，肌力减退，肌张力增高，进行性痉挛性肌强直。

（2）反射异常：腱反射亢进，常有阵挛，病理反射阳性。

（3）感觉及括约肌功能不受累：肢体感觉一般无明显异常，通常无大、小便失禁。

（4）该病与肝脏患者的自发性分流及手术或 TIPS 支架造成的分流有关，据报道本病占肝病的 2%~4%，平均为 2.5%。TIPS 术后发生 HM 的概率较低，是 TIPS 的少见并发症，发生率约 1.4%，发生时间为术后 2 个月~7 年，一般合并肝性脑病。

2. HM 发病机制 HM 发病机制尚不十分清楚，考虑为多种因素共同作用的结果，目前主要存在以下学说。

（1）慢性中毒学说：肝硬化时肝脏对含氮有毒物质的灭活能力下降，门体分流后，大量的有毒物质绕过肝脏的解毒作用直接进入血液循环，使毒性物质如血氨、硫醇、尿素及部分重金属（如铁、铜、锰等）在体内聚集。透过 BBB 的毒性物质可干扰神经细胞的电活动及能量代谢，使脊髓对氧利用障碍继而发生脱髓鞘病变，最终引发 HM。

（2）营养缺乏学说：由于肝脏功能不全及门体分流造成的物质吸收和合成障碍，使体内缺乏对脊髓神经具有保护和营养作用的必需物质（如维生素、磷脂等），特别是 B 族维生素缺乏，引起脊髓神经损害。

（3）血流动力学改变学说：长时间的门静脉高压可以导致胸、腰段的椎静脉丛淤血，门体静脉分流后，使胸腰段的脊髓发生慢性缺血、缺氧及营养代谢障碍，最终发生变性坏死。

3. 诊断 HM 临床上较少见，目前尚无统一的诊断标准，是一种排除性诊断，众多专家意见认为需要符合如下条件。

（1）有肝病史和临床表现，如：肝功能不全、黄疸、腹水等。

（2）有门体分流现象（手术、TIPS 或自然形成）。

（3）隐匿性起病，缓慢进展，出现如进行性痉挛性截瘫，双下肢肌力减退，肌张力增高，腱反射亢进、病理征阳性等上运动神经元损害的症状和体征，一般无明显肌萎缩，感觉及括约肌功能极少受累。

（4）存在反复发作或一过性的肝性脑病表现。

（5）血氨显著升高。

（6）脑电图、脑脊液正常，肌电图呈上运动神经元损伤，脊髓 MRI 正常或颈胸段脊髓 T_2WI 异常，排除其他原因所致的脊髓病变。

（7）以（1）、（3）、（6）三项加上（2）、（4）、（5）三项中的一项为纳入标准。

4. 治疗　目前对于 HM 并无确切有效的治疗方案,内科治疗的关键是原发病及并发症的治疗、改善肝功能、限制蛋白质摄入、降血氨、营养神经等对症支持治疗。TIPS 术后长期口服降血氨药物,限制高蛋白食物摄入有一定的帮助。防治 HM 应同防治肝性脑病结合起来,但部分 HM 患者并不伴有肝性脑病,且单纯降血氨治疗效果并不理想,提示肝性脑病与其发病机制并不完全相同,不能完全采用治疗肝性脑病的方法治疗 HM。

为了防止 TIPS 术后 HM 的发生,建立合理的分流道十分重要。一旦发生 HM,建议尽早实施支架限流,并栓塞肝外所有门静脉侧支循环。有研究证实支架内限流术可改善 TIPS 术后出现的 HM 临床症状,尽管其疗效有待于进一步临床观察,但这些尝试为 HM 的介入治疗提供了新方向,支架限流越早,症状缓解越明显。HM 发生后,应用介入的办法完全闭塞分流支架是否能缓解症状,闭塞支架的时机及对门静脉压力的影响等问题,有待于临床的进一步研究。

有报道肝移植可以完全逆转 HM 在疾病早期对患者的影响,肝移植进行越早,下肢截瘫症状改善越好。也有学者认为肝移植治疗目前效果尚不明确,具体治疗效果仍有争议。

5. 笔者的工作　6 998 例 TIPS 患者中,HM 发病率约 0.44%(31/6 998)。1994 年至 2009 年之间行 TIPS 的患者,没有实施全程规范化管理和术中精准 TIPS 技术,HM 发病率约 0.91%(22/2 421);2010 年以后,对 TIPS 患者进行了全程规范化管理和术中精准 TIPS 技术,HM 病发病率显著下降至约 0.24%(11/4 577)。

三、分流道狭窄或闭塞

支架狭窄或闭塞(以下简称分流道狭窄)是 TIPS 术后重要的并发症。严格意义上说,应该包括下腔静脉支架血液回流部分、支架分流道及支架远端的门静脉部分。任何部位出问题,都会影响整体门静脉回流,当然,出问题最多的应该是支架分流道。这一问题是早期严重影响 TIPS 广泛开展的核心问题。随着管理的规范化、技术的进步和覆膜支架的应用,分流道狭窄明显降低,但这一问题仍然是 TIPS 不能回避的、必须面对的挑战之一。

1. 支架狭窄原因　TIPS 术后出现支架狭窄导致分流失效可能有多方面的原因。

(1)分流道内急性血栓形成阻塞分流道,导致曲张静脉破裂再出血,或者由于胆汁进入分流道促进血栓形成。

(2)早期裸支架时代肝实质通道的狭窄可能是由于分流道损伤后组织增生,纤维性愈合的结果。

(3)早期 TIPS 病例支架上端多位于肝右静脉内,分流道内血液所形成的涡流可能会在支架植入后 3~12 个月内引起肝静脉内膜增生,从而导致分流道狭窄。

(4)分流道的角度不合适,支架不能完全扩张,以及血流的不均衡,组织增生加速或血栓形成,引起支架狭窄。

以上 4 种情况,是单纯裸支架时代的传统支架狭窄的主要原因。TIPS 术后 1 年分流道狭窄率高达 31%~87%,2 年狭窄率达约 90%,其中支架血栓形成 10%~15%。分流道狭窄可导致门静脉压力再次升高、消化道出血、腹水及肝功能恶化等,严重影响 TIPS 术后患者的中远期疗效,进而限制了该技术的广泛应用。

(5)有容易形成血栓的基础疾病患者,如骨髓组织增生性疾病、巴德-吉亚利综合征等。

(6)有影响分流道的血栓,没有进行充分的处理或者根本没有进行处理。

(7)门静脉系统广泛性血栓,经过处理后血流通畅,但仍然残留无法处理的血栓。

(8)需要术后和随访期规范抗凝及定期随访的患者,没有按医嘱执行的患者。

2. 建立不合理的分流道　覆膜支架时代支架狭窄的主要原因有明显的变化,有裸支架时代的狭窄原因,但随着 TIPS 适应证的扩展,病例数的增加,狭窄的主要原因转变为以上(5)~(8)项。涉及患者疾病基础、规范化管理,特别是技术问题。覆膜支架时代需要术者释放过程中控制支架的能力和准确定位,要求全覆膜支架的近远端都要游离或平行于所在的血管,裸膜一体或联合支架要求与全覆膜一致,裸的部分伸入门静脉角度合适,覆膜部分完全覆盖近远端穿刺点 5mm 以上,总之,要建立合理的分流道(参见相关章节)。尽管近年 TIPS 应用覆膜支架后显著降低了分流道狭窄率,但 1 年狭窄率仍有 8%~32%、2 年 11%~44%。狭窄率如此大的差别,除了基础疾病本身的特点外,重要的就是技术问题,如分流道角度不合理、支架伸入血管内过长或过短、残留血栓影响分流道血流、分流道结构不合理、影响下腔静脉回流、支架直径和长度选择得不合理、裸膜和覆膜联合支架搭配不合理、支架植入异常等(图 17-2-2),甚至建立的分流道没有功能。

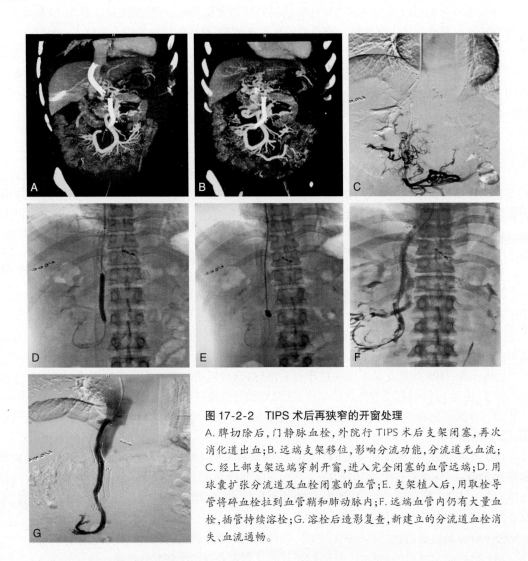

图 17-2-2 TIPS 术后再狭窄的开窗处理
A. 脾切除后,门静脉血栓,外院行 TIPS 术后支架闭塞,再次消化道出血;B. 远端支架移位,影响分流功能,分流道无血流;C. 经上部支架远端穿刺开窗,进入完全闭塞的血管远端;D. 用球囊扩张分流道及血栓闭塞的血管;E. 支架植入后,用取栓导管将碎血栓拉到血管鞘和肺动脉内;F. 远端血管内仍有大量血栓,插管持续溶栓;G. 溶栓后造影复查,新建立的分流道血栓消失、血流通畅。

3. 支架狭窄组织学 近些年来,很少有人从组织病理学和分子水平研究支架狭窄的机制。关于发病机制几乎停留在原有的理论,如组织学上,肝静脉流出道的狭窄往往是由内膜增生引起,而支架内的狭窄则由成纤维细胞和胶原纤维及假性内膜增生引起。实验证实,胆道的损伤是假性内膜增生的主要刺激因素,可以导致肝实质内通道的狭窄或闭塞。另外胆汁刺激除可引起假性内膜增外,还可以直接诱导血栓形成,从而导致分流道功能的急性损伤。

4. **支架狭窄的诊断**　目前对 TIPS 术后支架狭窄还没有一个统一的诊断标准,但通常以狭窄度超过 50% 作为参考值。同时,TIPS 术后门静脉压力梯度(PPG)上升至>12mmHg 或者 TIPS 术后门静脉高压并发症的复发均提示分流失效。多普勒超声检查是临床常用的检查手段,还有 CT 增强、插管造影及压力测定。在支架的评价方面,CT 增强扫描的意义主要在于观察支架内是否有造影剂通过、支架的形态、位置以及与门静脉、下腔静脉的关系。评价 TIPS 分流道通畅情况的方法主要靠超声检查和直接插管造影。特别注意的是如果肝脏增强 CT 质量好,医院的局域网能够调整窗宽、窗位、重建图像、熟悉肝脏影像学等,在观察支架分流道是否通畅以及内部结构方面要明显优于超声。当然超声更加经济、快速。

彩色多普勒超声评价支架狭窄还没有公认的诊断标准,有人以分流道的血流峰速<60cm/s 或>120cm/s 为标准。彩色多普勒超声检查,其敏感性和特异性分别为 53%~100% 和 62%~98%,低于门静脉直接造影术所得到的结果。单纯使用彩色多普勒超声随访的患者有较高的再出血率。

经颈静脉穿刺插管,经支架行门静脉造影及测压是 TIPS 术后复查的最可靠方法,也是金标准。TIPS 支架狭窄的直接证据为支架分流道及相关血管血流变细或无血流。间接证据为门静脉再次增粗、门静脉压力增高和静脉曲张再次出现。一般术后 PPG<12mmHg 或 PPG 下降>25%TIPS,复查时 PPG 增加>20% 时提示分流道狭窄。术后 PPG>12mmHg 时减压不满意,分流道狭窄可能性增加。门静脉造影可以准确监测支架分流情况,必要时进行及时处理,这对长期保持支架分流通畅必不可少,但由于是有创性操作,需要一定的技术(有时会遇到很大的难度),同时也增加了患者的经济负担。

因此,该检查是不定期的,需要的时候才可以应用,不可乱用。尽管还没有统一的标准,但笔者制定了自己的规范标准:①临床症状复发或出现新的临床症状(一般需要 TIPS 解决的症状);②影像学显示支架分流道狭窄(包括局限性血栓、充盈缺损、血流速度的明显改变等)。一般具备这两点,应该进行插管复查门静脉造影,以及进行必要的处理。特别注意,有部分急性支架闭塞的患者表现为肝功能的损伤,处理后肝功能恢复正常;门静脉造影时,由于支架局限性狭窄,被造影剂掩盖,显示分流道通畅,但是门静脉压力增高和静脉曲张再次出现,因此,特殊情况门静脉造影通畅,也不能排除支架狭窄的可能,一定要综合判断,特别是压力增高,更能间接体现支架分流道的狭窄(图 17-2-3)。

TIPS 过程中栓塞曲张静脉,增加肝脏门静脉灌注的同时,当支架狭窄时,可以预防或延缓静脉曲张再次出现或加重。栓塞曲张静脉越接近末梢,效果越理想。当然栓塞的目的是增加肝内血液灌注和预防静脉曲张出血,根据患者情况不同,有些静脉曲张栓塞后,并不能明显达到这两个目的,如 TIPS 开放的脐静脉或出血风险很低的静脉曲张等,可以不栓塞。

5. **笔者的工作**　裸支架时代的支架分流道狭窄率与文献报道相似。2010 年以后,对 TIPS 患者进行了全程规范化管理和术中精准 TIPS 技术,统计一段时间应用覆膜支架和裸膜联合支架 4 298 例,总的 1 年及 2 年支架分流道狭窄率分别为 9.1%(392/4 298)及 19.9%(857/4 298);建立合理的分流道 3 261 例,占 75.9%(3 261/4 298),1 年及 2 年支架分流道狭窄率分别为 6.3%(204/3 261)和 14.9%(487/3 261);建立非合理的分流道 1 037 例,占 24.1%(1 037/4 298),1 年及 2 年支架分流道狭窄率分别为 8.1%(188/1 037)和 35.7%(370/1 037)。

四、心力衰竭

TIPS 使体内的血流动力学发生改变,短期内将门静脉循环的血液转向体循环,从而加重了肝

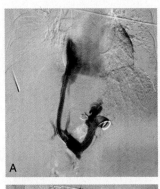
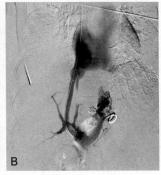
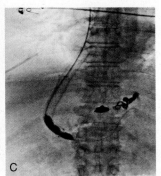
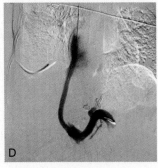

图 17-2-3 TIPS 术后血栓形成再狭窄的处理

A. TIPS 术后 3 年,再次消化道出血,插管行门静脉造影复查,显示支架通畅;B. 支架门静脉端造影剂充盈不佳,门静脉压力升高,曲张静脉显影;C. 应用球囊扩张支架门静脉端,可见球囊充盈不规则,提示支架内血栓造成支架狭窄;D. 球囊扩张支架及栓塞曲张静脉后,再次造影可见,支架充盈满意,密度均匀,曲张静脉未再显影。

硬化的高动力循环状态,表现在肺动脉压、右心房压、心指数以及肺血管阻力的增高,引起急性右心力衰竭进而导致了急性全心衰竭。

对于所有准备行 TIPS 的患者,建议行超声心动图检查,以排除显著收缩性或舒张性心功能不全。对于超声心动图上收缩性肺动脉压大于 50mmHg、三尖瓣反流或心肌病的患者建议行右心置管来进一步排除肺动脉高压,平均肺动脉压大于 45mmHg 为重度肺动脉高压,是 TIPS 的绝对禁忌证;平均肺动脉压 35~45mmHg 为中度肺动脉高压,是 TIPS 的相对禁忌证;平均肺动脉压 25~34mmHg 为轻度肺动脉高压,这部分患者可以谨慎行 TIPS 治疗,术后密切观察。已经存在心力衰竭则禁止行 TIPS。

TIPS 术后一旦出现心力衰竭,则需使用利尿剂、吗啡、吸氧等常规治疗,如果常规治疗无效可以考虑用球囊暂时阻断支架分流,随着心力衰竭症状的缓解可以逐渐释放球囊。

五、肝衰竭

TIPS 术后肝衰竭时有发生,特别是经验不多的术者,这种情况更容易发生。TIPS 相关的肝衰竭与病例的选择有很大关系,特别是与肝功能储备、是否合并肝硬化和肝硬化的程度有很大关系,其次可能与分流道口径、门静脉压力高低有一定的关系。

TIPS 术后发生分流相关的肝衰竭,与门静脉压力降低后,门静脉对肝脏的供血减少,而肝动脉未能及时代偿有一定关系。术前门静脉压力越高、分流支架的直径越大,发生肝衰竭的概率越高。

肝脏储备功能是指在肝功能受损的情况下,肝脏对于机体内外环境紊乱的耐受程度,是肝脏储备所有肝细胞功能的总和,反映肝脏潜力的大小,其在一定程度上对外科手术和 TIPS 患者的治疗方式起着指导作用。临床上,肝功能储备的评价方法有多种,目前评价肝功能及肝脏储备功能的方法主要包括 Child-Pugh 评分、吲哚菁绿(ICG)排泄试验、D-山梨醇法、MELD 评分、胆碱酯酶和前白蛋白定量、血栓弹力图、影像学肝脏体积测定等。每种方法都具备相对的优越性,但目前为止所有方法都存在固有的缺陷,无法单独有效地评价肝脏储备功能。如何能够做到合理统筹每种手段,制定出一套适用于大部分患者的准确、客观、全面并且简便易行的肝脏储备功能评价体系是众多医务工作者最为关心的问题。明确每种方法的应用特点,合理搭配不同检查方法,尽可能全面地反映肝脏的储备功能,为 TIPS 病例选择提供可靠的依据,尽可能避免肝衰竭的发生。常用的肝脏储备功能方法是肝脏血清生化试验、Child-Pugh 评分、吲哚菁绿(ICG)排泄试验、MELD 评分、影像学肝脏体积测定。

六、其他并发症

随着病例数的不断增加,除常见并发症外,一些少见的并发症可能会发生。

1. 相关感染 TIPS 是无菌的介入手术,并不增加全身感染的风险,因此一般不会发生感染,但也有例外。

(1)手术操作过程:TIPS 过程中,多部位操作,如颈部、腹股沟处,甚至在季肋区、剑突下消毒、穿刺和手术操作,特别是在于患者头侧操作,颈部的消毒有可能不彻底和所用的导管导丝太长,术中污染有可能发生,以及肝病患者通常免疫功能低下,因此患者术后有全身败血症的临床表现。在排除败血症的其他感染因素后,应该考虑到 TIPS 相关性感染可能。另外,当 TIPS 支架内有血栓或赘生物时,可能会发生一种"endoTIPSitis"的罕见感染,主要表现为发热、肝大及血培养阳性,延长抗生素的使用时间多可使感染好转。常规术前及术后 48 小时内使用第三代头孢菌素可以预防感染并发症。

(2)导管:留置门静脉内的导管外露部分消毒不严格,时间较长可能就是感染的来源。

(3)细菌移位:TIPS 术后门静脉血流速度加快,肠道吸收营养物质的同时,细菌通过肠道屏障,进入血液循环系统,产生菌血症。

(4)腹水感染:部分患者术后短期肝功能下降、抵抗力降低等因素,导致术前有腹水感染的患者可能会加重或有新的腹水感染。

(5)肺部感染:年龄偏大、肝功能和肺功能较差、卧床时间长的患者,注意肺部感染的可能。

(6)肝脓肿:术前肝脏缺血状态,分流后肝脏进一步缺血,有可能发生局限性的肝组织坏死,坏死的肝组织容易发生感染,形成肝脓肿。

2. 肝功能一过性异常 TIPS 过程中,遇到难做的患者,反复穿刺肝实质引起肝细胞坏死。门静脉供血优势型的患者,分流后难以适应血流动力学的突然改变,致使部分肝细胞坏死、出血并发症发生,导致的肝脏缺血等因素引起的转氨酶明显升高和胆红素升高。只要肝脏有一定的储备功能,一般前者一周内会明显恢复或恢复正常,后者在住院期间有一缓慢下降过程,有的患者甚至在术后 3 个月内恢复正常。特别注意要综合分析肝功能一过性异常和急性肝衰竭。

3. 溶血 据早期的报道约有13%的患者术后可见明显的溶血,主要表现为黄疸或贫血,一般在 3~4 周内恢复正常,可能的机制是 TIPS 支架对血细胞的破坏作用及支架内壁新生内膜形成后阻止了对血细胞的继续破坏。近几年 TIPS 术后溶血的现象罕见。

4. 肾衰竭 TIPS 术后肾功能不全或肾衰竭偶有发生。TIPS 术前的影像学增强检查、禁食水、术前胆红素升高、术中的大量造影剂应用、感染、肝功能下降等因素,同时伴有术前肝肾综合征或肾功能的异常,都可能对肾功能造成损害或进一步损害,导致肾衰竭。一般 TIPS 术后随着尿量的增加,肾功能会明显好转。特别注意术后患者尿量不增反降的患者,预防肾衰竭的可能。

5. 肝组织坏死 肝组织坏死非常少见。有坏死的肝组织,说明局部肝脏双重血供完全阻断或供血量不能满足该部分组织存活。观察的重点是术前肝组织是否有缺血、术中对肝动脉是否栓塞处理和分流后肝脏门静脉灌注情况。术后黄疸、血清转氨酶是否升高,特别是后者的水平短时间内快速升高,要注意发生肝组织坏死的可能(图 17-2-4)。

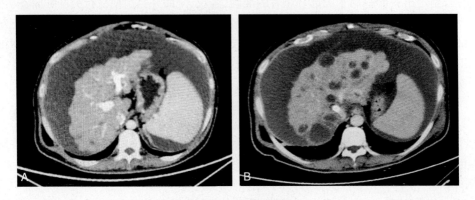

图 17-2-4 肝坏死 CT 征象

A.肝脏 CT:肝硬化、肝脏变小、外形不规则,肝内多发结节,大量腹水;B. TIPS 术后 CT 复查:
肝内可见多发大小不等低密度结节,考虑肝坏死。

  总之,TIPS 技术在国内经过近 30 年发展,从事 TIPS 的医务工作者和病例数在增加、整体技术在提高、裸膜支架的转变,给 TIPS 带来了生机。由于技术的复杂性、缺乏规范管理,甚至是术者与管理者的脱节、开展的工作参差不齐,大部分医院仍然处于初级阶段,因此,术中、术后并发症的发生并没有显著减少。减少并发症、建立合理的 TIPS 分流道和提高患者的长期疗效,是 TIPS 工作者努力的目标,任重而道远。

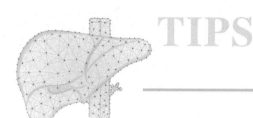

第十八章

TIPS 术后抗凝问题

TIPS 已广泛应用于临床,治疗肝硬化和非肝硬化门静脉高压症。TIPS 能有效降低门静脉压力,从而治疗门静脉高压。虽然聚四氟乙烯覆膜支架的应用显著提高了分流道的通畅率,但仍然存在术后支架狭窄或闭塞(以下统称狭窄)的情况,是严重影响 TIPS 长期疗效的重要原因之一,而维持支架通畅是保证术后疗效的关键。TIPS 术后抗凝治疗可以预防支架内血栓形成,保持支架通畅,提高手术疗效,但目前针对 TIPS 术后的抗凝治疗国内外尚没有统一的标准。血栓形成或内膜增生是导致支架狭窄的重要原因。目前,TIPS 术后预防或治疗分流道狭窄,主要是抗凝和再介入治疗,但是前者在业界有较大争议,没有形成共识。总之,TIPS 术后是否抗凝治疗尚缺乏循证医学的证据。

第一节　分流道狭窄原因

一、裸支架时代

血栓形成和内膜增生是分流道狭窄的主要原因,前者多发生在术后 3 个月内,而后者主要发生在术后 3 个月以上。支架的狭窄部位,以支架的肝实质部位和近端为主。TIPS 术后早期,分流道常常被红色血栓所覆盖,此后逐渐被纤维结缔组织包裹,内衬内皮细胞,形成假性内膜。增生的假性内膜主要由支架内胶原蛋白的积累和肌成纤维细胞的增殖导致。裸支架时代 1 年、2 年累计狭窄率可达 30%~50% 和 70%~90%。胆汁外漏以及之前形成的血栓可能是造成假性内膜过度增长的重要触发机制。

二、覆膜支架时代

应用覆膜支架(全覆膜或部分覆膜)后分流道狭窄率已经显著下降,狭窄组织的构成也发生明显的变化,主要以血栓形成为主,狭窄的部位也发生了变化,以支架的门静脉端和肝静脉端为狭窄的主要部位。覆膜支架时代 1 年、2 年累计狭窄率降至可达 5%~10% 和 10%~20%。

第二节　狭窄的危险因素

一、支架类型

覆膜支架的应用极大地改善了 TIPS 术后分流道的通畅率,明显减少了术后分流道狭窄的发生,但是仍然存在狭窄的情况。目前临床常见的覆膜支架为全覆膜和部分覆膜支架。各类型覆膜支架对照研究的数量较少,没有明确的证据哪个更好,未来仍需要更多的实验探索哪种覆膜支架更有益。支架最小内径有 12mm、10mm、8mm、7mm、6mm,理论上,支架直径越小,支架狭窄的概率会增加,但这方面的研究甚少。国内绝大多数专家,基本应用直径 8mm 支架。

二、基础疾病

1. 对于部分有容易形成血栓的基础疾病患者　巴德-吉亚利综合征患者 75% 存在血液高凝状态,增加了 TIPS 术后血栓形成的风险;骨髓增殖性肿瘤(myeloproliferative neoplasms,MPN)是内脏静脉血栓形成(splanchnic vein thrombosis,SVT)的常见原因,在所有 MPN 患者中均观察到 SVT,这可能与粒细胞、红细胞和/或血小板的过度产生以及白细胞和血小板的功能异常有关。7%~18% 的 MPN 患者通过血栓和非血栓形成机制发生门静脉高压,预后不良。TIPS 可作为 MPN 相关门静脉高压的有效干预措施。但是,TIPS 术后血栓形成是 MPN 人群中的常见并发症。这样的患者 TIPS 术后分流道比其他患者更容易形成血栓,需要术后采取预防血栓的措施。

2. 术前已经有血栓的患者　肝硬化或非肝硬化门静脉高压患者,已经形成血栓,说明抗凝与凝血功能失调或有形成血栓原因的存在,如果无法调整失调的功能或去除原因,可能会增加术后血栓的风险。

3. 下腔静脉或门静脉较细的患者　如果支架植入较细的下腔静脉或门静脉(支架直径大于所在的门静脉),就可能影响到血液回流或支架支撑在门静脉的局部没有空隙,也是造成静脉血栓的基础。

三、支架位置、形态和血流情况

覆膜支架的应用,使支架狭窄率显著下降,同时也带来另一个问题,支架狭窄的原因发生了颠覆性的改变。从技术角度看,支架狭窄的核心原因与技术有关,也就是支架建立分流道的近远端位置、伸入下腔静脉(或肝静脉)和门静脉长短、支架分流道和整体分流道的形态、门静脉系统整体血流的方向、流速、纵向血流与支架长轴的关系等都有着重要的关系。因此,建立合理的分流道是保持分流道长期通畅的重要原因。技术上导致分流道狭窄的具体原因主要有以下方面。

1. 穿刺点选择

(1)近穿刺点,也就是肝静脉或下腔静脉(或肝中、肝左静脉开口)穿刺点。传统的方法,一般选择在肝静脉内,特别是肝右静脉内,其优点是相对安全性大(肝外穿刺的机会降低),单纯应用传统的穿刺方式,就能完成穿刺过程。不足是大部分建立的分流道不合理、整体角度不合适(图 18-2-1),支架近端在肝静脉内容易形成所谓的"盖帽"(图 18-2-2),即使近端放在下腔静脉

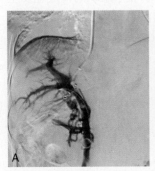
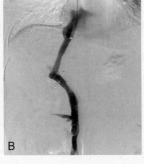

图 18-2-1　酒精性肝硬化门静脉高压脾切除断流术后消化道出血,TIPS 门静脉造影

A.经肝右静脉穿刺门静脉右后支插管门静脉造影,肠系膜上静脉、门静脉主干及分支血流通畅,移位静脉曲张,门静脉主干侧壁血栓;B.分流后门静脉造影:门静脉穿刺点处支架角度大,呈扭曲状,但血流通畅,静脉曲张消失。

内,也明显影响肝静脉的回流,可能形成血栓,延伸至支架,最终支架近端形成血栓性闭塞,甚至血栓延伸至下腔静脉(图 18-2-3)。另外由于肝硬化明显或外科手术后,肝脏结构发生显著变化,导致肝静脉的走行与下腔静脉角度变小,不适合 TIPS 外鞘进入,难以进行肝静脉穿刺,可以进行经股静脉肝内门体分流术,分流道角度很小(图 18-2-4)。选择下腔静脉,其优点是建立合理分流道的概率会大大增加(根据血管的空间结构选择近远穿刺点的范围比较大),也是大部分患者的最佳选择,一般不影响肝静脉的血液回流。不足是可能会增加心包或肝外下腔静脉穿刺的风险,以及穿刺过高,紧贴外侧壁,支架持续张力,压迫血管壁,影响血液回流(图 18-2-5、图 18-2-6)。因此要求术者具有熟练的影像阅读能力,以及与术中各种造影有机结合的能力,需要术者熟练掌握各种穿刺方式(不单纯传统固定穿刺方式)和掌控穿刺系统的能力。

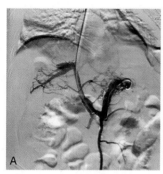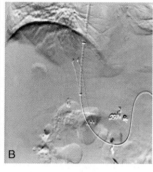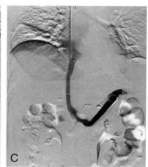

图 18-2-2　乙型肝炎肝硬化门静脉高压消化道出血和顽固性腹水,术后 2 年 TIPS 复查门静脉造影

A. 支架近端开窗门静脉造影:支架近端闭塞,形成所谓的肝静脉"盖帽",肝静脉近端闭塞、中远段血流通畅,支架中远段、门静脉主干、脾静脉及肠系膜下静脉(逆流)显影,血管周围静脉曲张形成;B.平片清楚显示:现支架通过原支架开窗后植入支架(未打开);C. 支架打开后门静脉造影:分流道血流通畅,静脉曲张消失,术后 11 年分流道血流仍然通畅。

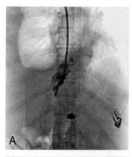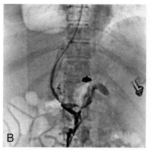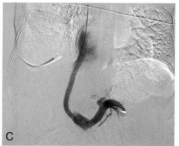

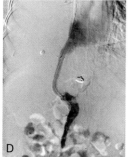

图 18-2-3　门静脉高压消化道出血和顽固性胸腹水,TIPS 术后 3 个月复查门脉造影

经肝右静脉穿刺门静脉右支建立分流道,术后 3 个月下腔静脉造影显示下腔静脉血栓与支架内血栓相连(图 A);门静脉造影:分流道内完全性血栓形成(图 B);局部处理下腔静脉及分流道内血栓后门静脉造影:分流道血流通畅,分流道和下腔静脉血栓完全消失(图 C、D)。

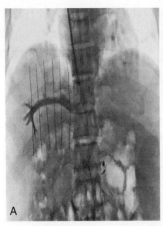
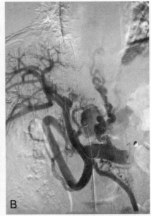
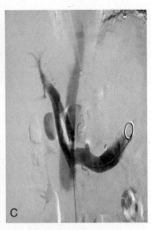

图 18-2-4　门静脉高压消化道出血,经股静脉肝内门体分流术门静脉造影

A.肝右静脉造影:肝右静脉与下腔静脉形成锐角,TIPS 外鞘无法进入肝静脉或无法穿刺下腔静脉;B.门静脉造影:门静脉系统血流通畅,静脉曲张明显,侧支血管形成;C.分流道血流通畅,分流道在门静脉穿刺部位成锐角。

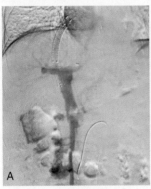
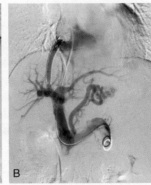
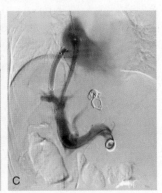

图 18-2-5　间接和直接门静脉造影

A.间接门静脉造影:门静脉显影清楚,分流支架少量造影剂通过,支架分流道呈向外弧形;B.分流前直接门静脉造影:原支架部分血流通过,支架上端在心包外侧缘(穿过管腔静脉裸露部分),支架远端部分在血管外面(可能由小分支进入门静脉主干),显著静脉曲张形成;C.新建合理的分流道,血流通畅,静脉曲张消失,原分流道部分血流通过。

　　图 18-2-5、图 18-2-6 示自身免疫性肝硬化门静脉高压消化道出血,TIPS 术后 1 个月再次消化道出血。TIPS 复查门静脉造影,腹部 CT 增强。

　　(2)远穿刺点,也就是门静脉穿刺点。穿刺部位与安全性、建立分流道的角度和合理性直接相关,当然是否安全和合理,与操作者的技术相关(图 18-2-7),也与肝脏血管之间空间关系和血管的结构有关(图 18-2-8、图 18-2-9)。一般而言,经肝右静脉大部分只能穿刺门静脉右支。经下腔静脉穿刺,可以适当地选择门静脉的多个部位,当然,选择不适当,仍然不能建立合理的分流道。

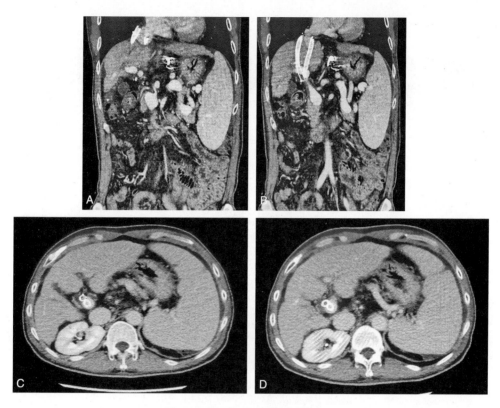

图 18-2-6 TIPS 术后腹部增强 CT

不同层面的冠状位显示原 TIPS 分流道近端下腔静脉穿刺位置较高(裸露部分),而且紧贴外侧壁,支架持续的张力,压迫血管壁,支架部分在血管外,明显影响血流;支架远端紧贴门静脉壁,持续张力压迫血管壁向外,支架部分在血管外,明显影响血流,远端血栓形成,血流只能由网孔进入;新的分流道支架位置、角度、支架与所在的血管关系等合理,血流通畅(图 A、B);不同层面的轴位显示原 TIPS 分流道支架远端紧贴门静脉壁,支架部分在血管外,明显影响血流,血栓形成;新建立的 TIPS 分流道远端游离在门静脉内,血流通畅(图 C、D)。

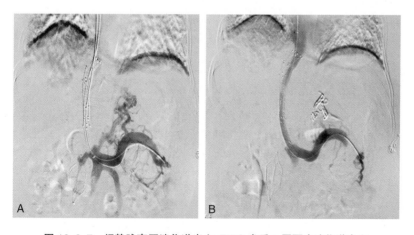

图 18-2-7 门静脉高压消化道出血,TIPS 术后 2 周再次消化道出血

A. 原通道三枚支架(直径均为 8mm,长度不详),开通原分流道已经没有意义;新 TIPS 门静脉造影,原支架分流道完全性血栓闭塞,脾静脉及肠系膜静脉通畅,静脉曲张明显;B. 建立新的 TIPS 分流道,血流通畅,分流合理,静脉曲张消失。

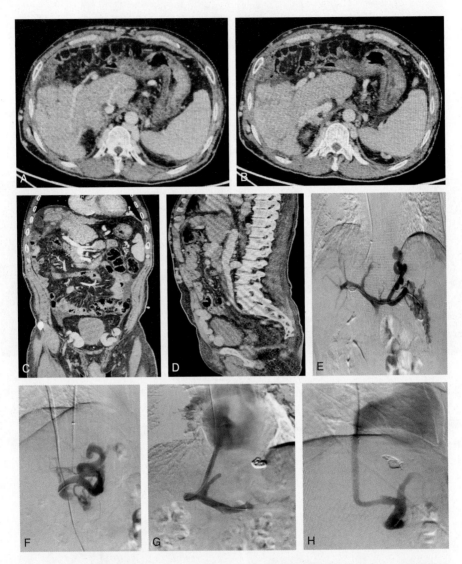

图 18-2-8　肝静脉闭塞型巴德-吉亚利综合征,肝硬化门静脉高压消化道出血,术前腹部增强 CT,TIPS 门静脉造影

术前腹部增强 CT(图 A~D);不同层面轴位显示除门静脉右后支部分在肝实质内,其他门静脉部分全部在肝外,尾状叶略增大(图 A、B);冠状位显示门静脉主干在肝外,肝脏比例失调(图 C);矢状位显示下腔静脉肝段与门静脉分支角度很小,穿刺风险加大,空间结构不合理(图 D);TIPS 门静脉造影(图 E~H);分流前门静脉正侧位造影:远穿刺点在门静脉的右后支,呈直角状态,门静脉不粗,血流通畅,静脉曲张明显(图 E、F);分流后门静脉正侧位造影:支架分流道由门静脉右后支穿刺点处呈直角状态,分流道血流通畅,静脉曲张消失(图 G、H)。

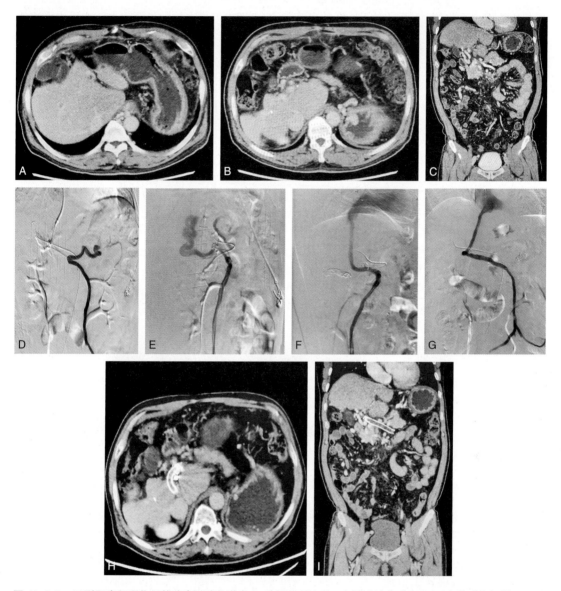

图 18-2-9　乙型肝炎肝硬化门静脉高压消化道出血,脾切除断流后 3 年再次消化道出血,手术前后腹部增强 CT,
TIPS 门静脉造影,术后 12 个月腹部增强 CT

术前腹部增强 CT(图 A~C);不同层面轴位显示肝脏比例失调,整体肝脏明显缩小,左叶更小,门静脉分支结构完
全消失,少量侧支形成(图 A、B);冠状位显示门静脉主干结构完全消失,代之以不规则侧支形成(图 C);TIPS 门静
脉造影(图 D~G);分流前门静脉正侧位造影:经肝右静脉开口处穿刺已经闭塞的门静脉右支,导管经过已经闭塞
的门静脉主干至肠系膜下静脉造影显示血管通畅(图 D、E);分流后门静脉正侧位造影:建立的分流道形成两个直
角,分别在门静脉穿刺点和肠系膜下静脉开口部位,分流道血流通畅(图 F、G);术后 12 个月腹部增强 CT(图 H、I);
轴位显示在门静脉穿刺部位支架呈弧形,已经闭塞(图 H);冠状位显示支架远段已经闭塞,无血流通过(图 I)。

2. 支架伸入血管过长 伸入下腔静脉或门静脉内过长,也是影响血流或狭窄的原因之一(图18-2-10、图18-2-11)。正常血管内植入支架,对血管来说终究是"异物",增加分流道长度,形成血栓的机会将增加,而且对于通畅的血管来说,支架内形成血栓的机会也大于血管内形成血栓的机会。

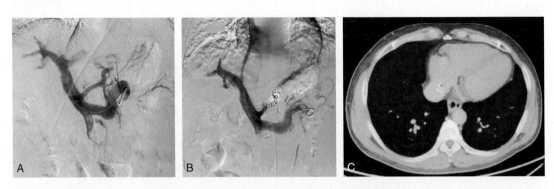

图18-2-10 乙型肝炎肝硬化门静脉高压消化道出血,TIPS门静脉造影,术后腹部增强CT

TIPS门静脉造影(图A、B);分流前门静脉造影可见门静脉系统血流通畅,静脉曲张明显(图A);分流后门静脉造影可见分流道血流通畅,但在两端的血管内支架过长,静脉曲张消失(图B);术后腹部增强CT轴位显示支架近端已经伸入右心房内(图C)。

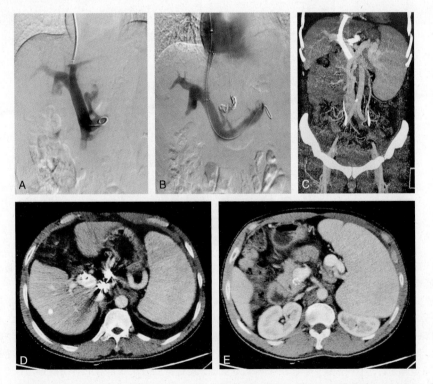

图18-2-11 门静脉高压消化道出血,TIPS术后13个月再次消化道出血,TIPS门静脉造影,术后13个月腹部增强CT

分流前门静脉造影:门静脉系统血流通畅,静脉曲张明显(图A);植入两枚支架,远段完全覆盖门静脉主干,近端突入下腔静脉合理,分流道血流通畅,静脉曲张消失(图B);重建图像:支架远段过长,完全覆盖门静脉主干,血流通畅(图C);支架远段见局限性贴壁血栓,部分支架似在血管外(偏后)(图D、E)。

3. 支架位置不当或异常　TIPS 的最重要的一道工序就是植入支架,也是直接纠正近远穿刺点选择不合理的一种补救措施或直接关系到分流效果的重要问题。按照建立合理分流道的要点,选择支架的直径、长度和搭配,应用造影、球囊扩张的压迹、长度、骨性标记等,结合患者的术前总体情况,准确选择支架的型号和准确植入,建立分流道。否则,可能会导致术中严重并发症的发生、术后无效、效果不理想(图 18-2-12),影响后续的治疗或给后续治疗带来困难(图 18-2-13),甚至无法处理分流道或再建立分流道。

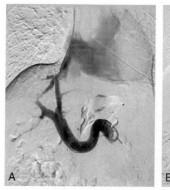
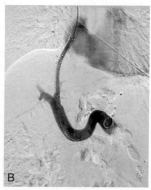

图 18-2-12　TIPS 术后 3 个月再次消化道出血,纠正原支架分流道,门静脉造影

A. 分流前门静脉造影:两枚支架均放在肝右静脉内,且形成"盖帽",支架远段过长,长度完全覆盖门静脉主干全长,远端紧贴血管壁,部分似在血管外,局部形成少许贴壁血栓,部分造影剂能够通过,但门静脉压力增高;B. 上端再植入支架纠正"盖帽",分流道血流通畅,但分流道内径明显缩小。

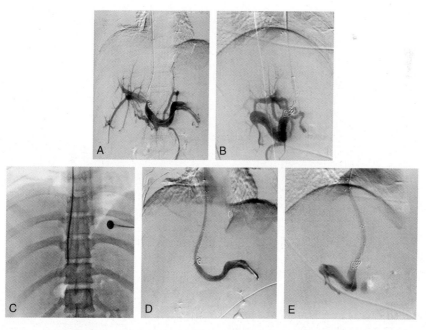

图 18-2-13　门静脉高压 TIPS 术后 1 个月再次消化道出血,支架开窗再建分流道,门静脉造影

经原分流道置入导管行正侧位门静脉造影:支架分流道完全闭塞,支架远端完全顶在血管壁,与术中植入支架不合理和支架塑形有关(图 A、B);平片显示应用导向管和穿刺针在支架远段开窗(图 C);开窗后植入支架再建立分流道门静脉造影:分流道角度合理,血流通畅,静脉曲张消失(图 D、E)。

4. 血栓处理不合理 门静脉血栓患者,特别是已经影响血流或导致门静脉高压的血栓是影响 TIPS 长期疗效的原因之一。因此,分流前后对血栓的处理十分重要,处理不当导致术中分流道血流不畅或短期内或随访期出现分流道狭窄(图 18-2-14、图 18-2-15)。

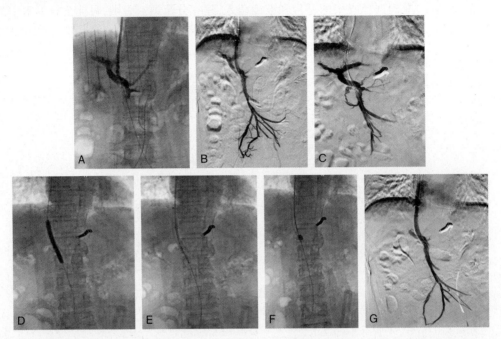

图 18-2-14 门静脉高压脾切断流术后 2 年再次消化道出血,TIPS+局部处理,门静脉造影

门静脉主干穿刺,经外鞘门静脉造影:门静脉分支及主干血流通畅,但主干近端边缘不规则(图 A);分流道血流通畅,分支显影,静脉曲张消失,留置导管局部溶栓(图 B);术后第 3 天复查门静脉造影:支架分流道完全闭塞,部分静脉曲张出现(图 C);经过局部处理:碎栓、不同方式取栓、溶栓(图 D~F);局部处理后门静脉造影:分流道血流通畅,肝内灌注明显较少,门静脉压力合理下降,静脉曲张消失(图 G)。

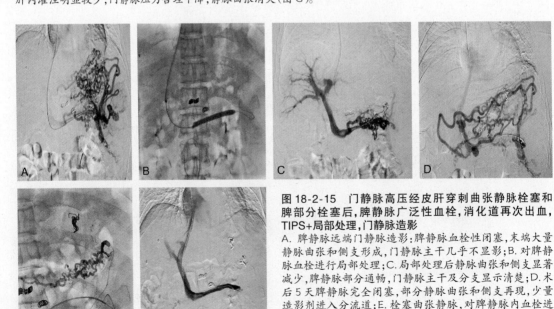

图 18-2-15 门静脉高压经皮肝穿刺曲张静脉栓塞和脾部分栓塞后,脾静脉广泛性血栓,消化道再次出血,TIPS+局部处理,门静脉造影

A. 脾静脉远端门静脉造影:脾静脉血栓性闭塞,末端大量静脉曲张和侧支形成,门静脉主干几乎不显影;B. 对脾静脉血栓进行局部处理;C. 局部处理后静脉曲张和侧支显著减少,脾静脉部分通畅,门静脉主干及分支显示清楚;D. 术后 5 天脾静脉完全闭塞,部分静脉曲张和侧支再现,少量造影剂进入分流道;E. 栓塞曲张静脉,对脾静脉内血栓进行局部处理:碎栓、不同方式取栓、留置导管溶栓;F. 局部处理后门静脉造影:分流道血流通畅,脾静脉血栓完全消失和血流通畅,静脉曲张和侧支完全消失。

5. 肝脏结构发生变化　肝脏增大,如肝小静脉闭塞症、肝窦阻塞综合征、肝静脉弥漫闭塞型巴德-吉亚利综合征等肝脏淤血性病变,一般肝脏都增大。部分患者门静脉没有明显增粗,而血管的结构发生明显改变,植入支架时已经建立合理的分流道或没有达到这一标准,但血流通畅,随着肝脏的缩小,支架结构发生明显的改变,整体角度发生显著改变,从而严重影响血液的回流,导致分流道的狭窄(图18-2-16)。另外,肝硬化患者,随着时间的延长,肝硬化加重,肝脏结构也可能发生变化,而导致支架的变化。年龄较小的患者,随着肝脏体积的增大,也会发生上述类似的情况,导致分流道狭窄。

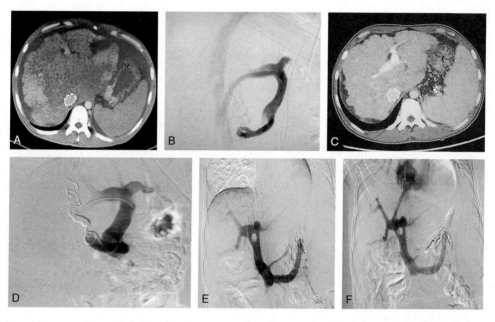

图18-2-16　肝静脉完全闭塞型巴德-吉亚利综合征、肝硬化门静脉高压顽固性腹水,腹部增强CT,经股静脉肝内门体分流术门静脉造影,术后5年肝硬化门静脉高压消化道出血,腹部增强CT,原通道门静脉造影和TIPS门静脉造影

A. 腹部增强CT轴位显示肝脏边缘不规则,不规则淤血,尾状叶增大,肝内门静脉显著偏前,不宽,大量腹水,脾脏增大;B. 经股静脉肝内门体分流术侧位门静脉造影:分流道通畅,整体分流道呈椭圆形;C. 术后5年腹部增强CT:肝脏边缘仍然不规则,无淤血,肝脏密度均匀,右叶及尾状叶明显缩小,左叶增大,肝内门静脉恢复正常解剖位置,但左右分支增宽,脾脏明显增大,无腹水;D. 术后5年原分流道侧位门静脉造影:门静脉主干及分支明显增粗,原整体分流道椭圆形变形,且显著减小,支架整体变成水平位,支架前端完全顶在门静脉主干前壁,似突出血管壁,支架分流道完全闭塞;E. 下腔静脉支架开窗,TIPS分流前正位门静脉造影:门静脉系统血管增粗,血流通畅,静脉曲张出现,原支架在门静脉主干近端呈圆形;F.TIPS分流后门静脉造影:分流道血流通畅,静脉曲张消失。

6. 血流的方向　血流与支架的长轴角度较小,甚至成锐角,血液在进入支架前,改变血流方向,甚至是涡流,特别是在血管内的支架部分与血管之间空间较小的情况下,血流改变方向前,血流速度减慢,形成血栓的机会增加(图18-2-17)。因此,建立的分流道角度合适,血液自然回流,减少血液突然改变方向,减低分流道狭窄。

7. 支架塑形　支架(裸膜和覆膜)植入血管内,遇热后会发生支架塑形的过程,一般支架未遇到特别阻力,支架会恢复原有的直径、长度和变直。如果支架角度不合理,一段时间以后,支架可能会紧贴血管壁或角度发生明显变化,而引起血液回流障碍,导致分流道狭窄(图18-2-13、图18-2-18)。

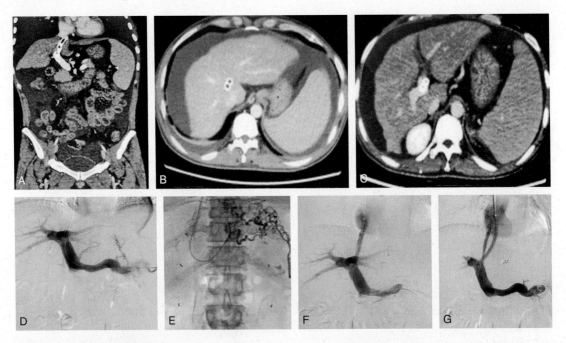

图 18-2-17　乙型肝炎肝硬化门静脉高压消化道出血,2 次 TIPS 术后分别在 1 个月及 3 个月消化道再次出血,腹部增强 CT,TIPS 门静脉造影

术前腹部增强CT(图 A~C);冠状位显示两个支架分流道完全闭塞,支架远端与门静脉主干明显成角,几乎呈直角,血液回流不顺畅(图 A);不同层面轴位显示两个分流道在门静脉和肝实质内前后排列,完全闭塞,支架部分贴壁,中等量腹水,脾脏增大(图 B、C);TIPS 第三分流道门静脉造影(图 D~G);经下腔静脉穿刺门静脉左支根部门静脉造影:原两个分流道完全闭塞,与门静脉长轴成角明显,静脉曲张明显(图 D);静脉曲张造影:静脉曲张明显,有许多不规则的末梢血管(图 E);建立第三合理的分流道,门静脉造影:整体分流道合理,支架长轴与门静脉主干长轴形成的角度最大化(最合理),并且支架远端游离在门静脉主干内,血液自然回流,静脉曲张消失(图 F);开通一个原分流道,门静脉造影:原分流道呈浅弧形,支架长轴与门静脉主干长轴显著成角,支架远端贴门静脉右支的血管壁,这一分流道和新建第三分流道血流通畅,肝内灌注减少,静脉曲张消失(图 G)。

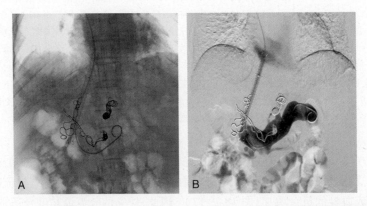

图 18-2-18　门静脉高压消化道出血,TIPS 术后 5 个月消化道再次出血,TIPS 支架开窗,再建立分流道门静脉造影

A. TIPS 术后 5 个月平片显示:原支架塑形后,支架前端顶在血管壁,原支架远段开窗,再植入支架,支架长轴与所在的门静脉呈平行状态;B. 再建立 TIPS 分流道门静脉造影:原支架前端顶在血管壁,分流道血流通畅,肝内灌注显著减少。

8. 多种原因联合存在 上述多种因素同时存在或先后存在,增加了分流道狭窄的机会。

第三节 TIPS 抗凝问题

一、指南中的建议

1. 2015 年 Baveno Ⅵ指南中关于 TIPS 治疗门静脉高压的内容,未提及 TIPS 术后的抗凝问题。

2. 2015 年欧洲肝脏研究学会(European Association for the Study of the Liver,EASL)临床实践指南中指出肝病患者抗凝治疗的时间很大程度上取决于血栓复发的风险,而对于 TIPS 术后的抗凝治疗则没有明确说明。

3. 2017 年我国《经颈静脉肝内门体分流术专家共识》中指出,对于伴有门静脉血栓的肝移植候选者,成功施行 TIPS 术后,在不抗凝的情况下,80% 的患者可获得门静脉再通。TIPS 术后是否抗凝尚缺乏循证医学证据。

4. 2019 年美国胃肠病学会(American Gastroenterological Association,AGA)实践更新中认为与单独观察相比,低分子量肝素,维生素 K 拮抗剂和直接作用抗凝剂的治疗可改善门静脉的通透性。

5. 2020 年英国胃肠病学学会(British Society of Gastroenterology,BSG)的指南中指出怀疑有 TIPS 分流道功能障碍的患者应在 TIPS 一周后进行多普勒超声检查,但并未建议 TIPS 术后常规使用抗凝剂。

二、抗凝相关作用

1. 抗凝治疗可以改善肝硬化,延长生存时间,中止抗凝治疗与门静脉血栓的高复发率相关。

2. 肝星状细胞表达的蛋白酶激活受体-1(protease-activated receptor-1,PAR-1)可以活化凝血酶,促进肝纤维化,而抗凝可以通过降低 PAR 的激活、抑制纤维蛋白和 X 因子阻止肝脏纤维化的发生从而在慢性肝病的治疗中发挥重要的作用。

三、抗凝适应证

1. **肝硬化门静脉高压症** TIPS 术前门静脉已经形成血栓的患者、TIPS 术后随访过程中形成血栓的患者、脾切除断流后患者都需要规范抗凝治疗,当然要排除有抗凝禁忌证的患者。其他患者是否抗凝要根据具体情况而定,如凝血功能很好、血小板 50×10^9/L 以上、静脉曲张消失或轻度、无高血压及血压稳定等,应该进行术后抗凝。

2. **非肝硬化门静脉高压症** 非肝硬化门静脉高压覆盖了广泛的疾病,主要是肝血管性疾病,表现为门静脉高压但具有接近正常的肝静脉压力梯度(HVPG),曲张静脉出血、中重度脾大及肝功能正常,如巴德-吉亚利综合征、特发性门静脉高压(IPH)、肝外门静脉血管阻塞(EHPVO)、肝窦阻塞综合征(HSOS)或肝小静脉闭塞症(HVOD)。对于此类患者合理的抗凝治疗可以延长患者的生存时间,因此 TIPS 术后需进行抗凝治疗。

3. **基础疾病** 容易形成血栓的基础疾病患者,如骨髓增殖性肿瘤、遗传性球形红细胞增多症、肝淀粉样变性等,需要抗凝治疗。

4. **分流道建立不合理的患者** 无论是肝硬化或非肝硬化门静脉高压,建立的 TIPS 分流道不合理的患者,只要没有抗凝禁忌证,都要进行抗凝治疗。

四、抗凝方案

TIPS 术后是否抗凝尚缺乏循证医学的证据,应根据患者的具体情况个体化制定抗凝策略。目前在 TIPS 术后常规给予抗凝 3~6 个月,根据患者的整体情况,决定是否继续延长。可以选用的抗凝治疗方案如下。

1. 低分子量肝素序贯阿司匹林,也就是住院期间先用前者,出院后随访期应用后者,尽管前者安全性大,不需要定期检查,但依从性比较差。

2. 低分子量肝素序贯华法林,同上述情况,但华法林需要定期检查凝血功能。

3. 低分子量肝素序贯华法林联合阿司匹林(或氯吡格雷),主要用于脾切除断流术(PSE)后门静脉系统血栓形成或门静脉系统完全性急性血栓,血小板正常的患者。

4. 常用的抗凝药物。①华法林:属于维生素 K 抑制剂,通过拮抗维生素 K 抑制肝脏合成凝血因子 Ⅱ、Ⅶ、Ⅸ、Ⅹ,当体内的凝血因子消耗完全以后才起作用,作用时间较长,故应该早期应用。服用华法林需要定期监测国际标准化比值(INR),根据 INR 结果调整用药剂量,常规使其维持在 2~3 为宜。但肝硬化患者 INR 一般延长,这与肝功能失代偿的程度有直接关系,故对于肝硬化的患者不能用 INR 来评估其凝血功能,这是应用华法林治疗肝硬化患者所面临的主要问题。血栓弹力描记图可能有助于评估肝硬化患者的凝血功能,但目前仍缺乏有效的目标水平。②新型口服抗凝剂(又称直接口服抗凝剂,direct oral anticoagulants,DOACs)因其不需要皮下注射、不需要进行凝血监测的优点逐渐被应用于临床,其中以达比加群酯和利伐沙班较为常用。临床有应用的病例,然而缺乏有临床意义的证据。但这些应用可能为 TIPS 术后的抗凝治疗提供了新思路。

五、总结

TIPS 术后抗凝治疗不仅可以延缓血栓进展,提高术后分流道通畅率,还可以改善肝脏纤维化,延长患者生存时间。但目前针对抗凝治疗的方案、抗凝持续时间、抗凝疗效的监测指标尚没有统一的标准,以及抗凝所带来的相关风险,研究得也甚少。是否抗凝以及如何抗凝要根据患者的具体情况,如患者的肝肾功能、凝血功能、术前是否合并门静脉血栓、巴德-吉亚利综合征或者其他高风险血栓形成性疾病来个体化判断。未来应进行大样本多中心的随机对照试验进一步探索 TIPS 术后抗凝治疗的适应证、方案以及维持时间等问题,为 TIPS 围手术期的规范化抗凝提供参考依据。

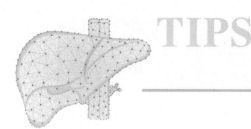

第十九章

TIPS 经典病例

第一节 门静脉完全性血栓

病例一 多重门静脉体表定位下,经皮肝穿刺球囊辅助联合 TIPS

【临床资料】

患者,女,40 岁,主因"间断呕血、黑便 10 年"住院。

现病史:患者 10 年前无诱因出现呕血、黑便,就诊外院,完善检查发现脾大、血小板低,行脾切除术。其后患者病情稳定。4 年前患者再次出现呕血,外院腹部 CT 提示:肝硬化,门静脉、肠系膜上静脉血栓,给予内科止血治疗。2 年前患者再次出现呕血,胃镜示:重度食管-胃底静脉曲张破裂出血,当地医院行胃镜下套扎治疗。1 年前患者再次出现呕血,量约 500ml,暗红色,含血凝块,在当地医院行内科保守治疗,效果欠佳,仍反复发生呕血、黑便。患者为进一步治疗入我科。

既往史:既往体健,无其他慢性病史。

查体:血压 115/78mmHg,神志清楚,精神可,双肺呼吸音清,双肺未闻及明显干、湿啰音及胸膜摩擦音。心律齐,心率 70 次/min,节律规整,各心瓣膜未闻及异常杂音。腹平坦,全腹无明显压痛、反跳痛及肌紧张。肠鸣音正常,4 次/min,双下肢无水肿。

【生化检查】

乙型肝炎表面抗原(hepatitis B surface antigen,HBsAg)(−)、乙型肝炎表面抗体(hepatitis B surface antibody,HBsAb)(−)、乙型肝炎 e 抗原(hepatitis B e antigen,HBeAg)(−)、乙型肝炎 e 抗体(hepatitis B e antibody,HbeAb)(−)、乙型肝炎核心抗体(hepatitis B core antibody,HBcAb)(−)、HCV-IgG(−);WBC $4.5×10^9$/L、Hb 84g/L、PLT $318×10^9$/L;ALT 34U/L、AST 43U/L、TB 15.4μmol/L、CB 6.7μmol/L、UCB 8.7μmol/L、Alb 28g/L、血尿素氮(blood urea nitrogen,BUN)14mmol/L、肌酐(creatinine,Cr)79μmol/L。

PT-s 12.7 秒、PT-% 80%、PT-INR 1.15、Fg 2.27g/L、APTT 29.8 秒、TT 17.5 秒;氨(NH_3)45μmol/L。

【影像学检查】

腹部增强 CT:患者门静脉血栓形成,门静脉主干及左右分支内含有大量的血栓。

脾切断流术后 10 余年,门静脉血栓,消化道出血。术前及术后腹部增强 CT,TIPS 门静脉造影(图 19-1-1~图 19-1-3)。

胃镜:距门齿 30cm 以下可见 3 条蓝色静脉显露,迂曲呈蚓状,直径最大者约 1.5cm,表面无糜

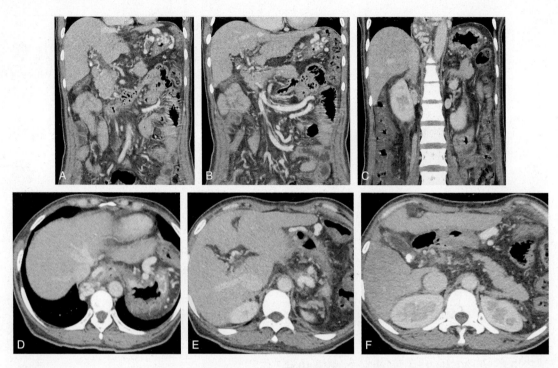

图 19-1-1 术前腹部 CT

前、中、后冠状位显示门静脉血栓形成,少许侧支,门静脉主干结构完全消失,肠系膜上静脉部分血流通畅,食管胃静脉曲张明显,脾缺如(图 A~C);上、中、下轴位显示门静脉血栓形成,少许侧支,门静脉主干结构完全消失,肠系膜上静脉部分血流通畅,食管胃静脉曲张明显,脾缺如(图 D~F)。

烂,红色征(+),胃底可见 2 条静脉曲张近贲门处迂曲呈结节状,直径约 1.0cm,未与食管相延续,红色征(+)。

【诊断】

脾切除断流术后、门静脉海绵样变、门静脉血栓、门静脉高压、食管-胃底静脉曲张破裂出血、脾大、肝硬化失代偿期。

【治疗过程】

常规经右颈静脉穿刺插管进行 TIPS,留置导管在肝右静脉内。股动脉穿刺插管至肝动脉内造影,留置导管在肝动脉内,作为肝内门静脉的定位标记。右季肋区经皮肝穿刺,在肝动脉导管定位下,先应用一步法穿刺针穿刺已经纤维化闭塞的肝内门静脉。由于导丝支撑力不足,改用 18G 穿刺针,顺着一步法穿刺通道,平行进针(图 19-1-2A),应用超滑加硬导丝通过肝内闭塞的门静脉,至侧支血管内,进行加压造影显示末梢大量的静脉曲张和侧支血管,肠系膜下静脉通过侧支血管显影,肠系膜上静脉近端通过侧支显影(图 19-1-2B)。根据肠系膜上静脉近端显影的位置,再次调整导丝至肠系膜上静脉的边缘,导丝软头难以进入肠系膜上静脉,改用硬头进入肠系膜上静脉,跟进导管,手推造影证实在肠系膜上静脉内,造影显示肠系膜上静脉血流通畅,门静脉主干及分支闭塞,造影剂直接进入粗大的静脉曲张的血管内(图 19-1-2C)。肠系膜上静脉留置导管作为门静脉的标记,进行 TIPS。经下腔静脉穿刺肝内门静脉(留置的导管),反复穿刺,导丝难以调整到门静脉内。经留置的导管,更换导丝和球囊导管,扩张已经闭塞的门静脉主干及分支,再对准球囊,穿刺门静脉(图 19-1-2D、E)。成功后将导管导丝置入肠系膜上静脉,造影显示导管

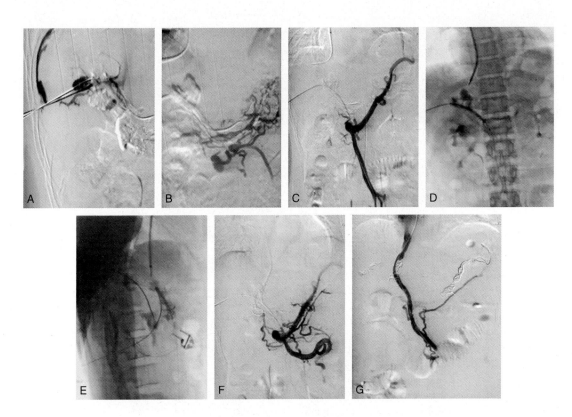

图 19-1-2　TIPS 过程

肝动脉留置导管作为门静脉标记,一步法穿刺针和18G穿刺针联合应用穿刺肝内门静脉(图A);侧支血管内造影显示末梢大量的静脉曲张和侧支血管,肠系膜下静脉和肠系膜上静脉近端通过侧支血管显影(图B);肠系膜上静脉造影:血流通畅,门静脉主干及分支闭塞,造影剂直接进入粗大的静脉曲张的血管内(图C);球囊辅助下行TIPS穿刺(图D、E);正位对准球囊穿刺(图D);侧位对准球囊穿刺(图E);经TIPS途径门静脉造影:肠系膜上静脉大的分支显影,末端侧支形成,大部分造影剂回流至曲张静脉内(图F);建立TIPS分流道,门静脉造影:肠系膜上静脉及分流道通畅,静脉曲张消失(图G)。

进入大的分支血管(图19-1-2F),回流至粗大的静脉曲张血管,再次调整导管至肠系膜上静脉的主血管内造影,再进行TIPS程序,完成TIPS(图19-1-2G)。

【结论】

1. 脾切除断流后,门静脉完全海绵样变性,导致消化道出血,可以进行TIPS。

2. 影像学显示远端肠系膜上静脉血流通畅,门静脉主干及分支完全闭塞、纤维化,结构完全消失,属于TIPS难度非常大的类型。技术成熟的,仍然可以行TIPS。

3. 术中联合技术的应用,如门静脉的多重体表定位、不同型号穿刺针的应用、侧支血管的加压造影、球囊辅助穿刺等。

4. 特殊情况下,只要门静脉定位准确,导丝、导管也可以在纤维化的门静脉内强行通过,需要谨慎操作。

5. 该类患者,根据血小板及凝血功能情况,可以采取双抗凝方法,抗凝至少1年以后,根据情况决定是否继续抗凝。

【随访】

1. 临床　术后40多个月,无消化道再出血,无腹水,其他正常。

2. 患者规范随访,分流道通畅。生化结果无特殊异常。

3. 术后3个月腹部增强CT显示TIPS分流道血流通畅,支架位置良好,肠系膜上静脉管腔内充盈缺损较前范围缩小(图19-1-3)。

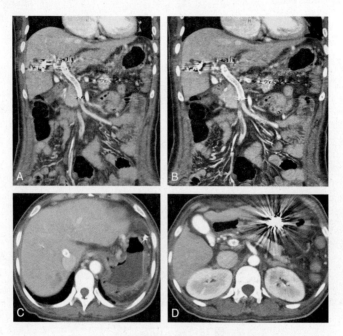

图19-1-3 术后3个月复查腹部增强CT

前、后冠状位显示TIPS分流道血流通畅,肠系膜上静脉管腔内充盈缺损较前范围缩小(图A、B);上、下轴位显示下腔静脉和肠系膜上静脉内支架血流通畅,肝脏结构良好(图C、D)。

4. 胃镜 距门齿30cm以下可见1条蓝色静脉显露,直径最大者约0.5cm,表面无糜烂,红色征(-),胃底未见明显曲张静脉。

病例二 门静脉系统完全性慢性血栓:局部处理+TIPS+局部处理

【临床资料】

患者,女,53岁,主因"右侧腹痛1年,加重2周"入院。

现病史:患者1年前无明显诱因出现右中下腹痛,呈闷痛,饭后加重,无明显腹胀、呕血、黑便等症状,就诊于外院,腹部CT示:门静脉主干及分支、肠系膜上静脉闭塞可能性大,门静脉海绵样变。为求进一步治疗,患者就诊于我科。

既往史:糖尿病病史8年,具体治疗不详。否认高血压、肝炎等慢性病史。

查体:生命体征平稳,皮肤、巩膜无黄染,无明显肝掌、蜘蛛痣。心肺检查未见明显异常。腹平软,压痛、无反跳痛及肌紧张。肝脾肋下未及,全腹叩诊呈鼓音,肠鸣音减弱,2次/min。双下肢无水肿。

【生化检查】

HbsAg(-)、HbsAb(-)、HbeAg(-)、HbeAb(-)、HbcAb(-)、HCV-IgG(-);WBC 9.88×10^9/L、Hb 127g/L、PLT 415×10^9/L;ALT 20U/L、AST 24U/L、TB 8μmol/L、CB 2.8μmol/L、UCB 5.2μmol/L、

Alb 38.2g/L、BUN 8mmol/L、Cr 45μmol/L。

PT-s 13.6 秒、PT-% 75%、PT-INR 1.35、Fg 5.66g/L、APTT 38 秒、TT 16 秒；NH₃ 27μmol/L。

【影像学检查】

腹部增强 CT：门静脉主干及分支大量血栓，肠系膜上静脉全程、长段血栓，门静脉海绵样变（图 19-1-4）。

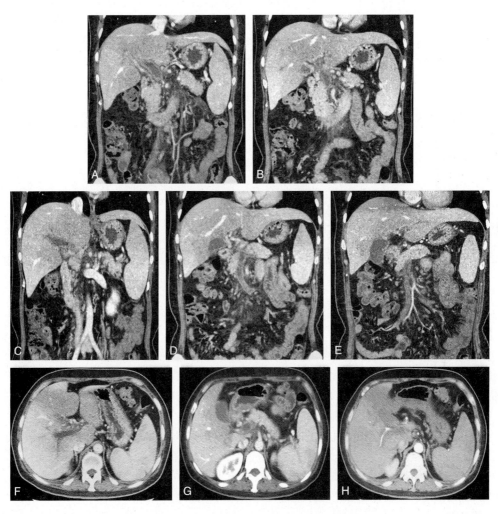

图 19-1-4　非肝硬化门静脉高压，门静脉系统慢性血栓，门静脉海绵样变，术前及术后腹部增强 CT，经皮肝穿刺门静脉血栓局部处理及造影，TIPS 门静脉造影，术前腹部增强 CT

不同层面冠状位显示门静脉血栓形成，少许侧支，门静脉主干及肠系膜上静脉见低密度血管铸型，血管壁增厚，脾静脉结构完全消失，少许侧支形成，部分血流通畅，脾稍微增大（图 A~E）；不同轴位显示门静脉主干及分支血栓，显示血管铸型，周边少许侧支，脾稍增大（图 F、G）；CT 增强轴位显示肝动脉右支在门静脉右支的前面（图 H）。

胃镜：距门齿 25cm 以下可见 1 条蓝色静脉显露，直径最大者约 0.5cm，表面无糜烂，红色征（－），胃底未见明显曲张静脉。

【诊断】

门静脉慢性血栓、肠系膜上静脉慢性血栓、门静脉海绵样变、非肝硬化门静脉高压、脾大。

【治疗过程】

股动脉穿刺插管至肝动脉造影,留置导管作为肝内门静脉的体表标记,并结合术前影像学(图 19-1-4H)。右季肋区定位、消毒、铺手术单、局部麻醉,穿刺肝内门静脉,导丝、导管经门静脉血栓至肠系膜上静脉远端造影(图 19-1-5A)。更换球囊导管、8F 导引导管、溶栓导管进行碎栓、取栓、溶栓,留置导管继续溶栓,根据血栓、凝血功能及出血等情况,一般溶栓 3~7 天,其间再次碎栓、取栓,同时进行门静脉造影,观察血栓的情况(图 19-1-5B)。经过局部充分的处理后,肠系膜上静脉及门静脉主干血栓大部分消失,但肝内门静脉分支仍然充满血栓,无血流(图 19-1-5C)。因此,门静脉系统血流无法进入肝脏进行流动,很快门静脉系统会继续形成血栓,为了解决这一问题,建立 TIPS 分流道,留置导管在门静脉内,继续对血栓进行局部处理及溶栓,直至形成合理的分流道(图 19-1-5D)。

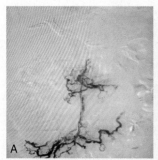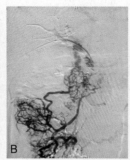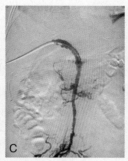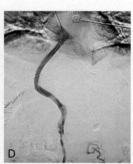

图 19-1-5 操作过程

【结论】

1. 影像学紧密结合临床,尽量明确血栓的性质,如急性、慢性、海绵样变性及混合性血栓。

2. 影像学显示部分侧支血管形成,不等于海绵样变性或尽管血栓超过 6 个月,形成慢性血栓,仍然可以进行局部处理,以及继续溶栓,血栓仍然可以消失或显著减少。

3. 局部处理不能达到预期的效果,及时进行 TIPS。

4. TIPS 术后应该继续处理血栓,直至达到理想的程度,建立合理的分流道。

5. 术后抗凝具有重要意义,该患者进行双抗凝,但注意规范随访。

6. 随访过程中,如果已经形成很好的侧支,分流支架通畅,肠道没有缺血症状、无腹水、食管胃静脉曲张消失或轻度,可以不处理分流道,密切观察和随访。

【随访】

1. 临床 术后围手术期至术后 36 个月,腹部疼痛消失,正常饮食。无其他特殊症状。肝、肾功能等正常。

2. 超声及 CT 增强显示术后围手术期至术后 36 个月分流道血流通畅。

3. 术后 24 个月腹部增强 CT 支架血流通畅,肠系膜上静脉开通,门静脉主干及分支大量的侧支形成,门静脉血栓铸型消失。脾静脉主干大部分恢复血流,脾脏稍微缩小(图 19-1-6)。

4. 胃镜 无明显食管-胃底静脉曲张。

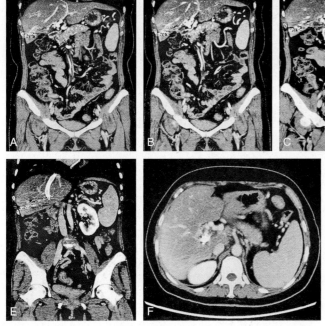

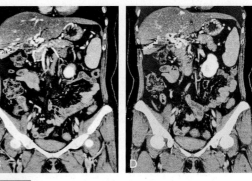

图 19-1-6　术后 24 个月腹部增强 CT

不同层面的冠状位显示肠系膜上静脉血栓消失,血流通畅,支架血流通畅,门静脉主干及分支血栓铸型消失,大的侧支形成,血流通畅,脾静脉主干大部分血流通畅(图 A~E);门静脉右支血栓铸型消失,大的血管侧支形成,支架血流通畅,脾脏稍有缩小(图 F)。

病例三　门静脉系统海绵样变性,慢性血栓,经皮肝穿刺联合 TIPS 和脾动脉主干栓塞术

【临床资料】

患者,女,31 岁,主因"食欲减退 1 年余,间断黑便 5 月余,间断腹痛 1 个月"入院。

现病史:患者 1 年余前无明显诱因出现乏力,食欲减退,就诊于当地医院,完善相关检查,诊断为"乙型肝炎肝硬化、门静脉高压、脾大",给予患者保肝等对症治疗后出院。5 月余前反复黑便,1 个月前患者无明显诱因出现腹痛,呈闷痛,进行性加重,就诊于当地医院,完善腹部增强 CT 示:乙型肝炎肝硬化、门静脉高压、门静脉海绵样变、门静脉血栓、肠系膜上静脉血栓,给予患者内科对症治疗后症状未见明显好转,为求进一步治疗就诊于我科。

既往史:存在乙型肝炎病史,口服抗病毒药物治疗;否认高血压、糖尿病慢性病史。

查体:生命体征平稳,中度贫血貌,皮肤、巩膜轻度黄染,可见肝掌、蜘蛛痣。心肺检查未见明显异常。腹平软,脐周存在压痛,无明显反跳痛及肌紧张。肝肋下未及,脾脏增大,肋下可触及 II 度大,质硬,移动性浊音(−)。

【生化检查】

HbsAg(+)、HBsAb(+)、HBeAg(−)、HbeAb(−)、HBcAb(+)、HCV-IgG(−);WBC 1.11×10^9/L、Hb 67g/L、PLT 49×10^9/L;ALT 21U/L、AST 32U/L、TB 17.5μmol/L、CB 9μmol/L、UCB 8.5μmol/L、Alb 38.7g/L、BUN 6mmol/L、Cr 77μmol/L。

PT-s 16.6 秒、PT-% 53%、PT-INR 1.51、Fg 0.7g/L、APTT 35.3 秒、TT 23.2 秒;NH_3 65μmol/L。

【影像学检查】

腹部 CT:门静脉严重海绵样变,肠系膜上静脉长段、大量血栓,脾脏增大(图 19-1-7)。

图 19-1-7~图 19-1-11 乙型肝炎肝硬化门静脉高压,门静脉系统海绵样变性,慢性血栓,肠道缺血,消化道出血,脾脏增大。术前、术后腹部增强 CT,肝动脉插管门静脉体表定位,经皮肝穿刺

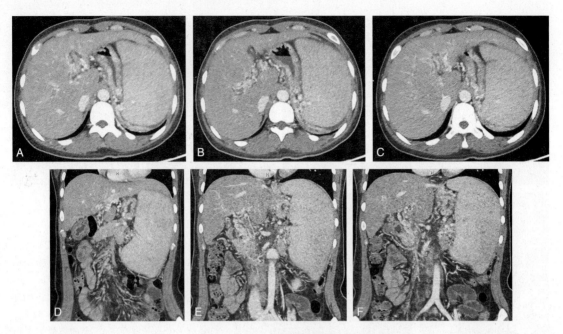

图 19-1-7　术前腹部增强 CT

不同层面轴位显示门静脉左右分支及脾静脉细小侧支的海绵样变性,纤维化,血管解剖结构完全消失,脾脏增大 (图 A~C);不同层面冠状位显示小部分门静脉主干及肠系膜上静脉部分分支血管铸型形成,血管壁增厚,门静脉系统细小侧支的海绵样变性,纤维化,血管解剖结构完全消失,脾脏增大(图 D~F)。

门静脉造影及局部处理,TIPS 门静脉造影及局部处理,腹腔动脉造影,脾动脉造影及主干栓塞术,手术前后胃镜检查。

【诊断】

门静脉海绵样变、门静脉慢性血栓、肠系膜上静脉慢性血栓、乙型肝炎、非肝硬化门静脉高压。

【治疗过程】

常规右腹股沟区消毒、铺单、局部麻醉下,行股动脉穿刺,行肝动脉造影及留置导管。经右季肋区穿刺肝内已经闭塞的门静脉,调整导丝、导管至适当的位置,反复造影观察导管的位置 (图 19-1-8A),以避免穿出血管外,直至经过门静脉的全程血栓至肠系膜上静脉远端再次造影;然后进行局部处理,直至肠系膜上静脉及门静脉主干部分显示(图 19-1-8),再联合 TIPS。如果 TIPS 过程中,穿刺针难以穿中门静脉或导丝不能进入门静脉,经经皮肝穿刺途径应用小球囊扩张门静脉通道(图 19-1-9A、B),仍然不能完成 TIPS,再应用直径大的球囊扩张肝内门静脉及门静脉主干,使门静脉通道增粗(图 19-1-9C、D),再完成 TIPS 程序。如果食管胃静脉曲张明显或已经有过静脉曲张破裂出血史,同时脾静脉海绵样变性或脾静脉完全性血栓无法处理的,联合脾动脉主干栓塞术,减少脾脏回流的血液(图 19-1-9E、F)。建立支架分流道后继续对分流道血栓进行处理,直至形成合理的分流道(图 19-1-9G)。术后 7 天患者无腹部疼痛症状。进行了腹部增强 CT 及胃镜检查,结果显示分流道通畅,脾脏部分不规则坏死(图 19-1-10),静脉曲张显著减轻(图 19-1-11)。

【结论】

1. 门静脉血栓,特别是门静脉系统完全性血栓,有肠道缺血症状和/或消化道出血(或无出血的重度静脉曲张)或顽固性腹水,应该进行局部处理联合 TIPS,根据脾静脉血液回流、脾脏大小等情况,再决定是否联合脾动脉主干栓塞术。

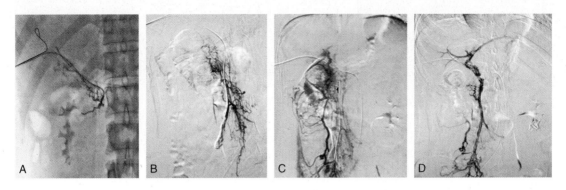

图 19-1-8　治疗过程

肝动脉插管门静脉体表定位下,经皮肝穿刺造影显示门静脉主干无正常结构,一些侧支形成(图 A);经皮肝穿刺门静脉造影及局部处理(图 B~D);导管插入肠系膜上静脉在局部处理前造影:肠系膜上静脉及门静脉主干细小海绵样变性血管,解剖结构完全消失,脾静脉未显影(图 B);局部处理不同时期:经过碎栓、取栓、溶栓等局部处理,由侧支增多至减少,直至肠系膜上静脉、门静脉主干及部分肝内分支出现血流(图 C、D)。

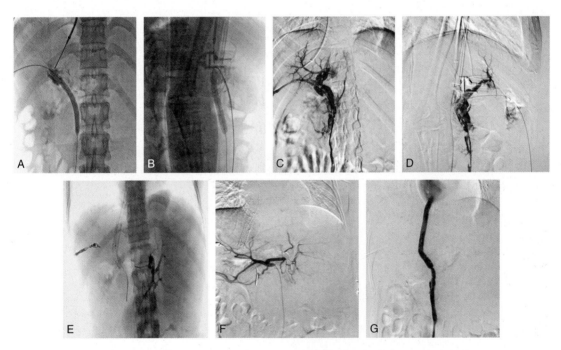

图 19-1-9　经皮肝穿刺球囊扩张联合 TIPS

正位可见 TIPS 穿刺针对准球囊穿刺(图 A);侧位可见 TIPS 穿刺针对准球囊穿刺(图 B);小球囊扩张后,仍无法穿中门静脉,应用大球囊扩张后门静脉造影(图 C、D);正位可见门静脉主干及分支增宽(图 C);侧位可见门静脉主干及分支增宽(图 D);建立 TIPS 分流道后,脾动脉造影显示脾动脉血管的分布(图 E);脾动脉主干末端栓塞后,腹腔动脉造影:脾动脉主干末端消失,部分脾动脉分支通过少许侧支显影(图 F);建立 TIPS 分流道后,继续对血栓进行局部处理,造影显示 TIPS 分流道、肠系膜上静脉血流通畅,侧支消失(图 G)。

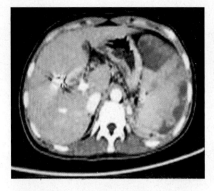

图 19-1-10　术后住院期间 CT 增强

CT 增强显示脾脏部分不规则坏死,临床无腹部疼痛。

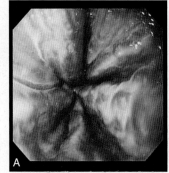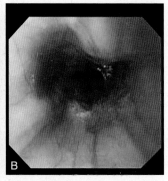

图 19-1-11　胃镜检查

A. 术前:距门齿 30cm 以下可见 3 条蓝色静脉显露,迂曲呈蚯蚓状,直径最大者约 1.2cm,表面无糜烂,红色征(+);胃底可见 3 条静脉曲张迂曲呈结节状,直径约 1.0cm,与食管相延续,红色征(+);B. 术后:静脉曲张显著减轻。

　　2. 影像学显示海绵样变性,小部分慢性血栓,血栓超过 6 个月,仍然可以进行局部处理或溶栓,只要处理得当,血栓可以消失或显著减少。

　　3. 完全闭塞的门静脉,特别是海绵样变性或慢性血栓,经皮肝穿刺经过局部处理,联合 TIPS 时,穿刺针无法穿中门静脉或导丝无法通过,可以应用小球囊(≤5mm)扩张门静脉;仍然无法完成 TIPS,保证安全情况下,可以应用直径大一点的球囊(≤10mm)扩张,再穿刺门静脉,一般都能成功。

　　4. 该类患者,无特殊情况,都应该抗凝或双抗凝,一般至少一年。

　【随访】

　　1. 临床　随访 48 个月,无腹部疼痛、无消化道出血、无腹水等症状。肝、肾功能正常。

　　2. 不同时期超声及腹部增强 CT 显示分流道通畅、肠系膜上静脉恢复血流,血栓显著减少。

　　3. 术后 24 个月腹部增强 CT 显示分流道血流通畅,门静脉主干大部分恢复血流,肠系膜上静脉血流再通,脾脏缩小(图 19-1-12)。

图 19-1-12　术后 24 个月腹部增强 CT

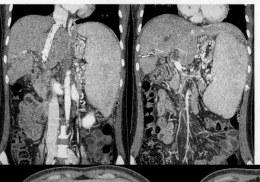

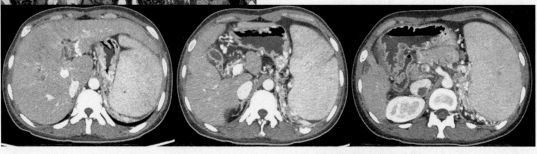

4. 胃镜 术后 48 个月,距门齿 30cm 以下可见 3 条蓝色静脉显露,直径最大者约 0.6cm,表面无糜烂,红色征(−),胃底可见 1 条静脉曲张,直径约 0.5cm,与食管相延续,红色征(−)。

病例四 门静脉完全性血栓(海绵样变性加慢性血栓)动力性肠梗阻:局部处理+TIPS+肠内营养

【临床资料】

患者,男,64 岁,主因 "间断呕血、黑便 10 年余" 入院。

现病史:患者 10 年余前无明显诱因出现呕血、黑便,呕血量约 100ml,就诊于外院,完善相关检查,诊断为 "乙型肝炎肝硬化、门静脉高压、食管-胃底静脉曲张破裂出血",给予患者内科止血治疗,后仍反复出现呕血、黑便等症状。4 年前为行止血治疗行脾切除术,手术过程顺利。3 个月前患者再次出现呕血,量约 500ml,就诊于外院,完善相关检查,诊断为 "乙型肝炎肝硬化、门静脉高压、门静脉海绵样变",给予患者内镜下硬化治疗。后患者未再出现呕血表现,但因门静脉血栓肠系膜上静脉血栓,肠蠕动极差,肠鸣音极弱,无法正常排气排便,长期禁食水,患者乏力明显,消瘦明显,无力正常行走,现为求进一步治疗就诊于我科。

既往史:肝恶性肿瘤介入术后多年,定期复查,未见复发。无其他慢性病史。

查体:血压 111/78mmHg,神志清楚,精神可,双肺呼吸音清,双肺未闻及明显干、湿啰音及胸膜摩擦音。心律齐,心率 70 次/min,节律规整,各心瓣膜未闻及异常杂音。腹部膨隆,全腹无明显压痛、反跳痛及肌紧张。移动性浊音阳性,肠鸣音减弱,1 次/min,双下肢无水肿。

【生化检查】

HBsAg(+)、HBsAb(−)、HBeAg(−)、HBeAb(−)、HBcAb(+)、HCV-IgG(−);WBC $7.87×10^9$/L、Hb 74g/L、PLT $332×10^9$/L;ALT 5U/L、AST 12U/L、TB 13.8μmol/L、CB 7.0μmol/L、UCB 6.8μmol/L、Alb 34.2g/L、BUN 9.465mmol/L、Cr 68μmol/L。

PT-s 12.8 秒、PT-% 79%、PT-INR 1.16、Fg 2.75g/L、APTT 27.7 秒、TT 15.4 秒;NH_3 32.4μmol/L。

【影像学检查】

腹部 CT:肝脏体积缩小,边缘呈波浪状,门静脉主干及分支、肠系膜上静脉血栓形成,血栓面积较大,肠积气,脾脏缺失。

图 19-1-13~图 19-1-15 乙型肝炎肝硬化,门静脉高压,脾切断流后,门静脉系统完全性血栓,消化道反复出血,肠道缺血,动力性肠梗阻,长期禁食水。手术前后腹部增强 CT,TIPS 门静脉造影+局部处理,肠内营养,胆囊引流术。

胃镜:见 3 条蓝色曲张静脉,迂曲结节状,直径最大者约 1.0cm,表面有糜烂,红色征(+),胃底可见团块状静脉曲张,胃底静脉曲张与食管相延续,迂曲状,直径最大者约 1.3cm,红色征(+)。

【诊断】

脾切除断流术后、门脉静高压、食管静脉曲张、胃底静脉曲张、门静脉血栓形成、肠系膜上静脉血栓形成、乙型肝炎肝硬化、肝硬化失代偿期、肝恶性肿瘤(介入治疗术后)。

【治疗过程】

经鼻腔置入空肠营养管,注射造影剂观察肠道蠕动、造影剂排空等情况,注射营养剂及促进肠道蠕动的药物。股动脉穿刺插管至肝动脉内造影,留置导管在肝动脉内,作为肝内门静脉的定位标记。右颈静脉穿刺插管行下腔静脉及肝静脉造影,进行 TIPS,经下腔静脉穿刺肝内门静脉。穿中肝内胆管,肝内胆管存留造影剂,在肝内胆管及肝动脉导管的双重定位下(图 19-1-14A),调整穿刺针,穿中肝内门静脉血栓,通过门静脉血栓,将导管置入肠系膜上静脉远端进行造影(图 19-1-14B),对门静脉系统血栓进行局部处理,并建立分流道(图 19-1-14C);建立 TIPS 分

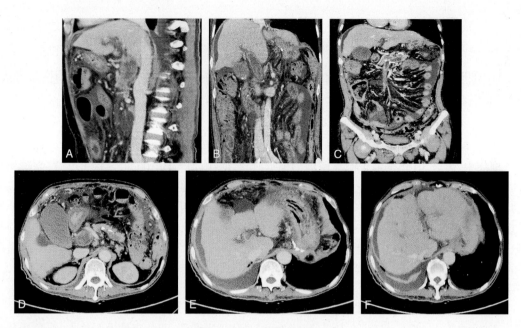

图 19-1-13 腹部增强CT

矢状位显示门静脉主干及分支、肠系膜上静脉完全性血栓形成,血栓面积广泛,血管铸型形成,血管壁增厚,少许侧支形成,脾脏缺失(图A、B);冠状位可见门静脉主干及分支、肠系膜上静脉、残留脾静脉完全性血栓形成,见血管铸型,侧支形成,脾脏缺失(图C);轴位不同层面可见肝脏比例失调,少量腹水,门静脉主干血管铸型形成,血管壁增厚,分支完全性血栓形成,血管结构完全消失,少许侧支形成,脾脏缺失(图D~F)。

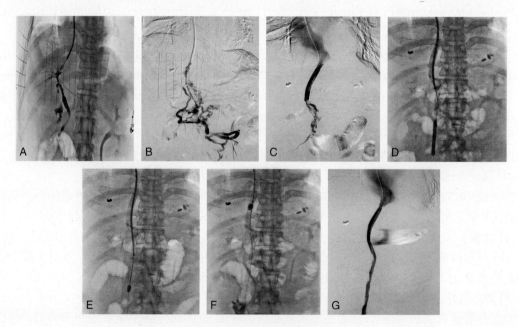

图 19-1-14 TIPS治疗过程

在肝动脉插管定位下,穿刺门静脉过程中,穿中胆道,胆道显影(图A);调整穿刺方向和角度,穿中肝内门静脉,导管至肠系膜上静脉造影显示门静脉主干及分支、肠系膜上静脉正常结构完全消失,代之以局限的侧支血管形成(图B);建立TIPS分流道后,局部处理和门静脉造影;支架分流道通畅,但肠系膜上静脉及门静脉主干血流不通,仍然有大量血栓(图E);TIPS分流道经过扩张球囊、闭塞球囊碎栓、拉栓及局部溶栓等处理后,门静脉造影显示分流道通畅,侧支血管完全消失(图D~G)。

流道后,再局部处理,肠系膜上静脉远端留置导管溶栓,直至血栓基本消失,分流道血流通畅(图 19-1-14D~G)。其间患者胆囊明显增大导致局部疼痛及黄疸,行胆囊引流术。治疗过程中,腹水增加,行腹水引流术。经过整体治疗后,肠道蠕动完全恢复,腹疼消失,黄疸消失,正常进食水。

【结论】

1. 门静脉系统完全性血栓导致肠道严重缺血,引起动力性肠梗阻,长期不能进食水,对血栓处理最佳方式应该是局部处理+TIPS+局部处理,直至达到合理的分流道。

2. 该类患者要排除术前和术中肠道坏死,如果肠道坏死,及时行外科手术。

3. 联合其他治疗方式(如肠内营养、局部用药促进肠蠕动、胆囊引流等),进行全面治疗。

4. 双抗凝至少 1 年,1 年后根据情况决定是否继续抗凝。

【随访】

1. 临床　随访 3 年,腹水及腹疼消失,无黄疸,正常进食水,无消化道出血。

2. 患者规范随访,分流道通畅。生化结果无特殊异常。

3. 术后 12 个月腹部增强 CT 显示 TIPS 分流道血流通畅,支架位置良好,肠系膜上静脉血流通畅(图 19-1-15)。

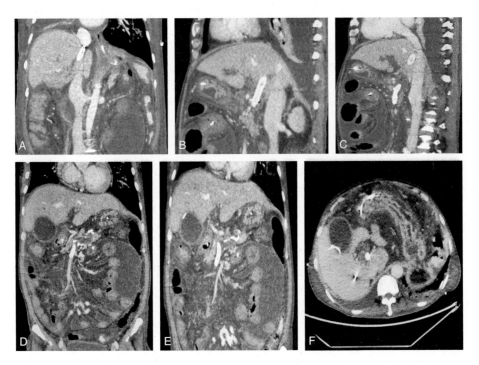

图 19-1-15　术后 12 个月腹部增强 CT
矢状位不同层面:支架分流道近端、中部和远端血流通畅(图 A~C);冠状位显示肠系膜上静脉主干
及部分分支和支架分流道血流通畅(图 D、E);轴位显示支架分流道通畅(图 F)。

4. 胃镜检查　见 3 条蓝色曲张静脉,直径最大者约 0.5cm,红色征(-),胃底可见团块状静脉曲张,胃底静脉曲张与食管相延续,迂曲状,直径最大者约 0.7cm,红色征(-)。

病例五 门静脉系统完全性海绵样变性:局部处理+TIPS+外科手术+局部处理

【临床资料】

患者,女,66 岁,主因"间断呕血、黑便 6 年,间断腹痛 3 年,加重 5 天"入住我科。

现病史:6 年前患者因摄入坚硬食物后出现黑便,不伴有呕血,无明显恶心呕吐、腹痛腹泻、头晕乏力等症状,就诊于当地医院,诊断为"乙型肝炎肝硬化、门静脉高压、食管-胃底静脉曲张破裂出血、脾大、脾功能亢进",给予患者内科止血、保肝、抑酸等治疗,症状好转后出院。5 年前患者无明显诱因再次出现黑便,行脾切除术等治疗。3 年前患者出现全腹痛,无明显呕血、黑便等,当地医院诊断为"肠系膜上静脉血栓",未予以特殊处理。后患者反复发生腹痛,程度较轻,稍休息后症状可好转。5 天前患者再次出现腹痛,呈闷痛,左上腹较重,可排气排便,但稍困难,为求进一步治疗就诊于我科。

既往史:患者 20 余年前查体时发现乙型肝炎肝硬化,未予以重视。无高血压、糖尿病等慢性疾病。

查体:神志清楚,精神可,周身皮肤及巩膜无黄染,双肺呼吸音清,双肺未闻及明显干、湿啰音及胸膜摩擦音。心律齐,心率 70 次/min,节律规整,各心瓣膜未闻及异常杂音。腹平坦,脐周明显按压痛,无明显反跳痛及肌紧张。肠鸣音减弱,1~2 次/min。双下肢无水肿。

【生化检查】

HBsAg(+)、HBsAb(+)、HBeAg(-)、HBeAb(+)、HBcAb(-)、HCV-IgG(-);WBC $4.5 \times 10^9/L$、Hb 84g/L、PLT $318 \times 10^9/L$;ALT 9U/L、AST:15U/L、TB 27μmol/L、CB 13μmol/L、UCB 14μmol/L、Alb 32g/L、BUN 9mmol/L、Cr 67μmol/L。

PT-s 12.7 秒、PT-% 80%、PT-INR 1.15、Fg 2.27g/L、APTT 29.8 秒、TT 17.5 秒;NH₃:39μmol/L。

【影像学检查】

1 年前腹部增强 CT:门静脉主干及分支内大量血栓形成,周围可见侧支血管,肠系膜上静脉长段大量血栓形成,门静脉主干、分支和肠系膜上静脉部分血栓铸型形成,肝静脉及下腔静脉通畅,肝脏体积缩小,边缘不光滑,无腹水(图 19-1-16)。

图 19-1-16~图 19-1-19 乙型肝炎肝硬化,门静脉高压,脾切除断流术后,门静脉系统完全性血栓,消化道反复出血,肠道缺血。手术前后腹部增强 CT,间接门静脉造影,TIPS 门静脉造影+局部处理,外科手术。

术前腹部增强 CT:门静脉主干及分支内大量血栓形成,周围见侧支血管,肠系膜上静脉大量血栓形成,门静脉主干、分支和肠系膜上静脉解剖结构消失,无血栓铸型形成,大量腹水(图 19-1-17)。

胃镜:距门齿 25ml 以下可见 3 条蓝色曲张静脉,呈结节状,直径最大者约 1.8cm,红色征(+),胃底可见 2 条静脉曲张近贲门处迂曲呈结节状,直径约 1.0cm,未与食管相延续,红色征(+)。

【诊断】

门静脉海绵样变、门静脉血栓、门静脉高压、食管-胃底静脉曲张、乙型肝炎肝硬化失代偿期、肠系膜静脉血栓形成伴肠坏死。

【治疗过程】

经股动脉肠系膜上动脉间接门静脉造影(图 19-1-18A)。然后肝动脉插管造影,留置导管在肝右动脉内,作为肝内门静脉的定位标记。右颈静脉穿刺插管,进行 TIPS,经下腔静脉穿刺肝内门静脉。不同角度和方向调整穿刺针,穿中肝内门静脉血栓,通过门静脉血栓,将导管置入肠系膜上静脉远端进行造影(图 19-1-18B、C),对门静脉系统血栓进行局部处理,建立 TIPS 分流道,再局部处理,肠系膜上静脉远端留置导管溶栓(图 19-1-18D)。在治疗期间腹部疼痛加重、

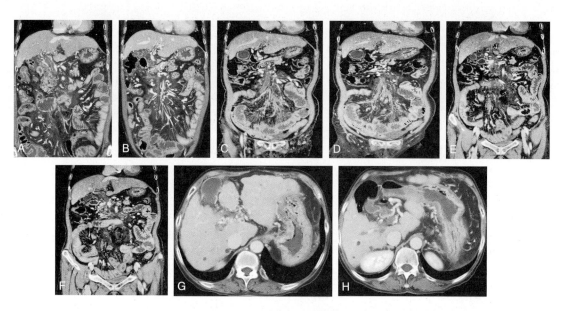

图 19-1-16　术前 1 年腹部增强 CT

不同层面的冠状位显示门静脉主干及分支、肠系膜上静脉血栓，周围小的侧支形成，部分血管可见血栓铸型，血管壁增厚。部分解剖结构消失，肠壁厚呈淤血状态，脾缺如，无腹水（图 A～F）；不同层面的轴位显示门静脉分支无血流，部分形成血栓铸型，周围小的侧支形成，部分血管结构完全消失，代之以小的侧支形成。脾缺如，无腹水（图 G、H）。

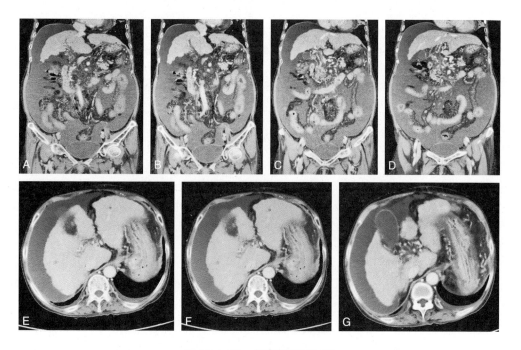

图 19-1-17　术前腹部增强 CT

不同层面的冠状位显示门静脉主干、分支和肠系膜上静脉结构完全消失，代之以小的侧支形成，无血栓铸型，肠壁厚呈淤血状态，脾缺如，大量腹水（图 A～D）；不同层面的轴位显示门静脉分支无血流，无血栓铸型，代之以小的侧支形成，脾缺如，大量腹水（图 E～G）。

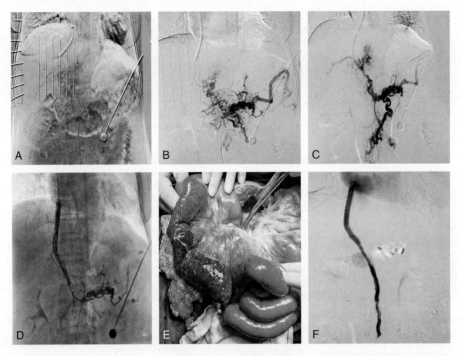

图 19-1-18　治疗过程

经肠系膜上动脉间接门静脉造影:门静脉主干、分支和肠系膜上静脉结构完全消失,代之以较细的侧支形成(图 A);TIPS 分流前门静脉不同部位造影:在肝动脉插管定位下,经下腔静脉穿刺门静脉,穿中肝内门静脉,导管置入门静脉不同的部位造影,门静脉主干、分支和肠系膜上静脉完全闭塞,结构完全消失,代之以较细的侧支形成,静脉曲张(图 B、C);TIPS 分流后门静脉造影:对肠系膜上静脉和门静脉主干进行局部处理后建立分流道,继续对分流道进行局部处理,然后留置导管溶栓,仍然见大量的血栓(图 D);术中坏死的肠道和正常的肠道(图 E);坏死肠道切除术后继续进行分流道局部处理,最终肠系膜上静脉、门静脉主干及支架分流道血流通畅,建立合理的分流道,静脉曲张及侧支消失(图 F)。

发热、白细胞明显增加、腹水加重。腹部压痛明显,无明显反跳痛及肌紧张。停止局部溶栓和抗凝,局部留置导管连续泵入生理盐水。抽腹水检查,腹水清亮,无浑浊。急请外科会诊,不能除外肠道局限性坏死,需要外科剖腹探查术。术中发现肠道局限性坏死,未穿孔,切除坏死肠道(图 19-1-18E)。术后给予对症及支持治疗,患者恢复尚好。评估后外科允许的情况下,对分流道继续进行处理,直至血栓基本消失或明显减少,分流道血流通畅(图 19-1-18F)。

【结论】

1. 急性或慢性门静脉完全性血栓的患者,发现后,即使没有特殊症状(如消化道出血、腹水、腹部疼痛等),也要及时处理。如果不及时处理或处理不当,由于血栓性质和程度的变化,可能会导致严重的后果,以及给后续治疗带来严重的困难。

2. 在全面分析临床情况和系统分析影像学的前提下,对患者进行全程规范管理及术者具有精湛技术的前提下,海绵样变性(影像学不能完全显示可能存在的少部分慢性或急性血栓成分),门静脉完全性血栓的患者,结合临床情况,也可以进行局部处理联合 TIPS,部分血栓仍然可以溶解或取出,恢复血流,解决临床问题。

3. 该类患者的处理过程,介入治疗科与外科紧密配合。TIPS 术前,经系统分析肠道有坏死,首先进行外科剖腹探查术,术后根据情况决定对门静脉血栓是否进行处理;局部处理联合 TIPS 过程中,肠道有坏死,在做充分准备后,及时进行外科剖腹探查术,术后根据情况决定对分流道是否继续处理;局部处理联合 TIPS 已经结束,肠道有坏死,及时进行外科剖腹探查术,术后通过影像学分析分流道是否通畅,决定是否再插管处理分流道。

【随访】

1. 临床　随访 2 年腹水及腹疼消失,正常进食水,无消化道出血。

2. 患者规范随访,分流道通畅。生化结果无特殊异常。

3. 术后 3 个月腹部增强 CT 显示 TIPS 分流道血流通畅,支架位置良好,门静脉主干正常结构消失,侧支明显增加,肠系膜上静脉血流通畅,分支增加,腹水明显减少(图 19-1-19)。

4. 胃镜:距门齿 25ml 以下可见 1 条蓝色曲张静脉,直径最大者约 0.5cm,红色征(−),胃底可见 2 条静脉曲张近贲门处迂曲呈结节状,直径约 0.4cm,未与食管相延续,红色征(−)。

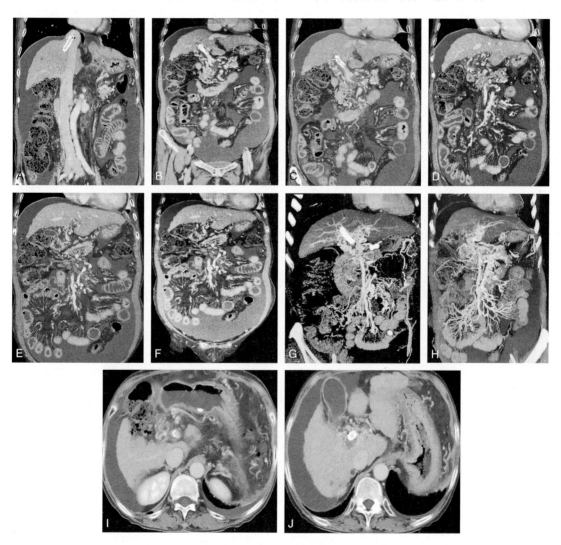

图 19-1-19　术后 3 个月腹部增强 CT

不同层面的冠状位显示支架血流通畅,与门静脉主干血流相连,血栓减少(图 A~C);不同层面的冠状位显示肠系膜上静脉主干血流通畅,分支增加,门静脉正常主干未见显影,有大量侧支形成,分支、侧支增加,仍然有腹水(图 D~F);不同的重建图像:肠系膜上静脉主干血流通畅,分支明显增加,正常门静脉主干及分支结构消失,大量侧支形成(图 G、H);轴位不同层面:支架内血流通畅(图 I、J)。

第二节 临床分析病例——是否合适 TIPS

病例一 肝破裂腹腔大出血，外科手术后活动性出血：TIPS+肝组织活检术

【临床资料】

患者，女，54 岁，主因"腹胀、腹痛 1 个月"入院。

现病史：患者 1 个月前腹部受轻微外伤后出现上腹部持续性剧烈疼痛，腹胀，伴全身无力，急诊就诊于当地医院，完善检查后诊断为腹腔出血伴出血性休克，行急诊剖腹探查术，术中发现肝脏弥漫性肿大（巨大肿瘤待除外），腹腔大量不凝血（约 2 000ml），右肝被膜破裂（长约10cm、深约 1cm，用肝针给予缝合），左肝可见巨大血肿（约 1 000ml，包膜完整），未行肝活检，放置腹腔引流管后关腹，术后腹腔引流管仍有血性腹水流出，患者病情危重。术后 2 周转入上级医院，完善相关检查后诊断为"肝占位性病变"，建议行肝移植或介入治疗。今为进一步诊疗入住我院。

既往史：10 年前行腹腔镜胆囊切除术。入院前有口服中药病史。否认乙型肝炎、结核病、糖尿病、高血压病病史，否认药物及食物过敏史。

查体：一般状况差，消瘦，乏力，以卧床休息为主，皮肤黏膜可见重度黄染，未见肝掌、蜘蛛痣，生命体征平稳，中度贫血貌。心肺检查未见明显异常。腹部明显膨隆，质韧，未见腹壁静脉曲张。压痛，无反跳痛及肌紧张。肝脏肋下 3 指可触及，左肋缘下 4 指可触及巨大包块，有波动感，大小约 15cm×15cm，移动性浊音阴性，肠鸣音 4 次/min，双下肢轻度水肿。

【生化检查】

HbsAg（－）、HbsAb（－）、HbeAg（－）、HbeAb（－）、HbcAb（－）、HCV-IgG（－）；尿常规：胆红素（++）、蛋白（+++）；便常规（－）；WBC 11.97×10^9/L、Hb 61g/L、PLT 136×10^9/L；ALT 29U/L、AST 74U/L、TB 271.4μmol/L、CB 148.3μmol/L、Alb 33.9g/L、BUN 4.91mmol/L、Cr 29μmol/L。

PT-s 15.3 秒、PT-% 61%、PT-INR 1.38、Fg 4.25g/L、APTT 29.4 秒、TT 14.5 秒、NH$_3$ 45.2μmol/L。

【影像学检查】

腹部增强 CT：肝脏体积增大，强化明显不均匀，门静脉主干较细，肝静脉未见明显显示，肝胃间囊状占位，考虑符合巴德-吉亚利综合征；肝胃间囊状占位伴出血，与肝左外叶关系密切，考虑肝破裂伴血肿形成（图 19-2-1）。

腹部 MR：肝脏体积增大，信号不均匀。门静脉主干较细。肝左叶下方有一巨大的低信号区域，信号不均匀，上部信号明显低（图 19-2-2）。

图 19-2-1~图 19-2-6 肝破裂大出血，腹腔活动性出血，重度黄疸。腹部增强 CT、MR，TIPS门静脉造影。

胃镜：十二指肠球部霜斑样溃疡，慢性浅表性胃炎，胃底静脉显露。

【诊断】

1. 初步诊断 巴德-吉亚利综合征（肝静脉广泛弥漫性闭塞型）、肝脏破裂出血术后、肝被膜下巨大血肿、门静脉高压伴少量腹水、肝功能异常、肝细胞性黄疸（淤血性黄疸）、低蛋白血症、凝血功能异常。

2. 最终诊断 根据肝穿刺活检及骨穿结果：肝脏和骨髓均受累，符合系统性淀粉样变改变、骨髓瘤。最终诊断为肝窦阻塞综合征（HSOS）和巴德-吉亚利综合征（肝静脉广泛弥漫性闭塞型）。

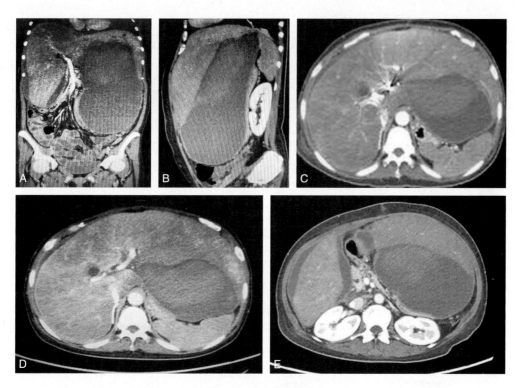

图 19-2-1　术前腹部增强 CT

冠状位显示肝脏体积增大，密度不均匀，门静脉主干较细，肝左叶下方有一巨大的低密度区域，密度不均匀，上部密度略高（图 A）；矢状位：肝脏体积增大，密度不均匀，肝左叶下方有一巨大的低密度区域，密度不均匀，前上部密度略高（图 B）；不同层面轴位显示肝脏体积明显增大，不均匀强化，淤血状态，肝左叶后下方（肝胃间）有一巨大的低密度区域，密度不均匀，前上部密度略高（活动性出血），肝静脉未见明显显示（图 C~E）。

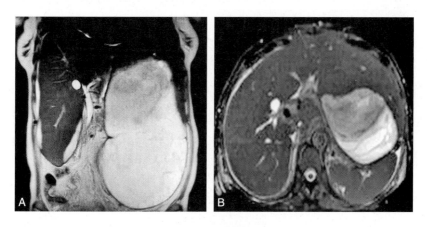

图 19-2-2　腹部 MR

A. 冠状位显示肝脏体积增大，信号不均匀，门静脉主干较细，肝左叶下方有一巨大的低信号区域，信号不均匀，上部信号明显低；B. 轴位显示肝脏体积明显增大，肝左叶后下方（肝胃间）有一巨大的高低信号区域，呈后高前低信号。

【治疗过程】

术前病情分析：患者女性，年龄不大，没有肝炎和特殊病史。入院前有口服中药病史（正规医院），但排除土三七服用。腹部轻微外伤后，肝破裂腹腔大出血，术后仍然有活动性出血，术中未取肝组织活检。术中、术后不除外"肝占位性病变"。肝脏CT和MR显示肝脏体积明显增大、肝脏不均匀强化、肝组织淤血状态、门静脉较细，血流缓慢，肝静脉未显影。肝左叶有一巨大的被膜下血肿，其内有新鲜血液，说明仍然在出血。肝内未见肿瘤性改变。腹腔内引流管仍然是血性。血红蛋白在持续下降。胆红素明显升高，重度黄疸。综合上述分析，初步判断：可能是肝静脉广泛闭塞型巴德-吉亚利综合征和/或肝窦阻塞综合征，肝脏明显增大和淤血导致肝破裂出血及重度黄疸，应该及时进行TIPS，降低门静脉压力，缓解肝脏淤血和腹腔继续出血的问题，但也要预防术后急性肝衰竭，TIPS分流量不能过大。

治疗过程：经股动脉肠系膜上动脉间接门静脉造影，进行门静脉体表定位。右颈静脉穿刺插管，进行下腔静脉造影和测量压力（11mmHg），然后进行TIPS。经下腔静脉穿刺肝内位置合理的门静脉分支，根据间接门静脉造影情况，应用穿刺针和金属导向管调整不同角度和方向穿刺，穿中肝内门静脉，导管置入脾静脉远端进行造影（图19-2-3A）。获取预分流道肝组织图（图19-2-3B），进行病理学检查。应用直径6mm球囊进行扩张，然后植入最小直径7mm覆膜支架分流，建立合理的分流道（图19-2-3C），分流前后测量门静脉压力分别为45mmHg及25mmHg。

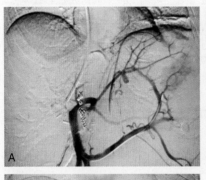
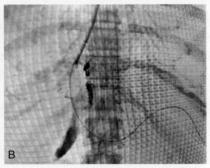
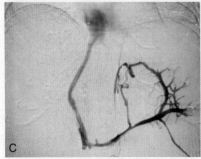

图19-2-3 TIPS过程

A. TIPS门静脉造影：门静脉主干及脾静脉较细，血流通畅，血流缓慢，门静脉右支未显影，左支分支少、较细，肝静脉完全闭塞；B. TIPS过程中，应用活检钳对预分流道肝组织进行活检；C. 建立TIPS分流道，门静脉造影：脾静脉、肠系膜上静脉、门静脉主干及支架分流道血流通畅。

【结论】

1. 肝窦阻塞综合征（HSOS）和/或巴德-吉亚利综合征（肝静脉广泛弥漫性闭塞型）导致的肝脏破裂罕见。即使开腹手术探查，也难以诊断。

2. 患者主要表现是肝破裂腹腔活动性出血和重度黄疸，通过临床系统分析和影像学分析，术前诊断巴德-吉亚利综合征（肝静脉广泛弥漫性闭塞型）和/或肝窦阻塞综合征（HSOS）。

3. 需要救助患者的生命,要解决腹腔出血和黄疸的问题。患者无条件做肝移植,由于患者的主要症状是门静脉高压导致,唯一的办法是门静脉压力降低至合理的水平。因此,TIPS 是最佳方法,但特别注意该患者分流量不能过大(直径 7mm 覆膜支架足够)。

4. 该患者的难点在于进行系统分析后、TIPS 术后患者是否受益,是否达到预期效果。手术技术本身不是难点。

【随访】

1. 临床　随访 6 个月,黄疸、腹水及腹痛消失,正常进食水,无消化道出血。淀粉样变及骨髓瘤相关症状加重,侵及心脏,心功能差。

2. 患者随访 6 个月,分流道通畅。生化结果无特殊异常(胆红素降至正常)。

3. 术后 1 个月腹部增强 CT 显示 TIPS 分流道血流通畅,支架位置良好。肝脏体积仍然较大,密度均匀,淤血明显减轻。腹腔无出血,血肿变小,无出血,密度均匀(图 19-2-4)。

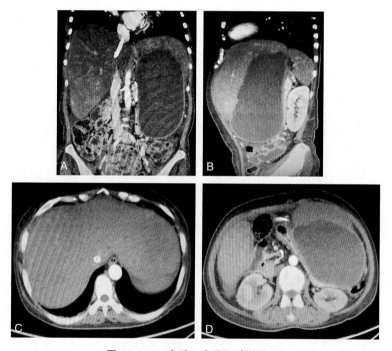

图 19-2-4　术后 1 个月肝脏增强 CT

冠状位显示支架内血流通畅,低密度区域均匀,变小(图 A);矢状位:肝脏体积仍然增大,但密度均匀,低密度区域均匀,变小(图 B);不同层面轴位显示肝脏体积仍然增大,但密度均匀,低密度区域均匀,变小(图 C、D)。

病例二　肝硬化门静脉高压消化道出血,自发异常分流性肝性脑病:经皮肝穿刺曲张静脉栓塞术+TIPS

【临床资料】

患者,女,79 岁,主因"右上腹痛 12 年,反复黑便 5 年,近 10 天加重;反复发作肝性脑病 3 年"入院。

现病史:患者 12 年前无明显诱因出现右上腹胀痛不适,就诊于外院,检查发现肝恶性肿瘤、肝硬化,并于外院行肝肿瘤部分切除+胆囊切除术,术后定期检查。5年前患者无明显诱因反复出现黑便,10天前再次出现黑便,量约500ml,内科治疗后症状未见明显好转,外院行经皮肝穿刺曲张静脉栓塞术未成功。3年前无明显诱因出现反复发作的肝性脑病,每次发作到当地医院治疗。现为求诊治来我院。门诊以"消化道出血、反复发作肝性脑病"收入院。

既往史:经常因消化道出血和肝性脑病住院,无高血压、糖尿病等慢性病史。

查体:生命体征平稳,皮肤、巩膜无黄染,无明显肝掌、蜘蛛痣。心肺检查未见明显异常。腹平软,无压痛、反跳痛及肌紧张。肝脾肋下未及,肠鸣音正常,4次/min。双下肢无水肿。

【生化检查】

HbsAg(−)、HbsAb(−)、HbeAg(−)、HbeAb(−)、HbcAb(−)、HCV-IgG(−);WBC 1.95×10^9/L、Hb 65g/L、PLT 83×10^9/L、ALT 34U/L、AST 66U/L、TB 38.6μmol/L、CB 25μmol/L、UCB 13.6μmol/L、Alb 25.3g/L、BUN 9mmol/L、Cr 65μmol/L。

PT-s 16.7秒、PT-% 53%、PT-INR 1.7、Fg 0.8g/L、APTT 26秒、TT 18秒;NH_3 35μmol/L。

【影像学检查】

腹部增强CT:肝脏缩小,边缘不整齐。肝静脉分布尚好,门静脉主干及分支无明显增粗。门静脉与下腔静脉之间距离增加。中腹部偏右可见不规则的增强区域及不规则侧支血管形成(图19-2-5)。

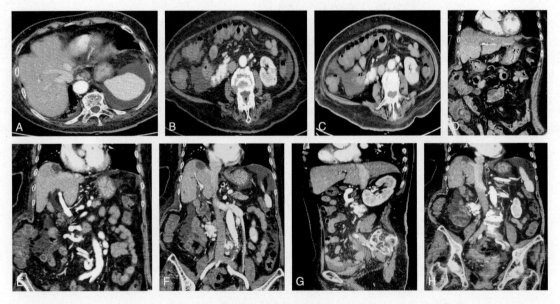

图19-2-5 腹部增强CT

不同层面轴位显示肝脏缩小,边缘不整齐。肝静脉分布尚好,门静脉主干及分支无明显增粗,中腹部偏右可见不规则的增强区域(图A~C);不同层面冠状位显示门静脉主干及分支无明显增粗,门静脉与下腔静脉之间距离增加,中腹部偏右可见不规则的增强区域及不规则侧支血管形成(图D~H)。

图19-2-5~图19-2-7肝硬化门静脉高压,反复消化道出血,反复发作肝性脑病。腹部增强CT,经皮肝穿刺和TIPS门静脉造影及异常静脉曲张栓塞术。

胃镜:距门齿25cm以下可见2条蓝色静脉显露,迂曲呈蚓状,直径最大者约1.0cm,表面无糜烂,红色征(+),胃底可见1条静脉曲张迂曲呈结节状,直径约1.0cm,与食管相延续,红色征(−)。

【诊断】

门静脉高压、异位静脉曲张（十二指肠静脉曲张）伴出血、肝硬化伴食管-胃底静脉曲张、肝硬化失代偿、肝性脑病。

【治疗过程】

右季肋区定位、消毒、铺手术单、局部麻醉，由于外科手术后肝脏结构的变化，穿刺肝内门静脉左支相对安全，穿中左支后，将导丝、导管置入脾静脉远端和肠系膜上静脉行门静脉造影（图 19-2-6），应用常规导管和微导管栓塞异常静脉曲张和胃冠状静脉，再次门静脉造影显示静脉曲张消失（图 19-2-6）。栓塞前门静脉压力 27mmHg，栓塞后门静脉压力升高至 33mmHg。

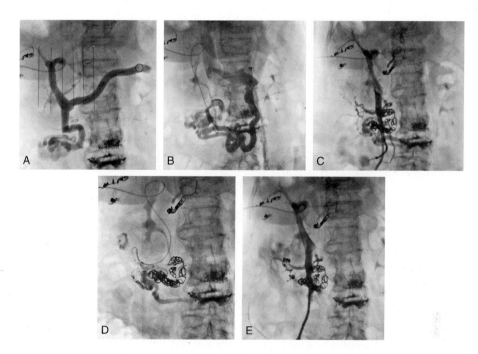

图 19-2-6　经皮肝穿刺门静脉造影和异常静脉曲张栓塞术

A. 经脾静脉门静脉造影：将导管经门静脉左支置入脾静脉远端造影显示部分血流入肝，另一部分血流经肠系膜上静脉主干进入异常静脉曲张内，胃冠状静脉较细，测量门静脉压力 27mmHg；B. 经肠系膜上静脉门静脉造影显示造影剂完全进入异常静脉曲张内，与左肾静脉连通，并入下腔静脉，形成"肠肾分流"；C. 应用弹簧圈及明胶海绵联合栓塞异常静脉曲张后门静脉造影显示肠系膜上静脉分支显影，大部分血流入肝，少部分血流通过肠系膜上静脉分支，进入异常曲张静脉内，栓塞胃冠状静脉；D. 应用微导管超选择进入异常曲张静脉开口处造影显示静脉曲张血管仍然很明显；E. 再次栓塞后造影显示肠系膜上静脉主干及部分分支显示良好，血流入肝，异常静脉曲张消失，测量门静脉压力 33mmHg。

术后 1 月余消化道再次出血，进行 TIPS。常规经右颈静脉插管，测量右心房压力为 6mmHg 及下腔静脉压力为 9mmHg。进行下腔静脉和肝静脉造影。经下腔静脉穿刺，由于外科手术后，肝脏整体结构的不合理变化，应用"双弯"方法穿刺门静脉，成功后再次门静脉造影和测量门静脉压力（34mmHg）。栓塞再次出现的异常静脉曲张，测量门静脉压力（34mmHg）后，应用 7mm 覆膜支架建立合理的分流道，分流后门静脉压力降至 22mmHg。在肠系膜上静脉和脾静脉分别进行门静脉造影（图 19-2-7）。

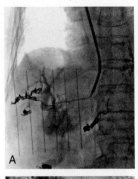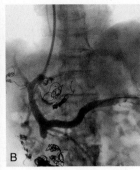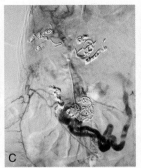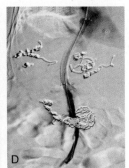

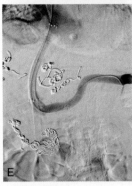

图 19-2-7　TIPS 门静脉造影和异常静脉曲张栓塞术

穿刺门静脉过程:由于下腔静脉、肝静脉、肝内门静脉和肝实质之间的空间结构严重不合理,由下腔静脉穿刺门静脉穿刺针几乎呈直角穿刺,造影显示门静脉分支显影,由于角度的原因,导丝难以进入门静脉远端(图 A);调整穿刺角度,穿刺门静脉主干近端成功后门静脉造影显示异常静脉曲张再次部分出现,发出部位是门静脉主干,测量门静脉压力 34mmHg(图 B);超选择至异常静脉曲张内造影:静脉曲张明显,血流入左肾静脉,栓塞曲张静脉,栓塞后测量门静脉压力 34mmHg(图 C);应用 7mm 直径覆膜支架建立分流道,分别由肠系膜上静脉和脾静脉进行造影:分流道血流通畅,肠系膜上静脉和脾静脉血流通畅,异常静脉曲张和冠状静脉消失,测量门静脉压力 22mmHg(图 D、E)。

【结论】

1. 肝硬化门静脉高压,反复消化道出血多年,发现异位静脉曲张(十二指肠静脉曲张)。门静脉高压患者,特别是已经消化道出血的患者,应该常规进行胃镜、腹部超声及 CT 或 MR 增强扫描,以明确诊断消化道出血的来源。

2. 患者多年来反复发作肝性脑病(Ⅱ~Ⅳ期),应该考虑自发性分流的可能,包括不常见的分流。术前患者仍然发生Ⅱ期肝性脑病。

3. 患者做过肝肿瘤部分切除+胆囊切除术,肝脏结构发生明显变化,对 TIPS 而言,空间结构不合理,预估 TIPS 有很大难度。所以,先进行相对简单的经皮肝穿刺门静脉,进行诊断和栓塞曲张静脉治疗消化道出血,以及肝性脑病。

4. 由于门静脉压力较高,栓塞异常静脉曲张后门静脉压力再次升高,需要 TIPS 降低门静脉压力,同时也要缓解肝性脑病。因此,应该建立合理的分流道,分流量不能过大,选择 7mm 直径的覆膜支架建立分流,门静脉压力降至合理的水平。

5. 由于外科手术后空间结构不合理,术中需要弯曲导向管和穿刺针,即所谓的"双弯"技术,但仍然穿中门静脉主干的近端,存在肝外门静脉穿刺的较大风险。术中支架定位准确的同时,快速植入支架,但千万不要在慌乱中将分流前后导丝脱出,否则,一旦肝外门静脉穿刺,会导致致命腹腔大出血。

【随访】

1. 临床　已经随访 24 个月,腹部疼痛消失,正常饮食,无消化道出血及无肝性脑病发作。无其他特殊症状。肝、肾功能等正常。

2. 术后 1、3、6、12、18、24 个月超声显示分流道血流通畅。

3. 胃镜　距门齿 25cm 以下可见 1 条蓝色静脉显露,直径约 0.3cm,表面无糜烂,红色征(-),胃底未见静脉曲张。

病例三　巴德-吉亚利综合征-下腔静脉及肝静脉支架:肝小静脉闭塞症-TIPS

【临床资料】

患者,女,39 岁,主因"腹围增大 10 年,加重 4 月余"入院。

现病史:患者 10 年前无明显诱因出现腹围进行性增大,伴随腹胀不适,就诊外院,腹部 CT 及肝脏血管超声检查示:肝段下腔静脉狭窄,肝右静脉闭塞,诊断为"巴德-吉亚利综合征、肝硬化"。于 2008 年 4 月行下腔静脉闭塞段成形术(球囊扩张+支架植入术),术后患者腹胀症状缓解,但仍然间断出现腹胀,程度有所减轻。口服华法林抗凝治疗,术后 2 年内患者服药较规律(每天 1 片),并定期检测凝血功能,于 2010 年自行停用华法林。2017 年 8 月患者无明原因逐渐出现腹胀加重,腹围进行性增加,就诊于当地医院,给予对症治疗后好转。后于 2017 年 10 月 29 日外院行肝右静脉成形术(支架+球囊扩张),术后患者腹水仍进行性加重。为求进一步治疗就诊于我科。

既往史:左颞侧颅骨骨折术后 30 年,剖宫产术后多年,否认乙型肝炎、结核病、高血压病、糖尿病病史。否认血制品输注史,对冰片及头孢过敏,否认其他药物过敏史。

查体:生命体征平稳,无贫血。皮肤、巩膜黄染,未见肝掌、蜘蛛痣。心肺检查未见明显异常。腹部膨隆,无压痛、反跳痛及肌紧张。肝肋下未触及,脾脏增大,肋下可触及 Ⅱ 度大,质硬,移动性浊音(+)。

【生化检查】

HbsAg(-)、HbsAb(-)、HbeAg(-)、HbeAb(-)、HbcAb(-)、HCV-IgG(-);WBC $7.44×10^9$/L、Hb 158g/L、PLT $127×10^9$/L;ALT 37U/L、AST:63U/L、TB 210.8μmol/L、CB 117.3μmol/L、UCB 93.5μmol/L、Alb 28.6g/L、BUN 7.06mmol/L、Cr 72μmol/L。

PT-s 18.9 秒、PT-% 46%、PT-INR 1.76、Fg 2.8g/L、APTT 27.6 秒、TT 12.6 秒;NH_3 68μmol/L。

【影像学检查】

10 年前腹部增强 CT 及下腔静脉造影:肝脏肿大,肝脏边缘饱满,肝实质不均匀强化,门静脉较细,脾脏稍大(图 19-2-8)。下腔静脉肝段密度低,未见造影剂充盈;下腔静脉造影(图 19-2-9)。

图 19-2-8~图 19-2-15 肝小静脉闭塞症、巴德-吉亚利综合征、门静脉高压、食管静脉曲张、腹水、脾大、脾功能亢进、肝静脉闭塞支架植入术后、下腔静脉狭窄支架植入术后。重度黄疸。腹部

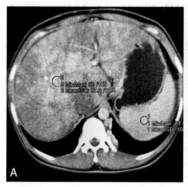
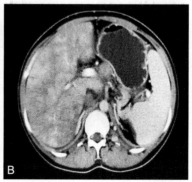

图 19-2-8　10 年前腹部增强 CT

不同层面轴位显示肝脏边缘饱满,肝实质不均匀强化,门静脉较细,脾脏稍大,下腔静脉肝段未见造影剂充盈。

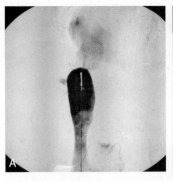
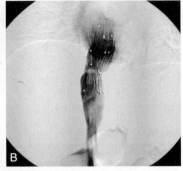

图 19-2-9 10 年前下腔静脉造影及支架植入术

A.下腔静脉造影显示下腔静脉肝段局限性严重狭窄,少量造影剂通过,狭窄远端下腔静脉增粗,无明显侧支血管形成,未见正常肝静脉显影;B.下腔静脉狭窄处植入支架,造影显示下腔静脉血流通畅,仍然未见肝静脉显影。

增强 CT,下腔静脉、肝静脉造影和支架植入术,TIPS 门静脉造影。经颈静脉肝组织活检。

3 个月前腹部增强 CT、下腔静脉及肝静脉造影:肝脏边缘饱满,肝实质不均匀强化,肝右叶稍增大,肝左叶稍小,门静脉主干及右支稍增粗,脾脏增大。少量腹水(图 19-2-10);下腔静脉及肝静脉造影(图 19-2-11)。

术前腹部增强 CT:肝脏略变小,边缘较规则,肝实质不均匀强化,门静脉主干不粗,门静脉分支比较细,血流通畅,脾脏稍增大,大量腹水。下腔静脉内支架位置较高,下腔静脉肝内段管腔狭窄。肝右静脉支架植入术后,支架内血栓形成可能性大。腹腔大量积液(图 19-2-12)。

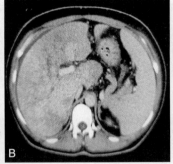
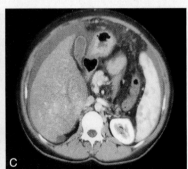
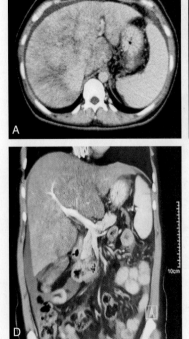

图 19-2-10 术前 3 个月腹部增强 CT

不同层面轴位显示肝脏边缘饱满,肝实质不均匀强化,肝右叶稍增大,肝左叶稍小,门静脉右支增粗,脾脏增大,少量腹水(图 A~C);冠状位显示肝右叶增大,不均匀强化,门静脉主干稍增粗(图 D)。

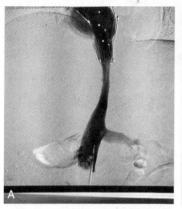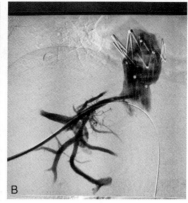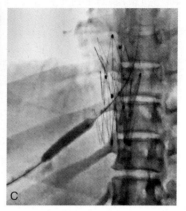

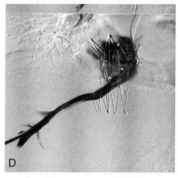

图 19-2-11　下腔静脉造影及肝静脉造影,肝静脉球囊成型及支架植入术
A. 下腔静脉造影:下腔静脉及支架血流通畅,无侧支形成,支架未见明显移位;B. 肝右静脉造影:开口段严重狭窄,远端大量侧支形成;C. 球囊扩张狭窄段;D. 植入支架后造影:肝静脉及支架血流通畅,狭窄段及侧支血管消失。

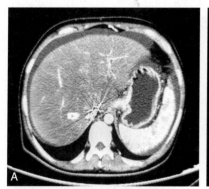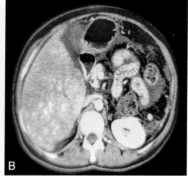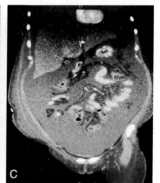

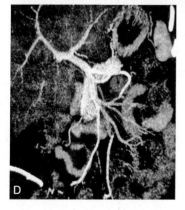

图 19-2-12　术前腹部增强 CT
不同层面轴位显示肝脏略变小,边缘较规则,肝实质不均匀强化,肝内门静脉比较细,脾脏稍增大,明显腹水(图 A、B);冠状位显示肝脏变小,不均匀强化,大量腹水(图 C);重建图像:门静脉主干不粗,门静脉分支比较细,血流通畅(图 D)。

胃镜:食管静脉曲张位于食管中下段(Lmi),蛇形迂曲隆起(F2),蓝色静脉曲张(bluevarices,CB),红色征[RC,(+)],无伴发食管炎[E(-)]。慢性萎缩性胃炎。

【诊断】

肝小静脉闭塞症、巴德-吉亚利综合征、门静脉高压、食管静脉曲张、腹水、脾大、脾功能亢进、肝静脉闭塞性病(支架植入术后)、下腔静脉狭窄(支架植入术后)。病理诊断:巴德-吉亚利综合征合并肝小静脉闭塞症。

【治疗过程】

1. **术前病情分析** 年轻女性,巴德-吉亚利综合征介入治疗病史。10 年前下腔静脉型巴德-吉亚利综合征,行支架植入术。术前、术后影像学和造影未见肝静脉内有血流,无明显的副肝静脉血流。尽管开通下腔静脉,肝脏的血液回流,会有潜在改善,但回流不足够,导致腹胀、腹水没有完全缓解,因为治疗过程没有重点关注肝静脉的血液回流问题。3 个月前腹胀和腹水加重,仅内科保守治疗,没有引起足够的重视,没有进行介入治疗;3 个月后对闭塞的肝右静脉进行了开通治疗,但术后腹水仍进行性加重,说明导致腹胀、腹水和黄疸的原因不是单纯肝右静脉闭塞,应该另有主要原因。通过对发病过程和影像学系统分析,早期症状可能主要是大的肝静脉回流障碍(下腔静脉和肝静脉堵塞)——巴德-吉亚利综合征引起。由于对肝静脉的回流没有重点关注,逐渐发展为肝的小静脉或肝窦回流障碍,因此,此时开通大的肝静脉已经意义不大,应该进行TIPS,改善肝脏淤血,减轻或阻止肝组织的进一步损伤。

2. **治疗过程** 常规经股动脉插管间接门静脉造影。右颈静脉穿刺插管,进行下腔静脉造影和测量压力后,应用专用经颈静脉穿刺活检针,行肝组织活检(图 19-2-13A)。然后进行TIPS。经下腔静脉支架穿刺肝内位置安全,且合理的门静脉分支,导管置入脾静脉远端进行造影(图 19-2-13B)。用活检钳再次获取预分流道肝组织。应用直径 6mm 球囊进行扩张,然后植入最小直径 7mm 覆膜支架分流,建立合理的分流道(图 19-2-13C),分流前后测量门静脉压力分别为35mmHg 及 23mmHg。导丝、导管通过下腔静脉支架,置入肝静脉内造影,应用适当直径的球囊扩张闭塞支架,然后再次肝静脉造影(图 19-2-13D~F)。

【结论】

1. 无论是何种巴德-吉亚利综合征,在介入治疗前后必须通过影像学和造影手段明确肝静脉回流情况,处理下腔静脉梗阻的最大目的是缓解或完全解决肝静脉血液回流。

2. 通过临床、影像学和造影系统分析,患者不同阶段引起的腹胀、腹水和黄疸等是不同疾病或联合疾病导致,进行 TIPS 患者会明显受益。

3. 该患者 TIPS 技术不是重点,而临床分析是重点。

4. 明显黄疸或肝功能明显受损的患者,分流量不能过大,否则,可能会引起肝衰竭。

【随访】

1. 临床 随访 3 年,腹胀、腹水和黄疸消失,正常进食水,无消化道出血。

2. 随访患者 3 年,TIPS 分流道和下腔静脉支架血流通畅。肝静脉支架闭塞。生化结果无特殊异常。

3. 术后 7 天腹部增强 CT 肝脏淤血减轻,TIPS 分流道、肝静脉支架及下腔静脉血流通畅,腹水明显减少(图 19-2-14)。

4. 术后 6 个月腹部增强 CT 肝脏肿大程度较前好转,肝脏组织均匀,无淤血及腹水。TIPS 分流道通畅。肝静脉支架血栓性闭塞,无血流通过(图 19-2-15)。

5. 胃镜 食管静脉曲张消失。

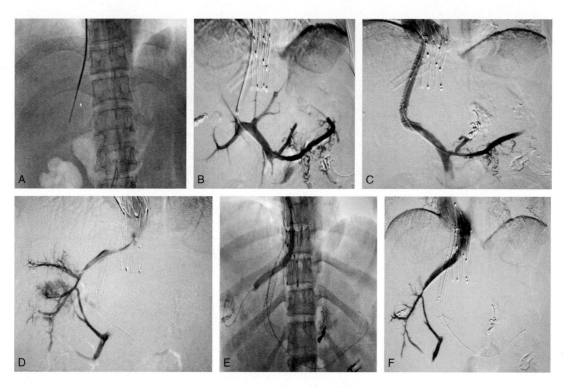

图 19-2-13　TIPS 操作过程

平片显示:经颈静脉肝组织活检,活检针在肝组织内(图 A);TIPS 门静脉造影(图 B、C);经下腔静脉支架穿刺门静脉右支,门静脉造影显示门静脉分支细、直、减少,门静脉主干不粗,脾静脉较细,周围较多细小侧支形成,胃冠状静脉增粗(图 B);应用最小直径 7mm 覆膜支架建立分流道,分流道血流通畅,栓塞后胃冠状静脉末梢血管消失,脾静脉周围侧支显著减少(图 C);肝右静脉造影及球囊成形术(图 D、E);肝右静脉造影:肝右静脉开口段闭塞,远端侧支形成,压力增高(18mmHg,图 D);球囊扩张闭塞段(原支架,图 E);扩张后造影:肝静脉血流通畅,侧支血管明显减少(图 F)。

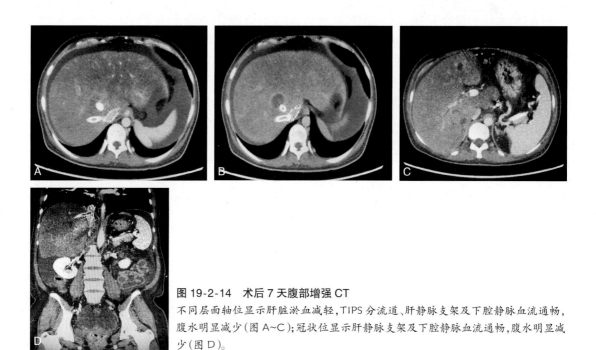

图 19-2-14　术后 7 天腹部增强 CT

不同层面轴位显示肝脏淤血减轻,TIPS 分流道、肝静脉支架及下腔静脉血流通畅,腹水明显减少(图 A~C);冠状位显示肝静脉支架及下腔静脉血流通畅,腹水明显减少(图 D)。

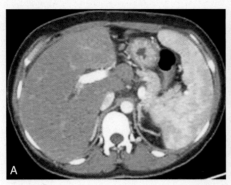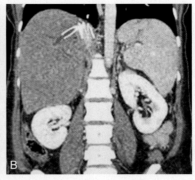

图 19-2-15　术后 6 个月腹部增强 CT

肝脏肿大程度较前好转,肝脏组织均匀,无淤血及腹水,TIPS 分流道通畅,肝静脉支架血栓性闭塞,无血流通过。

病例四　肝脏多发肿瘤合并门静脉主干癌栓,肝硬化门静脉高压消化道出血和重度黄疸:胆道引流术,TIPS,放射粒子植入术和 TACE

【临床资料】

患者,女,45 岁,主因"右上腹不适 3 月余,消化道出血 10 天"入院。

现病史:患者 3 月余前无明显诱因出现右上腹不适,伴有食欲减退,就诊于外院完善腹部影像学检查,结果示:肝脏恶性肿瘤,门静脉癌栓,给予患者保肝等对症治疗。后患者逐渐出现周身皮肤黄染,小便发黄,大便稍偏白,伴有周身皮肤瘙痒,完善腹部 CT 检查,结果示:肝脏占位性病变,门静脉癌栓,胆管梗阻,梗阻性黄疸。给予患者保肝、降黄疸、抑酸等对症治疗,症状未见明显好转。近 10 天患者消化道出血(便血)。为求进一步治疗就诊于我科。

既往史:既往体健,无其他慢性病史。

查体:血压 110/70mmHg,神志清楚,精神可,双肺呼吸音清,双肺未闻及明显干、湿啰音及胸膜摩擦音。心律齐,心率 70 次/min,节律规整,各心瓣膜未闻及异常杂音。腹部膨隆,全腹无明显压痛、反跳痛及肌紧张。移动性浊音阳性,肠鸣音正常,4 次/min,双下肢无水肿。

【生化检查】

HBsAg(+)、HBsAb(-)、HBeAg(-)、HBeAb(+)、HBcAb(+)、HCV-IgG(-);WBC 9.23×10⁹/L、Hb 64g/L、PLT 432×10⁹/L;ALT 221U/L、AST 289U/L、TB 499.6µmol/L、CB 332.8µmol/L、UCB 156.8µmol/L、Alb 34.8g/L、BUN 4.12mmol/L、Cr 41µmol/L。

PT-s 11.8 秒、PT-% 90%、PT-INR 1.07、Fg 4.36g/L、APTT 36 秒、TT 15.0 秒;NH₃ 33.6µmol/L。

【影像学检查】

图 19-2-16~图 19-2-18 肝恶性肿瘤、门静脉主干瘤栓、乙型肝炎肝硬化门静脉高压、食管胃底静脉曲张、消化道出血、肝硬化失代偿期、梗阻性黄疸。腹部增强 CT,经皮肝穿刺胆道引流术,TIPS 门静脉造影,癌栓内放射粒子植入术。

腹部增强 CT:肝内多发肿瘤,肿瘤供血不丰富。肝内胆管扩张。门静脉主干及分支充满癌栓。脾脏明显增大(图 19-2-16)。

胃镜:食管距门齿 28cm 下可见 3 条蓝色曲张静脉,迂曲蛇形,表面无糜烂,红色征(+),食管另见 2 处 0.3~0.4cm 大小白色绒毛样黏膜隆起。胃底似见条形静脉曲张。胃底、胃体黏膜光滑。胃角呈拱形。胃窦花斑样充血。

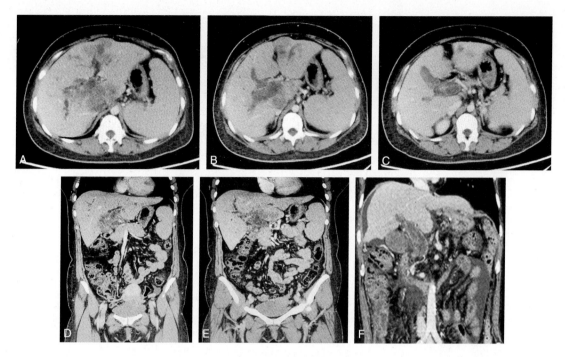

图 19-2-16　腹部增强 CT

不同层面的轴位显示肝内多发肿瘤,尾状叶比较大,肿瘤供血不丰富,肝内胆管扩张,门静脉主干及分支充满癌栓,脾脏明显增大(图 A~C);不同层面的冠状位显示肝内多发肿瘤,肝内胆管扩张,门静脉主干及分支充满癌栓,未见明显强化和血流,门静脉主干增粗(图 D~F)。

【诊断】

肝恶性肿瘤、门静脉主干瘤栓、乙型肝炎肝硬化、门静脉高压、食管-胃底静脉曲张、消化道出血、肝硬化失代偿期、梗阻性黄疸、脾大、脾功能亢进。

【治疗过程】

1. **术前病情分析**　年轻女性,肝恶性肿瘤合并门静脉主干瘤栓、乙型肝炎肝硬化、门静脉高压、消化道出血、梗阻性黄疸。尽管病情复杂,但诊断已经很清楚,患者黄疸以梗阻为主,癌栓及肝硬化均引起门静脉高压静脉曲张破裂出血,这两大症状是当前致命的症状,特别是前者。因此,根据患者的轻重缓急,依次需要治疗的应该是黄疸、消化道出血、癌栓和肝内肿瘤。

2. **治疗过程**　常规右季肋区经皮肝穿刺胆道外引流术。经过几天的引流,胆红素稳定在200μmol/L 左右,转氨酶恢复、稳定在 100U/L 左右。经股动脉插管至肝动脉体表门静脉定位后,行 TIPS。经右颈内静脉插管,至下腔静脉完成常规测压和造影,经下腔静脉穿刺门静脉肝内分支,通过门静脉癌栓,将导管置入肠系膜上静脉远端门静脉造影及测压,应用最小内径 7mm 的全覆膜支架建立分流道,分流前后门静脉压力分别为 36mmHg 和 23mmHg。根据癌栓的长度,制作体外放射粒子条(两端至少长于癌栓 10mm),植入癌栓内,然后进行门静脉造影(图 19-2-17)。观察几天后,对肝内肿瘤行肝动脉化疗栓塞术(TACE)。术后 1 个月患者肝被膜下大出血,应用肝动脉超选择栓塞术进行止血。术后 22 个月共进行 7 次肝动脉化疗栓塞术或肝动脉灌注化疗术。

【结论】

1. 患者重度黄疸,以梗阻为主,首先进行减轻黄疸,以避免肝肾功能急性衰竭。

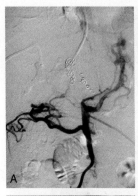
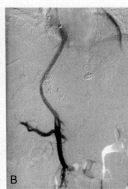
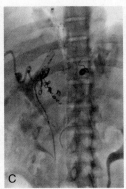
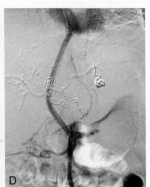
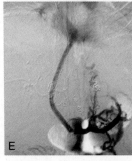

图 19-2-17 经皮肝穿刺胆道引流术后,TIPS 及放射粒子植入术

门静脉造影:门静脉主干及分支完全闭塞,肠系膜上静脉通畅,侧支形成,冠状静脉曲张明显,见胆道外引流管(图 A);建立分流道造影:肠系膜上静脉及支架分流道血流通畅,静脉曲张及侧支(末梢血管)消失(图 B);腹部平片:见分流支架、与支架重叠的放射粒子条(癌栓内)及胆道引流管(图 C);粒子植入后门静脉造影:支架分流道及肠系膜上静脉血流通畅,侧支内仍然有血流通过,脾静脉近端稍有狭窄(癌栓导致),血流稍受阻,远端侧支形成和较细的静脉曲张(图 D、E)。

2. 引流后黄疸仍然较高,胆红素稳定在 200μmol/L 左右,转氨酶下降后稳定在 100U/L 左右,可能是由于高位胆道梗阻,部分小胆道梗阻或部分原因肿瘤导致肝细胞损伤,而使黄疸稳定在高位。尽管黄疸较高,经对凝血功能、肝功能储备(Child 评分、MELD 评分和 ICG 检测)等的系统评估,进行 TIPS 和放射粒子植入是可行的,而且患者会受益。这样既解决了门静脉高压的问题,同时也能延缓门静脉癌栓的进展,延长患者的生命。

3. 患者多发肿瘤,部分靠近肝脏边缘,癌灶破裂出血至被膜下。临床上要充分分析出血部位及出血量,保守止血的同时,及时、准确进行肝动脉超选择栓塞,避免大面积栓塞,保证保留动脉的肝内灌注,降低急性肝衰竭的发生机会。

【随访】

1. 临床 随访 22 个月,腹胀和黄疸(胆红素稳定在 170μmol/L 左右)减轻,食欲较前好转。无消化道出血。患者生存 25 个月。

2. TIPS 分流道通畅。粒子条位置良好。

3. 术后 12 个月腹部增强 CT 肝被膜下积液。肝右叶变小,左叶增大。肝内肿瘤病灶明显变小,门静脉主干及分支内癌栓显著缩小。粒子分布良好。肠系膜上静脉及支架分流道血流通畅。肝内胆道无明显扩张,胆道引流管位置良好(图 19-2-18)。

4. 胃镜 食管距门齿 28cm 下可见 1 条蓝色曲张静脉,表面无糜烂,红色征(-)。胃底无静脉曲张。胃底、胃体黏膜光滑。

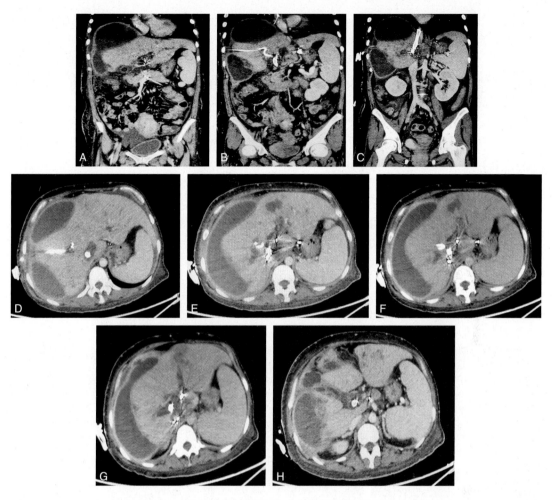

图 19-2-18 术后 12 个月腹部增强 CT

多层面冠状位显示肝被膜下积液（被膜下出血后），肝右叶变小，左叶增大，肝内肿瘤病灶明显变小，门静脉主干及分支内癌栓显著缩小，肠系膜上静脉及支架分流道血流通畅，肝内胆道无明显扩张，胆道引流管位置良好（图 A~C）；多层面轴位显示肝被膜下积液，肝右叶变小，左叶增大，肝内肿瘤明显变小，门静脉主干及分支癌栓显著缩小，其内显示高密度粒子分布及支架位置，支架分流道血流通畅，肝内胆道无明显扩张，胆道引流管位置良好（图 D~H）。

病例五 良性动脉-门静脉瘘，消化道出血：原 TIPS 分流道+再建平行 TIPS 分流道

【临床资料】

患者，男，48 岁，主因"反复消化道出血 5 年，TIPS 术后 3 个月仍然反复消化道出血"入院。

现病史：患者于 5 年前因消化道出血在当地医院行腹部超声及 CT，考虑肝硬化门静脉高压。后进一步行腹部核磁、肝穿刺等检查，诊断为"门静脉高压"，病因未明，给予保肝、止血治疗后出院。6 个月前再次消化道出血，外院行腹部增强 CT，诊断"动脉-门静脉瘘"，胃镜检查：重度食管胃静脉曲张，内镜下治疗后，仍然消化道出血，进行 TIPS。TIPS 术后 3 个月消化道再次反复出血（两次吐血），近日消化道出血加重，为行进一步诊治来院就诊。

既往史:否认肝炎、高血压、冠心病、糖尿病史。5 岁时出现"营养不良性贫血"曾输血 1 次;12 岁时出现"癫痫"发作 1 次,口服抗癫痫药物 1 年(具体不详)。否认药物及食物过敏史。

查体:生命体征平稳,无贫血貌。皮肤、巩膜无黄染,未见肝掌、蜘蛛痣。心肺检查未见明显异常。腹部平软,无压痛、反跳痛及肌紧张。肝脾肋下未触及,移动性浊音(−)。

【生化检查】

HbsAg(−)、HbsAb(−)、HbeAg(−)、HbeAb(−)、HbcAb(−)、HCV-IgG(−);WBC 5.02×10^9/L、Hb 56g/L、PLT 174×10^9/L;ALT 30U/L、AST 35U/L、TB 19.8μmol/L、CB 9.9μmol/L、UCB 9.9μmol/L、Alb 41.9g/L、BUN 7.89mmol/L、Cr 91μmol/L。

PT-s 11.8 秒、PT-% 78%、PT-INR 1.07、Fg 4.14g/L、APTT 37 秒、TT 12 秒;NH_3 38.4μmol/L。

【影像学检查】

图 19-2-19~图 19-2-21 门静脉高压、消化道出血、肝动脉门静脉瘘、原 TIPS 术后 3 个月腹部增强 CT。肝动脉及肠系膜上动脉造影,再次 TIPS 门静脉造影。

腹部增强 CT:肝脏略变小,结构比较合理。门静脉增宽。下腔静脉和门静脉右支之间可见分流支架,血流通畅。少量腹水。动脉期门静脉显影。脾脏增大。动脉期见腹部有一不规则血管团,门静脉显影,其密度与血管团及正常动脉密度基本相同(图 19-2-19)。

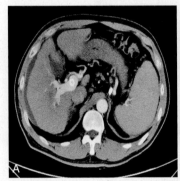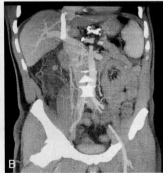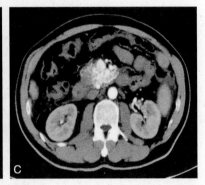

图 19-2-19　原 TIPS 术后 3 个月腹部增强 CT

A. 轴位显示门静脉右支增粗,其内见支架影,少量腹水,动脉期门静脉显影,肝脏略变小,结构比较合理,脾脏增大;B. 重建图像:门静脉增宽,下腔静脉和门静脉右支之间可见分流支架,血流通畅;C. 轴位显示动脉期见腹部有一不规则血管团,门静脉显影,其密度与血管团及正常动脉密度基本相同。

胃镜:食管距门齿约 25cm 以下可见 4 条曲张静脉,壁厚、蓝色、迂曲,表面呈串珠样,最大直径约 0.8cm,红色征(+),向胃小弯延续;胃底大弯侧静脉曲张与食管静脉不延续,迂曲状,直径最大者约 1.0cm,局部红色征(+),未见糜烂及血栓头。胃底黏膜池清亮,胃底、胃体黏膜水肿,呈马赛克样改变,胃窦黏膜光滑,色泽正常。幽门圆,开闭正常,十二指肠球部及球后未见异常。诊断:食管胃静脉曲张(重度)Lemi,g,Lg,Do.5,Rfo,门静脉高压性胃病。

【诊断】

门静脉高压、消化道出血、肝动脉门静脉瘘、TIPS 术后。

【治疗过程】

1. 术前病情分析　年轻男性,动脉-门静脉瘘导致非肝硬化门静脉高压,静脉曲张破裂出血多年,进行 TIPS(外院)后仍然反复消化道出血。动脉造影显示广泛的良性动脉-门静脉瘘

（图 19-2-20A、B），如果进行瘘的栓塞，短期会有一定的效果；但从中长期看效果不好，由于栓塞后，不会太长时间动脉瘘会恢复到原来的状态，而且，给后续治疗带来一定的困难。术前经过对肝功能储备的定性和定量的系统分析，以及肝动脉和门静脉的肝内血液灌注的分析，决定再建立TIPS 平行分流道（原通道，应用直径 8mm 建立），但根据术中的穿刺位置、门静脉压力和造影的情况，再决定分流直径。

2. 治疗过程　常规经右颈内静脉插管，行 TIPS。避开原通道，经下腔静脉穿刺肝内门静脉左支，完成常规测压和造影，栓塞曲张静脉，栓塞前后门静脉压力均为 41mmHg。根据术前预定和术中情况，应用直径 10mm 的覆膜支架建立分流道，再次门静脉造影（图 19-2-20C~E）及测压，门静脉压力下降至 21mmHg，压力下降得比较合理。TIPS 总的分流直径达到了 18mm。

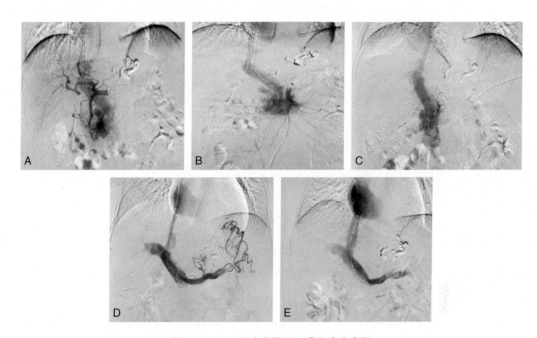

图 19-2-20　肝动脉及肠系膜上动脉造影

肝总动脉造影：胃十二指肠动脉增粗，主干和分支血管与肠系膜上静脉和门静脉主干间形成广泛的动脉-门静脉瘘，支架分流道血流通畅，肝固有动脉及分支未见明显动脉-门静脉瘘，显影比较清晰（图 A）；肠系膜上动脉造影：肠系膜上动脉主干和分支与门静脉主干和肠系膜上静脉间形成广泛的动脉-门静脉瘘，肠系膜上动脉分支灌注明显减少，支架分流道血流通畅（图 B）；TIPS 门静脉造影（图 C~E）；肠系膜上静脉门静脉造影：肠系膜上静脉、门静脉主干及分支明显增粗，肠系膜上静脉主干近段不规则（分支内造影剂逆流），原分流道通畅（图 C）；脾静脉门静脉造影：脾静脉增粗，见大量的静脉曲张形成（图 D）；再建立平行TIPS 分流道门静脉造影：双分流道血流通畅，静脉曲张消失，肝内门静脉灌注，仍然明显（图 E）。

【结论】

1. 一般动脉-门静脉瘘患者门静脉压力都相对较高，患者没有肝硬化病史，肝功能储备较好，在行第一次 TIPS 之后效果不佳，临床症状不缓解，说明分流量远远不足。

2. 通过对术前和术中的肝功能储备、造影情况及门静脉压力等的系统分析，第二次 TIPS 选择大直径分流，通过临床结果，说明这样的选择十分正确。如果按常规选择，可能分流后果就会不理想。

3. 特殊情况下，需要选择不同直径的分流道或多个分流道，共同分流。当然，不能盲目，要通过临床、肝功能储备、生化、影像学、造影等综合全面分析。

【随访】

1. **临床** 随访 36 个月,无消化道出血、腹水等。无其他特殊症状。

2. **超声及腹部增强 CT** TIPS 分流道血流通畅。

3. **术后 18 个月腹部增强 CT** 双分流道血流通畅,肝内门静脉仍然明显灌注。腹部不规则血管团未见增大,动脉期门静脉显影,血管团密度比正常动脉密度稍低(图 19-2-21)。

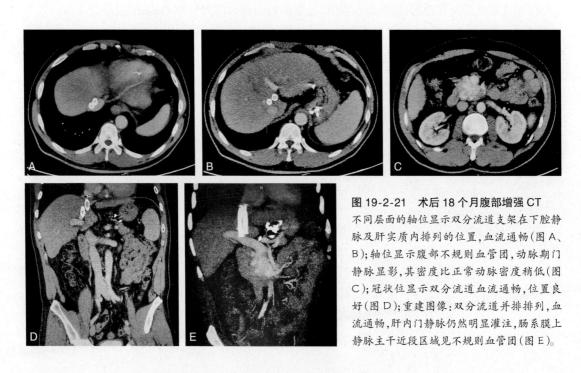

图 19-2-21 术后 18 个月腹部增强 CT
不同层面的轴位显示双分流道支架在下腔静脉及肝实质内排列的位置,血流通畅(图 A、B);轴位显示腹部不规则血管团,动脉期门静脉显影,其密度比正常动脉密度稍低(图 C);冠状位显示双分流道血流通畅,位置良好(图 D);重建图像:双分流道并排排列,血流通畅,肝内门静脉仍然明显灌注,肠系膜上静脉主干近段区域见不规则血管团(图 E)。

4. **术后 24 个月分流道插管进行门静脉造影及测压** 门静脉压力为 19mmHg,压力稳定。无静脉曲张出现。双分流道血流通畅。

5. **胃镜** 食管距门齿约 25cm 以下可见 1 条曲张静脉,直径约 0.3cm,表面无糜烂,红色征(-),胃底、胃体黏膜光滑,无静脉曲张。

病例六 急性肾衰竭+肝功能不全+重度黄疸:TIPS

【临床资料】

患者,男,30 岁,主因"发现血小板减少 2 年,腹胀 2 个月,加重 1 个月,急性肾衰竭,重度黄疸"入院。

现病史:患者 2 年前体检发现血小板减少,就诊于当地医院,诊断为"阵发性夜间性血红蛋白尿",此后一直口服激素治疗。2 年后停用激素后,就诊于北京某医院,改为口服环孢素等药物治疗。近 2 个月患者出现腹胀,并呈逐渐加重趋势,给予对症治疗,未见好转。近 1 个月腹胀明显加重,并伴有呼吸困难,就诊于当地医院,考虑"肝小静脉闭塞症"。患者为求进一步治疗转入北京某医院,给予保肝等治疗 1 个月后好转。患者 1 周前胆红素逐渐升高,伴肾衰竭,凝血功能异常,为求进一步治疗就诊于我科。患者无发热,无呕血、便血,睡眠食欲差,24 小时尿量约 100ml。

既往史:无特殊。

查体:神志清楚,精神差,痛苦貌,周身皮肤及巩膜黄染,双肺呼吸音清,双肺未闻及明显干、湿啰音及胸膜摩擦音。心律齐,心率 95 次/min,节律规整,各心瓣膜未闻及异常杂音。腹膨隆,全腹软,无明显反跳痛及肌紧张。肠鸣音正常,3 次/min。双下肢无水肿。

【生化检查】

HbsAg(-)、HbsAb(-)、HbeAg(-)、HbeAb(-)、HbcAb(-)、HCV(-);WBC 2.88×10^9/L、Hb 60g/L、PLT 33×10^9/L;ALT 900.5U/L、AST 356U/L、TB 261.6μmol/L、CB 166.8μmol/L、UCB 94.8μmol/L、Alb 33.5g/L、BUN 17.87mmol/L、Cr 532μmol/L。

PT-s 27.8 秒、PT-% 28%、PT-INR 2.53、Fg 1.20g/L、APTT 33.5 秒、TT 21.4 秒;NH_3 45.2μmol/L。

【影像学检查】

图 19-2-22~图 19-2-24 肝小静脉闭塞症、巴德-吉亚利综合征、非肝硬化门静脉高压、腹水、急性肾衰竭,肝功能不全,严重凝血功能障碍。腹部增强 MR,TIPS 肝静脉和门静脉造影,腹部增强 CT。

腹部增强 MR:肝脏肿大,肝脏边缘饱满,肝实质不均匀强化,门静脉较细,大量腹水(图 19-2-22)。

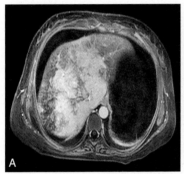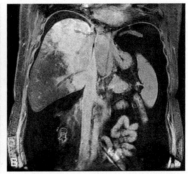

图 19-2-22　腹部增强 MR

A.轴位显示肝脏严重淤血,呈不规则强化,大量腹水,门静脉不清楚,肝静脉未显影;B.冠状位显示肝脏严重淤血,呈不规则强化,大量腹水,下腔静脉肝段受压变细。

【诊断】

肝小静脉闭塞症、巴德-吉亚利综合征、非肝硬化门静脉高压、腹水、急性肾衰竭、肝功能不全、严重凝血功能障碍。

【治疗过程】

1. **术前病情分析**　年轻男性,2 年前诊断"阵发性夜间性血红蛋白尿",长期应用激素等药物,出现急性肾衰竭,重度黄疸,大量腹水和严重凝血功能障碍(肝功能不全)。影像学显示严重肝淤血,肝静脉未显示,大量腹水。综合诊断为:肝小静脉闭塞病和巴德-吉亚利综合征导致非肝硬化门静脉高压。内科治疗(包括透析)的同时,整体判断进行 TIPS,患者受益大于单纯内科治疗。

2. **治疗过程**　常规间接门静脉造影。右颈静脉穿刺插管,进行下腔静脉造影和测量压力。经下腔静脉穿刺肝内门静脉,进行门静脉造影及应用专用经颈静脉穿刺活检针,行肝组织活检(图 19-2-23)。然后进行 TIPS:应用直径 6mm 球囊扩张预分流道,然后植入最小直径 7mm 覆膜支架分流,建立合理的分流道(图 19-2-23),分流前后测量门静脉压力分别为 37mmHg 及 24mmHg。

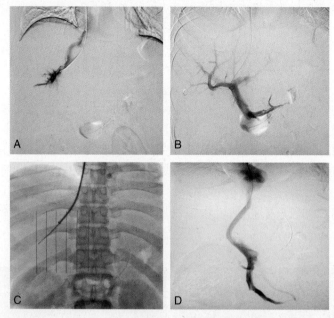

图 19-2-23 TIPS 肝静脉和门静脉造影

A. 肝右静脉造影:肝静脉血栓形成,部分血流可以通过,侧支血管形成;B. 门静脉造影:门静脉主干及分支血流通畅,内部均匀,脾静脉较细,血栓形成,静脉曲张血管较细;C. 肝组织活检:应用活检针进行肝组织活检;D. 建立 TIPS 分流道:分流道血流良好。

3. 病理学诊断 急性淤胆性肝炎、弥漫性窦扩张。考虑药物性肝损伤可能性大。

【结论】

1. 肝脏严重淤血导致非肝硬化门静脉压力升高后的一系列症状,如急性肾衰竭,黄疸,腹水,凝血功能障碍,肝功能不全等,可以进行 TIPS,缓解门静脉压力,减轻肝脏淤血。

2. 凝血功能严重障碍,由于疾病原因,很难调整到适当的指标(一般会越来越差)。血小板很低,应该适当输注血小板,同时行 TIPS。手术过程风险会明显增加,一定要准确定位远近穿刺点,不可穿刺到肝外,坚决按"单孔穿刺道"穿刺,以把风险降至最低。

3. 建立的分流道直径要小,根据分流前压力,如果超过 30mmHg,分流最小直径 7mm;如果小于 30mm,可考虑分流最小直径 6mm。球囊的直径要小于或等于支架最小直径,以避免分流过大,加重肝功能的损伤。

【随访】

1. **临床** 随访 2 年,腹胀、腹水消失,肾功能完全恢复正常(BUN 和 Cr 正常),凝血功能显著改善(PT-% 稳定在 55% 左右),轻度黄疸(TB 稳定在 70μmol/L 左右)。正常进食水。无其他特殊症状。

2. **腹部超声及 CT 增强随访 2 年** TIPS 分流道血流通畅。肝脏淤血消失。

3. **术后 6 个月腹部增强 CT** 肝脏淤血和腹水消失,TIPS 分流道通畅(图 19-2-24)。

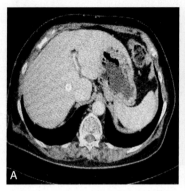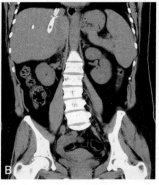

图 19-2-24　术后 6 个月腹部增强 CT

A. 轴位显示肝脏淤血消失,密度均匀,分流道血流通畅,腹水完全吸收;

B. 冠状位显示肝脏淤血消失,密度均匀,分流道血流通畅,支架位置良好,腹水完全吸收。

第三节　特殊(技术及临床管理)病例

病例一　肝血管、肝实质空间结构严重不合理:经股静脉门体分流术

【临床资料】

患者,男,59 岁,主因"肝占位术后 6 年,间断呕血、黑便加重 3 个月"入院。

现病史:患者 6 年前体检发现肝占位,考虑为肝脏恶性肿瘤,在当地医院行外科手术切除,术后病理为中分化肝细胞癌,在当地医院行定期复查。近 3 个月无诱因间断出现呕血、黑便症状,量较大,总量约 1 000ml,在当地医院行内科止血、补液、内镜硬化治疗,效果欠佳。2 个月前在某医院行 TIPS 失败,1 个月前在另一医院,局部麻醉下经皮肝穿刺胃冠状静脉栓塞术,联合 TIPS(失败),术后仍然存在消化道出血症状。为求进一步治疗入我科。

既往史:存在乙型肝炎病史,口服抗病毒药物治疗;否认高血压、糖尿病慢性病史。

查体:生命体征平稳,中度贫血貌,皮肤、巩膜轻度黄染,可见肝掌、蜘蛛痣。心肺检查未见明显异常。腹平软,无压痛、反跳痛及肌紧张。肝肋下未及,脾脏增大,肋下可触及 Ⅱ 度大,质硬。腹部膨隆,呈鼓音,移动性浊音(-)。

【生化检查】

HBsAg(-)、HBsAb(-)、HBeAg(-)、HBeAb(+)、HBcAb(+)、HCV-IgG(-);WBC 2.01×10^9/L、Hb 76g/L、PLT 26×10^9/L;ALT 9U/L、AST 17U/L、TB 21.2μmol/L、CB 12.1μmol/L、UCB 9.1μmol/L、Alb 32.5g/L、BUN 4.78mmol/L、Cr 86μmol/L。

PT-s 13.7 秒、PT-% 62%、PT-INR 1.24、Fg 2.46g/L、APTT 32.0 秒、TT 16.6 秒;NH_3 65.3μmol/L。

【影像学检查】

图 19-3-1~图 19-3-4 肝癌外科术后,肝硬化门静脉高压消化道出血。腹部 CT 增强,经颈静脉肝静脉造影,经股静脉门体分流术。

腹部增强 CT:肝脏变小,部分缺如,边缘略呈波浪状,脾体积增大,食管胃底周围可见迂曲血管影。门静脉及肠系膜上静脉内可见充盈缺损,肝周和腹腔少许低密度影(图 19-3-1)。

胃镜:食管距门齿 32cm 以下可见 3 条蓝色蚯蚓状曲张静脉及大量再生小静脉,红色征(+)。

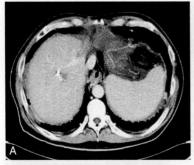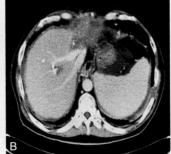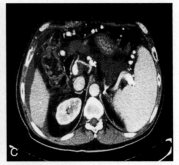

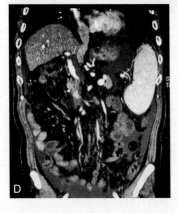

图 19-3-1 腹部 CT 增强

不同层面轴位显示下腔静脉肝段和肝静脉近端裸露在肝外,肝左叶缺如,门静脉主干内血栓,大约占血管的 60%,脾大,少量腹水(图 A~C);冠状位显示肝脏较小,部分缺如,下腔静脉肝段很短,下腔静脉粗细不均,门静脉部分血栓,少量腹水,脾大,下腔静脉与肝内门静脉之间形成锐角(图 D)。

胃底未见曲张静脉。胃底、胃体黏膜高度充血水肿,伴黏膜下出血斑点,呈马赛克样改变。诊断:食管静脉曲张硬化后小静脉再生,门静脉高压性胃病。

【诊断】

肝癌术后、乙型肝炎后肝硬化、门静脉高压食管静脉曲张破裂出血、门静脉主干、肠系膜上静脉栓塞、脾大、门静脉高压性胃病胃黏膜出血、腹水。

【治疗过程】

经右侧股动脉穿刺置管,分别进行经肠系膜上动脉和脾动脉间接门静脉造影。经右颈内静脉插管至下腔静脉和肝静脉造影。下腔静脉偏左与肝静脉成锐角(图 19-3-2),而且肝脏很小部分与下腔静脉相连,结合术前影像学显示,肝静脉或下腔静脉与门静脉的空间关系完全不符合 TIPS,即使穿刺门静脉主干也难以实现;选择右侧股静脉穿刺插管,经下腔静脉肝段穿刺肝实质及肝内门静脉。穿刺门静脉过程中穿刺进入肝内胆道分支,应用弹簧圈封闭穿刺道(图 19-3-3)。成功穿刺进入肝内门静脉分支,进行门静脉造影(图 19-3-3)。先选用较小球囊(直径 5mm)对穿刺道进行预扩张,植入门静脉端裸支架;再用大球囊扩张(直径 10mm)后,植入覆膜支架(10mm×60mm),并进行球囊后扩张(图 19-3-3),栓塞曲张静脉。术后门静脉造影(图 19-3-3)。门静脉压力分流前 34mmHg,分流后 22mmHg。

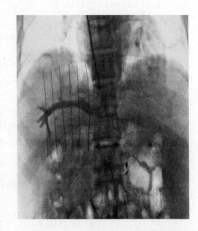

图 19-3-2 经颈静脉肝静脉造影

肝右静脉与下腔静脉成锐角,无法进行 TIPS 术。

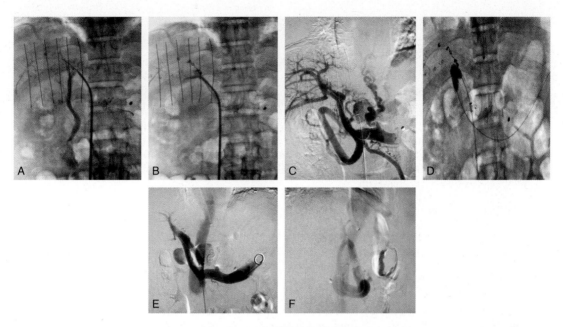

图 19-3-3　经股静脉门体分流术

经下腔静脉肝段穿刺肝内门静脉,穿刺过程中穿中肝内胆道分支,可见肝内胆管、胆总管和远端肠道显影(图 A);使用弹簧圈封闭穿中胆道的穿刺通道(图 B);成功穿刺进入肝内门静脉分支,导管至脾静脉内,导管呈折叠状,造影显示脾静脉血流通畅,门静脉主干及分支血流通畅,但边缘不规则,肠系膜上静脉正常结构消失,代之以大的侧支形成,肠系膜下静脉显影,静脉曲张明显(图 C);植入支架后应用 10mm 直径球囊进行分流道后扩张(图 D);栓塞曲张静脉后经脾静脉门静脉正侧位造影显示造影剂顺利经分流道回流下腔静脉,下腔静脉边缘较规则,血流通畅,静脉曲张消失,大的侧支及肠系膜下静脉均未显影,正侧位支架均成折叠状,不规则形状(角度较小,图 E、F)。

【结论】

1. 肝脏、下腔静脉及肝静脉的空间关系严重不合理,行 TIPS 已经不可能,可考虑经股静脉进行门体分流术。

2. 由于经股静脉角度的问题,为了适应角度,需要先植入较大直径的裸支架,然后植入保证安全和狭窄率低的覆膜支架。

【随访】

1. 临床　随访 8 年,无消化道出血。2 年内发作几次肝性脑病(Ⅰ~Ⅱ期)。术后 5 年,因肿瘤复发,进行肝移植,移植后随访 3 年,无特殊症状。

2. 术后超声随访 5 年,4 年 TIPS 分流道血流通畅,第 5 年支架分流道狭窄。无消化道出血、腹水等特殊症状。

3. 术后 2 年腹部 CT 增强　分流道门静脉端支架成角,呈"折叠状",门静脉和下腔静脉内支架在一个平面,分流道血流通畅(图 19-3-4)。

4. 胃镜　术后 4 年内食管静脉曲张消失,第 5 年轻度食管静脉曲张。

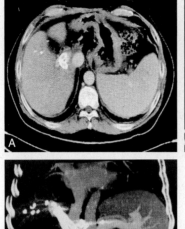
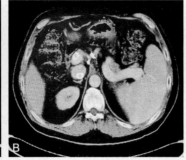
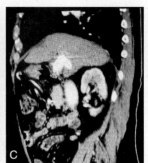
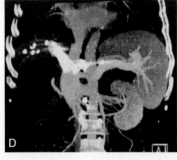

图 19-3-4 术后 2 年腹部 CT 增强

不同层面轴位显示分流道门静脉端支架成角,门静脉和下腔静脉
内支架在一个平面,分流道血流通畅(图 A、B);冠状位显示分流道
门静脉端支架前后成角,血流通畅(图 C);重建图像:支架分流道
呈"折叠状"(图 D)。

病例二 经脾静脉穿刺插管,开通闭塞门静脉,球囊辅助下 TIPS

【临床资料】

患者,女,64 岁,主因"间断呕血、黑便 2 个月,加重 1 天"入院。

现病史:近 2 个月来因腹部不适、并出现间断性呕血伴黑便,就诊外院,诊断为"门静脉高压症、门静脉血栓",在多家医院治疗,疗效欠佳。1 天前呕血较多,约 500ml,为进一步治疗入院。

既往史:肝硬化多年,6 年前行主动脉瓣置换术。

查体:各项生命体征平稳,贫血貌,皮肤、巩膜轻度黄染,可见肝掌、蜘蛛痣。心肺未见明显异常。腹平软,无压痛、反跳痛及肌紧张。肝肋下未及,腹部呈鼓音,移动性浊音(-)。

【生化检查】

HBsAg(-)、HBsAb(+)、HBeAg(-)、HBeAb(-)、HBcAb(+)、HCV-IgG(+);WBC 3.35×10^9/L、Hb 91g/L、PLT 45×10^9/L;ALT 10U/L、AST 19U/L、TB 52.96μmol/L、CB 21.1μmol/L、UCB 31.8μmol/L、Alb 30.1g/L、BUN 7.33mmol/L、Cr 50μmol/L。

PT-s 17.2 秒、PT-% 48%、PT-INR 1.55、Fg 1.45g/L、APTT 30.7 秒、TT 22.4 秒;NH_3 84μmol/L。

【影像学检查】

图 19-3-5~图 19-3-7 慢性门静脉血栓形成,门静脉海绵样变,门静脉高压,食管胃底静脉重度曲张破裂出血,门静脉高压性胃病。腹部增强 CT,经皮脾静脉穿刺插管门静脉造影,TIPS 门静脉造影。

腹部 CT:肝脏体积变小,肝缘呈波浪状,肝裂增宽,左叶及尾状叶增大,右叶变小。门静脉主干、分支、肠系膜上静脉管腔内可见造影剂充盈缺损,门静脉主干区域可见较多迂曲小血管,食管下段、胃底周围见迂曲小血管。脾脏增大(图 19-3-5)。

胃镜:重度食管-胃底静脉曲张,门静脉高压性胃病。

【诊断】

门静脉广泛血栓形成、门静脉海绵样变、门静脉高压、食管-胃底静脉重度曲张、门静脉高压性胃病。

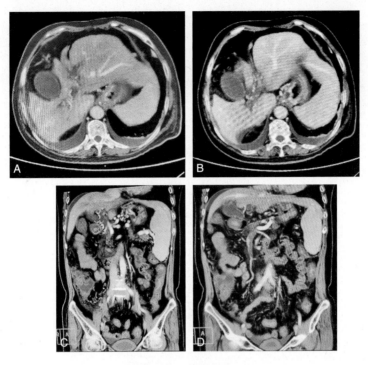

图 19-3-5　腹部增强 CT

不同层面轴位显示肝脏右叶较小,左叶稍不规则增大,肝裂明显增宽,门静脉
分支内完全性血栓(图 A、B);不同层面的冠状位显示门静脉主干、分支、肠系
膜上静脉完全性血栓形成,脾静脉通畅,少量腹水,脾脏增大(图 C、D)。

【治疗过程】

在肝动脉插管定位下,首先进行经皮肝穿刺肝内门静脉失败。再把导管选入脾动脉,行间接脾静脉造影定位(图 19-3-6A)。经左侧季肋区成功穿刺进入脾静脉,进入门静脉造影(图 19-3-6B~D)。调整导丝、导管,经脾静脉和门静脉主干近端残端,进入肝内已经闭塞的门静脉分支(图 19-3-6E),置入小球囊扩张,作为定位标记及 TIPS 时穿刺门静脉的通道(图 19-3-6F~H)。经传统 TIPS 途径置入 TIPS 穿刺套装,正侧位反复瞄准定位球囊后穿刺进入门静脉造影(图 19-3-6H),栓塞曲张静脉(图 19-3-6I)。导管置入肠系膜上静脉进行造影(图 19-3-6J)。球囊扩张 TIPS 预分流道和处理肠系膜上静脉(图 19-3-6K)。建立分流道(图 19-3-6L、M)。严格封堵经皮脾静脉穿刺通道。留置导管至肠系膜上静脉进行局部溶栓。

【结论】

1. 门静脉系统广泛血栓形成、完全性海绵样变性,脾静脉正常,进行 TIPS 时,如果经皮肝穿刺门静脉联合失败,可以考虑与经皮脾静脉穿刺和肝内门静脉球囊成形术联合应用,建立 TIPS 分流道后,可以进行局部溶栓,以建立合理的分流道。

2. 应用该联合技术要慎重,由于长期淤血导致的脾大、脾组织软而脆,容易出血,一旦 TIPS 不成功,门静脉压力无法缓解,可能造成穿刺道出血或腹腔出血。

3. 在任何情况下都要严格封堵穿刺通道。

4. 部分患者脾静脉严重的迂曲,而且进入肝内门静脉的距离较远,在导丝、导管置入的过程中,前进时可能会遇到一定的阻力,不可强行前进,以避免脾组织的破裂,而导致无法救治的腹腔大出血。

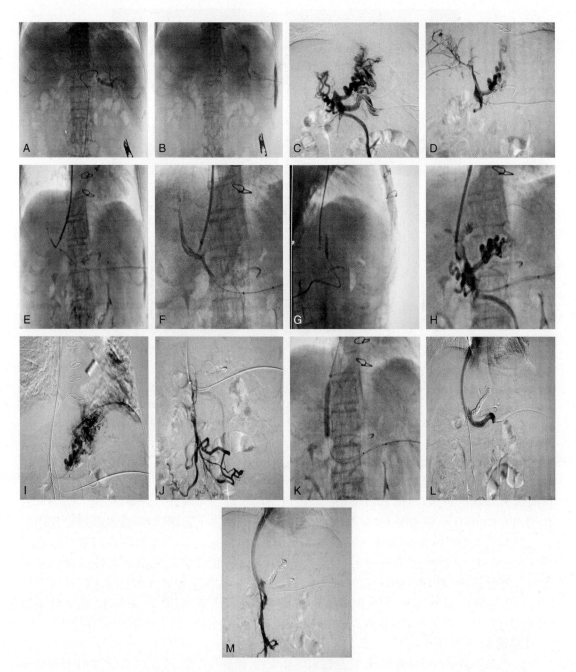

图 19-3-6 TIPS 操作过程

经脾动脉间接脾静脉造影(图 A);经左侧季肋区穿刺脾静脉,导管进入脾静脉和门静脉主干,少量造影剂通过穿刺道至体外(图 B);门静脉造影:脾静脉血流通畅,肝外门静脉主干部分显影,并可见残端,有较多海绵样变性的血管,粗大、扭曲的静脉曲张血管,肠系膜上静脉闭塞,肠系膜下静脉逆行显影(图 C);导管通过门静脉主干闭塞段造影:肝内门静脉分支部分显影(图 D);透视正侧位球囊扩张肝内门静脉,并作为 TIPS 穿刺门静脉的定位标记(图 E~G);成功穿刺进入门静脉分支,注入造影剂可见门静脉主干部分显影,其内大量充盈缺损(图 H);栓塞异常曲张食管胃底静脉(图 I);肠系膜上静脉造影:肠系膜上静脉近段闭塞,末梢血管侧支形成(图 J);应用球囊处理门静脉主干、分支和肠系膜上静脉内血栓(图 K);建立 TIPS 分流道门静脉造影:分流道血流良好,肠系膜上静脉近端残留部分血栓,但血流通畅(图 L、M)。

5. 应用小球囊开通闭塞的门静脉,建立 TIPS 术后,再用适当的球囊进行后扩张,一般扩张时,球囊不能超过远端覆膜部分,以避免血管破裂出血。特别注意的是门静脉变细或不显影(基本无血流),不是血栓引起,而是由于长期逆行血流导致,所谓的"失用性萎缩"。TIPS 套装外鞘置入远端或应用小球囊(直径小于或等于 5mm)扩张,应用覆膜支架全覆盖"失用性萎缩"全程,后扩张遵循上面的原则。

【随访】

1. **临床**　随访 5 年,无消化道出血,无肝性脑病发生,无其他特殊症状。

2. **术后超声及腹部增强 CT**　TIPS 分流道血流通畅。

3. **术后 3 个月腹部增强 CT**　分流道通畅,门静脉主干和肠系膜上静脉显示良好,未见血栓(图 19-3-7)。

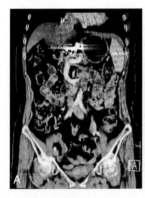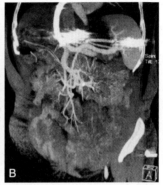

图 19-3-7　术后 3 个月腹部增强 CT

A. 冠状位显示门静脉主干和肠系膜上静脉显示良好,血流通畅,未见血栓;B. 重建图像:脾静脉、肠系膜上静脉和支架分流道血流完全通畅,脾脏缩小。

4. **胃镜**　术后 5 年内食管胃静脉曲张消失。

病例三　经股静脉门体分流术与 TIPS 非同步联合应用

【临床资料】

患者,男,57 岁,主因"腹胀 2 年余,加重 1 个月"入院。

现病史:患者 2 年余前无明显诱因出现右上腹腹胀不适,伴有腹壁静脉曲张,无明显呕血、黑便等,就诊于当地医院,完善相关检查,诊断为"巴德-吉亚利综合征、肝段下腔静脉闭塞",行下腔静脉闭塞球囊扩张术、下腔静脉支架植入术,术后恢复良好。1 个月前再次出现腹胀,进行性加重,为求进一步治疗就诊于我科。

既往史:4 年前患脑梗死,内科治疗,效果尚可。否认高血压、糖尿病慢性病史。

查体:生命体征平稳,皮肤、巩膜无黄染,无明显肝掌、蜘蛛痣。心肺检查未见明显异常。腹平软,无压痛、反跳痛及肌紧张。肝脏肋下可触及,质软,边缘光滑,无结节。脾脏肋下未及,肠鸣音正常,4 次/min。双下肢无水肿。

【生化检查】

HbsAg(-)、HbeAg(-)、HbeAb(-)、HbcAb(-)、HCV-IgG(-);WBC 5.63×10^9/L、Hb 77g/L、

PLT 145×10⁹/L；ALT 52U/L、AST 38U/L、TB 44μmol/L、CB 31.7μmol/L、UCB 12.3μmol/L、Alb 34.5g/L、BUN 7mmol/L、Cr 65μmol/L。

PT-s 14.4 秒、PT-% 57%、PT-INR 1.47、Fg 1.5g/L、APTT 23 秒、TT 15 秒；NH₃ 45μmol/L。

【影像学检查】

图 19-3-8~图 19-3-13 下腔静脉闭塞巴德-吉亚利综合征支架植入术，肝静脉广泛闭塞型巴德-吉亚利综合征，顽固性腹水。重度食管静脉曲张。重度胃静脉曲张。腹部增强 CT，副肝静脉造影及支架植入术，下腔静脉双球囊成形术，经股静脉门体分流术门静脉造影，TIPS 门静脉造影。

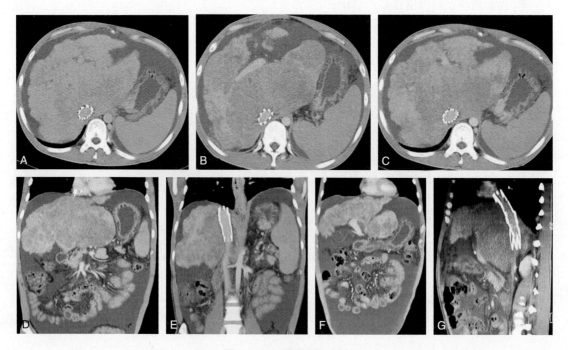

图 19-3-8　腹部增强 CT

不同层面的轴位显示肝脏肿大，边缘不规则，整体密度不均，部分区域增强，淤血状态，比例严重失调，尾状叶显著增大，肝内门静脉被压向腹侧，门静脉较细，大量腹水，脾脏增大，三支肝静脉不显影，下腔静脉内支架，血流通畅（图 A~C）；不同层面的冠状位显示肝脏比例严重失调，尾状叶显著增大，门静脉较细，大量腹水，脾脏增大，下腔静脉内支架血流通畅，但支架下端狭窄（图 D~F）；矢状位：下腔静脉支架长轴几乎与肝内门静脉成直角（图 G）。

腹部增强 CT：肝脏肿大，边缘不光滑，肝内可见多发片状高密度影，三支肝静脉不显影，可见下腔静脉支架（图 19-3-8）。

胃镜：距门齿 25ml 以下可见 2 条蓝色曲张静脉，直径最大者约 0.8cm，红色征（+），胃底未见明显曲张静脉。

【诊断】

下腔静脉支架植入术后、肝静脉广泛闭塞型巴德-吉亚利综合征、顽固性腹水。

【治疗过程】

1. **第 1 次治疗过程**　在间接门静脉造影定位下，结合术前影像学和术中造影，无法完成 TIPS。选择右侧股静脉穿刺插管，经下腔静脉肝段穿刺肝实质及肝内门静脉。穿刺门静脉成功后留置导管在门静脉内。经颈静脉插管至副肝静脉内，进行造影、球囊成形和支架植入术（图 19-3-9A）。经颈静脉和左股静脉分别置入球囊导管对下腔静脉下段狭窄的部位进行扩张(图 19-3-9B)。经门静脉留置导管,进行门静脉造影。栓塞曲张静脉。先用较小球囊(直径 5mm)扩张预分流道,植入门静脉端裸支架,再用大球囊扩张(直径 8mm)后,植入覆膜支架(10mm×60mm),再进行球囊后扩张。术后门静脉造影(图 19-3-9C、D)。门静脉压力分流前 31mmHg,分流后 19mmHg。术后一直随访 4 年,复查超声(或腹部增强 CT)分流道通畅,至术后 5 年分流道闭塞。

术后 3 个月腹部增强 CT:腹水完全吸收,下腔静脉、副肝静脉及门体分流支架血流通畅。肝脏稍有缩小,肝组织比较均匀(图 19-3-10)。

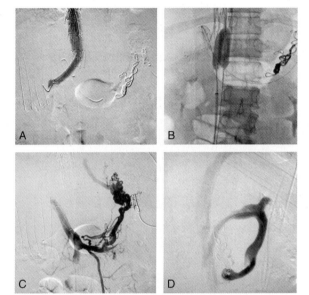

图 19-3-9　TIPS 第一次治疗过程

副肝静脉支架植入术及造影:副肝静脉血流通畅(图 A);下腔静脉双球囊成形术:经颈静脉和经股静脉行双球囊扩张下腔静脉狭窄部位(图 B);经股静脉门体分流术门静脉造影:分流前门静脉主干不宽,脾静脉较细,造影剂逆流至肠系膜下静脉,静脉曲张明显;分流后侧位显示分流道呈椭圆形,血流通畅,下腔静脉显影清晰,静脉曲张消失,肝内仍然有部分血液灌注(图 C、D)。

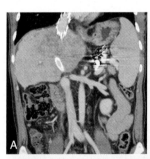
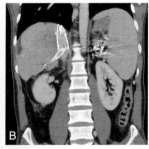
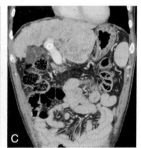

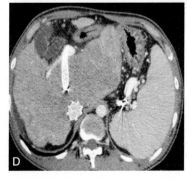

图 19-3-10　术后 3 个月腹部增强 CT

多层面冠状位显示腹水完全吸收,下腔静脉、副肝静脉及门体分流支架血流通畅,肝脏稍有缩小,肝组织比较均匀(图 A~C);轴位显示门静脉与下腔静脉之间支架血流通畅,门静脉右支血液有肝内灌注(图 D)。

术后5年腹部增强CT:尾状叶明显缩小,肝脏密度均匀,比例较好。门静脉与下腔静脉之间距离恢复正常。门静脉增粗,无腹水,脾脏增大。下腔静脉内支架血流通畅。下腔静脉与门静脉之间支架闭塞(图19-3-11)。

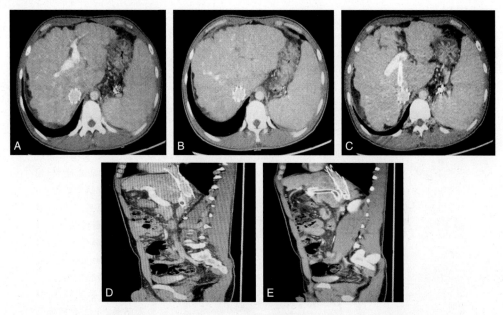

图19-3-11　术后5年腹部增强CT

不同层面的轴位显示肝脏缩小,特别是尾状叶明显变小,边缘仍然不规则,但密度均匀,比例尚好,门静脉与下腔静脉之间距离恢复正常,门静脉增粗,无腹水,脾脏增大,下腔静脉内支架血流通畅,下腔静脉与门静脉之间支架闭塞(图A~C);不同层面的矢状位:门静脉增粗,门静脉与下腔静脉之间距离恢复正常,门体分流支架闭塞,支架腹侧段在下腔静脉与门静脉之间呈腹背横向(图D、E)。

2. 第2次治疗过程　5年后出现静脉曲张破裂出血。此时,肝脏缩小,特别是尾状叶缩小,肝脏血管及肝脏整体结构合理,可以进行TIPS。常规经右颈内静脉插管,下腔静脉造影(图19-3-12),经下腔静脉支架穿刺肝内门静脉,进行门静脉造影、测压、栓塞曲张静脉、建立合理的分流道(图19-3-12),然后再次造影和测压。

【结论】

1. 肝脏血管与肝脏整体结构严重不合理时,无法行TIPS,可以经股静脉门体分流术。

2. 由于肝脏结构发生明显变化,支架随之发生变化,已经不适合在原通道植入支架。由于患者5年前肝脏淤血明显,开通副肝静脉,使肝内血液回流增加,对减轻肝淤血有意义。现在的门静脉高压是由于肝硬化导致,而非淤血,因此,再开通副肝静脉支架,已经意义不大。

3. 随访过程中,肝脏结构合理,有TIPS适应证时,可以进行TIPS。

【随访】

1. 临床　TIPS术后随访4年,无腹水,无消化道出血,无肝性脑病发生。无其他特殊症状。

2. TIPS术后超声及腹部增强CT　TIPS分流道血流通畅。

3. TIPS术后2.6年　见TIPS支架和经股静脉门静脉分流支架之间的关系,见门静脉内TIPS支架,门静脉与下腔静脉之间已经闭塞的支架,下腔静脉通畅的支架。见已经闭塞的副肝静脉(图19-3-13)。

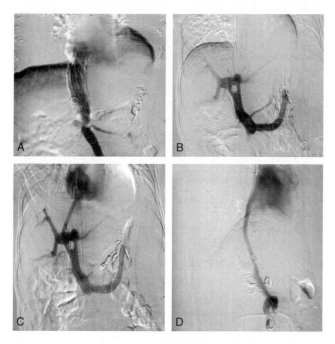

图 19-3-12 术后 5 年下腔静脉造影,TIPS 门静脉造影

下腔静脉及支架血流通畅(图 A);经下腔静脉支架穿刺肝内门静脉插管造影:门静脉系统血流通畅,门静脉增粗,胃冠状静脉曲张,门静脉近端见垂直方向的原支架(图 B);TIPS 分流后正侧位造影:分流道血流通畅,肝内门静脉灌注良好,静脉曲张消失(图 C、D)。

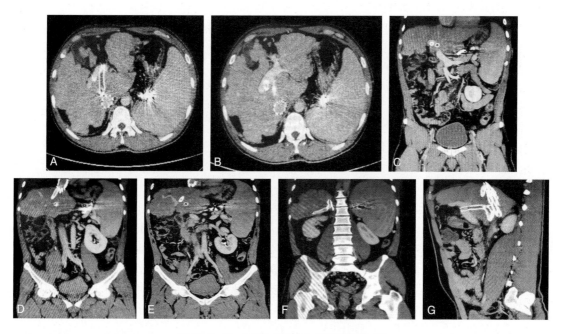

图 19-3-13 TIPS 术后 2.6 年腹部增强 CT

多层面轴位显示见门静脉内 TIPS 支架,门静脉与下腔静脉之间已经闭塞的支架,下腔静脉通畅的支架(图 A、B);多层面冠状位显示见 TIPS 支架和经股静脉门静脉分流支架之间的关系,见已经闭塞的副肝静脉(图 C~F);矢状位显示见前后走行的已经闭塞的经股静脉门静脉分流支架(图 G)。

4. TIPS 术后胃镜 距门齿 25ml 以下的曲张的静脉消失,胃底未见明显曲张静脉。

病例四 急性心包压塞:紧急救治+立即支架开窗再建分流道

【临床资料】

患者,男,54 岁,主因"间断右上腹不适 4 年,呕血 7 月余"入院。

现病史:患者 4 年前无明显诱因出现右上腹不适,就诊于外院,完善相关检查,诊断为"乙型肝炎、乙型肝炎肝硬化",开始口服抗病毒药物。7 月余前患者进食后出现呕血,呕血量约为 300ml,伴有黑便 400ml,不伴腹胀及腹痛,无周围循环衰竭,就诊于外院,诊断为"乙型肝炎肝硬化、门静脉高压、食管-胃底静脉曲张破裂出血",行输血及内镜下硬化治疗。后多次复查胃镜,均显示重度食管-胃底静脉曲张,无明显好转,现患者为求进一步治疗就诊于我科。

既往史:既往体健,无其他慢性病史。

查体:血压 127/79mmHg,神志清楚,精神可,双肺呼吸音清,双肺未闻及明显干、湿啰音及胸膜摩擦音。心律齐,心率 70 次/min,节律规整,各心瓣膜未闻及异常杂音。腹部膨隆,全腹无明显压痛、反跳痛及肌紧张。移动性浊音阳性,肠鸣音正常,4 次/min,双下肢无水肿。

【生化检查】

HBsAg(+)、HBsAb(-)、HBeAg(-)、HBeAb(-)、HBcAb(+)、HCV-IgG(-);WBC 2.08×10^9/L、Hb 89g/L、PLT 57×10^9/L;ALT 17U/L、AST 16U/L、TB 15.5μmol/L、CB 5.5μmol/L、UCB 10.0μmol/L、Alb 39.15g/L、BUN 4.69mmol/L、Cr 56μmol/L。

PT-s 13.3 秒、PT-% 72%、PT-INR 1.21、Fg 1.88g/L、APTT 30.4 秒、TT 16.7 秒;NH_3 48.9μmol/L。

【影像学检查】

图 19-3-14~图 19-3-16 乙型肝炎肝硬化门静脉高压,消化道出血,腹部增强 CT,胸部 X 线,术中心包压塞,TIPS 门静脉造影。

腹部增强 CT:肝硬化明显,肝脏比例失调。肝段以上下腔静脉明显增粗,裸露在肝外,角度偏后。肝段下腔静脉短而细。脾脏增大(图 19-3-14)。

胃镜:距门齿 20cm 以下可见 3 条蓝色曲张静脉,迂曲结节状,直径最大者约 1.5cm,表面有糜烂,红色征(+),胃底可见团块状静脉曲张,胃底静脉曲张与食管相延续,迂曲状,直径最大者约 1.0cm,红色征(+)。

【诊断】

门静脉高压、食管静脉曲张、胃底静脉曲张、消化道出血、脾大、乙型肝炎肝硬化、肝硬化失代偿期。

【治疗过程】

在间接门静脉造影定位下,常规右颈静脉穿刺插管。经下腔静脉穿刺肝实质和门静脉,导管置入脾静脉内进行门静脉造影(图 19-3-15A、B),植入支架前后进行球囊扩张预分流道和支架,尽管应用最大压力扩张球囊,但支架无法完全打开(图 19-3-15C、D)。此时,患者突然意识障碍、躁动,心率加快,血压下降(60/30mmHg),肺部透视显示心影显著增大,立即进行心肺复苏、气管插管、心包引流等抢救措施(图 19-3-15F)。立即进行支架近端下腔静脉加压造影,未见造影剂进入支架内(此时导丝仍然在门静脉内),由于患者连续躁动,导丝脱出门静脉。支架近端周围组织很硬,是支架建立在心包外膜(纤维组织)上(图 19-3-15E)。心影继续增大(说明出血量在增加)。多人固定躁动的患者身体,但导丝、导管无法进入原分流道,马上经下腔静脉穿刺原支架边缘的肝实质至支架的中段进行支架开窗(由于角度原因,建立平行分流道的难度大、速度慢,而且无法阻止原分流道的血流进入心包),立即植入覆膜支架再建立新的分流道,门静脉造影显示分流道血

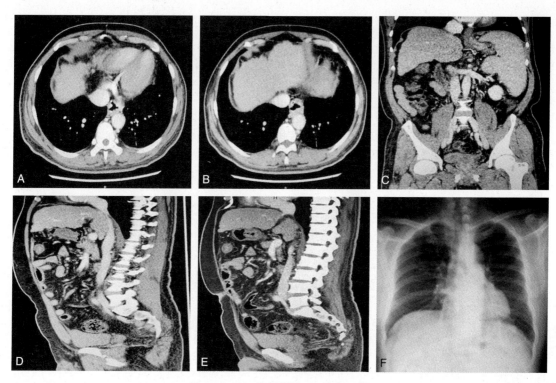

图 19-3-14 腹部增强 CT、胸部 X 线

多层面轴位显示肝段以上下腔静脉明显增粗，肝段下腔静脉裸露部分增加，肝硬化明显，肝脏比例失调(图 A、B)；冠状位显示肝段以上下腔静脉明显增粗，脾脏增大(图 C)；不同层面矢状位显示肝段以上下腔静脉明显增粗，角度偏后，几乎全部裸露在肝外，肝段下腔静脉较短，且较细(图 D、E)；胸部 X 线：双侧胸部对称，双肺野及纹理清晰，心脏大小正常，双侧肋膈角锐利(图 F)。

流通畅，顺利回流至下腔静脉，同时阻断原分流道进入心包的血流(图 19-3-15G)。术后患者入住 ICU，心包仍然出血(图 19-3-15H)，继续引流及支持治疗，术后第 3 天患者清醒，生命体征稳定，术后 7 天拔出心包引流管。术后 13 天出院，心脏完全恢复正常(图 19-3-15I)，分流道血流通畅。

【结论】

1. 术前要充分解读患者的影像学，特别要确定近远穿刺点的安全性。该患者心包延续至下腔静脉比较长，肝段下腔静脉短，同时下腔静脉近端偏后，因此，由下腔静脉穿刺的安全范围比较小。

2. 发现心包压塞，立即进行心包穿刺引流，必须留有心脏搏动的空间。

3. 立即阻止回流入心包的血液(再建立分流道)。

4. 心源性休克、意识障碍、躁动，无法进行全身麻醉，需要多人固定身体，完成操作。

5. 多学科联合抢救，如麻醉科、心内科、超声科等。也许在没希望中，看到希望，该患者是很好的例证。

【随访】

1. 临床 TIPS 术后随访 3 年，无消化道出血，无肝性脑病发生，心功能正常。无其他特殊症状。

2. TIPS 术后超声及腹部增强 CT TIPS 分流道血流通畅。

3. TIPS 术后 30 个月腹部增强 CT 原支架植入的路线：近端在心包腔内，下腔静脉外，至肝内门静脉，说明近端穿刺点穿过心包至肝外，又通过肝实质穿中门静脉。再建立的分流支架近端在下腔静脉内，血流通畅，位置良好(图 19-3-16)。

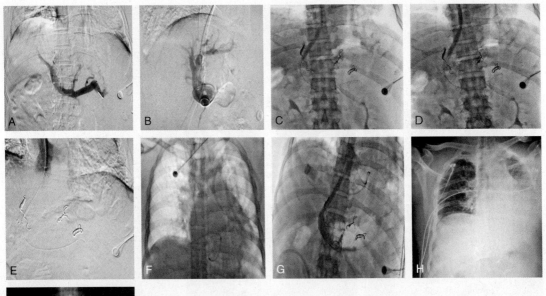

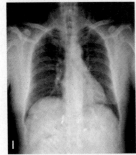

图 19-3-15 TIPS 过程

门静脉正侧位造影:门静脉增粗,血流通畅,静脉曲张明显(图 A、B);植入支架,球囊扩张不同部位分流道,其中应用最大压力扩张近端,但球囊难以完全打开,支架部分打开(图 C、D);外鞘推至下腔静脉造影:造影剂未进入分流道(图 E);术中胸部 X 线:心影明显增大,心包压塞引流术(图 F);开窗再建立分流道门静脉造影:分流道通畅,造影剂顺利回流至下腔静脉,开窗近段的原分流道无血流(图 G);术后第 2 天胸部 X线:心影显著增大,左肺野密度增高,明显肺淤血(图 H);出院前胸部 X 线:心脏大小恢复正常,双肺野清晰,无淤血(图 I)。

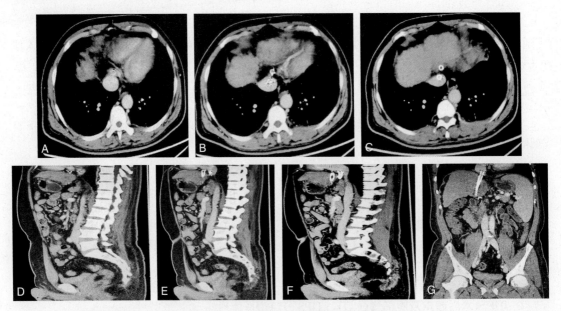

图 19-3-16 术后 30 个月腹部增强 CT

多层面轴位显示原支架的近端在心包腔内,通过下腔静脉外,进入肝内,血流不通,再建立的分流支架近端在下腔静脉内,血流通畅(图 A~C);不同层面矢状位显示原分流道在前面,近端与心包相连,部分支架在肝外和下腔静脉外,再建立的分流道支架在下腔静脉和肝内(图 D~F);冠状位显示支架分流道血流通畅,位置良好(图 G)。

4. **胃镜**　距门齿 20cm 以下可见 1 条蓝色曲张静脉,直径最大者约 0.5cm,红色征(−),胃底无明显曲张静脉。

病例五　双侧颈静脉及上腔静脉闭塞-术中腹腔大出血:经股静脉门体分流术

【临床资料】

患者,男,44 岁,主因"间断腹胀 4 年,加重 1 个月"入院。

现病史:患者 4 年前无明显诱因出现腹胀,腹围进行性增加,就诊于外院,完善相关检查,诊断"巴德-吉亚利综合征(混合型)",予行"下腔静脉球囊扩张成形+下腔静脉滤器置入术",术后 1 周左右取出下腔静脉滤器。术后行保肝、华法林抗凝治疗 1 月余,此后定期复查。近 1 个月乏力、腹胀较前加重,就诊于外院,腹部超声示:巴德-吉亚利综合征,下腔静脉球囊扩张术后,下腔静脉管腔尚通畅、肝右静脉闭塞、肝中静脉近心段闭塞、肝左静脉显示不佳。现患者为求进一步治疗就诊于我科。

既往史:既往体健,无其他慢性病史。

查体:血压 120/80mmHg,神志清楚,精神可,双肺呼吸音清,双肺未闻及明显干、湿啰音及胸膜摩擦音。心律齐,心率 80 次/min,节律规整,各心瓣膜未闻及异常杂音。腹部膨隆,全腹无明显压痛、反跳痛及肌紧张。移动性浊音(+),肠鸣音正常,4 次/min,双下肢无水肿。

【生化检查】

HBsAg(−)、HBsAb(+)、HBeAg(−)、HBeAb(−)、HBcAb(−)、HCV-IgG(−);WBC $5.55×10^9$/L、Hb 116g/L、PLT $115×10^9$/L;ALT 32U/L、AST 34U/L、TB 158μmol/L、CB 74.6μmol/L、UCB 83.4μmol/L、Alb 31.45g/L、BUN 5.73mmol/L、Cr 49μmol/L。

PT-s 17.5 秒、PT-% 43%、PT-INR 1.6、Fg 2.21g/L、APTT 39.5 秒、TT 16.6 秒;NH_3 70.2μmol/L。

【影像学检查】

图 19-3-17~图 19-3-19 门静脉高压,食管静脉曲张,胃底静脉曲,肝静脉完全闭塞型巴德-吉亚利综合征。腹部增强 CT,双侧颈静脉及上腔静脉造影,经股静脉门体分流术门静脉造影。

腹部增强 CT:下腔静脉肝段管腔明显变窄,三支肝静脉显示不清。门静脉无明显增粗,门静脉主干及分支均通畅(图 19-3-17)。

胃镜:距门齿 30cm 以下可见 3 条蓝色静脉显露,迂曲,直径最大者约 0.8cm,表面无糜烂,红色征(−),胃底可见一条静脉曲张近贲门处迂曲呈结节状,直径约 1.0cm,未与食管相延续,红色征(−)。

【诊断】

门静脉高压、食管静脉曲张、胃底静脉曲张、肝静脉完全闭塞型巴德-吉亚利综合征。

【治疗过程】

双侧颈静脉穿刺,导丝无法置入,应用穿刺针进行造影显示双侧颈静脉完全闭塞和上腔静脉闭塞,形成大量的侧支血管,造影剂通过侧支血管进入上腔静脉的近端(图 19-3-18A~B)。导丝、导管无法通过侧支血管进入右心房。经股静脉插管至上腔静脉近端,导丝、导管也无法通过侧支血管进入颈部静脉。

经股静脉将门体分流穿刺系统置入下腔静脉肝段进行穿刺肝内门静脉,由于角度的原因,难以穿中肝内门静脉,调整角度由下腔静脉肝段下端穿刺肝内门静脉成功后,导管置入脾静脉内门静脉造影(图 19-3-18C)。然后应用小球囊(直径 5mm)扩张预分流道,外鞘后撤并进行手推造影,见大量的造影剂外溢至腹腔,导致腹腔大出血(图 19-3-18D),立即植入全覆膜支架阻挡血液

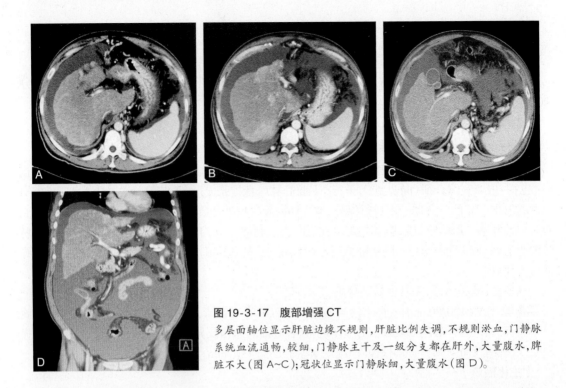

图 19-3-17 腹部增强 CT

多层面轴位显示肝脏边缘不规则,肝脏比例失调,不规则淤血,门静脉系统血流通畅,较细,门静脉主干及一级分支都在肝外,大量腹水,脾脏不大(图 A~C);冠状位显示门静脉细,大量腹水(图 D)。

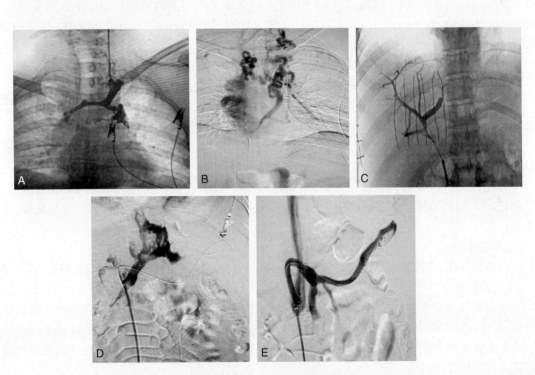

图 19-3-18 TIPS 操作过程

双侧颈静脉及上腔静脉闭塞,形成大量的不规则侧支血管(图 A、B);经股静脉门体分流术,门静脉造影(图 C~E);经肝段下腔静脉下穿刺肝内门静脉造影:肝内门静脉分支分布均匀,血流通畅(图 C);应用小球囊扩张预分流道,TIPS 外鞘回撤至下腔静脉穿刺点造影:造影剂外溢至腹腔(腹腔出血,图 D);立即植入覆膜支架建立分流道,门静脉造影:分流道血流通畅,血液顺利回流至下腔静脉,阻隔血液外溢(图 E)。

外溢,门静脉造影显示分流道通畅,顺利回流至下腔静脉,无造影剂外溢(图 19-3-18E)。门静脉压力由分流前的 39mmHg 降至 24mmHg。

【结论】

1. 患者双侧颈静脉及上腔静脉闭塞,导丝、导管无法通过,应该行经股静脉门体分流术。

2. 由于穿刺角度的原因,有可能从肝段下端下腔静脉穿刺,明显增加腹腔出血的风险。

3. 术中先以小球囊扩张预分流道,然后马上证实是否腹腔出血,如果出血,立即植入覆膜支架(最好全覆膜)。再用适当大小的球囊后扩张。

【随访】

1. 临床　TIPS 术后随访 2 年,无腹水及消化道出血,无肝性脑病发生。无其他特殊症状。

2. TIPS 术后超声及腹部增强 CT　TIPS 分流道血流通畅。

3. TIPS 术后 12 个月腹部增强 CT　肝脏淤血消失,密度均匀。支架形态正常,血流通畅。腹水基本吸收(图 19-3-19)。

4. 胃镜　无明显食管-胃底静脉曲张。

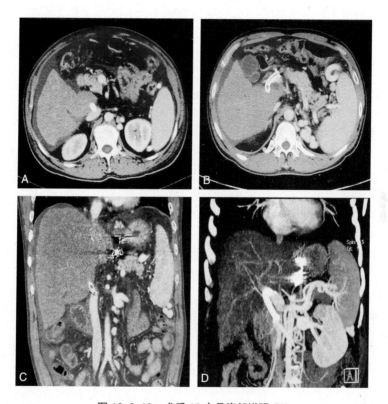

图 19-3-19　术后 12 个月腹部增强 CT

多层面轴位显示肝脏淤血消失,密度均匀,门静脉与肝实质之间和下腔静脉与肝实质之间的支架形态正常,血流通畅(图 A、B);矢状位:支架经肝段下腔静脉下进入肝实质,之间下腔静脉裸露在肝外,腹水基本吸收(图 C);重建图像:支架角度很小进入门静脉,血流通畅(图 D)。

病例六 肝癌合并门静脉癌栓:门静脉支架+放射粒子植入术+TIPS(支架开窗)+放射粒子植入术

【临床资料】

患者,男,51 岁,主因"间断腹胀 3 个月,加重半个月"入院。

现病史:患者 4 年余前无明显诱因出现腹部不适,就诊于外院,行腹部 MRI 示:肝右前叶占位,考虑肝癌;肝硬化、脾大。临床、影像学综合诊断为"原发性肝癌",然后进行数次肝动脉化疗栓塞术及射频消融术。近 3 个月间断腹胀不适,近半个月逐渐加重,影像学显示原肝癌病灶周围复发伴门静脉主干、左右支及肝右静脉栓子,门静脉海绵样变。为求进一步治疗就诊于我科。

既往史:既往慢性乙型肝炎硬化病史 10 余年,规律抗病毒治疗。无吸烟饮酒史,无食物、药物过敏史。

查体:血压 125/73mmHg,神志清楚,精神可,双肺呼吸音清,双肺未闻及明显干、湿啰音及胸膜摩擦音。心律齐,心率 75 次/min,节律规整,各心瓣膜未闻及异常杂音。腹部膨隆,全腹无明显压痛、反跳痛及肌紧张。移动性浊音阴性,肠鸣音正常,4 次/min,双下肢无水肿。

【生化检查】

HBsAg(+)、HBsAb(+)、HBeAg(−)、HBeAb(−)、HBcAb(+)、HCV-IgG(−);WBC 4.86×10⁹/L、Hb 69g/L、PLT 177×10⁹/L;ALT 72U/L、AST 241U/L、TB 104.8μmol/L、CB 80μmol/L、UCB 20.8μmol/L、Alb 22.2g/L、BUN 4.8mmol/L、Cr 65μmol/L。

PT-s 13.7 秒、PT-% 72%、PT-INR 1.24、Fg 1.0g/L、APTT 32 秒、TT 19.8 秒;NH₃ 43μmol/L。

【影像学检查】

图 19-3-20~图 19-3-26 原发性肝癌门静脉癌栓、腹水、食管胃静脉曲张。腹部增强 CT,门静脉支架植入术,放射粒子植入术,TIPS,门静脉造影。

4 年前腹部增强 CT:肝脏右后叶原发性肝癌,动脉化疗栓塞术后(图 19-3-20)。

术前腹部增强 CT:肝脏边缘欠光整,肝内多发占位,门静脉左、右支充盈缺损,肝门区可见多发蚯蚓状血管影(图 19-3-21)。

胃镜检查:距门齿 30cm 以下可见 3 条蓝色静脉显露,迂曲呈结节状,直径最大者约 1.2cm,红色征(+),胃底可见 2 条静脉曲张,直径约 1.0cm,未与食管相延续,红色征(+)。

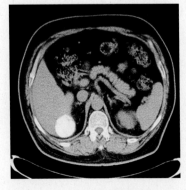
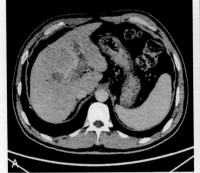
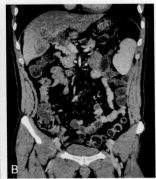

图 19-3-20 4 年前腹部增强 CT
肝脏右后叶肝癌动脉化疗栓塞术后碘油沉积良好。

图 19-3-21 术前腹部增强 CT
A.轴位显示门静脉分支内充满癌栓;B.冠状位显示门静脉近中段充满癌栓,无腹水,脾脏稍增大。

【诊断】

门静脉癌栓、肝恶性肿瘤、门静脉高压、食管-胃底静脉曲张。

【治疗过程】

1. **第 1 次手术过程**　经右季肋区肝穿刺门静脉，导丝、导管通过门静脉癌栓至远端属支血管，进行门静脉造影、栓塞曲张静脉(图 19-3-22A)、测压，脾静脉及肠系膜上静脉分别置入导丝、导管，然后植入 10mm×80mm 全覆膜支架，再次门静脉造影及测压(图 19-3-22C)。通过另一导管在癌栓内植入游离放射粒子(图 19-3-22D)，严格封堵穿刺通道。

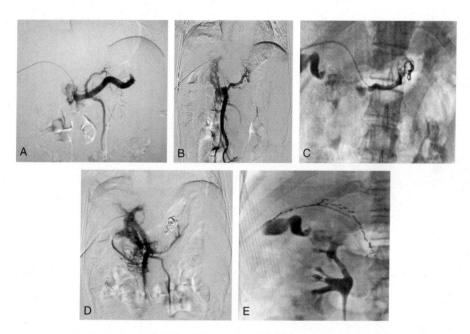

图 19-3-22　经皮肝穿刺门静脉造影，门静脉支架和放射粒子植入术

A.脾动脉造影:脾静脉增粗，静脉曲张明显，门静脉主干闭塞;B.肠系膜上静脉造影:肠系膜上静脉增粗，出现另一静脉曲张，侧支血管形成，门静脉主干闭塞;C.栓塞静脉曲张血管;D.植入门静脉支架:门静脉主干血流通畅，部分门静脉分支显影，静脉曲张消失，侧支仍然较多;E.平片:放射粒子在门静脉癌栓内分布比较均匀。

2. **门静脉支架植入后随访 13 个月**　支架一直通畅(图 19-3-23A~C)，至 13 个月支架完全闭塞(图 19-3-23D)，出现大量顽固性腹水和静脉曲张破裂出血(镜下硬化治疗后再次出血)。

3. **门静脉和属支支架开窗建立分流道**　常规经右颈内静脉插管，穿刺下腔静脉肝段，经肝实质至门静脉支架边缘，再穿刺支架进入支架内，导管至门静脉属支进行门静脉造影(图 19-3-24A、B)。外鞘置入门静脉内，经过外鞘置入两根导丝，拔出外鞘，经一根导丝置入单弯导管至门静脉内，经另一根导丝置入外鞘至门静脉。先在一属支内植入裸支架，在该支架开窗后在另一属支植入覆膜支架(如果不能准确定位，植入裸支架)。然后进行门静脉造影(图 19-3-24C、D)及测压。经鞘外导管植入放射粒子(图 19-3-24E)。

【结论】

1. 门静脉主干癌栓，门静脉高压导致静脉曲张，但无破裂出血，可以门静脉内植入支架开通门静脉和固定癌栓内游离放射粒子。

2. 在随访过程中，门静脉支架闭塞导致门静脉高压加重，引起消化道出血和顽固性腹水，需

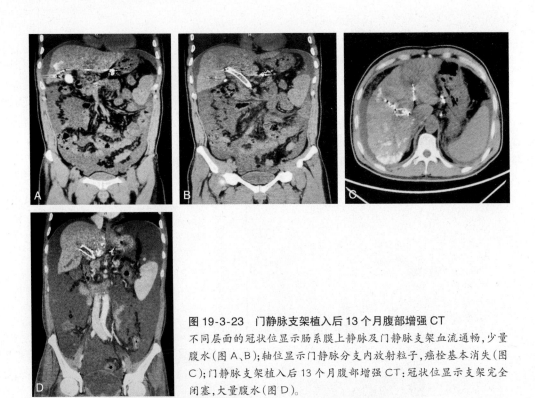

图19-3-23 门静脉支架植入后13个月腹部增强CT
不同层面的冠状位显示肠系膜上静脉及门静脉支架血流通畅,少量腹水(图A、B);轴位显示门静脉分支内放射粒子,癌栓基本消失(图C);门静脉支架植入后13个月腹部增强CT:冠状位显示支架完全闭塞,大量腹水(图D)。

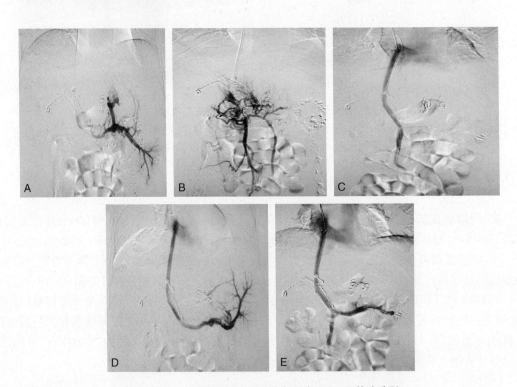

图19-3-24 门静脉支架、属支支架开窗TIPS门静脉造影
支架开窗后门静脉造影:脾静脉及肠系膜上静脉近端和门静脉支架闭塞,静脉曲张再次出现,侧支血管形成(图A、B);属支支架开窗建立TIPS分流道,门静脉造影:分流道血流通畅,静脉曲张和侧支血管消失,新植入的放射粒子与原粒子重叠(图C~E)。

要开通近端闭塞的肠系膜上静脉和脾静脉。

3. 门静脉支架(覆膜或裸支架都可以)开窗相对容易,属支开窗相对困难。先应用裸支架(相对直径大,如 10mm)植入一属支内(一般为长段闭塞的属支);然后开窗该支架至另一属支内植入支架,支架近端在开窗支架的边缘或伸入支架内少许(不超过支架直径的 1/2),支架定位要十分准确,否则会影响属支支架的回流血液,特别是覆膜支架。如果分流道不合理,留置导管进行局部处理。

【随访】

1. **临床** 门静脉植入支架后随访 3.5 年,后期少量腹水,无消化道出血,无肝性脑病发生。晚期肝内多发转移。

2. **TIPS 术后超声及腹部增强 CT** TIPS 分流道血流通畅。

3. **TIPS 术后 7 天腹部增强 CT** 分流道血流通畅,仍然伴大量腹水(图 19-3-25)。

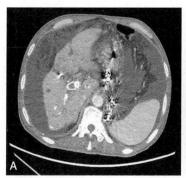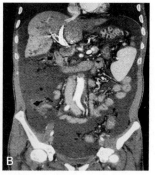

图 19-3-25 TIPS 术后 7 天腹部增强 CT

A. 轴位显示门静脉支架完全闭塞,TIPS 分流道血流通畅;B. 冠状位显示门静脉支架完全闭塞,TIPS 分流道血流通畅,分流支架穿过门静脉支架,大量腹水。

4. **TIPS 术后 14 个月腹部增强 CT** TIPS 分流道血流通畅,分流支架穿过门静脉支架,腹水基本消失(图 19-3-26)。

5. **胃镜检查** 胃底可见 1 条静脉曲张,直径约 0.5cm,红色征(-)。无明显食管静脉曲张。

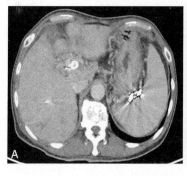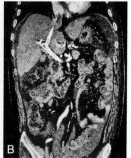

图 19-3-26 TIPS 术后 14 个月腹部增强 CT

A. 轴位显示 TIPS 分流通道血流通畅。支架外后侧可见粒子。腹水基本消失;B. 冠状位显示 TIPS 分流通道血流通畅。分流支架穿过门静脉支架,腹水基本消失。

病例七 脾切后门静脉血栓：TIPS 支架不连续+分流道闭塞+支架开窗+再建立分流道+局部处理

【临床资料】

患者，男，35 岁，主因"间歇性呕血、黑便 7 年余，腹部疼痛 2 个月"入院。

现病史：患者 7 年余前无明显诱因出现呕血伴黑便，就诊当地医院诊断为"乙型肝炎肝硬化、门静脉高压、食管-胃底静脉曲张破裂出血"，后在当地医院行"脾脏切除术"，术后患者恢复尚可，未再出血。4 年余患者再次出现呕血伴黑便，外院行 TIPS 治疗，术后出血缓解。术后长期口服华法林抗凝治疗，其间间歇性黑便，停药后能好转。2 个月前患者再次呕血、黑便伴头晕乏力、腹部疼痛，就诊于我院，完善腹部 CT，结果示：肝硬化，TIPS 术后，门静脉高压（腹水、食管胃底静脉迂曲扩张、侧支循环开放），门静脉、肠系膜上静脉内血栓形成，门静脉海绵样变；脾脏未见。外院对分流道处理未成功。今为进一步诊疗入院，门诊以"门静脉高压"收治。自发病以来饮食、睡眠可。近 1 周禁食水，近期体重减轻。

既往史：乙型肝炎病史 20 年余，未规律治疗。否认高血压、糖尿病、高脂血症、冠心病等病史。

查体：血压 110/70mmHg，神志清楚，精神可，双肺呼吸音清，双肺未闻及明显干、湿啰音及胸膜摩擦音。心律齐，心率 79 次/min，节律规整，各心瓣膜未闻及异常杂音。腹平坦，全腹压痛、无反跳痛及肌紧张。肠鸣音弱，2 次/min，移动性浊音阴性。双下肢中度水肿。

【生化检查】

HBsAg(+)、HBsAb(+)、HBeAg(-)、HBeAb(-)、HBcAb(-)、HCV-IgG(-)；WBC 1.81×10^9/L、Hb 66g/L、PLT 563×10^9/L；ALT 55U/L、AST 49U/L、TB 35.6μmol/L、CB 21.1μmol/L、UCB 14.5μmol/L、Alb 32g/L、BUN 8.7mmol/L、Cr 49μmol/L。

PT-s 17.7 秒、PT-% 53%、PT-INR 1.25、Fg 1.59g/L、APTT 29.8 秒、TT 17.5 秒；NH_3 49μmol/L。

【影像学检查】

图 19-3-27~图 19-3-30 脾切除术后 3 年，TIPS 术后门静脉海绵样变，术后 6 个月消化道出血。腹部增强 CT，TIPS 门静脉造影。

术前 1 个月腹部增强 CT：肠系膜上静脉大的侧支血流通畅，门静脉主干及分支完全性海绵样变性。两枚支架呈分离状态，已经完全闭塞（图 19-3-27）。

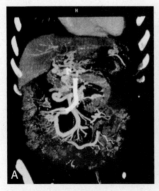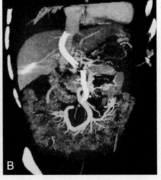

图 19-3-27 术前 1 个月腹部增强 CT

不同层面的重建图像：肠系膜上静脉大的侧支形成，门静脉主干及分支完全性海绵样变性。两枚支架呈分离状态，已经完全闭塞，近端支架与下腔静脉相连，支架近端和另一枚支架未见与血管相连。

术前 3 天腹部增强 CT:肝脏结构失调。近段和远段支架完全闭塞。门静脉系统海绵样变性,结构完全消失。少量腹水(图 19-3-28)。

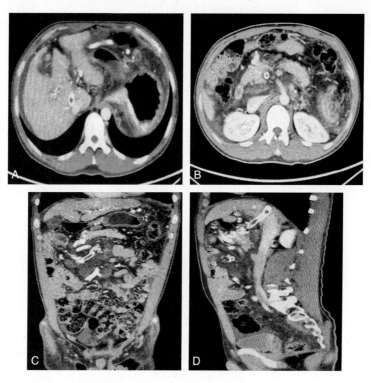

图 19-3-28 术前 3 天腹部增强 CT

不同层面轴位显示肝脏结构失调,近段和远段支架完全闭塞,门静脉主干、分支及肠系膜上静脉海绵样变性,结构完全消失,少量腹水(图 A、B);冠状位显示支架完全闭塞,其周围少许侧支形成(图 C);矢状位显示近远段支架均闭塞,近段支架伸入下腔静脉内(图 D)。

胃镜检查:距门齿 30cm 以下可见 2 条蓝色静脉显露,迂曲呈结节状,直径最大者约 1.4cm,红色征(+),胃底可见 1 条静脉曲张直径约 0.8cm,未与食管相延续,红色征(+)。

【诊断】

脾切除术后 TIPS、TIPS 术后门静脉海绵样变、消化道出血、食管-胃底静脉曲张。

【治疗过程】

右颈静脉穿刺插管,下腔静脉及肝静脉造影和测压。常规导丝、导管无法进入分流道。TIPS 穿刺套装仍然无法进入支架内,改穿刺下腔静脉至支架的中段,穿刺支架开窗,成功后导管置入肠系膜上静脉远端(远段支架未在肠系膜上静脉主干或主要分支内)进行门静脉造影(图 19-3-29A)和测压,然后进行局部处理(碎栓、取栓和溶栓等),建立分流道,留置导管继续处理(图 19-3-29B~F),直至肠系膜上静脉及支架分流道完全通畅(图 19-3-29G)。随访期抗凝和抗血小板治疗。

治疗过程中,肠蠕动正常,正常饮食。原腹部持续疼痛消失,变为阵发性局限性疼痛,胆囊增大,淤积胆汁,经胆囊引流后,疼痛消失。

【结论】

1. 对原分流道不了解的情况下(支架分离状态),开通肝内段支架后,应十分谨慎进入腹腔内

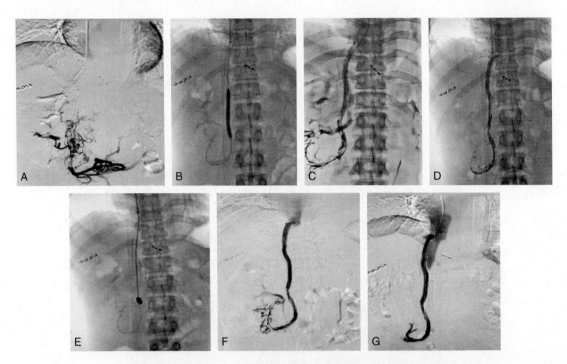

图 19-3-29　建立 TIPS 分流道,局部处理,门静脉造影

近段支架开窗后,导管经门静脉主干和肠系膜上静脉主干血栓至远端侧支内门静脉造影:血管正常结构完全消失,代之以小的侧支血管形成,支架、门静脉主干、肠系膜上静脉主干、分支完全闭塞,无血流通过(图 A);球囊碎栓和扩张预分流道,植入支架后继续局部处理及留置导管溶栓(图 B);局部溶栓后不同时间门静脉造影:支架内血流通畅,其远段仍然存留大量血栓(图 C、D);应用闭塞球囊进行取栓后门静脉造影:血栓明显减少,留置导管继续溶栓(图 E、F);溶栓后,球囊扩张狭窄部位,门静脉造影:分流道血流通畅,血栓完全消失,侧支血管未显示(图 G)。

的门静脉主系统内。本病例远段支架并未在门静脉的主系统内,不可强行进入远段支架。

2. 原支架开口无法进入时,可以支架开窗进入原通道内。

3. 尽管门静脉系统海绵样变性,但不一定都是慢性血栓或者一部分慢性血栓经过耐心和系统处理,血栓仍然可以显著较少或消失。必须通过临床、影像学和生化等综合判断血栓的性质和处理后患者受益情况。

4. 根据病情的变化和血栓的情况,选择局部处理选项的搭配,如碎栓、取栓(导引导管和/或闭塞球囊)、溶栓等。

5. 特别注意门静脉血栓导致肠道缺血、肠蠕动减慢或动力性肠梗阻时,可能引起胆囊收缩和排空障碍,产生淤积胆汁、胆囊增大、胆囊炎,需要胆囊引流处理。

【随访】

1. **临床**　随访 2 年,无消化道出血,无肝性脑病发生。无其他特殊症状。

2. **TIPS 术后超声及腹部增强 CT**　分流道血流通畅。

3. **术后 1 年腹部增强 CT**　现支架分流道穿过原近段支架,血流通畅。原近远段支架闭塞(图 19-3-30)。

4. **胃镜检查**　距门齿 30cm 以下可见 1 条蓝色静脉显露,迂曲呈结节状,直径最大者约 0.4cm,红色征(-),胃底可见 1 条静脉曲张直径约 0.3cm,未与食管相延续,红色征(-)。

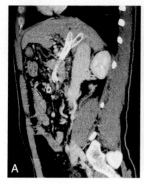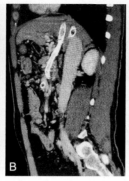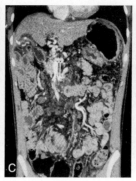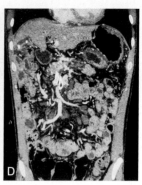

图 19-3-30 术后 1 年腹部增强 CT

不同层面矢状位显示现支架分流道穿过原近段支架,血流通畅,原近远段支架闭塞(图 A、B);不同层面冠状位显示肠系膜上静脉分支和侧支内血管血流通畅,未见血栓,原远段支架与现支架并行走行,前者闭塞,后者血流通畅(图 C、D)。

病例八　乙型肝炎肝硬化门静脉高压消化道出血和顽固性腹水:TIPS 术后广泛性、局限性肝坏死的临床处理

【临床资料】

患者,男,49 岁,主因"间断腹胀 1 年,伴黑便 2 月余"入院。

现病史:患者 1 年前自觉腹胀,就诊于当地医院诊断为"乙型肝炎肝硬化、门静脉高压、腹水",口服利尿剂,腹胀缓解。患者 2 月余前,无明显诱因出现反复黑便,无呕血,遂就诊于北京某专科医院,行内镜及保守治疗为主,住院期间予以引流腹水,呈淡黄色,利尿、补充蛋白,效果不理想。为寻求进一步治疗,遂就诊于我科门诊,门诊以"门静脉高压"收治入院。自发病以来饮食、睡眠不佳,大、小便正常,近期体重变化不明显。

既往史:乙型肝炎病史 5 年余,口服恩替卡韦抗病毒治疗。否认高血压、糖尿病、高脂血症、冠心病等病史。

查体:血压 123/77mmHg,神志清楚,精神可,双肺呼吸音清,双肺未闻及明显干、湿啰音及胸膜摩擦音。心律齐,心率 73 次/min,节律规整,各心瓣膜未闻及异常杂音。腹部膨隆,全腹无明显压痛、反跳痛及肌紧张。肠鸣音正常,4 次/min,移动性浊音阳性。双下肢中度水肿。

【生化检查】

HBsAg(+)、HBsAb(+)、HBeAg(-)、HBeAb(-)、HBcAb(-)、HCV-IgG(-);WBC $4.1×10^9$/L、Hb 77g/L、PLT $67×10^9$/L;ALT 35U/L、AST 44U/L、TB 22.4μmol/L、CB 16.1μmol/L、UCB 6.3μmol/L、Alb 33g/L、BUN 8mmol/L、Cr 45μmol/L。

PT-s 15.7 秒、PT-% 59%、PT-INR 1.25、Fg 1.25g/L、APTT 24.8 秒、TT 19.5 秒;NH_3 43μmol/L。

【影像学检查】

图 19-3-31~图 19-3-34 乙型肝炎肝硬化门静脉高压,消化道出血,顽固性腹水。腹部增强CT,TIPS 门静脉造影。

术前腹部增强 CT:肝脏明显缩小,边缘不整齐。肝实质内多发点状低密度灶(坏死灶),主要在右叶。门静脉增宽,血流通畅。大量腹水。脾脏增大(图 19-3-31)。

术后 5 天腹部增强 CT:肝内低密度区(坏死区)显著增多,部分是原有增大,部分是新出现,左右叶都有,以右叶为主。仍然有大量腹水。分流道通畅(图 19-3-33)。

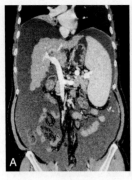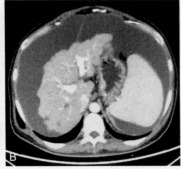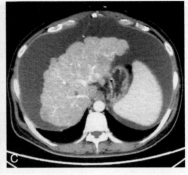

图 19-3-31 术前腹部增强 CT

冠状位显示肝脏明显缩小,边缘不整齐,肝实质内多发点状低密度灶(坏死灶),主要在右叶,门静脉增宽,血流通畅,大量腹水,脾脏增大(图 A);多层面轴位显示肝实质内多发点状低密度灶(坏死灶),主要在右叶,门静脉分支增宽,血流通畅,大量腹水,脾脏增大(图 B、C)。

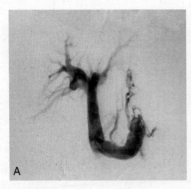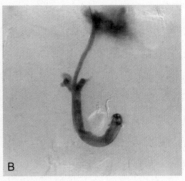

图 19-3-32 TIPS 门静脉造影

A.分流前门静脉造影:门静脉系统血流通畅,肝脏门静脉灌注良好,静脉曲张明显;B.分流后门静脉造影:建立合理的分流道,血流通畅,肝脏门静脉灌注仍然良好,静脉曲张消失。

术后 1 个月腹部增强 CT:肝内低密度区(坏死区)显著减少,腹水减少。分流道通畅。肝内门静脉灌注仍然良好(图 19-3-34)。

胃镜:距门齿 28cm 以下可见 4 条蓝色曲张静脉,迂曲结节状,直径最大者约 1.5cm,红色征阳性。胃底近贲门及胃体小弯侧可见蓝色静脉曲张,散在 4 处白色瘢痕,周边黏膜肿胀,胃体黏膜肿胀,呈马赛克样改变,并可见条状充血,胃窦黏膜肿胀,散在斑片状充血、糜烂。

【诊断】

乙型肝炎肝硬化门静脉高压、消化道出血、顽固性腹水。

【治疗过程】

1. 常规右颈静脉穿刺插管,经下腔静脉穿刺肝内门静脉顺利,成功后门静脉造影(图 19-3-32)及测压。应用直径 6mm 球囊扩张预分流道,植入直径 8mm 的支架,再次门静脉造影(图 19-3-32)和测压,分流前后门静脉压力分别为 36mmHg 和 24mmHg。

2. 术后情况 乏力、食欲不振、发热 38℃左右。术后 3 天:ALT 1 134U/L、AST 1 051U/L、TB 223.7μmol/L、CB 115.3μmol/L、UCB 108.4μmol/L;肾功能正常;PT-s 19.8 秒、PT-% 41%、PT-INR

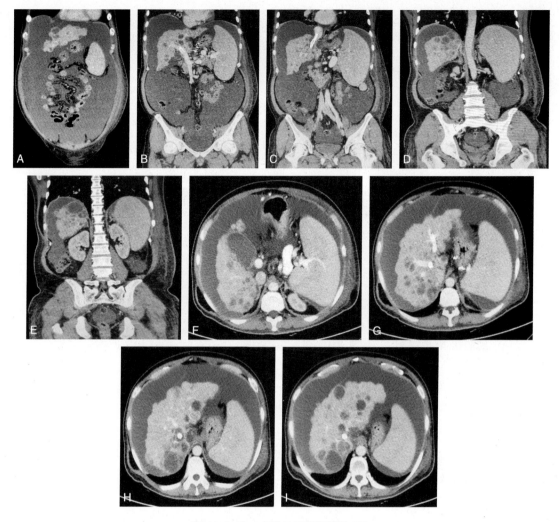

图 19-3-33　术后 5 天腹部增强 CT

不同层面的冠状位显示肝内低密度区(坏死区)显著增多,部分是原有增大,部分是新出现,左右叶都有,以右叶为主,仍然有大量腹水,分流道通畅(图 A~E);不同层面的轴位显示肝内低密度区(坏死区)显著增多,以右叶为主,分流道通畅,肝内门静脉灌注良好(图 F~I)。

1.6、Fg 1.3g/L、APTT 26.6 秒、TT 21.3 秒;NH$_3$ 65μmol/L。术后 6 天:ALT 2 056U/L、AST 2 132U/L、TB 314.5μmol/L、CB 155.7μmol/L、UCB 158.8μmol/L;肾功能正常;PT-s 21.6 秒、PT-% 28%、PT-INR 2.1、Fg 1.0g/L、APTT 28.64 秒、TT 22.6 秒;NH$_3$ 67μmol/L。

3. 通过保肝、利尿、补蛋白、输血浆、人工肝、抗感染等综合治疗,肝功能和凝血功能逐渐恢复。术后 15 天转氨酶基本恢复正常,黄疸(TB 稳定在 60μmol/L 左右)。

【结论】

1. 术前详细阅读影像,特别对肝动脉较细或肝动脉供血不好的患者,肝内如果有坏死灶,早期分流量要小。

2. 分流后已经发生肝组织坏死,不能进行分流道限流或封堵措施,即不能恢复原有肝组织坏死的部分,也可能导致门静脉高压的复发或加重现有的症状。应该采取保守方式,因为肝脏再生能力强大。

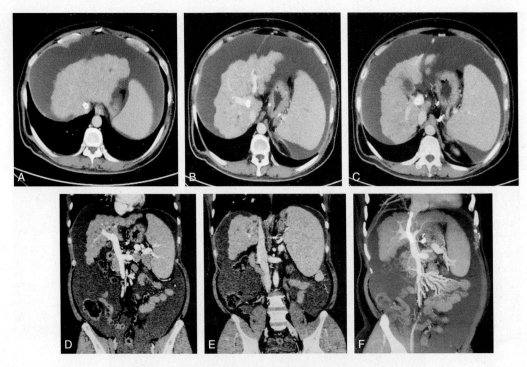

图 19-3-34 术后 1 个月腹部增强 CT

不同层面的轴位显示肝内低密度区(坏死区)显著减少,腹水减少,分流道通畅(图 A~C);不同层面的冠状位肝内低密度区(坏死区)显著减少,分流道通畅,肝内门静脉灌注仍然良好(图 D~F)。

3. 重度黄疸,应采取人工肝。

4. 抗感染十分重要,尽早应用高级别抗生素。

【随访】

1. **临床** 随访 1 年,无消化道出血,无肝性脑病发生,腹水显著减少,轻度黄疸。无其他特殊症状。

2. **TIPS 术后超声及腹部增强 CT** 分流道血流通畅。

3. **术后 5 天腹部增强 CT** 肝内低密度区(坏死区)显著增多,部分是原有增大,部分是新出现,左右叶都有,以右叶为主。仍然有大量腹水。分流道通畅。肝内门静脉灌注良好(图 19-3-33)。

4. **术后 1 个月腹部增强 CT** 肝内低密度区(坏死区)显著减少,腹水减少。分流道通畅。肝内门静脉灌注仍然良好(图 19-3-34)。

5. **胃镜检查** 距门齿 30cm 以下可见 1 条蓝色静脉显露,迂曲呈结节状,直径最大者约 0.4cm,红色征(-),胃底可见 1 条静脉曲张直径约 0.3cm,未与食管相延续,红色征(-)。

病例九 肝窦阻塞综合征+肝静脉广泛闭塞型巴德-吉亚利综合征+门静脉系统完全性慢性血栓+重度黄疸+肠道缺血:局部处理+TIPS+局部处理

【临床资料】

患者,女,43 岁,主因"腹胀伴黄疸 2 月余"入院。

现病史:患者自 2 月余前无明显诱因出现腹胀伴黄疸,腹部隐痛,全身乏力,头痛,血压升高最高达 140/110mmHg。就诊于当地医院,行超声检查:肝大、脾大、腹水。于当地给予保肝、利尿等对症支持治疗。后患者好转后就诊某医院,行 CT 检查示:门静脉血栓形成,肠系膜上静脉及脾静脉局部栓塞可能;肝静脉显示不清,下腔静脉受压变窄;腹水、脾大。患者为求进一步诊治入我科,门诊以"巴德-吉亚利综合征"收入院。自发病以来饮食睡眠不佳,近期体重变化不明显。

查体:血压 119/71mmHg,神志清楚,精神可,双肺呼吸音清,双肺未闻及明显干、湿啰音及胸膜摩擦音。心律齐,心率 70 次/min,节律规整,各心瓣膜未闻及异常杂音。全身发黄。腹膨隆,全腹压痛、无反跳痛及肌紧张,移动性浊音阳性。肠鸣音弱,2 次/min,双下肢中度水肿。

【生化检查】

HbsAg(−)、HbsAb(−)、HbeAg(−)、HbeAb(−)、HbcAb(−)、HCV-IgG(−);WBC 3.1×10^9/L、Hb 69g/L、PLT 39×10^9/L;ALT 65U/L、AST 49U/L、TB 147.4μmol/L、CB 76.4μmol/L、UCB 71μmol/L、Alb 29g/L、BUN 14mmol/L、Cr 71μmol/L。

PT-s 19.7 秒、PT-% 41%、PT-INR 1.45、Fg 1.27g/L、APTT 27.8 秒、TT 19.5 秒、NH$_3$ 35μmol/L。

【影像学检查】

图 19-3-35~图 19-3-37 肝窦阻塞综合征,肝静脉广泛闭塞型巴德-吉亚利综合征,门静脉系统完全性慢性血栓,重度黄疸,腹部疼痛,顽固性腹水。腹部增强CT,TIPS门静脉造影,局部处理,局部溶栓。

术前腹部增强 CT:肝脏增大,饱满,明显不规则强化(淤血)。门静脉左右支结构完全消失,很少的侧支形成,脾脏稍大,大量腹水(图 19-3-35)。

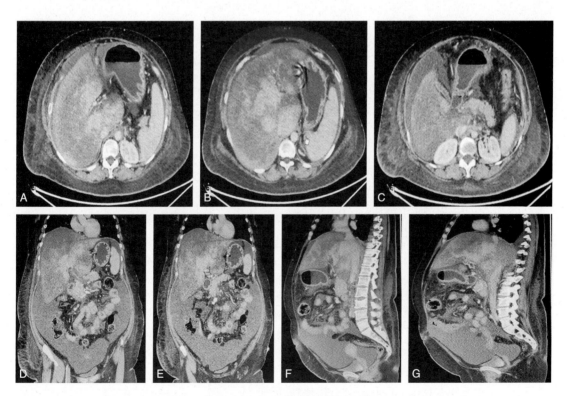

图 19-3-35　术前腹部增强 CT

不同层面的轴位显示肝脏增大,饱满,明显不规则强化(淤血),门静脉左右支结构完全消失,很少的侧支形成,脾脏稍大(图 A~C);不同层面冠状位显示肝脏增大,饱满,明显不规则强化(淤血),门静脉主干结构完全消失,很少的侧支形成,大量腹水(图 D、E);不同层面矢状位显示大量腹水,下腔静脉通畅(图 F、G)。

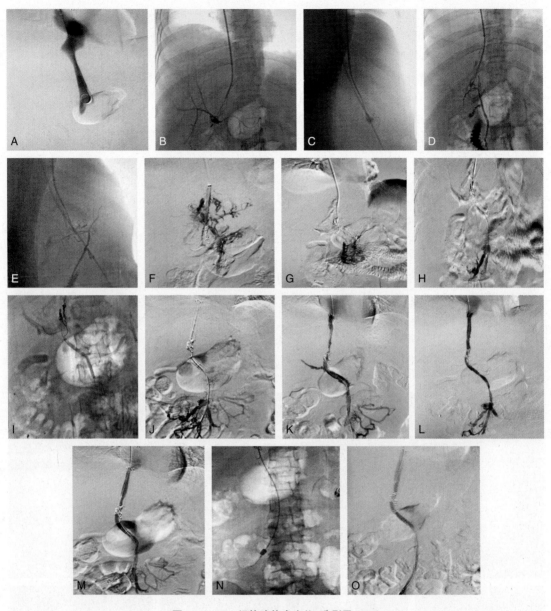

图 19-3-36 门静脉体表定位、造影及 TIPS

下腔静脉造影:血流通畅,肝静脉未显影,选择近端穿刺点,在下腔静脉较粗的部位(图 A);肝动脉插管,作为门静脉穿刺的标记(图 B、C);穿刺过程胆道显影,以胆道作为门静脉的解剖标记(图 D、E);导管置入门静脉系统的不同部位造影:门静脉完全充满血栓,正常解剖结构消失,少许侧支形成(图 F~H);对血栓进行局部处理,再留置导管局部溶栓(图 I);建立分流道:初期血流不通畅,再经过反复局部处理(碎栓、溶栓、取栓等),分流道逐渐血流通过,直至血栓和侧支完全消失,恢复门静脉正常解剖结构(图 J~O)。

术后 1 个月腹部增强 CT:肝脏淤血稍减轻,腹水完全消失。分流道血流通畅。肠系膜静脉大部分分支恢复血流(图 19-3-37)。

胃镜:食管中下段可见 1 条蓝色曲张静脉,直线形,直径最大者约 0.4cm,表面无糜烂,红色征(-),胃窦黏膜光滑,散在点状红斑。幽门圆,开闭正常,十二指肠球部及球后未见异常。

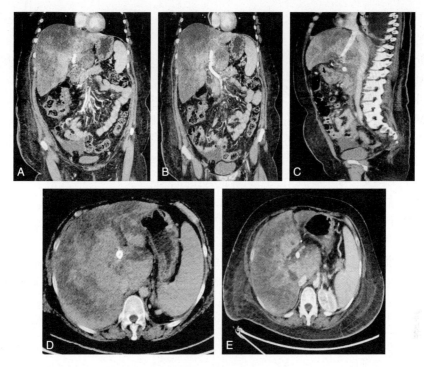

图 19-3-37　术后 1 个月

不同层面冠状位显示肝脏淤血稍减轻,腹水完全消失,分流道血流通畅,肠系膜静脉大部分分支恢复血流(图 A、B);矢状位:支架血流通畅,支架近端在下腔静脉内(图 C);不同层面轴位显示肝脏淤血稍减轻,支架血流通畅,肝内门静脉分支未见血流,腹水完全吸收(图 D、E)。

【诊断】

　　肝窦阻塞综合征、肝静脉广泛闭塞型巴德-吉亚利综合征、门静脉系统完全性慢性血栓、重度黄疸、腹部疼痛、顽固性腹水。病理学诊断:肝窦阻塞综合征、巴德-吉亚利综合征。

【治疗过程】

　　经股动脉,肝动脉造影及插管,作为门静脉的标记。右颈静脉穿刺插管,下腔静脉造影,肝静脉闭塞。经下腔静脉穿刺肝内门静脉,反复寻找肝内门静脉过程中,穿中胆道分支并显影。在肝动脉及肝内胆管双重定位下,穿中肝内门静脉血栓,应用不同导丝、导管在血栓内调整正常的方向,置入门静脉系统的不同位置进行造影,证实导管在主干血管内。首先进行局部处理(碎栓、取栓和溶栓等),处理部分血栓后,获取预分流道肝组织,进行病理学诊断;然后建立分流道,留置导管继续局部处理或溶栓,直至形成合理的分流道(图 19-3-36)。术后肠道逐渐恢复正常蠕动,正常饮食。

【结论】

　　1. 综合分析患者病情,考虑肝窦阻塞综合征和肝静脉广泛闭塞型巴德-吉亚利综合征,门静脉系统完全性慢性血栓导致重度黄疸、凝血功能障碍、大量腹水。只有缓解门静脉高压,才可能缓解临床症状。

　　2. 一般肝窦阻塞综合征和肝静脉广泛闭塞型巴德-吉亚利综合征门静脉并不粗,通过临床、影像学和发病过程分析门静脉已经形成完全性慢性血栓,给 TIPS 带来极大的困难。要有充分的心理和技术准备。

3. 由于以黄疸、肠道缺血、腹水为主,脾脏增大不明显,静脉曲张不重,没有消化道出血。因此,重点开通肠系膜静脉。

4. 肝脏增大,严重淤血,门静脉相关的解剖关系会发生改变。要充分利用肝内的解剖关系定位门静脉,如肝动脉、胆道等。

【随访】

1. **临床** 随访 11 个月,无消化道出血,无肝性脑病,腹水无复发,腹部无疼痛。轻度黄疸(TB:65μmol/L 左右)。无其他特殊症状。

2. **术前腹部增强 CT** 肝脏增大,饱满,明显不规则强化(淤血)。门静脉主干及左右支结构完全消失,很少的侧支形成。脾脏稍大。大量腹水(图 19-3-35)。

3. **TIPS 术后超声及腹部增强 CT** 分流道血流通畅。

4. **术后 1 个月腹部增强 CT** 肝脏淤血稍减轻,腹水完全消失。分流道血流通畅。肠系膜静脉大部分分支恢复血流(图 19-3-37)。

5. **胃镜检查** 食管中下段可见 1 条蓝色曲张静脉,直线形,直径最大者约 0.3cm,表面无糜烂,红色征(−),胃窦黏膜光滑,散在点状红斑。幽门圆,开闭正常,十二指肠球部及球后未见异常。

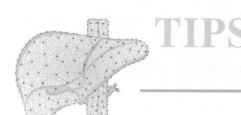

第二十章

异常分流道

第一节 分 流 道

建立通畅的分流道是 TIPS 成功的标志,但分流道是否合理,直接影响患者的临床短期及长期疗效,以及患者的生活质量。分流道的质量受许多因素的影响,包括术前临床情况、肝功能、肾功能、凝血功能、各种实验指标的调整、影像学质量、系统分析和解读、门静脉系统粗细、是否通畅、肝脏大小及硬度、基础疾病、肝内疾病、术中造影质量、对造影的判断、空间意识、术前影像与术中造影的有机结合、选择远近穿刺点、穿刺是否顺利、门静脉压力、支架的选择、分流部位、支架伸入下腔静脉和门静脉长度、血流量、分流角度、直径、形态、肝脏门静脉剩余灌注、术者及助手整体技术水平、术后的管理、围手术期是否发生合并症、严重程度、随访期是否规范化管理等因素,都可能对分流道质量产生影响。有的会产生严重影响,甚至是即时分流道无功能,同时对后续建立分流道产生严重影响或无法建立。因此,建立原始或纠正后高质量、合理的分流道是门静脉高压 TIPS 整体技术和管理中核心问题。所有的工作都是为了这个核心在运行,但是内因是通过外因起变化,外因是促进内因起变化的条件。因此,规范的临床管理、高质量影像和高水平的阅读能力、精益求精的技术和随机应变的能力等因素的高度一致和融合才能完成一台完美的手术。

一、基本概念

1. 广义 解剖存在的门静脉系统血管、支架及相关血管,正常情况下能够血液流动的管道,包括脾静脉、肠系膜上静脉、肠系膜下静脉、门静脉主干(及分支)、支架、肝静脉或下腔静脉组成的血流通道。这个通道的每个环节出问题,可能都会影响门静脉系统的血液回流或回流不畅,使整体门静脉系统或局部血管的压力不能有效缓解。

2. 狭义 单纯支架建立起的分流道。当然这个分流道的血流受其他相关血管血流情况的影响。

二、合理分流道

目前,对于合理分流道还没有统一的标准,与许多因素有关(见第十二章第一节和本章第一节)。就目的而言,在安全情况下,考量的核心要素就是短期、中长期疗效和生存质量。因此,合理分流道(图 20-1-1)应具备以下条件。

(1)能够测量的最小支架分流直径(如一枚支架的直径或两枚重叠支架外大内小)。

(2)支架突入下腔静脉和门静脉不可过多,长期不严重影响下腔静脉、肝静脉和非覆膜部分

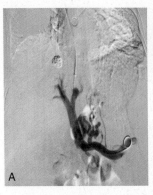
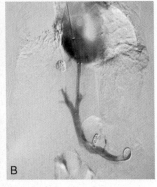

图 20-1-1 建立简单的合理的 TIPS 分流道,门静脉造影

A. TIPS 分流前门静脉造影:门静脉系统分布和血流良好,静脉曲张明显;B.TIPS 分流后门静脉造影:建立合理的分流道,支架长轴与门静脉左支平行,近端在下腔静脉内,远端在左支和主干交界处,支架伸入两端血管内长度适当,没有影响门静脉右支血流,支架整体角度合理,门静脉系统和支架分流道血流通畅,门静脉灌注减少,静脉曲张消失。

门静脉血流(见第十二章第一节)。

(3)支架长轴与所在的门静脉呈平行状态或短期内无论肝脏大小的变化与支架的变化都不会影响回流血液的角度。

(4)广义分流道血流通畅、整体角度合理(图 20-1-2)。

(5)分流前后即时门静脉直接压力下降 20% 以上,24 小时后下降 30%~50% 以上;一般 PPG 降至 5~12mmHg。必须与临床症状和体征紧密结合。

(6)个体化选择分流直径(10、8、7mm 等)。特殊情况需要一个以上分流道。目标就是调控 PVP 或 PPG。

(7)下腔静脉、肝静脉、肝实质和门静脉穿刺口覆膜支架覆盖。

(8)原则上支架近端突入下腔静脉(中长期不影响下腔静脉血流的部位)。除非支架自然完全塑形后,支架的长轴与肝静脉长轴(支架所在的部位)平行,而且肝静脉直径大于支架直径,这

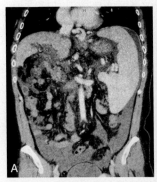
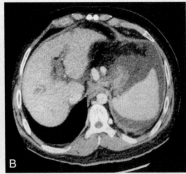
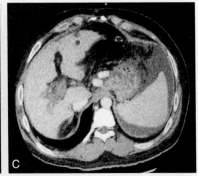

图 20-1-2 肝移植后门静脉血栓,合并腹水、消化道出血、肠道缺血,建立复杂的合理的 TIPS 分流道,术前 CT 增强和术中门静脉造影

A. 肝脏增强 CT 冠状位显示门静脉未见显影、脾大、腹水;B. 肝脏增强 CT 轴位显示门静脉左支低密度,无血流通过;C. 肝脏增强 CT 轴位显示门静脉右支低密度,无血流通过。

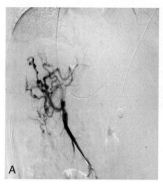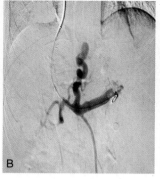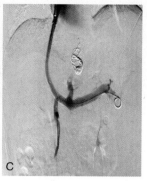

图 20-1-2　TIPS 门静脉造影

A. 门静脉造影：肠系膜上静脉近段闭塞，中远段通畅，大量侧支形成，门静脉主干及分支未显影；
B. 门静脉造影：脾静脉近段闭塞，中远段通畅，静脉曲张明显，造影剂逆流至肠系膜下静脉，门静脉主干及分支闭塞；C.TIPS 分流后门静脉造影：建立合理的分流道：经过支架分流和局部处理，脾静脉、肠系膜上静脉和支架分流道血流完全通畅，侧支及静脉曲张完全消失。

样不易产生狭窄或闭塞，支架可以不突入下腔静脉。

（9）分流后静脉曲张基本消失，肝脏门静脉灌注减少。

（10）围手术期和术后 6 个月内没有发生与分流道直接相关的需要特殊处理的严重问题。

第二节　异常分流道

一、基本概念

1. **广义**　原则上，除合理分流道外，其他分流道都应该属于此范围。但由于没有统一的标准，特别是狭义的分流道直径的选择与个体差异等诸多因素有关或初次建立分流就带来复杂情况的患者，这些情况都给后续治疗带来很大的困难，也是影响中长期疗效的重要因素。

2. **狭义**　术前、术中或术后短期分流道完全或部分失去功能或引起严重不良后果（如肝衰竭、心力衰竭等）的分流道或术中复杂需要特殊处理的分流道。

二、分类

1. **围手术期原始分流道异常**　①完全无功能；②部分无功能；③功能不全；④完全失去功能；⑤部分失去功能。

2. **随访期分流道异常**　①完全失去功能；②部分失去功能。

3. **分流后果异常**　①心力衰竭；②肝衰竭。

三、处理原则

1. **无功能分流道**　建立有功能分流道。

2. **原始通道**　①局部处理或溶栓；②球囊成形；③支架植入；④联合处理。

3. **平行分流道**　①肝静脉+肝静脉分流道；②肝静脉+下腔静脉分流道；③下腔静脉+下腔静脉分流道；④外科分流+TIPS 分流道；⑤多分流道。

4. **支架开窗建立分流道**　原始+平行分流道（TIPS+TIPS）、门静脉支架+TIPS、TIPS+门静脉属支+属支。

    5. 经股静脉分流+TIPS。

    6. 预防及治疗分流后异常后果。

第三节 原始分流道异常

一、建立的原始分流道无功能

    由于植入支架时严重异常或TIPS操作过程中,导丝、导管等根本没有进入相关的血管,因此,原则上不叫分流道。因为没有血流通过,支架全部在肝实质内(图20-3-1)或支架的近端(图20-3-2、图20-3-3)或远端在肝实质内(图20-3-4)。没有血流通过或仅有少量通过,门静脉

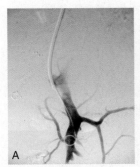
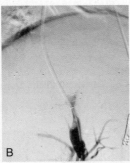
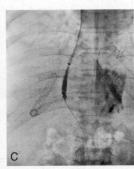
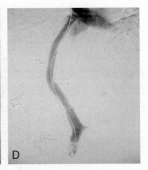

图20-3-1 原TIPS分流道异常,再建立合理TIPS分流道,术中正侧位门静脉造影

A.正位门静脉造影:原植入的支架全部在门静脉右上的肝实质内,无血流通过,门静脉主干和分支内血栓形成,但门静脉主干部分血流通过,分支内几乎无血流;B.正、侧位门静脉造影:原植入的支架主要在门静脉后上的肝实质内,无血流通过;C.平片显示:原支架在肝实质内呈"V"形,球囊扩张现在预分流道;D.分流后门静脉造影:建立现在的合理分流道,分流良好。

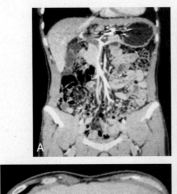
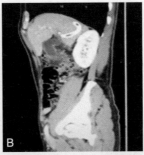
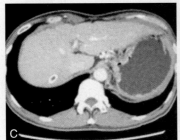
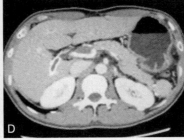

图20-3-2 脾切除断流后2年余,术前不同位置的肝脏增强CT,原分流道异常,再建立合理的分流道,门静脉造影

A.冠状位显示门静脉充盈缺损,大量血栓形成;B.矢状位显示原支架在肝实质内,支架远端在门静脉的边缘,形态失常;C.肝脏上部轴位显示原支架近端在肝实质内;D.肝脏下部轴位显示原支架远端在门静脉边缘,门静脉内大量的血栓形成。

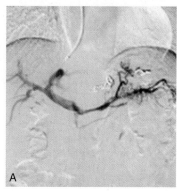
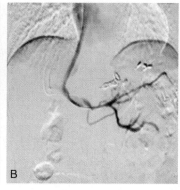

图 20-3-3 再建立分流道,门静脉造影

A.建立分流前门静脉造影:门静脉整体偏右侧,血管结构不合理,残留脾静脉、门静脉主干和分支有血流通过,但有明显血栓形成,脾静脉变细、不规则和静脉曲张形成,原分流道没有血流通过;B.建立分流后门静脉造影:分流道通畅,门静脉主干明显残留血栓,静脉曲张消失,留置导管溶栓。

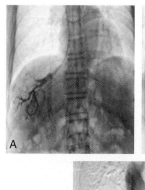
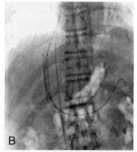
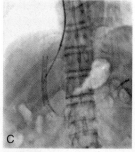
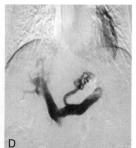

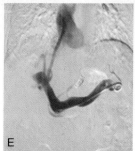
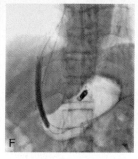
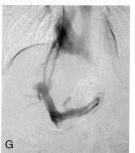

图 20-3-4 再建分流道

A.肝右静脉球囊阻断造影和测量压力,原支架上端紧贴肝静脉下壁;B.经肝右静脉穿刺原支架上端,将导丝置入门静脉内;C.原分流道更换导管,留置在门静脉内,经下腔静脉穿刺肝内门静脉;D.门静脉造影显示门静脉系统血流及分布正常,静脉曲张明显,原分流道无血流;E.建立新的合理分流道,血流通畅,栓塞曲张静脉;F.对原分流道进行球囊扩张;G.对原分流道植入支架,门静脉造影显示原分流道和现分流道血流通畅,静脉曲张消失。

压力基本没有变化,这样的 TIPS,不但没有意义,而且可能给后续的治疗或建立分流道带来一定的难度。处理的方式就是建立有意义的分流道。

二、支架功能不全

1. 在进行手术操作时,选择远近穿刺或近穿刺点或远穿刺点,没有遵循术前影像与术中造影有机结合的原则或没有系统分析影像学与建立合理分流道的紧密关系或手术不熟练,难以把控术中的预设走向,以及在植入支架过程中的不规范或不熟练的操作,导致支架放置异常(图 20-3-5)。另外,植入支架后,需要继续处理的分流道部分,处理不彻底。这些结果最终导致分流道仅能发挥部分功能的作用(图 20-3-6)。

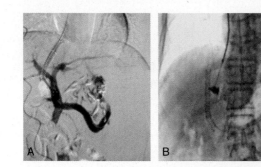
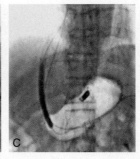
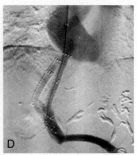

图 20-3-5　原分流道异常，再建立 TIPS 合理分流道，门静脉造影

A. TIPS 术后 3 个月门静脉造影：原分流道建立在肝右静脉与肝实质和门静脉右后小分支之间，整体角度不合理，门静脉穿刺点处支架明显成角，支架有血流通过，原闭塞的静脉曲张再次出现；B. 经原分流道门静脉内留置导管，重新建立 TIPS 分流道，经下腔静脉穿刺肝内门静脉；C. 对原分流道进行局部处理，同时建立新的分流道，栓塞曲张静脉；D. 门静脉造影显示新分流道通畅，整体合理，原分流道有血流通过，静脉曲张完全消失。

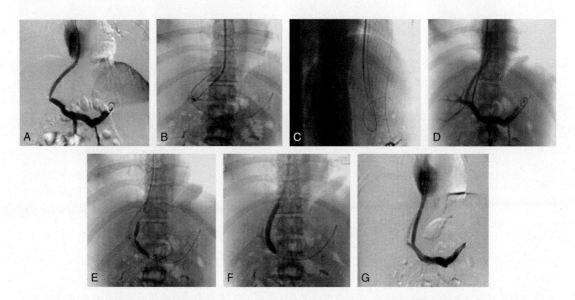

图 20-3-6　原分流道异常，再建立 TIPS 合理分流道，穿刺门静脉及造影

原分流道门静脉造影，可见肝右静脉与门静脉右支建立原分流道，门静脉穿刺点处支架严重成角，分流道不合理（图 A）；在原支架和导丝的直接定位下，选择合适的门静脉穿刺点，经下腔静脉穿刺门静脉（图 B、C）；正位可见穿刺门静脉（图 B）；侧位可见穿刺门静脉（图 C）；对原分流道进行局部处理，造影显示分流有所好转，但门静脉压力缓解不明显，需要建立新的分流道（图 D）；应用不同的压力充起球囊，扩张新预分流道（图 E、F）；应用小压力扩张球囊，门静脉穿刺部位凹陷（图 E）；应用大压力扩张球囊，球囊完全均匀充起（图 F）；建立新的 TIPS 分流道，门静脉造影显示：尽管肝脏与血管整体结构不合理，但分流道合理，分流良好、门静脉压力明显缓解，原分流道仍然有血流通过（图 G）。

2. 对临床分析不透彻和不准确，以及对影像学整体分析欠缺，同时没有充分结合临床，尽管分流道通畅，但分流不足，导致门静脉压力缓解不明显或不合理，临床效果不理想。这种情况需要建立另一有意义的分流道（图 20-3-7）。

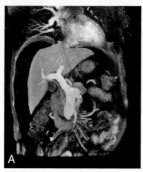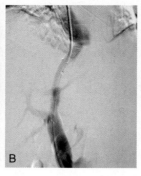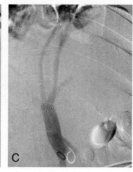

图 20-3-7　原分流道分流不足

A. MRI 显示门静脉系统明显增粗,大量腹水;B. 经肝静脉建立原分流通道,门静脉压
力由分流前 73mmHg,降至分流后 41mmHg。临床症状无明显改善。分流道血流通畅;
C. 经下腔静脉再建立平行分流通道。造影显示两个分流通道均通畅和合理。门静脉
压力降至分流后 27mmHg。临床症状完全缓解。腹水完全消失。

三、原始分流道失去功能

初始建立的分流道能有效降低门静脉压力,影像学上分流道是通畅的。但在围手术期或随
访过程中,由于主观(如支架放置在新鲜血栓内、支架远或近端卡在穿刺点等)或客观因素(如容
易形成血栓性疾病、血管和肝实质空间关系不合理、支架游离端在较细的血管内等)导致原有通
畅的分流道完全失去或部分失去功能,门静脉压力再次升高,原有核心的临床症状出现或出现新
的症状,需要再次缓解门静脉压力。

四、原始分流道开通

1. 正常开通　经颈静脉或股静脉插管,在导丝的配合下将导管置入门静脉,一般选择 4F 或
5F 眼镜蛇导管或单弯导管,更换猪尾导管或端侧孔导管进入脾静脉远端(或肠系膜上静脉远端)
进行门静脉造影,以免漏掉可能的静脉曲张。然后连续在脾静脉或肠系膜上静脉中段和门静脉
远端(或门静脉最宽处)测量压力,增加准确性。根据临床分析、造影和压力情况,综合分析后,对
分流道出现问题的环节进行处理,处理方式有:球囊成形和/或支架植入术或局部处理或局部溶栓
等。基本原则是广义分流道通畅,门静脉压力降至合理水平,这两者同等重要。

2. 导引导管开通　在常规开通无法完成的情况下,可以应用 6F 导引导管内套常规导管的
方法,正侧位对准支架的上端,调整导引导管,首先将导丝调整到支架分流道,进一步进入门静
脉,完成手术的全过程。在支架内完全被血栓充盈或堵满增生组织的情况下,导引导管能够增加
一定的支撑力,使导丝和导管通过一定的阻力进入门静脉。

3. 穿刺开通　上述两种办法或第一种办法无法开通的情况下,应用 TIPS 穿刺套装至下腔静
脉,与 TIPS 程序一致。利用金属导向管的导向作用,正侧位对准支架的近端,用穿刺针直接穿刺
支架分流道上端,手推造影证实在支架内,调整导丝至分流道。由于导向管的强有力的支撑力、
随意的方向性和适当的角度,一般都会成功(图 20-3-8);在支架前端完全贴在门静脉壁上,导丝、
导管无法通过时,将 TIPS 套装一起置入支架内,利用金属导向管的硬度和角度,纠正支架末端的
角度,使导丝、导管通过支架,进入门静脉远端,完成手术操作。特别注意,支架是否穿透门静脉
壁,如果穿透,不要强行操作。导丝、导管已经通过后,发现穿透血管壁,已经腹腔出血,小球囊扩
张支架分流道止血,快速拔出球囊,植入覆膜支架,再用合适的球囊后扩张;特殊情况下,由于支

架外局限性血管闭塞、迂曲狭窄等,导丝、导管无法经过支架分流道进入远段正常或形成的侧支血管内。在支架末端加压造影,可以部分显示这些血管,反复造影准确正侧位定位,在保证安全的情况下,应用穿刺针穿刺这些靶血管,植入覆膜支架,开通有效的分流道(图20-3-9)。

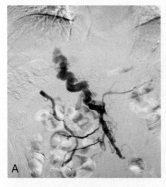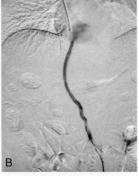

图 20-3-8 原分流道完全闭塞,消化道出血和腹水,分流道开通和门静脉造影
A. TIPS分流后支架分流道完全闭塞,应用常规、导引导管和经皮穿刺方法均失败,改 TIPS 穿刺针穿刺开通成功,造影显示支架分流道无血流,侧支形成;B. 原分流道支架植入,血流通畅、侧支完全消失。

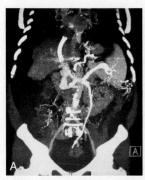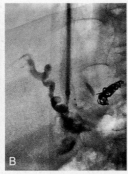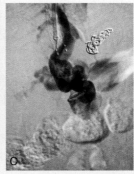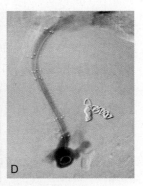

图 20-3-9 TIPS 术后原分流道闭塞,肝脏 CT 增强、开通原分流道及门静脉造影
A. TIPS 术后 CT 增强冠状位显示见门静脉主干海绵样变性,侧支血管不规则,有一大的侧支与正常的脾静脉和肠系膜下静脉联通,肠系膜上静脉显示不清楚,大量腹水;B. 导丝、导管无法通过支架外血管,将 TIPS 穿刺套装置入支架远端加压造影显示支架外侧支血管部分显影,对准侧支进行穿刺;C. 将导管置入大的侧支内造影显示不规则大的侧支,支架完全闭塞,无血流通过;D. 原分流道和侧支内植入支架,造影显示分流道血流完全通畅,侧支血管内血液完全进入分流道。

4. 经皮肝穿刺支架开通 在上述三种情况都不能开通的特殊情况下,的确需要开通原分流道,可以应用这一方法。选定右季肋区或剑突下穿刺点,对准术前选定穿刺支架(肝组织包绕部位)的位置,应用 18G 穿刺针穿刺支架,穿透支架,穿刺针尖偏向内上或至少与支架的长轴垂直,便于导丝进入支架的近端至下腔静脉。导丝和/或导管进入下腔静脉或颈静脉,应用圈套器或折叠的导丝,将导丝或导管由颈静脉拉出,经拉出的导丝置入 TIPS 套装或导管,置入分流道,再将导丝置入门静脉内,完成处理程序。

五、开通时特别注意事项

1. 开通失败原因 一般情况,由于覆膜支架的临床应用,总体分流道狭窄率已经显著下降,但由于 TIPS 的广泛开展,技术水平和临床管理水平参差不齐,建立合理的分流道,还有待深入理解和提高。另外,客观存在的原因,如肝脏与血管结构不合理、容易形成血栓的基础疾病、门静脉系统完全闭塞性血栓等情况,可能会产生即时、短期或长期分流道异常,这样的分流道,就需要开通。正常开通失败,主要原因有:①支架突入下腔静脉内过长,临近心房,导管难以固定,导丝无法进入支架内。②支架上端完全闭塞(血栓或增生组织),甚至突出支架外。③支架顶在肝静脉或门静脉壁,所谓的"盖帽"。④肝静脉或下腔静脉穿刺点偏高、偏后,出右心房向后角度较大。⑤其他原因,如掌握要领欠熟练、支架外血管严重异常等。应用 TIPS 穿刺方法穿刺时,一般位置相对比较高,要注意勿穿中心包,引起心包出血。处理支架远端或支架外血管时,注意血管破裂腹腔大出血。

2. 球囊扩张　一般选择与支架直径相同或稍大的(大出 1~2mm)球囊直径。根据患者的忍耐性,选择尽量高的压力部位进行扩张,每个部位持续 1~2 分钟,可以反复扩张。扩张后门静脉即时压力下降不明显的,直接植入支架,造影显示分流道通畅,并且压力下降明显,说明效果理想。扩张后门静脉即时压力下降明显的,留置端侧孔导管或猪尾导管在门静脉内至少 24 小时,其间在不同的时间测量稳定的门静脉压力 3~6 次,取平均值。门静脉压力下降仍然很明显或低于即时压力,说明有效缓解了门静脉压力,同时造影显示分流道通畅,可以拔管;否则,说明分流道弹性回缩,球囊扩张不理想,需植入支架。

3. 支架植入　支架直径的选择:支架与原支架直径(最小内径)相同或小于 1~2mm,如果原支架为裸支架,应该选择覆膜支架。原支架小于或等于 7mm,一般不选择覆膜支架,选择直径8mm 或 7mm 裸支架,以便维持有效内径。支架的长度:应该完全覆盖原支架分流道的异常部分、非支架分流道部分,根据局部处理的情况和下一步的继续治疗(如肝移植等)的内容,选择适当的长度。支架突出原支架近端,要严格压迫突出支架近端进入下腔静脉部分的血栓(图 20-3-10)。

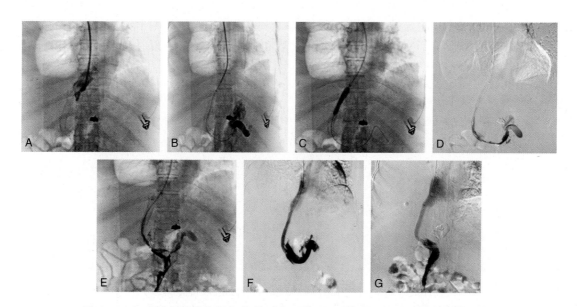

图 20-3-10　原分流道完全闭塞,血栓形成,延伸至下腔静脉,开通分流道和门静脉造影
TIPS 术后分流道血栓形成,大量胸腹水和消化道出血,血栓已经延伸到支架外和下腔静脉,造影见充盈缺损(图A);导丝、导管经支架分流道至脾静脉末端,造影见脾静脉远端的血液完全进入静脉曲张内,支架分流道、门静脉主干、脾静脉近中段完全闭塞(图 B);局部处理分流道、门静脉主干和脾静脉(图 C、D);球囊扩张支架分流道、门静脉主干和脾静脉(图 C);造影显示分流道、门静脉及脾静脉部分通畅,静脉曲张减轻(图 D);植入支架,近端压迫突出支架外血栓,局部处理分流道、肠系膜上静脉(有大量血栓)和脾静脉,仍然有大量血栓,部分分流通畅(图 E);门静脉留置导管,再次局部处理分流道、肠系膜上静脉和脾静脉血栓及溶栓,门静脉造影(图 F、G);脾静脉造影显示脾静脉和分流道完全通畅,原支架外血栓和静脉曲张消失(图 F);肠系膜上静脉造影显示肠系膜上静脉和分流道完全通畅(图 G)。

4. 血栓的处理 先局部处理广义的分流道,留置导管进行局部溶栓;再局部处理有异常的部位,根据门静脉压力和分流道血流情况,决定是否需要支架植入术。分流后,如果仍然残留血栓,需要再留置导管溶栓1~3天。

第四节 平行分流道建立

一、原始分流道异常的原因分析

原始分流道异常存在各种原因,包括主观因素,如影像质量、影像空间识别能力、判断能力、有创影像和无创影像融合熟练程度、术中对器械的控制能力等;客观因素,如肝脏的大小、硬度、相关血管的粗细、裸露、通畅程度、基础疾病、异常指标的调整等;技术原因,如穿刺点的选择、靶血管是否偏移、术中是否顺利、支架性质、直径大小、长短、分流道长短、角度、通畅程度等。这些因素都可能导致即时、短期或中长期原始分流道异常,完全失去或部分失去功能。门静脉压力没有合理的下降,需要解决的临床症状或体征仍然没有缓解,或在已经建立合理分流道的情况下,出现或重新出现临床症状或体征,系统分析后,与分流道闭塞、狭窄或失去分流道功能有关,特别是门静脉压力又重新增高。此时,经过分析、判断,原始分流道开通没有临床意义或已经无法开通,为了缓解门静脉压力,建立另一分流道,解决临床问题。

二、处理的方式

1. 肝静脉+肝静脉分流道 原分流道是肝静脉和肝内门静脉分支或门静脉之间建立的分流道。建立的另一分流道,可以是相同或不同肝静脉和肝内门静脉分支或门静脉之间建立的分流道(图20-4-1)。

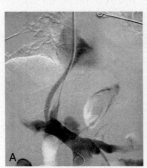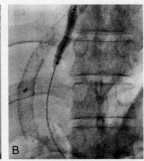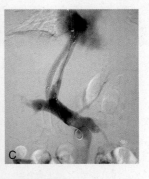

图20-4-1 原分流道异常,建立平行分流道和门静脉造影

A. 经肝右静脉与肝右门静脉之间建立分流道,角度不理想,再经肝右静脉开口穿刺门静脉左支,造影显示原分流道通畅;B. 球囊扩张预平行分流道;C. 建立平行分流道后门静脉造影:支架与门静脉左支平行,支架近端伸入下腔静脉大约5mm,肝右门静脉灌注良好,整体分流角度适当,门静脉压力下降合理,原分流道仍然通畅。

2. 肝静脉+下腔静脉分流道 原分流道是肝静脉和肝内门静脉分支或门静脉之间建立的分流道。建立的另一分流道,是在下腔静脉与相同或不同肝内门静脉分支或门静脉之间建立的分流道(图20-4-2)。

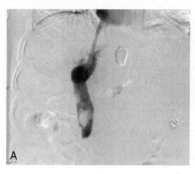
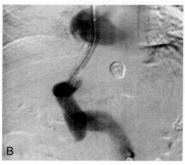

图 20-4-2　建立平行 TIPS 分流道,门静脉造影

A. 原分流道在肝静脉与门静脉之间建立,血流通畅;B. 第二分流道在下腔静脉
与门静脉之间建立,血流通畅。

3. 下腔静脉+下腔静脉分流道　原分流道是下腔静脉和肝内门静脉分支或门静脉之间建立的分流道。建立的另一分流道,是下腔静脉与相同或不同肝内门静脉分支或门静脉之间建立的分流道(图 20-4-3)。

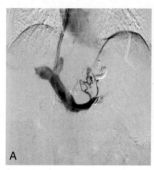
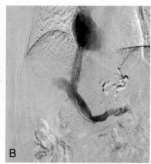
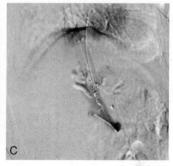

图 20-4-3　建立平行 TIPS 分流道,门静脉造影

原分流道在下腔静脉与门静脉左支之间建立,血流通畅,仍然有静脉曲张存在(图 A);建立平行分流
道,门静脉造影(图 B、C);B 正位门静脉造影:在下腔静脉与门静脉左支之间原分流道的内侧建立
平行分流道,血流通畅,静脉曲张完全消失(图 B);侧位门静脉造影:平行分流道血流通畅(图 C)。

4. 外科分流+TIPS 分流道　原分流道是外科手术建立的门静脉系统和体循环之间的分流道。建立的另一分流道,是下腔静脉或肝静脉与肝内门静脉分支或门静脉之间建立的分流道(图 20-4-4)。

5. 多分流道　无论是外科分流或肝静脉(或下腔静脉)与肝内门静脉分支或门静脉之间建立的分流道超过或等于三个,都称之为多分流道(图 20-4-5、图 20-4-6)。

6. 特别注意　建立的狭义分流道时,选择近远端穿刺点和经过的肝实质部位,要避开原支架的影响。选择直径与长度都可能与原始分流道不同。原始分流道不应该影响现有分流道的血流,主要在肝静脉和门静脉端。最为关键的是将原有分流道对现有分流道的影响降至最低,尽可能建立合理的分流道。在建立平行分流道时,术前影像学不能确定合理穿刺点和不能确定安全的情况下,可以经皮肝穿刺支架,置入导管进行门静脉造影,然后进行 TIPS,直接穿刺门静脉分支(图 20-4-7)。

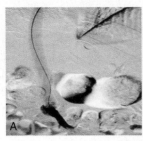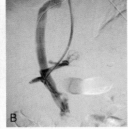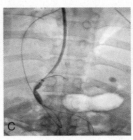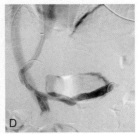

图 20-4-4 巴德-吉亚利综合征右心房-肠系膜上静脉转流术 7 年,顽固性腹水,建立 TIPS 分流道,经外科分流道和 TIPS 分流道门静脉造影

A. 经外科分流道造影:分流道有血流通过,肠系膜上静脉压力明显增高(36mmHg);B. 经 TIPS 门静脉造影:门静脉主干、分支及外科分流道显影,门静脉主干压力与肠系膜上静脉压力基本相同;C. 球囊扩张 TIPS 预分流道;D. 建立 TIPS 分流道:脾静脉、肠系膜上静脉、门静脉及分流道血流通畅,门静脉压力下降合理,外科分流仍然有血流通过,术后随访腹水消失。

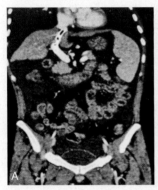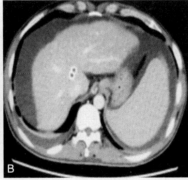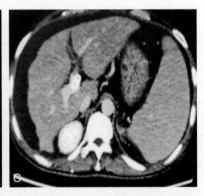

图 20-4-5 CT 增强不同位置和层面显示

A. 冠状位显示见两个分流道,其内没有血流通过,大量腹水、脾大;B. 肝脏上部轴位可见并行两个闭塞的支架,大量腹水、脾大;C. 肝脏下部轴位可见门静脉内两个并行的支架。

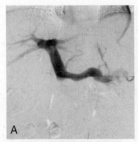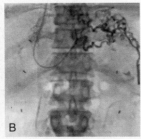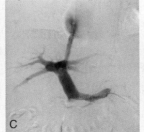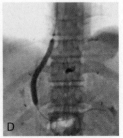

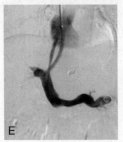

图 20-4-6 建立两个 TIPS 分流道,短期内分流道闭塞,肝脏 CT 增强,建立第三个分流道,门静脉造影

TIPS 门静脉造影:门静脉系统未见血栓形成,两个分流道完全闭塞,明显的静脉曲张(图 A);导管进入静脉曲张内造影:末梢见大量的不规则、迂曲的曲张静脉(图 B);建立第三个合理的分流道,分流良好,静脉曲张完全消失,原分流道仍然闭塞(图 C);局部处理原闭塞的分流道(图 D、E);将导丝、导管置入原分流道的其中之一,进行球囊扩张(图 D);处理后造影:原分流道和新分流道血流通畅,但后者建立的是合理的分流道(图 E)。

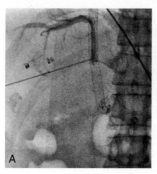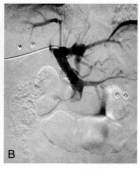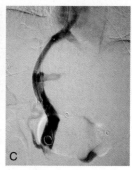

图 20-4-7　原支架闭塞,经皮肝穿刺支架开通原分流道

A.原支架上端"盖帽",导丝、导管无法进入,经皮肝穿刺支架,显示进入门静脉分支;
B.将导管置入门静脉内造影显示门静脉系统,作为 TIPS 的门静脉定位标记;C.重新建立
TIPS 分流道,造影显示分流良好。

第五节　支架开窗建立分流道

一、原因分析

原分流道的支架过长或过短、支架角度不合理、门静脉内已经植入支架、常规建立的分流道无法解决重要临床问题等情况,都可能导致对原分流道无法开通、开通无意义或对建立原始 TIPS 分流道不可能或有难度或建立常规分流道效果不理想。因此,需要支架内开窗解决这些问题,以建立合理的分流道,解决临床问题。

二、处理方式

1. **TIPS 支架近端开窗**　分流道支架上口无法进入,应用 TIPS 穿刺套装内的金属导向管固定在支架的上端,穿刺针直接穿刺支架(裸膜或覆膜支架)上端,穿透支架后,手推造影剂正侧位证实在支架内,置入导丝入门静脉内,完成 TIPS 程序(图 20-5-1)。

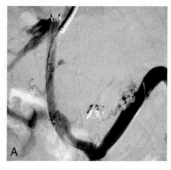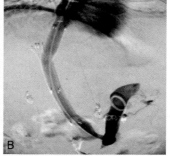

图 20-5-1　原分流道闭塞,支架上端开窗,开通分流道

A.原分流道支架近端肝右静脉"盖帽",导丝、导管无法进入原通道,应用 TIPS 穿刺针穿刺支架近端,置入导管至脾静脉造影:支架上端闭塞,支架内有血流,门静脉主干局限性狭窄,脾静脉通畅,静脉曲张再现;
B.对原分流支架近端开窗,植入支架,建立有效分流道,造影显示:分流道重新开放,血流良好,静脉曲张消失,开窗部位支架稍有凹陷。

2. TIPS 支架远端开窗 分流道支架上口能够进入,应用 TIPS 穿刺套装内的金属导向管固定在支架的远端,穿刺针直接穿刺支架远端或应用常规导丝、导管,穿过支架进入门静脉系统,完成 TIPS 程序。另外,分流道支架上口无法进入或不需要进入,应用 TIPS 穿刺针,经下腔静脉或肝静脉穿刺肝实质,再穿刺支架下端,进入支架内,导丝进入门静脉系统,完成 TIPS 程序(图 20-5-2)。

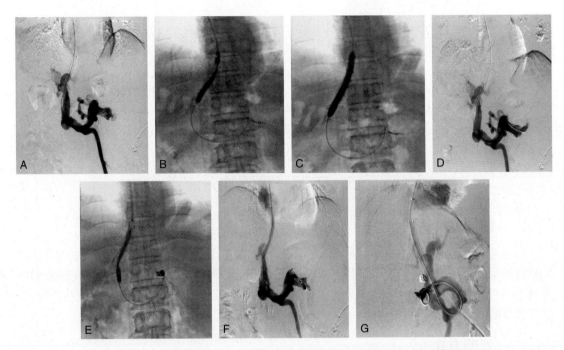

图 20-5-2 原分流道闭塞,门静脉主干血栓形成,支架下端开窗,开通分流道

经原分流道门静脉造影:原分流道闭塞,门静脉主干血栓形成,支架远端嵌入血栓内,静脉曲张再次出现(图 A);对原分流道及血栓进行球囊扩张和溶栓等局部处理(图 B、C);球囊部分充起(图 B);球囊全部充起(图 C);经过局部处理、留置导管溶栓后门静脉造影:原分流道仍然闭塞,门静脉主干血栓稍有减少,静脉曲张仍然存在(图 D);球囊支架开窗、植入支架、门静脉造影(图 E~G);应用球囊对原支架下端进行开窗(图 E);植入支架后门静脉正位造影:分流道通畅,支架远端与门静脉主干平行,分流道整体合理(图 F);植入支架后门静脉侧位造影:分流道通畅,支架远端与门静脉主干平行(图 G)。

3. TIPS 支架近端、远端开窗 经支架上端穿刺进入支架内,再由支架内穿出,导丝进入门静脉系统,完成 TIPS 程序(图 20-5-3)。

4. TIPS 门静脉属支支架开窗 当建立 TIPS 分流道时,需要将远端支架植入脾静脉或肠系膜上静脉内,而影响另一属支血液回流(同时伴有需要解决的临床症状),需要支架开窗开通这一属支血管,从而建立合理的分流道(图 20-5-4)。

5. 门静脉支架开窗 门静脉内已经植入支架,临床需要进行 TIPS 时,如果不经过门静脉支架,无法建立分流道。此时,需要经下腔静脉或肝静脉穿刺肝实质,再穿刺肝内支架部分,将导丝、导管置入门静脉系统,完成 TIPS 程序(图 20-5-5)。

6. 门静脉支架开窗+属支支架开窗 需要穿刺门静脉支架,导丝、导管进入门静脉属支,通过开窗门静脉支架,建立分流道,再开窗属支内的支架,进行另一属支的局部处理或支架植入,开通血管。最终建立合理的 TIPS 分流道(图 20-5-6)。如果是门静脉癌栓导致这样处理的结果,可

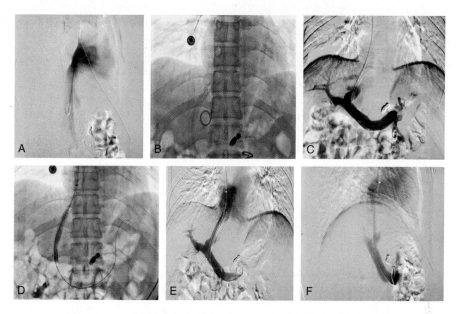

图20-5-3 原分流道闭塞,支架近远端开窗,下腔静脉及门静脉造影

下腔静脉造影:支架近端没有伸入下腔静脉内(图A);穿刺支架近端、置入导管门静脉造影(图B、C);TIPS穿刺针穿刺支架近端,置入导丝、导管经远端门静脉支架网孔进入脾静脉(图B);门静脉造影:支架内完全没有血流,支架前端完全顶在门静脉壁。静脉曲张再现(图C);支架开窗,植入支架,门静脉造影(图D~F);植入支架前后,用球囊开窗原支架近端和远端(图D);开窗后建立的分流道正位造影显示:支架两端完全游离在下腔静脉和门静脉内,分流道合理,血流完全通畅,静脉曲张完全消失(图E);开窗后建立的分流道侧位造影:支架与门静脉平行,分流道角度合理,血流通畅(图F)。

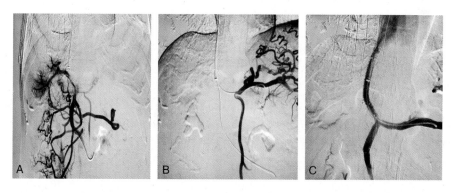

图20-5-4 门静脉主干、分支、肠系膜上静脉和肠系膜上静脉近端闭塞,门静脉属支开窗及门静脉造影

TIPS门静脉造影(图A、B);肠系膜上静脉近端完全闭塞,侧支血管形成(图A);脾静脉近端闭塞,侧支血管和大量曲张静脉形成(图B);经局部处理、脾静脉支架开窗、再植入肠系膜上静脉支架开通血管,最终建立合理的分流道:血流通畅、支架角度合理,静脉曲张和侧支血管消失(图C)。

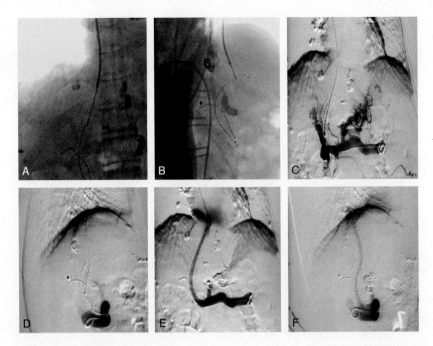

图 20-5-5 门静脉主干癌栓,植入门静脉支架和放射粒子条,随访期门静脉支架闭塞,导致消化道出血和腹水,支架开窗建立 TIPS 分流道,门静脉造影

TIPS 穿刺针穿刺门静脉支架(图 A、B);正位可见穿刺支架和门静脉肝内分支(图 A);侧位可见穿刺支架,显示穿刺针和支架的关系(图 B);穿刺支架成功,置入导管至门静脉造影(图 C、D);正位可见门静脉造影显示门静脉主干及分支闭塞,见侧支及静脉曲张形成,见导管穿过支架(图 C);侧位可见门静脉造影:见导管和放射粒子条(图 D);门静脉支架开窗,建立 TIPS 分流道,门静脉造影(图 E、F);正位门静脉造影:对门静脉支架进行开窗,植入支架建立分流道,造影显示分流道通畅,角度良好,侧支及静脉曲张消失,见支架穿过原支架,支架完全打开(图 E);侧位门静脉造影:分流道穿过门静脉支架,分流道通畅(图 F)。

以联合放射粒子植入术(图 20-5-7、图 20-5-8),既可以缓解门静脉压力,解决临床问题,也可以控制门静脉癌栓的进展。

7. 下腔静脉支架开窗 肝脏淤血增大的患者,有时压迫下腔静脉肝段变窄,在狭窄部位建立 TIPS 分流道或伸入下腔静脉支架部分过多,导致下腔静脉狭窄或闭塞,严重影响原 TIPS 分流道,需要植入支架开通下腔静脉;然后经下腔静脉支架开窗,再建立有效的 TIPS 分流道。另外,部分下腔静脉闭塞或狭窄型巴德-吉亚利综合征患者,已经引起门静脉高压,需要进行 TIPS 手术时,需要植入支架先开通下腔静脉,再经支架建立 TIPS 分流道(图 20-5-9~图 20-5-11)。

8. 特别注意 穿刺支架时一定要选好穿刺点,穿刺支架被肝组织完全包绕的部位,因支架与肝组织不同,无法贴紧支架,有可能引起无法处理的大出血。另外由于支架的形态固定于手术结束时,不能靠自己的弹性自行塑形,因此,穿刺前就要选定狭义分流道的角度和弧度,建立合理的分流道。建立分流道时,先用小球囊(直径≤5mm)扩张开窗的支架,用小的压力将球囊充起,再抽空球囊,来回移动球囊没有阻力时,再用适当的压力将球囊完全充起,以避免被受损支架的金属挂住球囊,球囊无法拉出。然后植入支架,再用合适的球囊后扩张支架,建立合理的分流道。

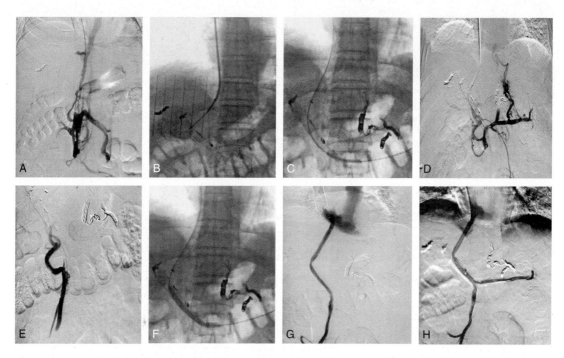

图 20-5-6 下腔静脉及门静脉支架闭塞，肠系膜上静脉及脾静脉近端闭塞，门静脉及属支支架开窗建立 TIPS 分流道

经颈静脉下腔静脉造影：下腔静脉节段性闭塞、肝段下腔静脉闭塞（图 A）；穿刺门静脉支架置管（图 B、C）；TIPS 套装置入下腔静脉血栓内，穿刺针穿刺门静脉支架（图 B）；将导丝置入门静脉内，应用小球囊对门静脉支架进行开窗（图 C）；门静脉造影（图 D、E）；开窗后脾静脉造影：门静脉主干、分支、脾静脉近端完全闭塞，侧支血管形成，静脉曲张明显（图 D）；开窗后肠系膜上静脉造影：肠系膜上静脉近端完全闭塞，见大的侧支形成（图 E）；用适当的球囊对门静脉支架进行扩张和开窗（图 F）；建立 TIPS 分流道（图 G、H）；植入支架首先建立肠系膜上静脉分流道，分流良好，侧支消失（图 G）；在脾静脉开口处再开窗新植入支架，植入脾静脉支架（非常准确定位，不影响肠系膜上静脉血流），开通脾静脉，栓塞静脉曲张血管，造影显示：肠系膜上静脉、脾静脉、支架分流道血流完全通畅，角度合理，侧支及静脉曲张完全消失（图 H）。

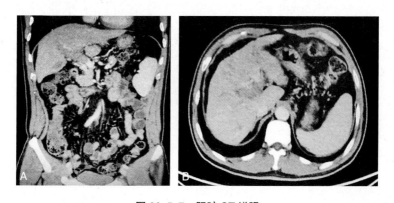

图 20-5-7 肝脏 CT 增强

A. 冠状位显示门静脉主干癌栓，没有血流通过；B. 轴位显示门静脉左右支癌栓，没有血流通过。

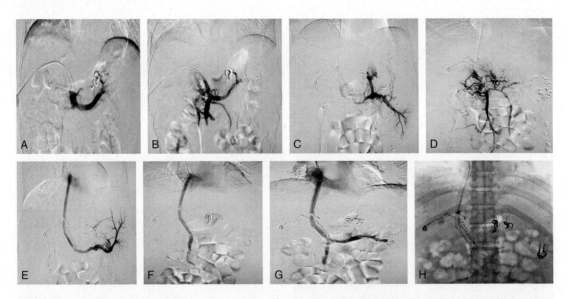

图 20-5-8　门静脉主干癌栓,肝脏 CT 增强,门静脉支架植入后闭塞,门静脉支架开窗和属支支架开窗,建立合理的 TIPS 分流道

经皮肝穿刺门静脉造影、植入支架和放射粒子(图 A、B);经皮肝穿刺门静脉,导管造影:脾静脉通畅,门静脉近中段闭塞,轻度静脉曲张(图 A);门静脉植入支架(固定粒子作用)和游离放射粒子,造影显示脾静脉、肠系膜上、下静脉和部分门静脉主干显影,门静脉分支未显影(图 B);随访期患者食管胃静脉曲张破裂出血,经门静脉支架开窗门静脉造影(图 C、D);脾静脉造影:门静脉主干、分支、脾静脉近段闭塞,侧支形成,静脉曲张明显加重(图 C);肠系膜上静脉造影:肠系膜上静脉近端闭塞,大量侧支形成(图 D);门静脉支架和属支支架开窗,建立 TIPS 分流道(图 E、F);对门静脉支架开窗后,首先在脾静脉内建立分流道,分流良好,静脉曲张消失(图 E);再开窗脾静脉支架,植入肠系膜上静脉支架,血流通畅,侧支血管消失,同时植入放射粒子(图 F);属支血管同时造影:肠系膜上静脉、脾静脉和支架分流道通畅,分流道角度合理(图 G);平片显示:门静脉主干及分支内植入的游离放射粒子分布比较均匀(图 H)。

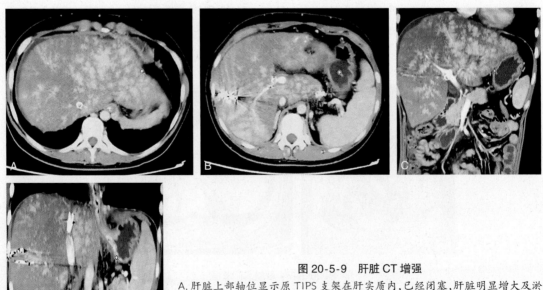

图 20-5-9　肝脏 CT 增强

A.肝脏上部轴位显示原 TIPS 支架在肝实质内,已经闭塞,肝脏明显增大及淤血;B.肝脏下部轴位显示支架远端顶在门静脉壁上;C.冠状位前部可见支架远端顶在门静脉壁,肝脏体积增大,显著不规则淤血增强,门静脉淤血;D.冠状位后部可见支架近段伸入下腔静脉内,严重影响下腔静脉血流。

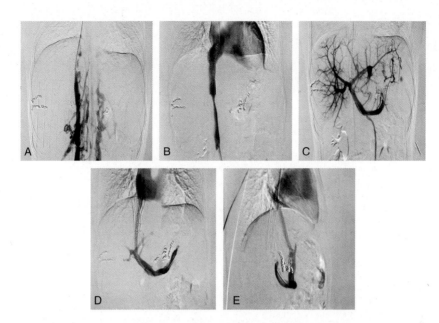

图 20-5-10　原 TIPS 分流道闭塞，下腔静脉闭塞，下腔静脉支架开窗，重新建立 TIPS 分流道

下腔静脉造影：下腔静脉肝段闭塞，恰在支架伸入下腔静脉部位（与支架在较细的部位和支架伸入过多有关），闭塞远段大量侧支形成，闭塞远端下腔静脉压力增高（图 A）；下腔静脉植入支架，开通下腔静脉，造影显示：下腔静脉完全通畅，侧支血管消失，下腔静脉压力恢复正常（图 B）；应用 TIPS 穿刺针，经下腔静脉最宽的部位穿刺下腔静脉支架，再穿刺门静脉，成功后，置入导管进行造影：门静脉分布正常，但血流缓慢、肝内侧支少，多条静脉曲张形成，原 TIPS 分流道无血流（图 C）；下腔静脉支架开窗后，建立合理的分流道（图 D、E）；正位分流道血流通畅，角度合适，支架近端游离下腔静脉最宽处，支架与门静脉角度和伸入深度合理（图 D）；分流道建立在原分流道的内前方，支架与所在门静脉处于平行的位置（图 E）。

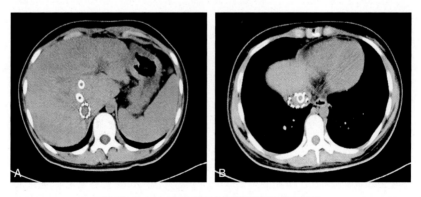

图 20-5-11　建立合理分流道后肝脏 CT 增强

A. 肝脏中部轴位显示肝脏密度均匀，体积较术前缩小，腹水吸收，两次 TIPS 分流支架及下腔静脉支架清晰可见，新支架在前面；B. 下腔静脉支架清晰，呈圆形，支架最宽处可见 TIPS 支架的近端游离在下腔静脉内。

第六节 股静脉分流+TIPS

经股静脉门体静脉分流,与经颈静脉门体分流术相比,由于分流角度的原因,一般情况下,为了适应这个不合适的角度,支架植入门静脉时,相对比较长。肝脏大小发生变化时,肝脏整体结构也发生变化。当分流道狭窄或闭塞,需要再处理分流道时,由于肝脏结构发生了变化,可以经颈静脉门体分流术,也可以处理原分流道。此时,就要分析患者的全面情况,包括临床、影像学、肝脏结构、原分流道的变化等,最终决定哪种方式患者受益最大,就采取哪种方式(图20-6-1~图20-6-4)。

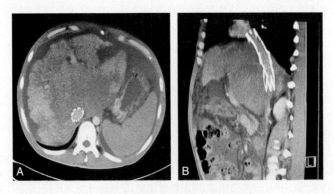

图 20-6-1 肝脏 CT 增强

A.轴位显示肝脏结构失调,边缘不规则,密度不均,不规则淤血增强,尾状叶明显增大,将门静脉压向前,有腹水;B.下腔静脉内见支架,支架下端下腔静脉狭窄。

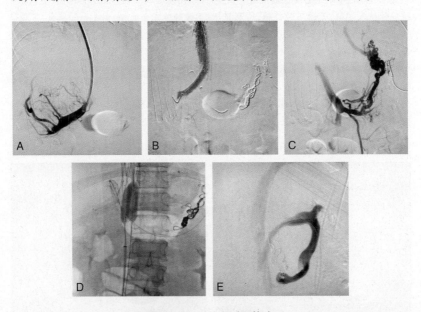

图 20-6-2 处理副肝静脉

A.导管进入扩张的副肝静脉,肝内侧支形成,开口闭塞;B.副肝静脉植入支架,开通血管,造影显示副肝静脉通畅,侧支血管消失;C.由于肝脏结构严重不合理,无法经颈静脉完成门体分流术,经股静脉插管至下腔静脉肝段,应用TIPS穿刺针穿刺下腔静脉、肝实质和肝内门静脉成功后,将导管置入门静脉内造影:脾静脉、门静脉主干和肠系膜下静脉显影,其内未见明显充盈缺损,静脉曲张明显;D.应用双球囊扩张下腔静脉狭窄处,以避免开通门体分流后,门静脉血回流受阻;E.建立门体分流道,侧位造影清晰显示:由支架、门静脉主干和脾静脉构成前上、后下的椭圆形回流至下腔静脉的通道,静脉曲张消失。

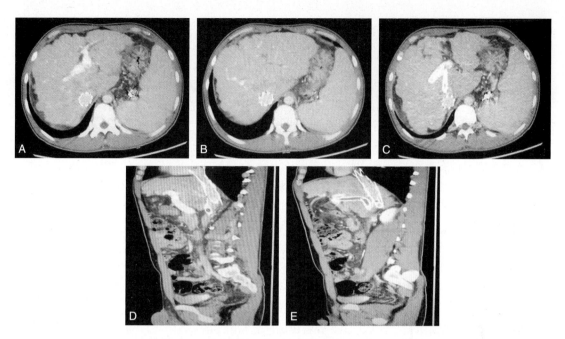

图 20-6-3　患者随访 5 年后,消化道出血,肝脏 CT 增强

A.肝脏门静脉左右分支部位轴位显示肝脏密度均匀,尾状叶体积较前明显缩小,门静脉增宽;B.肝脏中部轴位显示肝脏均匀,无腹水,脾大;C.肝脏门静脉右支部位轴位显示门静脉位置恢复正常,与下腔静脉距离缩短;D.矢状位门静脉部位:门静脉与下腔静脉距离明显缩短,门静脉支架呈垂直位;E.矢状位门静脉支架部位:分流支架前中段变成水平位,门体分流支架内没有血流通过。

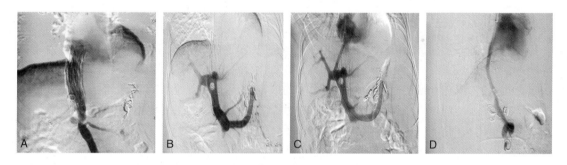

图 20-6-4　再次 TIPS 过程

下腔静脉造影可见下腔静脉通畅,没有侧支,压力不高(图 A);经颈静脉应用 TIPS 穿刺针,经下腔静脉支架穿刺下腔静脉、肝实质和肝内门静脉造影:门静脉增粗、分布良好、血流通畅,出现静脉曲张,原支架呈垂直前后位,分流道没有血流通过(图 B);开窗下腔静脉支架,建立 TIPS 分流道(图 C、D);正位可见开窗下腔静脉支架,建立 TIPS 分流道,造影显示:分流道血流通畅,结构和角度合理,静脉曲张消失,原支架没有影响现在分流道血流(图 C);侧位可见 TIPS 分流道血流通畅,分流良好,角度合理(图 D)。

第七节　分流后果异常

一、心力衰竭

心力衰竭简称心衰,由于心脏的收缩功能和/或舒张功能发生障碍,不能将循环中心脏内血液充分排出,导致静脉系统血液淤积,动脉系统血液灌注不足,从而引起心脏循环障碍综合征,主要表现为肺淤血、腔静脉淤血。心力衰竭并不是独立的疾病,是心脏或相关疾病发展或外在因素促进的一个阶段。

1. 原因 几乎所有的心血管疾病最终都会导致心力衰竭的发生,但在未发生心力衰竭的过程中,一些因素可诱发心力衰竭的发生。常见诱因有感染、严重心律失常、药物作用、不当活动及情绪、其他疾病、心脏负荷加大等,这些因素导致心脏负荷增加,发生心力衰竭。

2. 预防 TIPS 术后发生心力衰竭的患者少见,但有报道死亡的病例时有发生,因此,不可轻视。有些患者术前有潜在的心脏异常或肺动脉压力增高,但临床症状轻微。在 TIPS 术前没有进行相关检查和系统评估或完全相信相关检查,而在术中没有进行肺动脉、右心房和/或右心室、下腔静脉、肝静脉游离压和楔压的测量,直接进行 TIPS,术后回心血量的明显增加,心脏和肺动脉负荷增加,心脏无法适应或承受这一突然增加的血流量,而引起心力衰竭。另外,有些患者年龄大,心脏储备功能差或 TIPS 过程中出现出血合并症时,予以大量输血、输液,再加上 TIPS 术后回心血量增加,导致心力衰竭。因此,预防心力衰竭最重要的是术前发现异常,术中必须测量各种压力。TIPS 指南或专家共识中,关于肺动脉高压禁忌证有明确的标注,但对于右心房和下腔静脉压力增高并没有明确的说明。右心房、下腔静脉、肝静脉游离压力一致增高,但有正常的压力梯度的情况下,一定要排除心脏病变,并明确临床核心症状(TIPS 要解决的问题)是门静脉高压导致,方可进行 TIPS。右心房、下腔静脉、肝静脉游离压力一致增高,且基本相同的情况下,要警惕心脏的收缩功能和/或舒张功能有可能发生了障碍;如果伴有下腔静脉与肝静脉增粗和血流变慢,排除解剖结构的改变,可以明确心脏病变导致的静脉系统血液淤积,此时,即使是肝静脉楔压或门静脉直接压力明显增高(门静脉压力梯度大于 12mmHg),也不应该进行 TIPS,否则,可能会导致无法恢复的心力衰竭。如果患者有明确的门静脉高压静脉曲张破裂出血,可以进行曲张静脉栓塞术(图 20-7-1~图 20-7-3)。

二、肝衰竭

肝脏是人体最大腺体和重要器官之一,具有合成、解毒、代谢、分泌、生物转化以及免疫防御等功能。肝脏也是唯一双重血液的器官,其 3/4 来自门静脉,1/4 来自肝动脉。当肝脏受到各种因素严重损害,或在肝脏疾病基础上受到明显的损害时,导致肝细胞大量坏死,发生显著的肝功能障碍或紊乱而出现的凝血机制障碍、黄疸、肝性脑病、腹水等为主要表现的一组临床综合征,称之为肝衰竭。

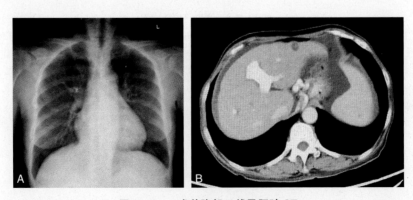

图 20-7-1 术前胸部 X 线及肝脏 CT

A. 术前胸部 X 线:心影及双肺正常;B. 肝脏 CT 增强显示门静脉明显增粗、肝脏边缘较整齐、少量腹水及脾脏增大。

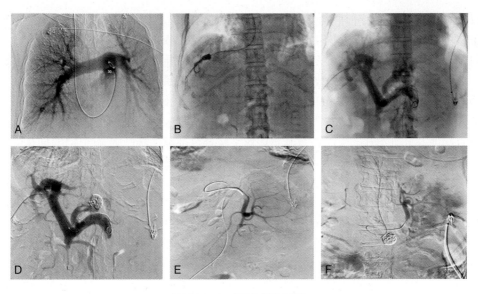

图 20-7-2 TIPS 操作过程

A.肺动脉造影及测压:右肺动脉稍增粗,肺动脉压力增高(右心房压力增加);B.肝静脉造影及测压:肝静脉分布较好,肝静脉游离压及楔压增加;C.经皮肝穿刺门静脉造影:门静脉系统整体增粗,静脉曲张明显,压力增加;D.曲张静脉栓塞后门静脉造影:静脉曲张消失;E.脾动脉造影:脾动脉增粗,分布良好;F.脾部分栓塞后脾动脉造影:脾动脉末梢分支减少。

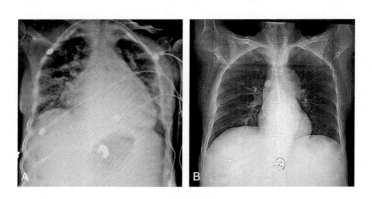

图 20-7-3 术后胸部 X 线

A.术后胸部 X 线:双肺淤血状态,双肺野透过度降低,心影明显增大(心力衰竭);B.心力衰竭治疗后胸部 X 线:双肺及心影恢复正常。

1. TIPS 术后肝衰竭 TIPS 术后肝衰竭在临床上并不少见。实施 TIPS 的病例绝大多数是失代偿期肝硬化或严重的非肝硬化门静脉高压患者,都有一定程度的肝功能损害。有报道 TIPS 术后肝衰竭发生率可高达 38.8%。一般发生率 2%~28%。其发生与术前肝功能储备不良、高胆红素(高于 3mg/dl)、术中出现严重并发症和术后分流量过大,肝脏门静脉灌注锐减(门静脉供血优势型)等有关。因此,术前肝功能储备准确评估、术中谨慎、精准操作和建立合理的分流道,对术后减少肝衰竭的发生十分重要。

2. 肝功能评估

(1)定性评估:肝脏血清生化试验,如 AST、ALT、PT、PTA、INR、CB、AFP、ALP、GGT、Alb、血氨

等,可作为非手术患者治疗前肝功能代偿状态的评估方法,但不能作为肝脏手术或介入前精确评估肝脏储备功能的可靠指标,也不能作为预测术后肝衰竭或损伤的可靠指标。在 Child 评分系统和 MELD 评分系统中,Child 评分是最常用于肝硬化患者的肝脏储备功能量化评估的分级标准;MELD 评分是用来预测终末期肝病、肝移植、肝癌、重型肝炎和 TIPS 术后肝衰竭的风险。Child 评分并不适合非肝硬化患者,存在分值窄,经验分,影响因素多等不足。MELD 评分在轻中度肝功能损伤的方面评估能力不足。影像学肝脏体积测量,可判断肝实质病变的性质和程度,并间接推断肝脏储备功能及肝脏治疗的安全性。基于影像学检查只准确反映肝脏实际体积,间接推断肝脏储备功能,因此需结合肝脏储备功能的量化评估才能为治疗提供参考。

(2)定量评估:肝脏功能定量试验——ICG 排泄试验。一般临床上使用吲哚菁绿 15 分钟滞留率(ICG-R15)作为评估患者肝细胞功能的定量指标:ICG-R15<10%,肝功能正常;10%≤ICG-R15≤20%,肝功能轻度受损;20%<ICG-R15≤40%,肝功能中度受损;ICG-R15>40%,肝功能重度受损。ICG 排泄试验是外科肝切除或肝移植应用最广泛的定量评估肝脏储备功能的方法,肝内科也应用较多,但肝脏介入领域应用甚少。影响 ICG 排泄试验准确性的因素有肝脏血流异常、胆红素水平升高、胆汁排泌障碍或者应用血管扩张剂等。

3. 预防 TIPS 术后肝衰竭 一般情况,常用肝功能定性评估方法就可以预测 TIPS 术后肝衰竭的可能性,当然,在条件允许的情况下,包括定性和定量评估越全越好。有些特殊的患者,如肝脏体积很小、Child C 级、年龄 70 岁以上、大量腹水或胸腹水、胆红素高、严重凝血功能障碍、低钠血症、难以调整的低蛋白血症、近期大量失血、肝动脉供血相对少(门静脉供血优势型)、肝癌较大介入后肝动脉供血明显减少或大面积消融后等患者,应该进行肝功能全面评估,综合分析和判断。特别是 ICG-R15>65% 时(排除影响因素),要谨慎进行 TIPS,术中分流直径要小,降低分流量,积极预防术后肝衰竭。

4. 注意事项

(1)转氨酶升高:转氨酶主要存在于肝细胞内。丙氨酸转氨酶(ALT)主要存在于细胞质中,天冬氨酸转氨酶(AST)主要存在于细胞质的线粒体中。当肝细胞发生炎症、坏死、中毒等,造成肝细胞受损时,转氨酶便会释放到血液里,使血清转氨酶升高。1% 的肝脏细胞损害,可以使血中 ALT 的浓度增加 1 倍。因此,ALT 水平可以比较敏感地监测到肝脏是否受到损害。当细胞损伤时,ALT 首先进入血中;当细胞严重损伤、危及线粒体时,AST 也会进入血中。有些患者,肝功能基础较差,TIPS 术中又反复穿刺肝组织或分流后不能适应突然门静脉供血减少,造成局限性肝细胞的大量坏死,导致转氨酶明显升高。有的患者为重度(>400U/L),甚至达到上千,经过积极保肝治疗,会很快下降或恢复正常,一般不会产生严重后果,当然需要密切结合其他情况综合判断,如胆红素、凝血功能、白蛋白等。AST 反映肝细胞线粒体的损害,较能说明肝脏组织的破坏程度。当 AST 的值超过 ALT 时,应警惕肝功能损害明显。

(2)胆红素升高:肝细胞性黄疸是指因肝细胞受损,对胆红素的摄取、结合以及排泄发生障碍,胆红素在血中蓄积所致的黄疸。其发生机制可兼具未结合胆红素的滞留和结合胆红素的反流,当肝细胞受损而处理胆红素的能力降低时,不能将正常代谢所产生的非结合胆红素全部转化为结合胆红素,致血清非结合胆红素增加;未受损害的肝细胞仍能将非结合胆红素转化为结合胆红素输入毛细胆管,流经坏死的肝细胞时反流入血,以及肝细胞肿胀、门静脉区炎性渗出物和小胆管中胆栓的存在,都可妨碍胆汁排出,而促使结合胆红素反流入血使血清结合胆红素也升高。在 TIPS 术后胆红素的升高,与转氨酶升高相比,更能体现肝功能的损害,因为前者不单纯体现肝细胞受损,也涉及摄取、结合和排泄功能的障碍。因此,胆红素的持续增高,要十分警惕肝衰竭的可能。当术后胆红素升高时,要紧密结合术前肝脏储备功能定性和定量检测情况、术中顺利与否、是否发生并发症及其程度、术中分流量和肝内门静脉灌注量及现有的各种指标检测结果,详细综合分析和判断是一过性胆红素升高、潜在肝衰竭、肝衰竭的前兆、明确肝衰竭等,提前采取有效措施预防和治疗。

(3)介入干预时机:术后短期患者常发生黄疸和/或转氨酶升高,甚至是显著增高,必须通过分析,清醒认识是否为一过性或短暂性的,不能盲目限流或完全封堵分流道。一般情况下,综合分析后,明确是分流量过大,导致肝脏门静脉灌注显著减少引起,在急性肝衰竭前兆阶段,进行分流道限流,病情急剧进展,可考虑分流道封堵。一旦急性肝衰竭诊断明确,说明肝细胞已经有大量的坏死,肝脏储备功能已经耗尽,此时,分流道限流或封堵已经意义不大,要靠肝脏的自身修复或再生能力,以及外在辅助和药物治疗,部分患者仍然可以恢复正常。

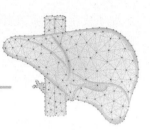

第二十一章

门静脉血栓及癌栓

第一节　门静脉血栓概况

一、基本情况

1. 门静脉系统血栓（PVT）定义　PVT 是指门静脉主干、分支、属支及其侧支血管腔内任何部位血栓形成，可并发和/或加重肝胆、胃肠系统症状，也可无任何症状。

2. 血栓性质　急性和慢性血栓的定义一直存在争议。

（1）急性门静脉血栓（acute portal vein thrombosis，APVT）：在传统观念中，根据急性腹痛的起病时间，一般 14、40、60、90 天为急性血栓，还有学者认为小于 6 个月仍然是急性血栓。腹部 CT 平扫中可见门静脉内高密度影，腹部 CT 增强显示血管充盈缺损或血栓内不规则增强，整体血管解剖形态存在，血管铸型形成（图 21-1-1）。有些患者没有明确的急性腹痛起病时间，影像学诊断

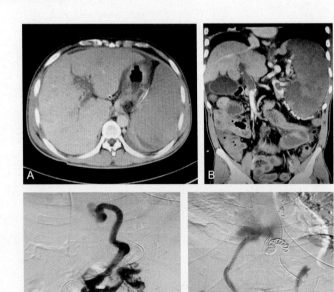

图 21-1-1　门静脉高压消化道出血，保脾断流术，术后 9 天门静脉血栓，术前腹部 CT 增强，TIPS+局部处理

术前腹部 CT 增强（图 A、B）；轴位显示门静脉分支低密度影，血栓形成，血管铸型明显，其内散在高密度，未见明显侧支形成（图 A）；冠状位显示门静脉主干低密度影，血栓形成，血管铸型明显，其内散在高密度，血管边缘有线条状高密度影，未见明显侧支形成，脾脏大，脾脏下部见低密度（图 B）；TIPS 门静脉造影（图 C、D）；分流前门静脉造影：门静脉主干及分支完全性血栓形成，脾静脉内大量血栓，肠系膜下静脉近端血栓，肠系膜上静脉血流通畅，显著静脉曲张（图 C）；分流后门静脉造影：分流道血流通畅，脾静脉内血栓显著减少，静脉曲张消失（图 D）。

十分重要,对制定治疗方案具有重要意义。

(2)临床实践中急性血栓问题:在实际临床工作中,少数患者有门静脉高压症状或肠道缺血症状,多数患者出现的门静脉血栓,并没有任何临床症状或轻微的症状,偶尔在体检、有些疾病的复查或在其他疾病的诊治过程中发现,可能发现时属于现有概念中的急性血栓的范畴。因此,影像学诊断十分重要,如CT增强显示门静脉内充盈缺损或低密度血管铸型,血管周围无侧支或少许侧支形成,血管壁不厚。

(3)慢性门静脉血栓:从临床角度来说,在急性血栓临床症状的时间窗外,就是慢性血栓,除引起门静脉高压症状或肠道缺血症状外,典型的临床症状并不多见。增强CT可见门静脉内密度减低影,门静脉系统正常解剖消失或出现门静脉系统海绵样变性或局限性海绵样变性(图21-1-2)。有些患者,并没有典型的影像学改变,需要结合临床情况综合判断。

(4)临床实践中的慢性门静脉血栓的问题:在临床诊疗过程中,从临床症状中很难判定血栓形成的时间,主要依靠影像学诊断,如CT增强显示门静脉内充盈缺损或低密度血管铸型,血管周围侧枝较多,血管壁增厚。

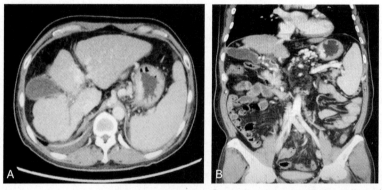

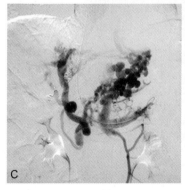 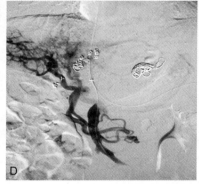 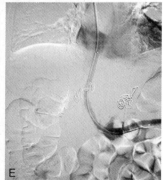

图21-1-2　肝硬化门静脉高压消化道出血,传统的门静脉慢性血栓,术前腹部CT增强,TIPS门静脉造影

术前腹部CT增强(图A、B);轴位显示肝脏结构不规则、比例失调,门静脉分支解剖结构完全消失,少许海绵样血管,脾脏增大(图A);冠状位显示门静脉主干解剖结构完全消失,少许海绵样血管,脾脏增大,脾静脉远段血流通畅(图B);TIPS门静脉造影(图C~E);分流前经脾静脉门静脉造影:门静脉主干及分支完整性闭塞,脾静脉远段闭塞,显著静脉曲张,侧支形成,部分造影剂逆行进入肠系膜下静脉,脾静脉中远段血流通畅(图C);TIPS术经已经海绵样变性的门静脉分支及主干进入远端血管,分流前经肠系膜上静脉门静脉造影:肠系膜上静脉近端闭塞,大量的侧支形成,血流主要向肝(图D);分流后经脾静脉门静脉造影:在通畅的脾静脉主干和下腔静脉之间建立分流道,分流合理,静脉曲张和侧支消失,由于肠系膜上静脉的血液主要入肝,压力无明显增高、也无腹水,无须开通肠系膜上静脉近端(图E)。

（5）门静脉海绵样变性：传统观念中，将海绵样变性纳入慢性血栓中，但在临床实践中，临床症状上难以区分，影像学上有很大区别，如 CT 增强显示血栓部位血管解剖结构完全消失，代之以侧支血管形成，是真正的海绵样变性。

（6）混合性血栓：临床上难以判断血栓的性质，但影像学上有慢性血栓、急性血栓、海绵样变性，两或三种不同性质的血栓同时存在。

（7）急慢性门静脉血栓：临床上难以判断急慢性血栓。影像学上既有已经明确慢性血栓的改变，也有急性血栓的影像学特点，如在相对解剖正常的血管内形成急性血栓或在侧支血管内形成急性血栓。增强 CT 可见局限性的海绵样变性血管和在相对解剖正常的血管内形成规则的血栓铸型或在门静脉系统海绵样变性或侧支血管内形成低密度不规则血栓铸型（图 21-1-3）。慢加急性门静脉血栓应该称之为"陈旧加新鲜门静脉血栓"。

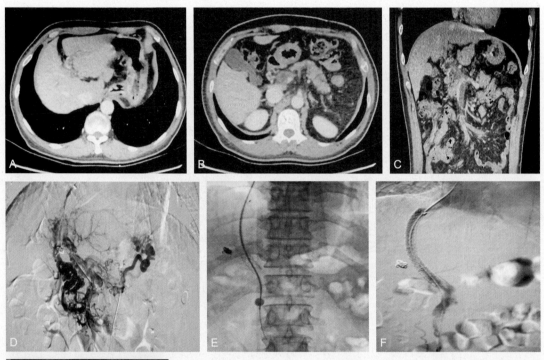

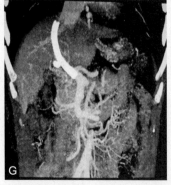

图 21-1-3 肝硬化门静脉高压消化道出血，脾切除断流术后消化道再次出血，门静脉混合性（慢、急、海绵样变性）血栓，手术前后腹部 CT 增强，TIPS 门静脉造影

术前腹部 CT 增强（图 A~C）；不同层轴位显示肝脏缩小、比例失调，门静脉分支解剖结构完全消失，少许海绵样血管，门静脉主干可见血管铸型，血管壁增厚，脾脏缺如（图 A、B）；冠状位显示门静脉主干解剖部分结构形成铸型，周围少许海绵样血管，肠系膜上静脉主干血管铸型，血管壁不厚，远端部分分支显影，血管壁增厚（图 C）；TIPS 门静脉造影（图 D~F）；分流前门静脉造影：门静脉系统血管混乱、解剖结构消失、侧支血管和静脉曲张形成（图 D）；分流前后局部处理：平片见应用闭塞球囊取栓、拉栓（图 E）；经局部处理后门静脉造影：分流道血流通畅，侧支血管及静脉曲张血管消失（图 F）；术后 6 个月腹部增强 CT：分流道血流通畅，肠系膜上静脉血栓完全消失（图 G）。

3. **门静脉血栓分型** 血栓的分型比较复杂,有各种不同的分型。分型的重要意义是制定治疗方案和指导治疗,当然,必须与临床症状和整体情况密切结合。用最简单的方法和简单的分型,解决临床的主要问题是临床医生追求的目标。笔者根据几十年 TIPS 的临床经验和对血栓的临床处理,对血栓的影像学改变进行了自己的分型:

(1)Ⅰ型,门静脉主要血管(门静脉主干、脾静脉及肠系膜上静脉主干)有血流通过(图 21-1-4、图 21-1-5)。

(2)Ⅱ型,门静脉主要血管全部或某一部分主要血管完全闭塞,有血管铸型形成,血流不能通过(图 21-1-6~图 21-1-8)。

(3)Ⅲ型,门静脉主要血管全部或某一部分海绵样变性,主要血管的基本解剖结构消失(图 21-1-9~图 21-1-11)。

二、发病情况

随着现代诊疗技术的发展和进步,东西方国家对于门静脉血栓的确诊率均有提高。国内外关于门静脉血栓的发病率报道存在着差异。在诊断标准和统计方法等方面的不同标准是构成这个差异的主要原因。

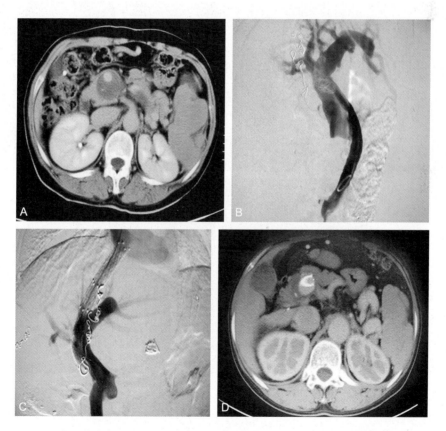

图 21-1-4 肝硬化门静脉高压消化道出血,急性门静脉血栓,手术前后腹部 CT 增强,TIPS 门静脉造影
术前腹部 CT 增强轴位显示门静脉主干巨大血栓,均匀,见血栓铸型,其内少许血流通过,脾静脉内部分血栓,脾脏稍增大(图 A);TIPS 门静脉造影(图 B、C);分流前侧位门静脉造影:门静脉主干巨大血栓,主要偏后,血流能够通过,肠系膜上静脉血流通畅(图 B);分流后正位门静脉造影:分流道血流通畅(图 C);术后 3 个月腹部增强CT:支架远端在门静脉内,血流通畅,血栓显著减少,脾静脉血流通畅,血栓消失(图 D)。

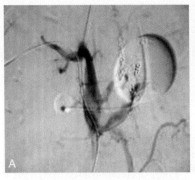
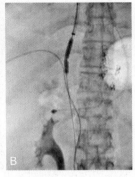
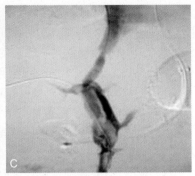

图 21-1-5　肝硬化门静脉高压消化道出血，脾切除断流术后消化道再次急性出血，压迫三腔二囊管，门静脉急性血栓，急诊经皮肝穿刺局部处理及 TIPS 门静脉造影

急诊经皮肝穿刺局部处理及 TIPS 门静脉造影（图 A~C）；经皮肝穿刺插管门静脉造影及局部处理：经碎栓、取栓后门静脉系统仍然存在大量血栓，血流能够通过，静脉曲张明显（图 A）；局部处理后不理想，进行 TIPS，应用球囊扩张预分流道（图 B）；建立 TIPS 分流道后门静脉造影：分流道血流通畅，肠系膜上静脉及门静脉主干仍然有较多血栓，支架分流道未完全扩张，预防大血栓脱落（图 C）。

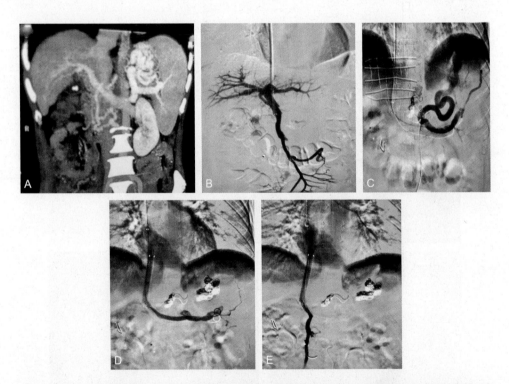

图 21-1-6　门静脉高压及区域性门静脉高压消化道出血，腹部增强 CT，脾静脉完全性慢性血栓，脾静脉支架和 TIPS 门静脉造影

腹部增强 CT 重建图像：门静脉主干及分支血流通畅，但显影较淡，有少许侧支和静脉曲张，远段脾静脉通畅、胃静脉曲张，显影密度显著增高（图 A）；脾静脉支架和 TIPS 门静脉造影（图 B~E）；分流前经肠系膜上静脉门静脉造影：肠系膜上静脉、门静脉主干及分支血流通畅，门静脉压力增高（29mmHg，图 B）；先建立分流道，再经近段闭塞的脾静脉插管门静脉造影：脾静脉中远段通畅，造影剂全部直接进入胃静脉曲张内，静脉曲张显著增粗及迂曲（术中患者大量呕血，约 2 000ml，休克状态，积极抢救），立即栓塞曲张静脉（图 C）；植入脾静脉支架后门静脉造影：脾静脉及支架分流道通畅，静脉曲张消失（图 D）；经肠系膜上静脉门静脉造影：肠系膜上静脉及支架分流道血流通畅（图 E）。

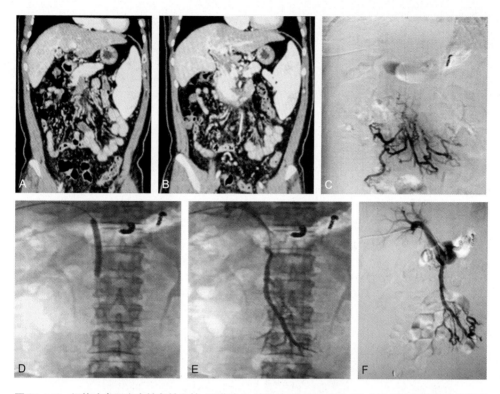

图 21-1-7　门静脉高压完全性急性血栓,肠道缺血,腹部疼痛,腹部增强 CT,经皮肝穿刺插管局部处理及门静脉造影

腹部增强 CT 不同层面的冠状位显示门静脉主干及分支内血栓形成,见铸型血管,周围少许侧支,血管壁增厚。部分肠系膜上静脉末端分支有血流,脾脏稍增大,脾静脉通畅(图 A、B);局部处理前门静脉造影:肠系膜上静脉远端部分分支显影及少许侧支,门静脉主干及分支完全闭塞(图 C);经球囊碎栓、取栓、溶栓等局部处理(图 D);经局部处理后不同阶段进行门静脉造影:由门静脉系统部分血流至肠系膜上静脉、门静脉主干及分支完全通畅,血栓基本消失(图 E、F)。

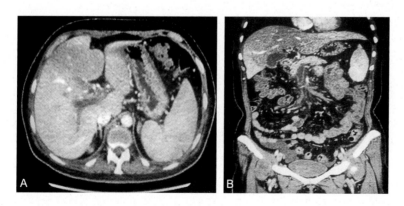

图 21-1-8　肝硬化门静脉高压,腹痛,肠道缺血,腹部增强 CT,门静脉系统完全性慢性+急性血栓,经皮肝穿刺门静脉造影、局部处理和 TIPS 门静脉造影

腹部增强 CT(图 A、B);轴位显示门静脉右支及主干近端血栓,部分血栓铸型形成,少许侧支血管,血管壁不厚肝脏结构不规则,比例失调,脾脏增大(图 A);冠状位显示门静脉主干及肠系膜上静脉血栓,血栓铸型形成,少许慢性+急性血管,血管壁增厚(图 B);

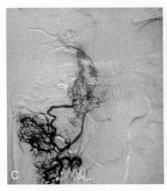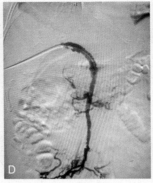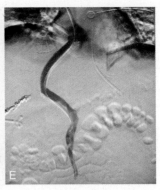

图 21-1-8（续）

经皮肝穿刺门静脉造影（图 C、D）；经肠系膜上静脉门静脉造影：门静脉系统解剖结构完全消失，肠系膜上静脉部分侧支形成，主干少许侧支，脾静脉及门静脉分支未显影（图 C）；经局部处理后门静脉造影：门静脉主干及肠系膜上静脉显影，血流通畅，侧支血管显著减少，肝内分支血管未见显影，无血流通过，由于血液不能很好地流动，很快形成完全性血栓（图 D）；TIPS 门静脉造影：建立分流道后继续局部处理，处理后肠系膜上静脉及支架分流道血流通畅，侧支血管消失（图 E）。

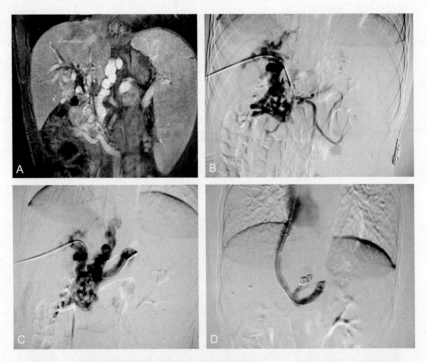

图 21-1-9　门静脉高压，门静脉高压性胆病，消化道出血，腹部增强 MR，门静脉系统海绵样变性，经皮肝穿刺门静脉造影和 TIPS 门静脉造影

腹部增强 MR：门静脉系统解剖结构完全消失，代之以海绵样变性血管，胆道扩张，脾脏显著增大（图 A）；经皮肝穿刺门静脉造影（图 B、C）；已经闭塞的门静脉主干造影：门静脉主干、分支完全闭塞、肠系膜上静脉近端闭塞，大量侧支血管形成，部分造影剂逆流至肠系膜下静脉内（图 B）；经脾静脉远端门静脉造影：脾静脉中远段血流通畅，正常解剖存在，近端闭塞，大量侧支形成，明显静脉曲张（图 C）；TIPS 门静脉造影：在脾静脉建立分流道，分流良好，侧支血管及静脉曲张消失（图 D）。

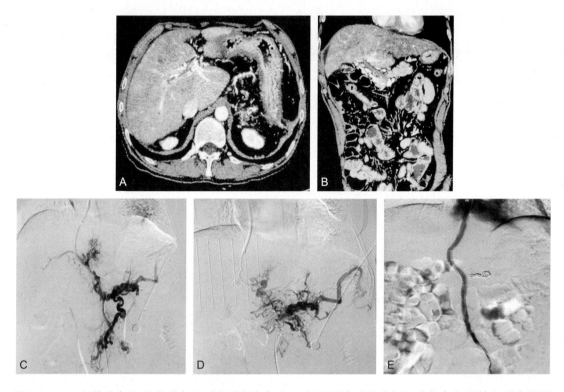

图 21-1-10　门静脉高压,消化道出血,脾切除断流术后 18 个月,再次消化道出血,腹部疼痛,肠缺血,腹部增强 CT,门静脉系统海绵样变性+急性血栓

腹部增强 CT(图 A、B);轴位显示肝内门静脉分支解剖结构完全消失,少许细小海绵样变性血管,肝脏比例失调(图 A);冠状位显示门静脉主干边缘一些海绵样血管,部分铸型形成,血管壁不厚。肠系膜上静脉解剖结构完全消失,部分细小侧支形成(图 B);TIPS 门静脉造影(图 C~E);分流前不同时期门静脉造影:门静脉系统解剖结构完全消失,不规则侧支血管形成,静脉曲张(图 C、D);分流后门静脉造影:经过分流前后的局部处理,肠系膜上静脉及支架分流道血流通畅,侧支血管及曲张静脉消失(图 E)。

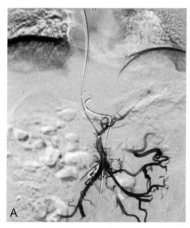
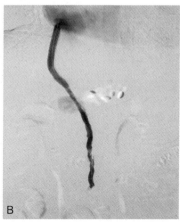

图 21-1-11　门静脉高压,消化道出血,脾切除断流术后 10 个月,再次消化道出血,腹部疼痛,肠缺血,TIPS 门静脉造影

A. 分流前门静脉造影:门静脉主干及分支完全闭塞,肠系膜上静脉中近段完全闭塞,远段充盈大量血栓,部分分支血流通畅,侧支血管形成,静脉曲张;B. 分流前后进行局部处理后,最终门静脉造影:肠系膜上静脉及支架分流道血流通畅,侧支血管及曲张静脉消失。

1. 整体情况　西方国家的报道中基于普通人群的门静脉血栓发病率在 0.05%~0.5%。发达国家,门静脉血栓占门静脉高压的 5%~10%;在发展中国家,门静脉血栓更为多见,门静脉血栓占门静脉高压患者的 40%。门静脉血栓的患病率在整体人群中为 1.1%。

2. 具体情况　肝硬化并发门静脉血栓发生率 5%~36%、脾切除术门静脉血栓发生率 6.3%~39.0%、肝移植门静脉血栓发生率为 2.1%~26%、1% 的门静脉血栓是胰腺疾病导致、约 23% 急性胰腺炎(坏死性占 57%)有门静脉血栓、7% 慢性胰腺炎有出现左侧门静脉高压,5%~10% 的门静脉血栓出现在无肝硬化患者中。

第二节　门静脉血栓诊断

一、临床诊断

1. 急性 PVT　常见症状以腹痛、腹胀、发热、乏力、食纳差、恶心、呕吐、便秘和腹泻交替、血便等消化系统功能障碍为主,严重者可出现肠坏死、腹膜炎、感染性休克的临床症状。对腹痛,特别是持续性腹痛的患者,要考虑本病的可能。常见体征有腹部膨隆,腹壁触诊较硬,可有局部或全腹部压痛、反跳痛、肌紧张,叩诊为鼓音,肠管积气明显,移动性浊音可为阳性,肠鸣音减弱或消失。

2. 慢性 PVT　常以门静脉高压的并发症为主要临床表现,如食管-胃底静脉曲张破裂出血、顽固性腹水、脾大伴脾功能亢进。

3. 门静脉海绵样变性　一般引起门静脉高压症状,此外,肝外胆道受不同程度的影响,与门静脉海绵样变血管的外压、胆管周围组织纤维化外压、局部胆管缺血结构变化等因素有关,可引起所谓的门静脉性胆管病。

4. 混合性 PVT　部分患者同时存在两种不同性质以上的血栓,根据血栓的程度,产生不同的症状。由于该类患者的复杂性,产生的症状不一,要具体情况具体分析。

5. 无症状或轻微症状的 PVT　对于门静脉血流回流影响小或不影响血流回流的血栓的患者,没有任何症状(或轻微症状)或仅有原发病变的症状,一般在体检、疾病复查、对其他疾病的诊疗过程中发现。急性、慢性、混合性血栓都存在这种情况,而且不在少数,但处理不当,可能会引起不良或严重后果。

二、影像学诊断

实验室检查无特异性,但对 PVT 形成原因、诊断、病情的变化有帮助。PVT 需要影像学明确诊断。常用的方法有超声、CT、MRI、数字减影血管造影(DSA)等。超声被认为是首选的影像学检查手段,但门静脉血流缓慢时,难以判断血栓的情况,甚至误诊血栓,同时也难以评估肝脏和血管之间的空间关系和整体情况,一般超声不作为介入治疗的标准检查。CT 及 MRI 可以全面、多角度观察肝脏整体、血栓和周围侧支的情况。DSA 是有创性的检查,目前不作为 PVT 的常规检查,多作为介入治疗的前期准备。

第三节　门静脉血栓治疗

一、总原则

根据血栓类型、多少、程度、范围、性质、侧支、临床症状、检验结果、静脉曲张、全身情况、基础疾病等制订治疗方案。

二、治疗方案

门静脉血栓的治疗非常复杂,涉及方方面面,但主要是个体化治疗。治疗方式有随访观察、抗凝、间接溶栓、局部处理、TIPS、TIPS+局部处理、TIPS(或加局部处理)联合脾动脉主干栓塞术、局部处理(或 TIPS)+外科手术、外科手术、肝移植、TIPS+放射粒子植入术等。随着影像学的发展、介入技术的进步和成熟,抗凝和介入治疗已经成为门静脉血栓的核心治疗方式。

1. 随访观察　Ⅰ型血栓中的贴壁血栓,无容易形成血栓的基础疾病,不影响门静脉血液回流,门静脉系统血流通畅。发现起 3 个月行第 1 次影像学、生化等随访,以后根据情况每 3~6 个月随访 1 次,至少随访 2 年。

2. 抗凝　抗凝治疗是门静脉血栓的基本治疗方式,临床应用广泛,如单纯抗凝治疗、与外科和介入联合治疗等。

(1)抗凝治疗基本情况:部分血栓获得良好的治疗效果,约 16.7% 的患者自发血栓溶解,低分子量肝素治疗血栓再通率超过 35%。

(2)单纯抗凝治疗:抗凝之前要排除抗凝禁忌证或对禁忌证进行处理后再抗凝。主要用于以下方面。

1)Ⅰ型血栓,无显著的门静脉高压患者(图 21-3-1)。

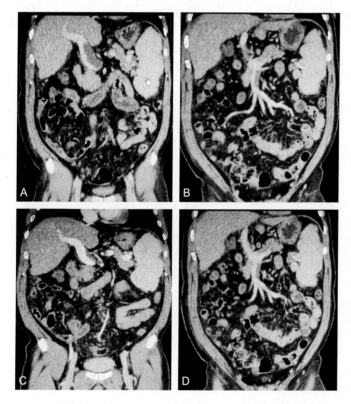

图 21-3-1　肝硬化门静脉高压,门静脉血栓,门静脉通畅,抗凝治疗前后腹部增强 CT

抗凝治疗前:不同层面的冠状位显示门静脉主干及肠系膜上静脉血栓,约占据血管直径的 2/3,血流通畅(图 A、B);抗凝治疗后 1 个月:不同层面的冠状位显示门静脉主干及肠系膜上静脉血栓显著减少,约占据血管直径的 1/3,血流通畅(图 C、D)。

2)Ⅱ型血栓,侧支血管建立良好的,无显著的门静脉高压或区域性门静脉高压患者。

3)Ⅲ型血栓,海绵样变性血管血流良好,无显著的门静脉高压或区域性门静脉高压患者。

(3)抗凝治疗注意事项:①有出血疾病或出血倾向、难以药物控制高血压、近期(7~10 天内)有过重要脏器或较大手术或严重创伤、近期有过卒中病史、严重感染、药物过敏、重度食管胃静脉曲张有出血倾向、严重的血小板减少症等禁忌抗凝,同时也要紧密结合临床情况。②抗凝治疗的策略通常是个体化的。③急性血栓抗凝治疗应尽早进行,最好在症状发作 30 天内进行。④急性非肝硬化门静脉血栓应抗凝治疗。⑤肝硬化患者同时存在出血倾向与血栓形成风险,抗凝治疗要充分考虑出血的风险。⑥慢性门静脉血栓或海绵样变性抗凝治疗存在争议。但抗凝治疗能够减少血栓再发,并不显著增加出血的风险。⑦以慢性或急性为主的血栓应尽早进行抗凝治疗。

3. 间接溶栓　经股动脉插管至肠系膜上动脉进行溶栓。主要用于Ⅰ型血栓中,肠系膜上静脉分支急性血栓。

4. 局部处理　经皮肝穿刺或经颈静脉穿刺肝内门静脉插管,进行碎栓、拉栓、取栓、溶栓,单独应用或联合应用,一般都与抗凝联合应用。主要用于以下方面:

（1）Ⅰ型血栓,导致显著门静脉高压的患者(图 21-3-2)。

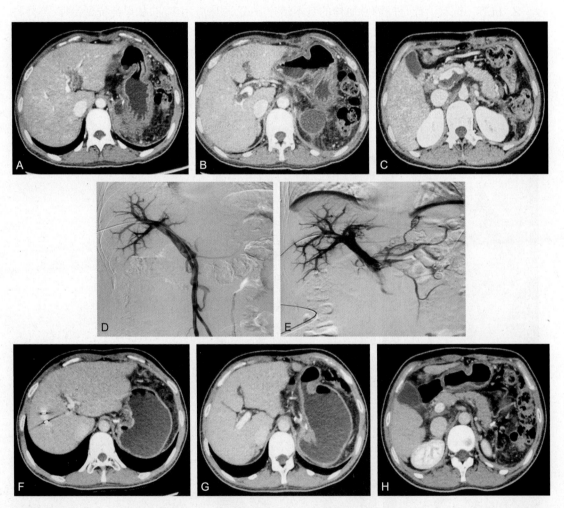

图 21-3-2　门静脉高压,消化道出血,脾切除断流术后 4 个月,复查发现门静脉血栓,食管胃中重度静脉曲张,手术前后腹部增强 CT,经皮肝穿刺局部处理及门静脉造影

术前腹部增强 CT,不同层面轴位显示门静脉左支完全性血栓,可见血管铸型,门静脉主干及右支内大部分血栓形成,有部分血流,血管解剖形态存在(图 A~C);经皮肝穿刺局部处理及门静脉造影(图 D、E);处理前:门静脉主干、右支血流通畅,其内有充盈缺损,部分被造影剂掩盖,门静脉左支完全闭塞,肠系膜上静脉血流通畅,其内均匀(图 D);处理后:门静脉主干、右支血流通畅,其内无充盈缺损,血流均匀,肝内分支增加,门静脉左支大部分通畅(图 E);术后 12 个月腹部增强 CT,不同层面轴位显示门静脉主干、左支及右支血栓完全消失,血流通畅(图 F~H)。

（2）Ⅱ型血栓，侧支血管建立不良，导致显著的门静脉高压（图21-3-3）或区域性门静脉高压或导致局部缺血症状，如肠道缺血（图21-3-4）。

5. TIPS治疗 TIPS治疗已经成为广泛性血栓或血栓导致门静脉高压症的首选治疗方式，主要应用于以下几方面。

（1）所有类型的血栓合并有门静脉高压症（无论是否为血栓导致），是TIPS适应证的患者（图21-3-5~图21-3-7）。

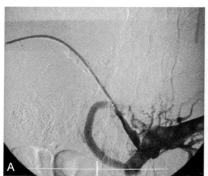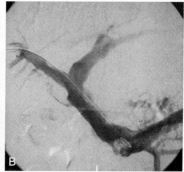

图21-3-3 门静脉高压，消化道出血，脾切除断流术后12天，急性门静脉完全性血栓，经皮肝穿刺局部处理及门静脉造影

A.局部处理前门静脉造影：门静脉主干及分支完全闭塞，无血流通过；B.局部处理后门静脉造影：门静脉主干及分支血流完全通畅，血栓消失。

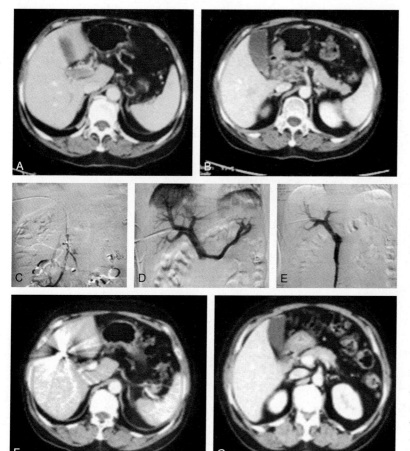

图21-3-4 门静脉完全性血栓，门静脉高压，腹部疼痛，肠缺血，手术前后腹部增强CT，经皮肝穿刺局部处理及门静脉造影

术前腹部增强CT，不同层面轴位显示门静脉主干及分支完全性血栓，可见血管铸型，少许侧支形成，门静脉主干壁增厚。肝脏结构正常，密度均匀，边缘整齐，脾脏稍微增大（图A、B）；经皮肝穿刺局部处理及门静脉造影（图C~E）；处理前：门静脉主干、分支、肠系膜上静脉及脾静脉闭塞，无血流通过，肠系膜上静脉仅一分支有血流，其末梢见少许侧支形成（图C）；处理后：门静脉主干、分支、肠系膜上静脉及脾静脉血流通畅，血栓完全消失（图D、E）；术后25个月腹部增强CT，不同层面轴位显示门静脉系统血流完全通畅，血栓完全消失（图F、G）。

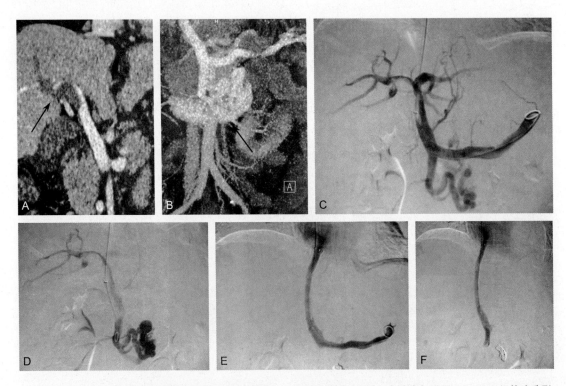

图21-3-5 门静脉高压,门静脉部分血栓,异位静脉曲张,反复消化道出血数年,术前腹部增强CT,TIPS门静脉造影

术前腹部增强CT(图A、B);冠状位显示门静脉主干近段及右支部分血栓,血流能够通过(图A);重建图像:相当于十二指肠区域见大量的静脉曲张血管团,远段门静脉主干、脾静脉及肠系膜上静脉近段显示血流通畅,解剖结构正常(图B);TIPS门静脉造影(图C~F);分流前:门静脉主干近段及右支部分血栓,血流能够通过,脾静脉通畅,较细的曲张静脉,肠系膜上静脉中远段血流大部分进入十二指肠静脉曲张内(图C、D);异位静脉曲张栓塞及分流后:门静脉主干、分支、肠系膜上静脉及脾静脉血流通畅,血栓完全消失(图E、F)。

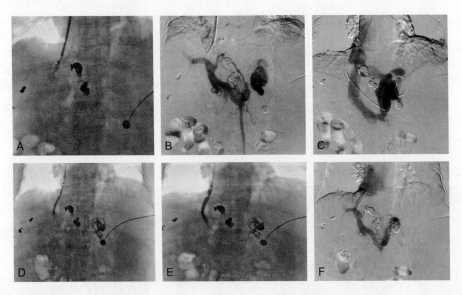

图21-3-6 门静脉高压,消化道出血,TIPS术后21个月,分流道完全闭塞,消化道再次出血,TIPS门静脉造影

原分流道已无法正常进入,穿刺原支架上段,进行支架开窗(图A);分流前门静脉造影:原分流道完全闭塞,见粗大的胃肾分流,并与食管静脉曲张相连,门静脉压力显著升高(35mmHg,图B、C);应用小球囊(直径5mm)和适当的球囊(直径8mm)扩张支架开窗部位,可见球囊压迹(图D、E);再建立分流道门静脉造影:分流道血流通畅,静脉曲张消失(图F)。

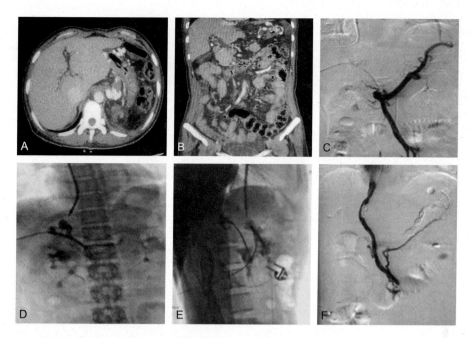

图 21-3-7 门静脉高压,消化道出血,脾切除断流术后 5 年,再次消化道出血,门静脉主干及分支海绵样变性,术前腹部增强 CT,经皮肝穿刺门静脉造影,球囊辅助下,TIPS 门静脉造影

术前腹部增强 CT(图 A、B);轴位显示门静脉分支完全闭塞,细小海绵样血管形成,解剖结构消失(图 A);门静脉主干完全闭塞,细小海绵样血管形成,解剖结构消失(图 B);经皮肝穿刺门静脉造影:门静脉主干及分支完全闭塞,肠系膜上静脉血流通畅,静脉曲张明显(图 C);经皮肝穿刺球囊辅助下,TIPS 门静脉造影(图 D~F);正侧位显示:经皮肝穿刺球囊扩张肝内及门静脉主干,TIPS 穿刺针对准球囊进行穿刺门静脉(图 D、E);建立 TIPS 分流道门静脉造影:肠系膜上静脉及支架分流道血流通畅,静脉曲张消失(图 F)。

(2)Ⅰ型、Ⅱ型血栓,导致显著的门静脉高压,局部治疗无效的患者(图 21-3-8)。

(3)Ⅲ型血栓,导致显著门静脉高压的患者。在远端大的正常血管或分支内或侧支内(一般直径≥5mm)建立分流道(图 21-3-9、图 21-3-10)。

6. TIPS+局部处理 无论是哪一类型的血栓,实施方案是 TIPS 时,为了达到建立合理分流道的目的,在血栓影响分流道血流时,在 TIPS 术前和/或术后对血栓进行局部处理(图 21-3-11)。

7. TIPS(或加局部处理)联合脾动脉主干栓塞术 Ⅱ型及Ⅲ型血栓需要进行 TIPS,脾静脉主干无法开通或开通已经没意义,同时合并区域门静脉高压和静脉曲张破裂出血(或重度静脉曲张,有出血倾向,图 21-3-12)。

8. 脾动脉主干栓塞术 Ⅱ型及Ⅲ型血栓无肠道缺血症状或无顽固性腹水(或胸腹水),脾静脉主干无法开通或开通已经没意义,同时合并区域门静脉高压和静脉曲张破裂出血(或重度静脉曲张,有出血倾向,图 21-3-13)。

9. 局部处理或 TIPS+外科手术 术前无肠道坏死,术后出现肠道坏死或局限性肠道狭窄或闭塞,导致肠梗阻,需要外科手术。主要发生在Ⅱ型血栓严重的患者(图 21-3-14、图 21-3-15)。

10. 外科手术 发现肠道坏死,立即或及时进行外科手术(图 21-3-16)。另外,肠道缺血后纤维化,导致肠道狭窄,引起肠梗阻,需要外科手术治疗。主要发生在Ⅱ型及Ⅲ型血栓严重的患者。

11. 肝移植 有肝移植适应证的患者,这三种类型都可能存在。

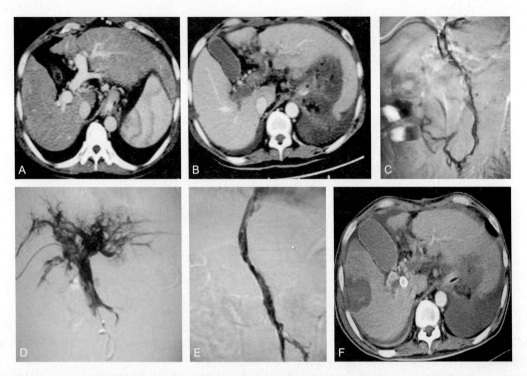

图 21-3-8 门静脉高压,消化道出血,脾切除断流术后 3 天门静脉系统完全性血栓,手术前后腹部增强 CT,随访期腹部增强 CT,经皮肝穿刺门静脉局部处理及门静脉造影,TIPS 门静脉造影

术前腹部增强 CT 轴位显示门静脉血流通畅,无血栓,脾脏增大(图 A);术后 3 天腹部增强 CT 轴位显示门静脉完全性血栓,无血流,血管铸型形成,脾脏缺如(图 B);经皮肝穿刺门静脉局部处理及门静脉造影(图 C、D);处理前门静脉造影:门静脉主干、分支及肠系膜上静脉完全性血栓,血液几乎不流动,少许侧支形成(图 C);处理过程中门静脉造影:门静脉主干及分支部分血流通畅,此时患者躁动,腹腔及消化道出血,导管脱出,及时对穿刺通道进行射频消融止血,同时进行 TIPS(图 D);TIPS 门静脉造影:建立分流道,继续局部处理,最终肠系膜上静脉及支架分流道血流通畅,仍然残留少许小血栓(图 E);术后 6 个月后腹部增强 CT:分流道血流通畅,分支内形成部分侧支血流,仍然残留较多血栓,肝右叶有一低密度区,穿刺通道射频消融止血时导致的肝组织坏死区域。患者已经生存 12 年(图 F)。

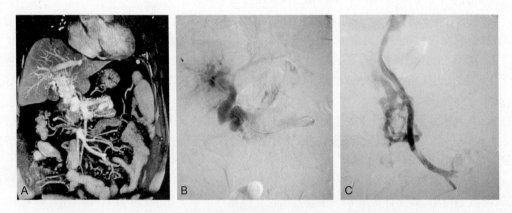

图 21-3-9 门静脉高压,消化道出血,门静脉系统海绵样变性,脾脏不大,术前腹部增强 MR,经皮肝穿刺门静脉联合 TIPS,门静脉造影

A. 术前腹部增强 MR 冠状位显示门静脉系统海绵样变性,解剖结构消失,肠系膜上静脉有一分支血流通畅;B. 脾静脉分支血管内造影:门静脉系统海绵样变性,静脉曲张,解剖结构消失;C.TIPS 门静脉造影:在肠系膜上静脉和下腔静脉之间建立分流道,分流道血流通畅,静脉曲张消失,仍然有部分侧支血管血流入肝。

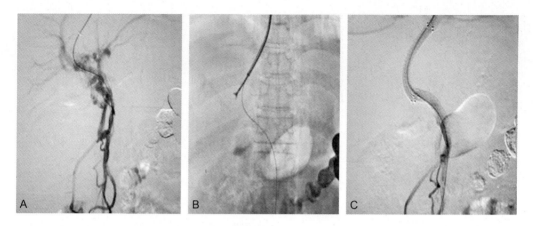

图 21-3-10　门静脉高压,消化道出血,脾切除断流术后 2 年门静脉系统海绵样变性,消化道再次出血,TIPS 预分流道肝组织活检,门静脉造影

A.肠系膜上静脉分支门脉造影:肝内门静脉右上支结构及血流正常,其他分支、门静脉主干、肠系膜上静脉主干及部分分支海绵样变性,解剖结构消失,静脉曲张;B.应用活检钳对预分流道进行肝组织活检;C.分流后门静脉造影:分流道血流通畅,侧支血管基本消失,静脉曲张消失。

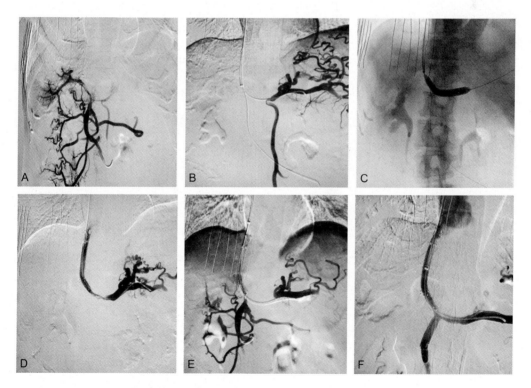

图 21-3-11　门静脉高压,门静脉血栓,消化道出血,腹部疼痛,肠缺血,TIPS 门静脉造影

A.肠系膜上静脉门静脉造影:肠系膜上静脉近段、门静脉主干及分支完全闭塞,肠系膜上静脉侧支形成;B.脾静脉门静脉造影:脾静脉近端、门静脉主干及分支完全闭塞,门静脉侧支及静脉曲张形成,肠系膜下静脉逆行显影;C.应用球囊扩张脾静脉近端;D.建立分流道,脾静脉造影:脾静脉造影近段血流较差,支架分流道血流通畅,脾静脉远端仍然有明显静脉曲张;E.局部处理后门静脉造影:肠系膜上静脉及脾静脉近段仍然呈闭塞状态,支架分流道几乎没有血流;F.肠系膜上静脉及脾静脉近段植入支架后门静脉造影:肠系膜上静脉、脾静脉及支架分流道血流通畅,静脉曲张及侧支消失。

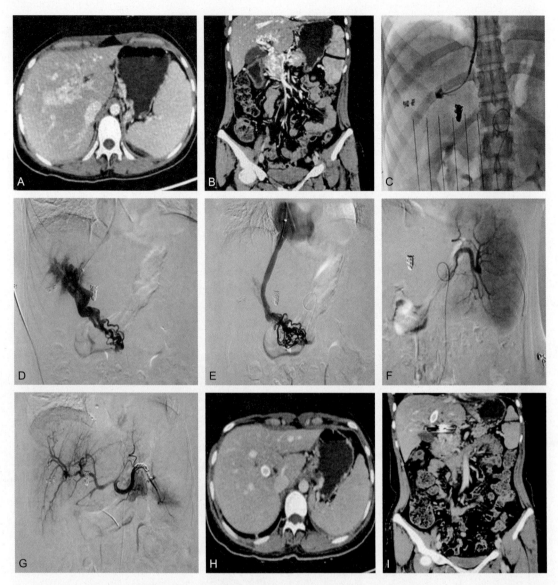

图 21-3-12 门静脉高压,门静脉血栓,消化道出血,腹部疼痛,肠缺血,手术前后腹部增强 CT,TIPS 门静脉造影,脾动脉主干栓塞术

术前腹部增强 CT(图 A、B);轴位显示门静脉分支完全闭塞,解剖结构消失,代之以海绵样变性血管,肝脏结构、比例较好(图 A);冠状位显示门静脉主干、脾静脉及肠系膜上静脉完全闭塞,解剖结构消失,代之以海绵样变性血管,门静脉主干近端偏外有一相对较大的侧支血管形成(图 B);TIPS 门静脉造影(图 C~E);侧支血管结构不合理,需要"双弯"技术穿刺(图 C);侧支血管造影:侧支血管血流通畅,其远端主要是多数小的侧支血管组成,侧支血管压力为 29mmHg(图 D);侧支血管内建立分流道造影:分流道血流通畅,大部分侧支血管消失,侧支血管压力降至 16mmHg(图 E);脾动脉造影及主干栓塞术(图 F、G);造影:脾脏增大,脾动脉增粗,分支增多(图 F);主干栓塞术后造影:脾动脉主干末端及二级以下分支绝大部分不显影,脾上级及下级一小分支显影,部分胰腺血管显影,肝动脉显影正常(图 G);术后 7 天腹部增强 CT 不同位置:分流道血流通畅,脾脏未见坏死,体积较术前稍有缩小(图 H、I)。

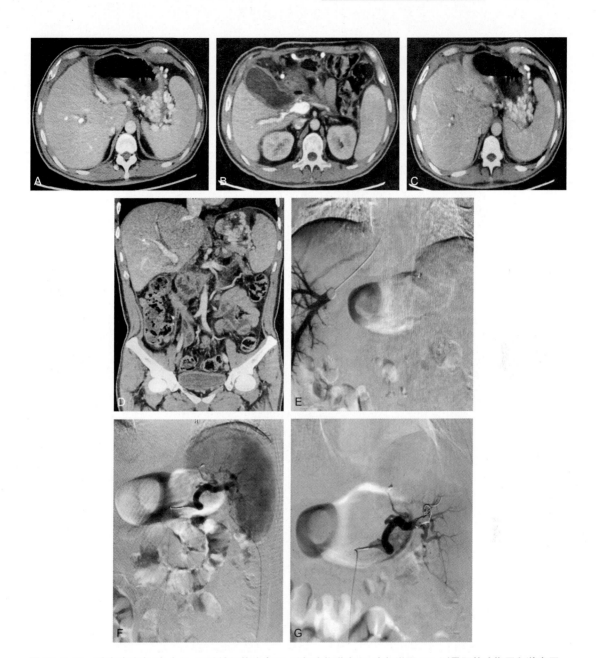

图 21-3-13　重症胰腺炎 23 个月,区域性门静脉高压,反复消化道出血,腹部增强 CT,测量肝静脉楔压和游离压,脾动脉主干栓塞术

腹部增强 CT(图 A~D);不同层面的轴位显示门静脉左右支及门静脉主干血流通畅,脾门区域显著集聚小的海绵样变性血管,脾静脉主干解剖结构完全消失,脾脏增大(图 A~C);冠状位显示胃部区域显著静脉曲张(图 D);经颈静脉测量肝右静脉楔压和游离压,测量后计算 HVPG 4mmHg(图 E);脾动脉主干栓塞前后造影:脾动脉主干及分支增粗,脾脏增大,栓塞脾动脉主干末端,造影显示脾动脉分支显著减少,术后胃静脉曲张,由重变轻,术后 35 个月无消化道出血(图 F、G)。

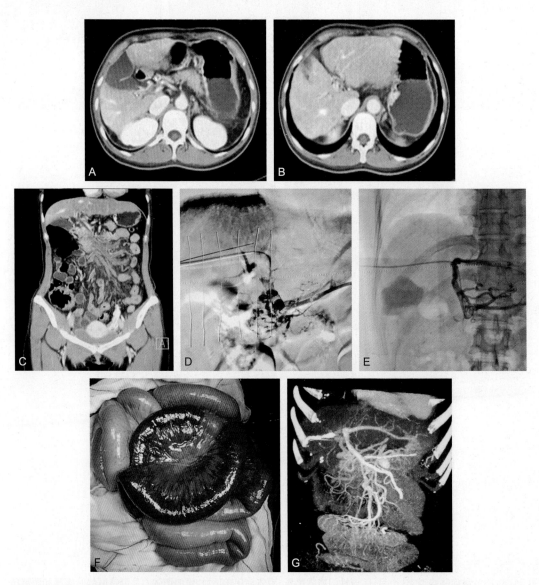

图 21-3-14 门静脉高压,消化道出血,脾切除断流术后 15 个月,门静脉血栓,腹部疼痛,肠道缺血,手术前后腹部增强 CT,经皮肝穿刺局部处理及门静脉造影

术前腹部增强 CT(图 A~C);轴位显示门静脉分支完全闭塞,解剖结构消失,少许侧支形成,肝脏结构比例失调(图 A、B);冠状位显示门静脉主干、肠系膜上静脉完全闭塞,可见部分血管铸型,血管壁增厚(图 C);经皮肝穿刺局部处理及门静脉造影(图 D、E);处理前门静脉造影:门静脉主干、分支及肠系膜上静脉完全闭塞,解剖结构消失,少许侧支形成(图 D);处理后门静脉造影:门静脉主干、左支及残留脾静脉绝大部分血管恢复血流,此时,考虑肠道坏死的可能,急诊进行剖腹探查术(图 E);剖腹探查术:术中发现小肠坏死,约 1.1m(图 F);术后 18 个月腹部增强 CT 重建图像:门静脉主干、左支、肠系膜上静脉及侧支血管、残留脾静脉血管恢复血流,现在已经生存 11 年(图 G)。

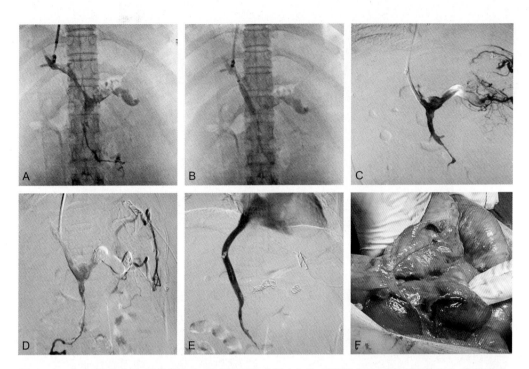

图 21-3-15 门静脉高压,消化道出血,脾切除断流术后4个月,门静脉血栓,消化道再次出血,腹部疼痛,肠道缺血,TIPS 门静脉造影,剖腹探查术

TIPS 门静脉造影(图 A~E);分流前门静脉造影:门静脉系统完全性血栓(包括残留脾静脉),未见明显侧支形成(图 A);对血栓进行局部处理和栓塞残留脾静脉:门静脉造影显示残留脾静脉远端见大量静脉曲张和侧支,闭塞残留脾静脉,对血栓进一步处理(图 B~D);分流后门静脉造影:肠系膜上静脉及支架分流道血流通畅,残留的脾静脉未显影,术后5天考虑有肠道坏死(图 E);剖腹探查术:部分肠道坏死,穿孔。术后已经生存6年(图 F)。

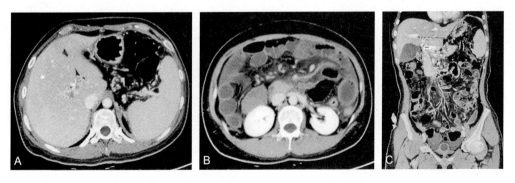

图 21-3-16 门静脉高压,门静脉血栓,腹部疼痛,肠道缺血、坏死,腹部增强 CT,剖腹探查术

术前腹部增强 CT(图 A~D);不同层面轴位显示门静脉主干及分支完全闭塞,解剖结构消失,少许海绵样血管,肝脏结构尚好,脾脏增大,肠壁增厚(图 A、B);不同剖面冠状位显示门静脉主干、脾静脉、肠系膜上静脉主干完全闭塞,解剖结构消失,无血管铸型,肠系膜上静脉少部分分支有血流,肠壁增厚,少量腹水(图 C、D);剖腹探查术:部分肠道变黑,肠道坏死;部分肠道处于缺血状态(图 E)。

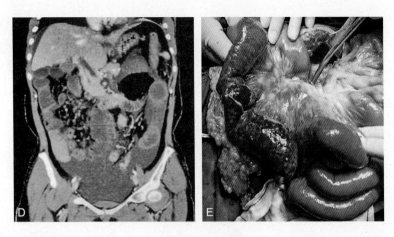

图 21-3-16（续）

12. 肝移植后门静脉血栓的处理 根据血栓的程度和性质采取不同的方式（图 21-3-17）。

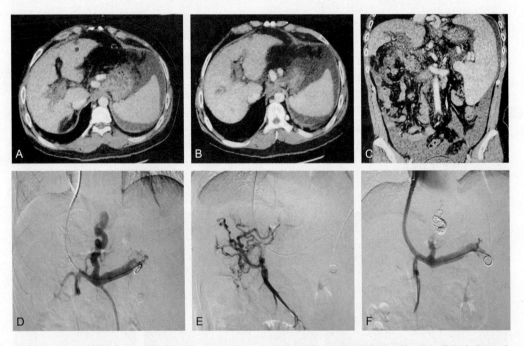

图 21-3-17 门静脉高压，门静脉血栓，消化道出血，肝移植术后 9 个月，门静脉血栓，消化道再次出血，腹部疼痛，肠道缺血，TIPS 门静脉造影

TIPS 术前腹部增强 CT（移植肝脏，图 A~C）；不同层面轴位显示门静脉分支完全性血栓，未见明显侧支形成（图 A、B）；冠状位显示门静脉主干完全性血栓，脾脏增大，腹水（图 C）；TIPS 门静脉造影（图 D~F）；经脾静脉门静脉造影：门静脉主干、分支、脾静脉近段闭塞，脾静脉中远段血流通畅，静脉曲张明显，造影剂逆流入肠系膜下静脉（图 D）；经肠系膜上静脉门静脉造影：门静脉主干、分支、肠系膜上静脉近段完全闭塞，侧支血管形成（图 E）；分流后门静脉造影：肠系膜上静脉、脾静脉及支架分流道血流通畅，静脉曲张及侧支血管消失（图 F）。

13. **门静脉癌栓放射粒子植入术**　门静脉癌栓发生率 44.0%~62.2%,另有报道 40.0%~90.2%。门静脉主干癌栓是晚期肝癌的重要并发症,自然生存期仅 2.7~4.0 个月。门静脉癌栓可导致门静脉高压、肝功能恶化、肝内广泛转移、术后复发。门静脉癌栓治疗方法很多,如外科手术、外科手术联合动脉-门静脉化疗/栓塞治疗/TACE、TACE、TACE+门静脉栓塞术(portal vein embolization,PVE)、消融术、TACE 联合射频消融术(radiofrequency ablation,RFA)、全身化疗、分子靶向治疗、放疗、放疗与 TACE 联合、癌栓内无水酒精注射、高强度聚焦超声消融术、高强度聚焦超声治疗(high intensity focused ultrasound therapy,HIFU therapy)+TACE+PVE 等。近些年来,放射粒子植入术治疗门静脉癌栓取得较好的效果。根据经验并结合文献报道,粒子植入主要有以下方式。

（1）TIPS+放射粒子植入术:门静脉癌栓合并门静脉高压症,有 TIPS 适应证的患者(图 21-3-18~图 21-3-20)。

（2）门静脉支架+放射粒子植入术:门静脉近远端大分支或侧支血流通畅,门静脉中间部位癌栓,同时导致门静脉高压的患者(图 21-3-21、图 21-3-22)。

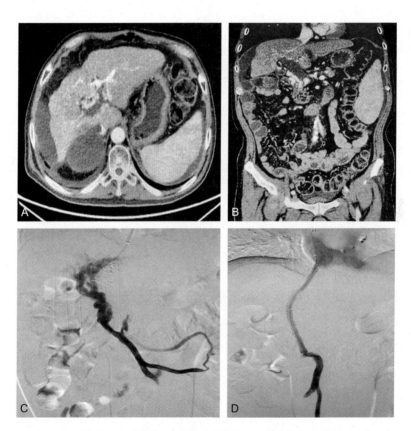

图 21-3-18　肝癌门静脉癌栓,肝硬化门静脉高压,腹部疼痛,肠道缺血,腹部增强 CT,TIPS 门静脉造影+放射粒子条植入术
腹部增强 CT(图 A、B);轴位显示肝内门静脉分支癌栓,少许侧支形成,少量腹水(图 A);冠状位显示门静脉主干内癌栓,少许侧支形成(图 B);TIPS 门静脉造影+放射粒子条植入术(图 C、D);分流前门静脉造影:门静脉主干、分支、肠系膜上静脉近端闭塞,侧支血管形成(图 C);分流后门静脉造影:肠系膜上静脉及支架分流道血流通畅,支架旁门静脉主干癌栓内见放射粒子条,侧支血管消失(图 D)。

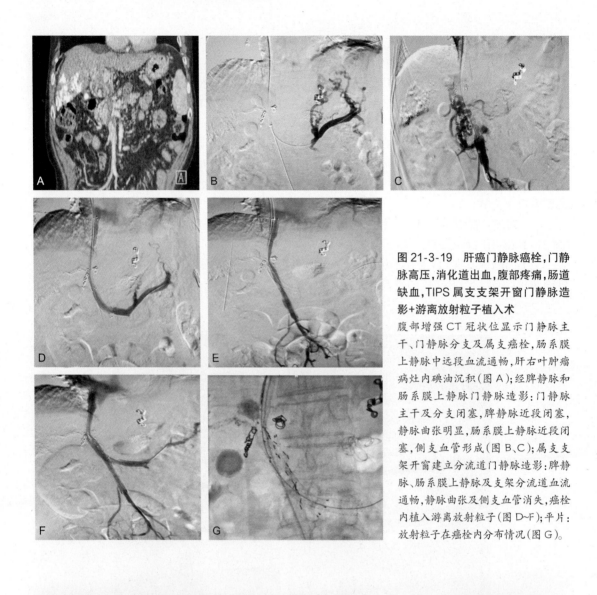

图21-3-19 肝癌门静脉癌栓,门静脉高压,消化道出血,腹部疼痛,肠道缺血,TIPS属支支架开窗门静脉造影+游离放射粒子植入术

腹部增强CT冠状位显示门静脉主干、门静脉分支及属支癌栓,肠系膜上静脉中远段血流通畅,肝右叶肿瘤病灶内碘油沉积(图A);经脾静脉和肠系膜上静脉门静脉造影:门静脉主干及分支闭塞,脾静脉近段闭塞,静脉曲张明显,肠系膜上静脉近段闭塞,侧支血管形成(图B、C);属支支架开窗建立分流道门静脉造影:脾静脉、肠系膜上静脉及支架分流道血流通畅,静脉曲张及侧支血管消失,癌栓内植入游离放射粒子(图D~F);平片:放射粒子在癌栓内分布情况(图G)。

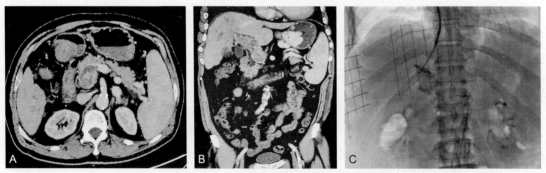

图21-3-20 肝癌门静脉癌栓,门静脉高压,消化道出血,TIPS门静脉造影,放射粒子条+游离放射粒子植入术

腹部增强CT轴位及冠状位显示门静脉主干及分支内癌栓,呈膨胀性生长,其内少许不规则增强(图A、B);TIPS门静脉造影,放射粒子条+游离放射粒子植入术(图C~F);平片:穿刺针穿过Glisson鞘进入肝内门静脉(图C);

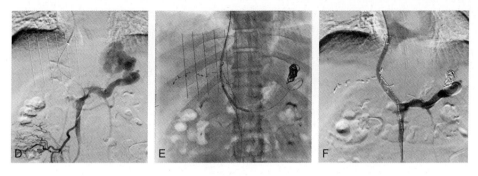

图 21-3-20（续）

经肠系膜上静脉门静脉造影：门静脉主干及分支闭塞，肠系膜上静脉血液进入脾静脉，再进入静脉曲张内，肠系膜上静脉少许侧支血管（图 D）；门静脉主干及属支癌栓内植入放射粒子条、分支癌栓内植入游离放射粒子，栓塞曲张静脉，扩张脾静脉近段（图 E）；分流后门静脉造影：肠系膜上静脉、脾静脉及分流支架血流通畅，静脉曲张及侧支血管消失（图 F）。

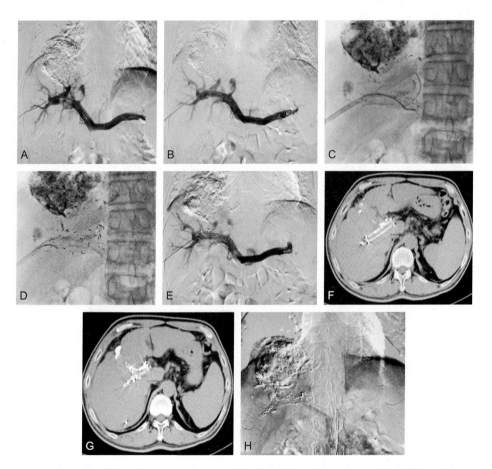

图 21-3-21　肝癌门静脉癌栓，门静脉高压，经皮肝穿刺门静脉造影及支架植入术，游离放射粒子植入术，术后腹部增强 CT 和间接门静脉造影复查

门静脉支架植入前后门静脉造影：门静脉主干近端和左右分支开口部位癌栓，血流能够通过，门静脉压力增高（26mmHg），植入支架后，门静脉血流通畅，门静脉压力下降（17mmHg，图 A、B）；两根导管分别置入门静脉主干和分支癌栓内，肝右叶巨大肿瘤内沉积碘油（图 C）；经过两根导管分别向门静脉主干及分支癌栓内植入游离放射粒子，在癌栓内粒子分布良好，门静脉造影显示血管仍然通畅（图 D、E）；术后 12 个月腹部增强 CT：门静脉支架血流通畅，癌栓内放射粒子分布良好，癌栓消失（图 F、G）；间接门静脉造影：门静脉及支架血流通畅，放射粒子分布良好（图 H）。

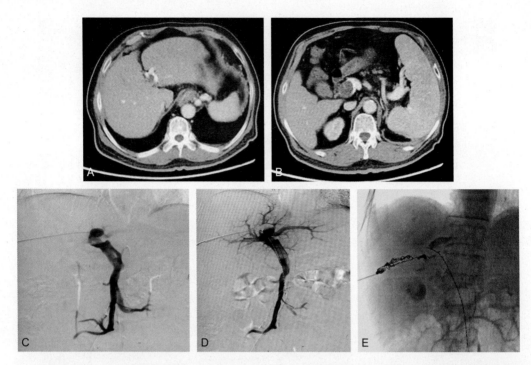

图 21-3-22　肝癌门静脉癌栓，门静脉高压，腹部增强 CT，经皮肝穿刺门静脉造影及支架植入术，放射粒子条植入术，游离放射粒子植入术

腹部增强 CT 不同层面轴位显示门静脉主干及分支内癌栓，血液能够通过(图 A、B)；经皮肝穿刺门静脉造影及支架植入术，放射粒子条植入术，游离放射粒子植入术(图 C~E)；门静脉造影：门静脉主干及分支充盈缺损，血流能够通过(图 C)；植入支架和粒子门静脉造影：门静脉血流通畅，门静脉分支明显增加，粒子条完全覆盖主干和部分分支癌栓(图 D)；平片：清晰显示粒子条和植入门静脉分支内的游离放射粒子的位置，弹簧圈栓塞穿刺通道(图 E)。

（3）门静脉支架+放射粒子植入术+支架开窗 TIPS：门静脉支架+放射粒子植入术后导致门静脉高压，有 TIPS 适应证的患者(图 21-3-23)。

（4）放射粒子植入术：门静脉分支和/或门静脉主干或属支癌栓，导致这些血管的闭塞或血流能够通过，没有临床特殊症状(如消化道出血、腹水、梗阻性黄疸、肝衰竭等)的患者(图 21-3-24、图 21-3-25)。

（5）TIPS+放射粒子植入术联合下腔静脉支架+放射粒子植入术：用于门静脉癌栓合并门静脉高压，有 TIPS 适应证，同时合并下腔静脉癌栓(甚至已经延伸至右心房)的患者(图 21-3-26)。

（6）应用上述 5 种治疗方式治疗癌栓。

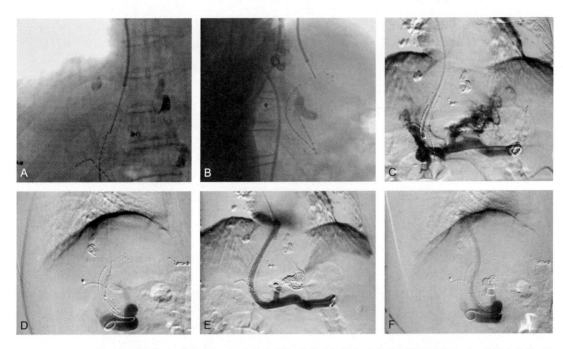

图 21-3-23　肝癌门静脉癌栓,门静脉高压,经皮肝穿刺门静脉支架植入术和放射粒子条植入术,术后 3 个月,门静脉支架闭塞,消化道出血,支架开窗 TIPS 门静脉造影

平片正侧位可见 TIPS 穿刺针穿刺支架上端(图 A、B);支架开窗后置入导管门静脉正侧位造影:支架和门静脉主干完全闭塞,少许侧支形成,显著静脉曲张(图 C、D);建立分流道后正侧位门静脉造影:分流道血流通畅,静脉曲张消失(图 E、F)。

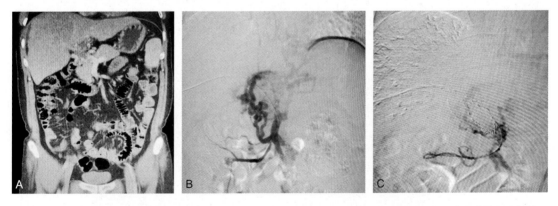

图 21-3-24　肝癌门静脉癌栓,门静脉高压,手术前后腹部增强 CT,经皮肝穿刺门静脉造影,癌栓内游离放射粒子植入术

术前腹部增强 CT 冠状位显示门静脉主干及分支癌栓,肠系膜上静脉血流通畅(图 A);经皮肝穿刺门静脉造影:门静脉主干、分支及肠系膜上静脉近端闭塞,侧支血管形成明显(图 B);门静脉主干及分支癌栓内植入游离放射粒子,粒子分布良好,与癌栓形态一致(图 C、D);术后 6 个月腹部增强 CT 冠状位显示放射粒子在癌栓内分布良好,癌栓明显缩小,肝癌病灶内有碘油沉积(图 E)。

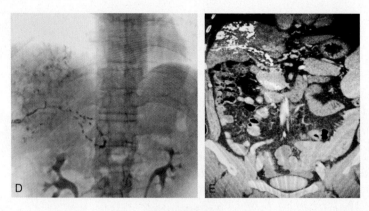

图 21-3-24(续)

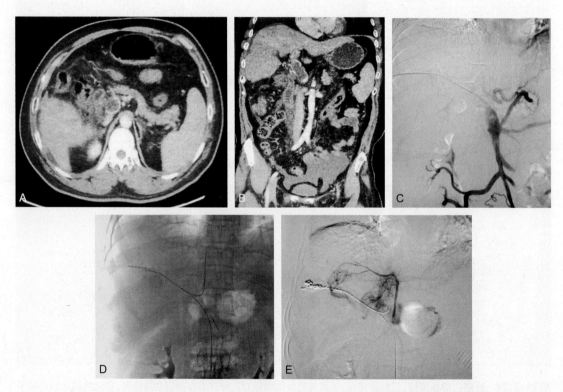

图 21-3-25 肝癌门静脉癌栓,门静脉高压,术前腹部增强 CT,经皮肝穿刺门静脉造影,癌栓内放射粒子条植入术
术前腹部增强 CT 轴位和冠状位显示门静脉主干及分支癌栓,并延伸至肠系膜上静脉主干内,脾脏无明显增大(图 A、B);经皮肝穿刺门静脉造影:门静脉主干、分支闭塞,肠系膜上静脉中上段充盈缺损,造影剂逆流至脾静脉内,可见静脉曲张和少许侧支血管(图 C);平片:清晰显示门静脉主干、分支及肠系膜上静脉内植入的粒子条(图 D);肝动脉造影:显示肝癌肿瘤血管及分布,以及粒子条的位置(图 E)。

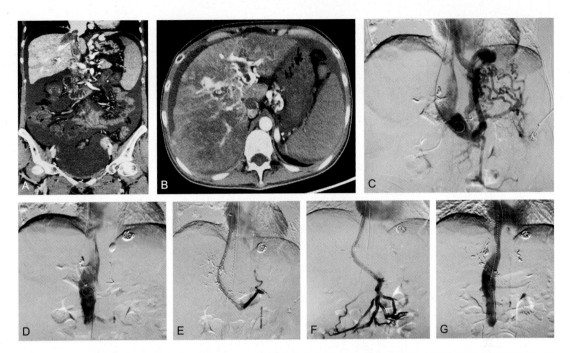

图 21-3-26　肝癌门静脉癌栓合并门静脉高压、下腔静脉及右心房癌栓、肝静脉癌栓,门静脉高压,消化道出血,术前腹部增强 CT,TIPS 门静脉造影,门静脉及下腔静脉癌栓内放射粒子植入术

术前腹部增强 CT 冠状位和轴位显示下腔静脉及肝静脉癌栓,并突入右心房,门静脉主干及分支癌栓,动脉-门静脉瘘,大量腹水,脾脏稍增大(图 A、B);TIPS 门静脉造影:门静脉主干及分支未显影,造影剂进入肠系膜下静脉、静脉曲张内及侧支血管内,并与下腔静脉有交通,脾静脉显影(图 C);下腔静脉造影:下腔静脉肝段充盈缺损,变细,仅有少许造影剂通过,下腔静脉远段侧支血管形成(图 D);TIPS+游离放射粒子,门静脉造影:支架分流道、脾静脉及肠系膜上静脉血流通畅,侧支血管及曲张静脉基本消失,见粒子的位置(图 E、F);建立 TIPS 前,先植入下腔静脉支架及下腔静脉粒子条,下腔静脉造影显示:下腔静脉完全通畅,粒子条位置良好,侧支血管基本消失(图 G)。

三、门静脉血栓(根据笔者的分型)治疗路线图(图 21-3-27~图 21-3-29)

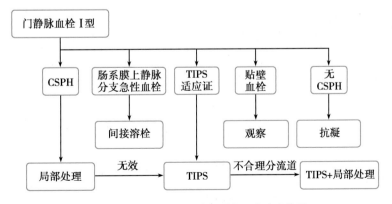

图 21-3-27　门静脉血栓分型 I 及治疗路线图

CSPH. clinically significant portal hypertension,临床显著性门静脉高压。

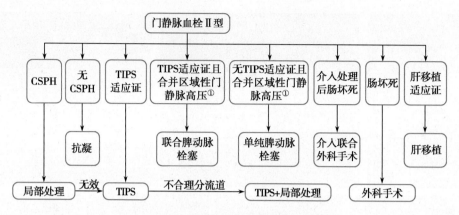

图 21-3-28 门静脉血栓分型 II 及治疗路线图
①脾静脉无法开通或开通后无意义。

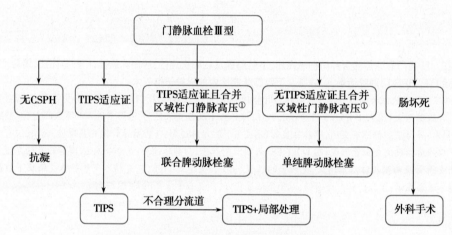

图 21-3-29 门静脉血栓分型 III 及治疗路线图
①脾静脉无法开通或开通后无意义。

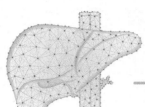

第二十二章

TIPS 专家共识的临床实践经验

一、《中国门静脉高压经颈静脉肝内门体分流术临床实践指南》

(原文略)

二、门静脉高压的概念

门静脉高压是一组由门静脉压力持久增高引起的综合征,是由急、慢性肝病或相关疾病导致的结果。正常门静脉压力 13~24cmH$_2$O(9.8~18.0mmHg),平均 18cmH$_2$O。门静脉高压为 HVPG>5mmHg 或 PVP>14mmHg,特别注意的是 HVPG<5mmHg 不等于没有门静脉高压。肝硬化门静脉高压大约占80%,非肝硬化门静脉高压约占20%。部分同一个患者肝硬化与非肝硬化门静脉高压联合存在,可能互为因果。关于非肝硬化门静脉高压的诊断,是否病理学上排除肝硬化或临床+影像学诊断就可成立,需要探讨和深入研究。

三、临床症状

TIPS 能够合理缓解门静脉压力,解决的核心症状主要是门静脉高压导致的消化道出血、腹水或胸腹水等,但除此之外,在临床工作中常遇到核心问题:淤血性黄疸、门静脉系统完全性血栓、肠道缺血、自发分流性脑病等,可能也需要 TIPS 解决。

1. **淤血性黄疸** 主要发生在肝窦阻塞综合征、肝小静脉闭塞病、肝静脉广泛性闭塞型巴德-吉亚利综合征(图 22-0-1)、急性(或慢加急性)门静脉系统广泛性血栓(图 22-0-2)、急性完全性血栓(图 22-0-3)、分流道急性堵塞(图 22-0-4)的患者,甚至导致重度黄疸。根据肝功能储备、黄疸程度、门静脉压力等情况,建立合理的分流道,宜小不宜大,一般选用直径 7mm 或 8mm 的覆膜支架,效果良好,绝大部分患者黄疸恢复正常或显著缓解。

2. **门静脉系统完全性血栓** 一部分患者临床症状并不特殊,在抗凝和局部处理效果不理想的情况下,考虑患者的长期疗效,需要进行 TIPS 和局部处理血栓,最终建立合理的分流道。

3. **肠道缺血** 有时门静脉广泛血栓或显著门静脉高压合并肠系膜上静脉严重血栓,引起肠道缺血,甚至导致动力性肠梗阻,需要进行 TIPS,同时对肠系膜上静脉血栓进行局部处理,预防肠道坏死,恢复肠道动力。

4. **自发分流性脑病** 一部分患者没有门静脉高压症症状(如消化道出血、顽固性腹水等)合并反复发作肝性脑病;另一部分患者有门静脉高压症症状合并反复发作肝性脑病

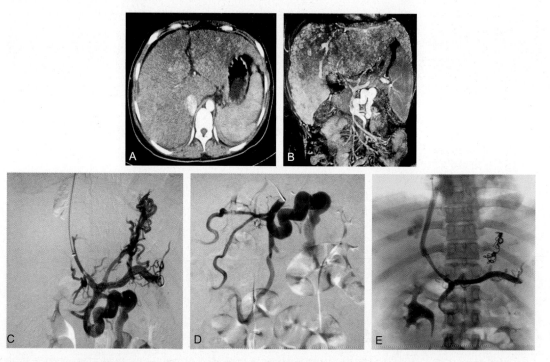

图 22-0-1 肝静脉广泛闭塞型巴德-吉亚利综合征,门静脉高压静脉曲张及移位静脉曲张破裂出血,重度黄疸,腹部增强 CT,TIPS 门静脉造影

腹部增强 CT(图 A、B):轴位显示肝脏饱满,体积增大,不均匀增强,门静脉未见显示,脾脏稍增大(图 A);冠状位显示肝脏增大,不均匀增强,门静脉未见显示,脾静脉、肠系膜上静脉及分支较细,显影较淡,肠系膜上静脉见一粗大的静脉曲张,显影很浓(图 B);TIPS 门静脉造影(图 C~E);经脾静脉门静脉造影:门静脉主干(直径约 3mm)及分支很细,少许侧支,脾静脉不粗,静脉曲张明显,造影剂逆流至肠系膜上静脉主干及粗大的异位静脉曲张内,肠系膜上静脉分支未显影(图 C);经肠系膜上静脉门静脉造影:门静脉主干未显示,造影剂完全逆流进入粗大的异位静脉曲张内及肠系膜上静脉少许分支和侧支内(图 D);分流后门静脉造影:建立合理分流道,分流道血流通畅,曲张静脉及侧支消失(图 E)。

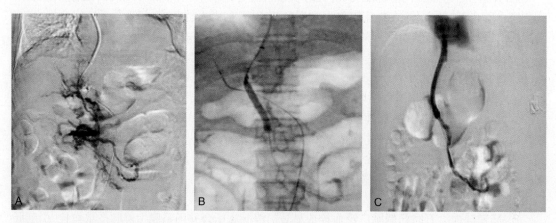

图 22-0-2 门静脉高压,消化道出血,脾切除断流术后,门静脉广泛性血栓(混合性血栓),重度黄疸,腹痛,肠道缺血,TIPS 门静脉造影

A. 肠系膜上静脉造影:门静脉主干、分支、肠系膜上静脉广泛性血栓,解剖结构完全消失,少许侧支形成;B. 局部处理:应用球囊碎栓及扩张预分流道,局部溶栓;C. 分流后门静脉造影:分流前局部处理,分流后继续局部处理,最终肠系膜上静脉及支架分流道通畅,侧支血管消失。

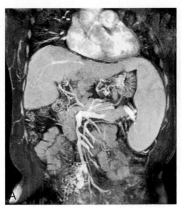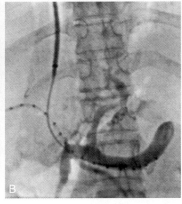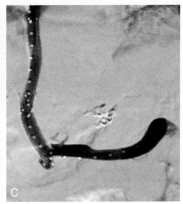

图 22-0-3　门静脉高压,急性门静脉完全性血栓,消化道出血,重度黄疸,腹部增强 CT,TIPS 门静脉造影

A.腹部增强 CT 冠状位显示门静脉及分支完全闭塞,肠系膜上静脉及脾静脉血流通畅,脾脏增大;B.经皮肝穿刺对血栓局部处理后,效果不理想。经 TIPS 途径门静脉造影显示肠系膜上静脉及脾静脉血流通畅,静脉曲张明显;C.分流后门静脉造影:支架分流道、肠系膜上静脉及脾静脉血流通畅,静脉曲张消失。

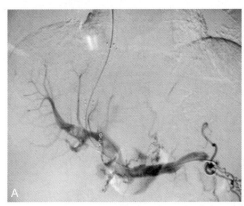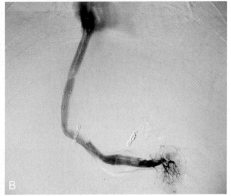

图 22-0-4　骨髓增生性疾病,门静脉高压,消化道出血,TIPS 术后急性门静脉及支架分流道完全性血栓,重度黄疸,分流道血栓局部处理及门静脉造影

A.处理前门静脉造影:支架分流道完全闭塞,门静脉主干及分支大量血栓,脾静脉部分血栓;B.处理后门静脉造影:支架分流道完全通畅,门静脉主干及脾静脉血栓完全消失。

(图 22-0-5);第一种情况,可以经皮肝穿刺分流道栓塞术,栓塞后门静脉压力显著增加的,应该进行 TIPS;第二种情况中有门静脉高压症状的患者直接进行 TIPS+分流道栓塞术(图 22-0-6);栓塞分流道要彻底,以分流道完全闭塞,无或基本无血流通过为理想状态(图 22-0-7)。

四、术中

术中操作要点包括准确选择近远端穿刺点、穿刺点定位、器械控制、穿刺方式、控制风险、风险处理、球囊及支架直径和长度的选择、支架准确定位和搭配、建立合理分流道等。总之,通过一系列规范和细致操作,目的就是降低术中和术后风险,建立合理的分流道,提高患者的长期疗效。主治医生必须掌握手术操作要点。否则,不规范、没有掌握要领的手术操作可能会导致一些患者短期内出现问题,甚至在术中或术后住院期间便出现问题,不但造成手术无效,还可能给后续治疗带来困难乃至危及生命,这样的情况并不少见。

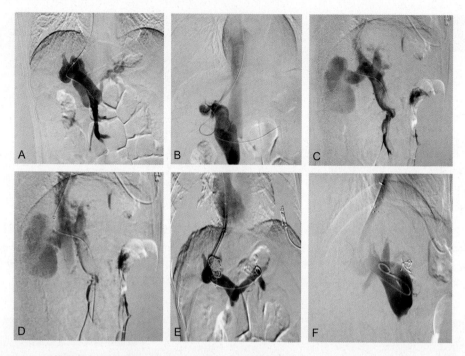

图 22-0-5 门静脉高压,消化道出血,反复发作自发分流性肝性脑病,TIPS,封堵自发性分流道,门静脉造影

经颈静脉经肝穿刺门静脉,插管至脾静脉近端造影显示:造影剂经门静脉右支连接粗大侧支静脉,见曲张静脉(图 A);正侧位造影显示:造影剂通过粗大的侧支至下腔静脉(图 B、C、D);分流后静脉曲张及粗大侧支消失(图 E、F)。

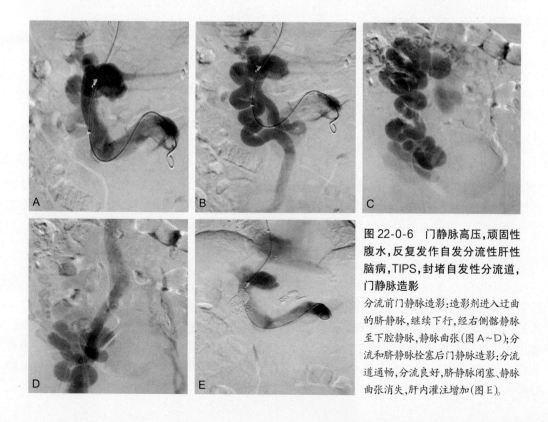

图 22-0-6 门静脉高压,顽固性腹水,反复发作自发分流性肝性脑病,TIPS,封堵自发性分流道,门静脉造影

分流前门静脉造影:造影剂进入迂曲的脐静脉,继续下行,经右侧髂静脉至下腔静脉,静脉曲张(图 A~D);分流和脐静脉栓塞后门静脉造影:分流道通畅,分流良好,脐静脉闭塞、静脉曲张消失,肝内灌注增加(图 E)。

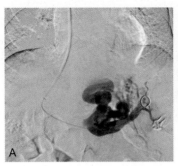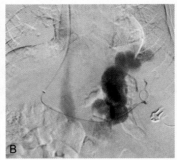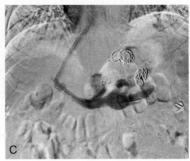

图 22-0-7　酒精性肝硬化,反复消化道出血,反复发作自发分流性肝性脑病

分流前门静脉造影:胃冠状静脉明显迂曲、增粗,门静脉主干及分支不显影(离肝血流),胃肾分流(图 A、B);分流后门静脉造影:分流道通畅,分流量好,静脉曲张和胃肾分流消失,见肝内门静脉分支,转变为向肝血流(图 C)。

五、建立分流道

TIPS 是通过在下腔静脉或肝静脉与门静脉之间的肝实质内建立分流道,这个概念可能更合理。即使通过肝静脉穿刺,一般支架近端要突入下腔静脉内,另外,绝大部分患者在下腔静脉穿刺是安全的,最为重要的是在下腔静脉穿刺建立的分流道,选择范围大,更容易建立合理的分流道。

六、降低门静脉压力

关于分流后降低门静脉压力降到何种程度为合理,一般门静脉压力梯度(PPG)降至 5~12mmHg 或门静脉直接压力(PVP)降至基础压力的 30%~50%。但应该是个体化、综合判断,不能一概而论。这涉及术前的临床情况,包括年龄、临床症状、基础疾病、肝脏体积的大小、肝肾功能、肝功能储备、心功能、凝血功能等。还涉及术中情况,包括手术是否顺利、是否发生合并症、分流道建立的位置、支架直径的选择、分流前门静脉压力、门静脉造影情况、门静脉粗细等。

须特别注意:临床与分流量紧密结合、肝功能储备与分流量(支架分流道可选择 10mm、8mm、7mm 等,不能只选择 8mm)紧密结合、门静脉造影与门静脉压力紧密结合。肝功能或肝脏储备功能较差的患者,如年龄偏大的 Child C 级、顽固性腹水或胸腹水、ICG 15 分钟滞留率超过 60% 的患者等,不宜分流量大或分流后门静脉压力降得过低,否则可能肝性脑病及急性肝衰竭的危险会增加。

七、HVPG 问题

近年来,笔者对相关静脉压力进行了系统研究,其中,对一段时间内的 1 000 多例门静脉高压症患者的 HVPG 与 PPG 进行了研究。结果显示:平均 HVPG(肝静脉压力梯度)和 PPG(门静脉压力梯度)分别为(16.84 ± 7.97)mmHg 及(25.11 ± 6.95)mmHg;HVPG 低于 PPG 的占 80.4%,基本相等的为 3.5%,HVPG 高于 PPG 的占 16.1%。结论如下:

(1)HVPG 不能精确代表 PPG。

(2)HVPG 高,一般代表了门静脉压力的增高。

(3)HVPG 低或正常,不代表门静脉压力低或正常,甚至门静脉压力很高(PPG>20mmHg),而 HVPG<5mmHg。

八、全程规范化管理

全程规范化管理是本书的核心内容之一,TIPS手术不能单纯看作一种技术,而是一门科学,涉及方方面面,包括病例的选择、术前相关的检查(肝脏储备功能的全面评估、心脏功能的评估等)、指标调整(凝血功能、肝功能、血小板、血红蛋白、纤维蛋白原等)、健康宣教、与家属和患者沟通、术中风险管理及建立合理分流道、术后规范化管理、个体化和常规随访、标本库和资料库的建立等。只有这样才能使风险降至最低,提高患者的长期疗效,最终使患者的获益最大化。

九、关于巴德-吉亚利综合征

1. 巴德-吉亚利综合征的诊断要点　除临床诊断外,影像学(包括静脉造影)显示肝静脉或肝段(或以上)下腔静脉解剖结构的闭塞或狭窄导致肝静脉回流障碍、其远端血管压力增高及侧支血管形成。另外,也可以联合肝组织病理学诊断。影像学诊断是"金标准"。巴德-吉亚利综合征的早期是非肝硬化门静脉高压,如果没有完全解决肝静脉回流的问题,随着病变的发展,最终导致肝硬化门静脉高压。

2. 巴德-吉亚利综合征的治疗问题　巴德-吉亚利综合征的治疗,看似简单,实则非常复杂,但治疗的根本原则是首先解决肝静脉回流问题。无论是开通下腔静脉或肝静脉或联合开通,都是为了解决肝静脉回流障碍问题,因此,从术后临床症状的改善、影像学(包括血管插管静脉造影、肝内穿刺造影等)的改变等系统分析和证实肝静脉回流的情况。另外,如果解决不了或无法解决肝静脉回流问题,在适合的条件下,就要解决门静脉回流的问题,以缓解门静脉压力。

3. 巴德-吉亚利综合征的 TIPS 是重要的治疗手段之一,主要适用于下列情况。

(1)肝静脉广泛闭塞型巴德-吉亚利综合征保守治疗无效或病情进展快的患者。

(2)无法很好解决肝静脉回流的问题,同时合并显著门静脉高压的患者。

(3)开通下腔静脉后,无法证实肝静脉回流情况,随访期病情明显进展至显著门静脉高压的患者。

(4)已经发展为肝硬化门静脉高压的患者。

(5)已经完全解决肝静脉回流问题,但合并的显著门静脉高压不能缓解,并有加重趋势的患者。

(6)肝静脉内充满明确的新鲜血栓,局部(碎栓、取栓、溶栓等)治疗失败,同时引起肝静脉回流障碍,导致显著门静脉高压的患者(图22-0-8)。

(7)TIPS时注意事项:下腔静脉建立的侧支良好,其导致的堵塞远端肢体、腹部等症状轻微或无症状,进行TIPS时可不开通下腔静脉。下腔静脉闭塞近端靠近右心房时,避免穿刺心包,需要伸入闭塞的下腔静脉肝段穿刺;下腔静脉建立的侧支不良,其导致的堵塞远端肢体、腹部等症状明显,需要开通下腔静脉后,再进行TIPS;当TIPS支架的近端无法避免植入下腔静脉明显狭窄或闭塞的部位,先将下腔静脉开通一定的空间(一般直径大于15mm)后,再进行TIPS,以免影响下腔静脉回流。

十、总结

总之,专家共识或指南不是强制性措施,虽然指南与真实世界有一定的差距,但却是开展该项工作的基础。在实际工作中必须学习、参考、对照相关内容,再有机结合自己的现实工作,才会事半功倍,将治疗效果做得更理想,使得患者更加受益。

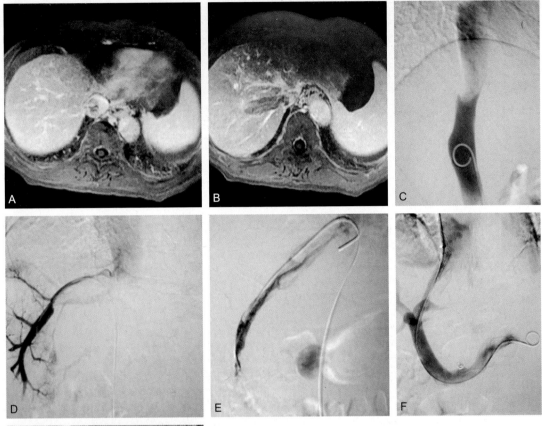

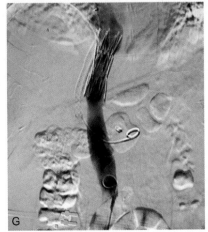

图 22-0-8　肝静脉及下腔静脉急性血栓，门静脉高压，腹部核磁增强，局部处理，下腔静脉支架植入，TIPS 门静脉造影

腹部核磁增强不同层面轴位显示肝静脉和下腔静脉较大血栓，脾脏明显增大（图 A、B）；下腔静脉造影：下腔静脉巨大血栓，血流能够通过，未见明显侧支（图 C）；肝静脉造影：肝静脉近中段几乎完全闭塞，远段解剖结构正常，少许侧支形成（图 D）；局部处理后肝静脉造影：血栓显著增加，变为肝静脉几乎全程不规则血栓（图 E）；TIPS 分流后门静脉造影：分流道通畅，分流量好。肝内门静脉显示清晰（图 F）；下腔静脉植入支架后造影：支架血流通畅，无充盈缺损（图 G）。

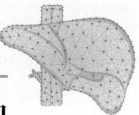

肝脏疾病诊断和 TIPS 治疗思维导图

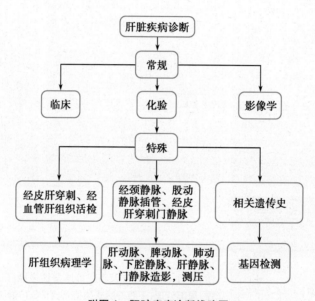

附图 1　肝脏疾病诊断线路图

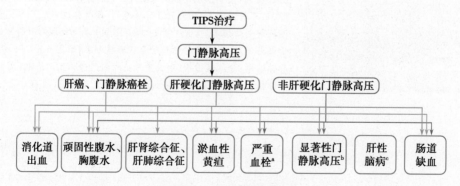

附图 2　TIPS 治疗线路图

ᵃ 严重血栓,门脉完全性血栓或广泛性血栓;ᵇ 显著性门静脉高压,一些疾病其他方法无效或病情进展导致显著性门静脉高压(巴德-吉亚利综合征、HSOS、HVOD、动静脉瘘等);ᶜ 肝性脑病,自发分流性肝性脑病。

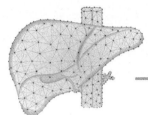

TIPS

推荐阅读文献

[1] 黄瑞岁,丁可,尹华,等.门脉期能谱CT技术对提高肝硬化门静脉成像质量的研究.中国临床医学影像杂志,2017,28(5):341-344.

[2] 姬妮娜,高剑波,田辉英.能谱成像最佳对比噪声比技术对胃周动脉成像质量的影响.放射学实践,2013,28(1):51-54.

[3] 林晓珠,沈云,陈克敏.CT能谱成像的基本原理与临床应用研究进展.中华放射学杂志,2011,45(8):798-800.

[4] 柳维娜,董健,王仁贵.宽体探测器能谱CT最佳单能量成像在肝门静脉与肝静脉成像中的应用价值研究.中国医学装备,2020,17(4):83-86.

[5] 牛猛,孙骏,徐克,等.经颈静脉肝内门体分流术应用的回顾与展望.临床肝胆病杂志,2016,32(2):230-233.

[6] 仇恒志,王胜林,王淑贤,等.64排螺旋CT的三维重建基本原理和实用意义.承德医学院学报,2008,25(3):290-291.

[7] 石桥,谢婷婷,袁知东,等.能谱CT单能量小肠成像应用于克罗恩病临床评估的价值.中国CT和MRI杂志,2016,14(6):95-97,107.

[8] 王辉,于长路,韩宇欣,等.CT门静脉成像对门静脉高压食管胃底静脉曲张诊断的临床意义.国际医学放射学杂志,2017,40(3):249-253.

[9] 王世伟,李金锋,邹颖,等.双层探测器能谱CT单能级成像对门静脉成像质量的影响.中国临床医学影像杂志,2020,31(6):425-428.

[10] 吴继雄,张国飞.不同介入方法治疗门静脉高压引起的上消化道出血的对照研究.现代消化及介入诊疗,2016,21(2):256-258.

[11] 许伟雄,曹楚瑜,林顺发,等.能谱CT肝脏门静脉成像研究.广东医学,2014,35(14):2219-2221.

[12] 闫昆,陈国平,张宏彬,等.CT门静脉成像评估肝硬化食管胃静脉曲张胃镜下硬化剂治疗效果的价值研究.浙江医学,2018,40(9):1004-1006.

[13] 杨春静,李建平,是德海.肝窦阻塞综合征CT表现.实用放射学杂志,2014(6):1055-1057.

[14] 张帆,杨立.双能量CT Moidal非线性图像融合技术对CT图像质量的影响.中华放射学杂志,2011,45(2):138-141.

[15] 周泽旺,张昌政,郑瑛琪,等.能谱CT单能量成像结合低浓度对比剂在门静脉成像的应用价值.中国医疗设备,2017,32(5):87-90.

［16］朱正,赵心明,周纯武. 宝石能谱单能量成像及自适应统计迭代重建技术在腹部低剂量 CT 扫描中的可行性研究. 放射学实践,2017,032(4):418-422.

［17］FUCHS T,KRAUSE J,SCHALLER S,et al. Spiral interpolation algorithms for multislice spiral CT:part II:measurement and evaluation of slice sensitivity profiles and noise at a clinical multislice system. IEEE Trans Med Imaging,2000,19(9):835-847.

［18］KANG H K,JEONG Y Y,CHOI J H,et al. Three-dimensional multi-detector row CT portal venography in the evaluation of portosystemic collateral vessels in liver cirrhosis. Radiographics, 2002,22(5):1053-1061.

［19］KIM S H,KIM Y J,LEE J M,et al. Esophageal varices in patients with cirrhosis:multidetector CT esophagography:comparison with endoscopy. Radiology,2007,242(3):759-768.

［20］LAISSY J,COUTIN F,PAVIER J,et al. Multislice helical CT:principles,applications. J Radiol, 2001,82(5):541-545.

［21］MANJUNATHA H C,RUDRASWAMY B. Study of effective atomic number and electron density for tissues from human organs in the energy range of 1 keV-100 GeV. Health Phys,2013,104(2): 158-162.

［22］MATSUMOTO K,JINZAKI M,TANAMI Y,et al. Virtual monochromatic spectral imaging with fast kilovoltage switching:improved image quality as compared with that obtained with conventional 120-kVp CT. Radiology,2011,259(1):257-262.

［23］PLESTINA S,PULANIĆ R,KRALIK M,et al. Color Doppler ultrasonography is reliable in assessing the risk of esophageal variceal bleeding in patients with liver cirrhosis. Wien Klin Wochenschr,2005,117(19-20):711-717.

［24］SCHALLER S,FLOHR T,KLINGENBECK K,et al. Spiral interpolation algorithm for multislice spiral CT:part I:theory. IEEE Trans Med Imaging,2000,19(9):822-834.

［25］STANKOVIC Z,CSATARI Z,DEIBERT P,et al. A feasibility study to evaluate splanchnic arterial and venous hemodynamics by flow-sensitive 4D MRI compared with Doppler ultrasound in patients with cirrhosis and controls. Eur J Gastroenterol Hepatol,2013,25(6):669-675.

［26］STANKOVIC Z,CSATARI Z,DEIBERT P,et al. Normal and altered three-dimensional portal venous hemodynamics in patients with liver cirrhosis. Radiology,2012,262(3):862-873.

［27］WILLMANN J K,WEISHAUPT D,BÖHM T,et al. Detection of submucosal gastric fundal varices with multi-detector row CT angiography. Gut,2003,52(6):886-892.